ATAS

U0275244

时空
针灸学

Acupuncture
of
Time
Acupoints
Space

朱勉生 著

Zhu
Miansheng

人民卫生出版社
北京

朱勉生，毕业于云南中医学院（现云南中医药大学），1978 年成为我国第一届中医研究生，师从北京中医药大学著名中医专家任应秋教授。法国科学博士，巴黎第十三大学达芬奇医学院和第六大学居里医学院授予西医博士的两个中医文凭（DUMETRAC、DUPRAC）创始人之一。北京中医药大学博士生导师，昆明医科大学名誉教授，云南中医药大学终身教授。中医主任医师。

总结 32 年在欧洲的临床经验，创立时空针灸学派，担任时空针灸研究院院长。经云南省科技厅等四个部门审批，2016 年成立"云南省专家（院士）工作站——朱勉生专家工作站昆明工作室"。经国家中医药管理局审批在昆明市中医医院成立"朱勉生全国名老中医药专家传承工作室"，推广运用时空针灸并开展时空针灸的临床研究。在昆明市中医医院和玉溪市中医医院开展了"时空针灸治疗腰椎间盘突出症的临床研究"等六个临床研究和观察课题，在云南省肿瘤医院开展了"三国多中心时空针灸改善乳腺癌化疗疲劳随机对照临床试验"。个人和团队发表了 40 余篇有关时空针灸的论文。十余年来在法国、意大利、英国、荷兰、瑞士、美国、澳大利亚、新西兰、阿根廷等国举办培训班，受到针灸医生的赞誉，获得满意的临床疗效。

担任世界中医药学会联合会副主席、世界中医药学会联合会教育指导委员会副会长、世界中医药学会联合会科技发展委员会副会长、世界中医药学会联合会知识产权保护工作委员会副会长、全欧洲中医药专家联合会主席。担任执行主编完成《中医基本名词术语中法对照国际标准》，获得世界中医药学会联合会第四届中医药国际贡献奖。

1992 年至 1999 年作为中医专家参加法中糖尿病专家委员会工作。2005 年至 2009 年担任法国健康产品卫生安全局中医专家，参加审查 47 种中国单味植物药进入欧盟植物药名目的工作。

2017 年 4 月法国总统奥朗德签署，授予法国荣誉军团骑士勋章。

时空针灸学是朱勉生教授 30 余年在法国高等医学教育领域从事中医教育和针灸临床经验的总结。

本书较为全面地梳理了纳甲法、纳子法、灵龟八法、飞腾八法这四种古典按时取穴方法的原理，在吸纳欧洲精神心理分析方法"追溯原创损伤"，皮肤病和心脏病专科医生重视皮肤和器官疾病与精神心理因素的关联，器官移植发现器官具有记忆功能，免疫系统细胞记忆、体液记忆功能具有清除"元凶"的功能等医学理论的基础上，提出了古代按时取穴四大周期的时间穴位具有记忆功能的理论和运用方法。

通过解析按时取穴方法的原理，提出其中包含的阴阳五行、六十甲子、河图洛书、先天八卦、后天八卦都是中国古代时空论的模式，这些时空模式实质上也是古代天人相应的能量模式。在此基础上，借鉴新兴的能量治疗学理念，提出了组合古代四种按时取穴方法的空间穴位的理论和方法。

通过运用特定的针刺顺序将时间穴位与空间穴位有机地组合在一起，形成内外时空紧密联系的能量场。这种个体性的时空能量场，是"因人因时因病治宜"的最佳载体，它能够调动人体的自愈功能，实现《黄帝内经》"无问其病，以平为期"和《伤寒杂病论》"阴阳自和者，必自愈"的治疗原则，获得满意的临床疗效。

本书附有时空针灸四种方法的罗盘和时空针灸六十甲子日历，以方便读者的理解和运用。

# 谢
## 忱

感谢我的博士导师然·海盟·阿达理教授、亲爱的旦生姐姐、老朋友马伯英教授，在三十余年的时空轮回里给予的提点、呵护和鼓励。

———

感谢管乔中、王建瑜贤伉俪，从我走出国门的那一天开始，至今默默无声给予的真诚帮助。

———

著名作家、书法家，老同学黄允先生珍贵的修改意见。

———

然·皮埃尔·阿赫曼教授和鞠丽雅博士，在时空针灸改善乳腺癌化学疗法副反应临床研究里给予的悉心指点。

———

法律总顾问王和平律师为时空针灸的平安传播所做出的努力。

———

感谢陈春信主任医师、玛奇尔·偌埃尔博士、德尼·拉佛尔格博士、埃德孟德·哈玛菲玛娜勒博士、左政教授、袁恺博士、王祖红主任、刘亮先医生、宋冉医生，以及所有喜爱和运用时空针灸、为患者提供优质疗效的医生。

———

我的丈夫米歇尔·卡莱先生，用慈悲大爱和通灵智慧照亮着我的生命，用工程师的手赋予古老罗盘绚丽的生机。

———

海宁弟弟和弟媳贝娜黛特·伊斯娜·朱，帮助我踏上了在法兰西的中医长征路。

———

亲爱的儿子、儿媳和可爱的孙子们，用纯美的笑容滋润着我的心。

———

感恩所有帮助过我的亲朋，善良、正直和慈爱是我们在顺境和难关都可以共享的正能量。

石学敏—序

嗟夫！昔读《子午流注针经》《扁鹊神应针灸玉龙经》《标幽赋》《流注通玄指要赋》……何其佶屈聱牙，深奥而神秘。此等针灸秘籍在中医针灸界，虽曰耳熟能详，然可详解者几希。今有朱勉生君，竟可脱此疑难，点化为现代语言，且应用于临床效如桴鼓，不可谓不奇也。

朱勉生籍在云南昆明，秀色可餐之城，人杰地灵。1978 年入北京，为国医导师任应秋教授之高足，"文革"后首届研究生。明师所授，其功底可想而知。1987 年始旅居法国巴黎，获博士学位，任全欧洲中医药专家联合会主席（法国）。然其初也，入此域外中医蛮荒之地，筚路蓝缕，开拓之难，可想而知。不数年，勉生君已在法阅病无数，疗效奇特，声誉鹊起矣。

其以三余刻苦钻研中医经典，潜心《子午流注针经》等诸家著作，久之，日渐透悟针灸子午流注理论真谛。2002 年始在针灸临床操作专门运用灵龟八法、飞腾八法、纳子、纳甲等法治疗以往常规针法未能奏效之疑难杂症，居然一举成功。然则其法计算复杂，临床应用有不便之处。身为法国巴黎第十三大学达芬奇医学院中医教学主任，如何删繁就简以教授学生？亦时在虑中。适有计算机专家米歇尔·卡莱先生全力支持与帮助，开始思考制作碟片罗盘，将"针刺定时图""十二经脉内行注穴之图"以及《针灸大成》徐凤方法等合而为一，予以简化，使临证之时，针灸师可以一目了然，找出适合该患者治疗使用之时穴。以此教授学生，学生大呼"简单易行"。人人一盘在手，即可应手下针。

按《子午流注针经》原意，应是根据一日十二时辰经气流行所至之时态性规则定位，医者以病人病症时态结合而取穴。然而病人来诊，多为过往创伤、现时病痛。何以时态差异甚大而仍然可借子午流注推算出当时穴位并以针刺调整经气而取效？勉生君乃从巴黎致电伦敦，与师兄马伯英商讨。马伯英即兴答曰："此或穴位有记忆功能也。昔有人，曾在一荒山野谷古战场，狂风暴雨、雷电交加之夜，忽见古时兵马鏖战。郭沫若作解，此或山合有地磁，当时鏖战声色改变地磁而留存。遇雷电而呈现。汝之病人受创，其殃及之穴，或也从此留下痕迹。"勉生君何等明睿之人！竟循伯英之不经意之言，遍查中外文献，讨教法国临床和心理医生，获得类似皮肤记忆功能证据。于是"时间穴位记忆功能"假说乃脱颖而出。理论与临床可以互为印证。

继之，勉生君又有新发现：时间结构如此，空间结构又如何？其乃思之思之又思之，终于铸成今之《时空针灸学》。

继 1992 年《不知食、焉知生》（法文版）、2011 年主持编译《中医基本名词术语中法对照国际标准》获得世界中医药学会联合会中医药国际贡献奖之后，现推出新著《时空针灸学》，是其针灸理论和临床之新创造，读此可使临床针灸师拓展思路；附有罗盘，堪为临证检阅时空选穴之便，诚针灸师新添之利器也。古老针灸学，新晋朱勉生。余因此乐为之序。

2016 年 5 月于天津

# 马伯英—序

西方手术刀，中国针灸针。西方人喝生水、喝咖啡，中国人喝开水、喝茶。为什么？进一步问：针灸为什么只是起源于中国，外国没有？1978 年在北京做研究生，一位老师与我一起探讨这些很基本的中西差别，我们都如堕五里雾中，不知其解。后来我的研究结论都写在了《中国医学文化史》里。今天，我当年的研究生同学朱勉生教授，邀我为她的《时空针灸学》写序，对于她如何发明"时空针灸"，前前后后的历程，我历历在目，就不必去花那考证的功夫了。

（一）
时空针灸学是如何产生和完成的？可以说这本身就是时空的造化。
1987 年，我在剑桥李约瑟研究所参与《中国科学技术史》医学卷的研究和写作。遇到一个机会，就给法兰西科学院院士，汉学家雅克·热尔奈教授写了一封推荐信，结果他同意邀请朱勉生到他领导的远东古代科技小组访问，从此朱勉生踏上了法兰西土地，在欧洲文化之都巴黎一住就是三十余年。

到了异乡，在法兰西科学院开始接触的主要是对中医和中医文化有一定修养的医学界、汉学界人士。那就像"林黛玉进贾府，一步一个小心"。看着一双双闪烁的蓝眼睛就好像面对风云莫测的大西洋，学术的质疑、水平的探测以至医学管理的重重关碍都随时可能触及。在薄冰上行走却要保持潇洒自如，面对多方疑问得拿出有根据的解析，这样的功夫在国内还真没有操练过。同时还有更为现实的问题：谋生。幸而针灸技术在手，从巴黎的侨胞开始，以疗效迅速打开了局面。

文化冲撞在胸中激荡，针灸疗效在手上放光。两股力量推着朱勉生在旋涡中东奔西突。方向在哪里？她需要探索，更需要充电。在著名医学人类学家马德合素教授提醒下，她决心去拿一个法国博士学位。当时巴黎第十三大学达芬奇医学院的欧洲糖尿病专家阿达理教授正在研究中西医结合治疗糖尿病，朱勉生被接受成为他的博士研究生。经过一番痛苦的煎熬训练，她终于破茧化蝶：法语由艰涩变得流畅（她出国前只学过日语），获得了科学博士学位，西方哲学和医学的亮点引领她走向创新思维的道路。马德合素教授、阿达理教授成为勉生在西方医学和医学文化领域里最准确意义上的导师，中医西传道路上的莫逆之交。

1997 年，马德合素教授、阿达理教授和朱勉生在巴黎达芬奇医学院创立了为西医博士颁发文凭的中医教育，朱勉生担任教学主任。其宗旨是对中医学术原创进行有系统的深入浅出的剖析。这是更上一层楼的要求：既要让西医博士懂得古老的中医理论体系，又要运用现代科学知识做出解释。朱勉生回想起在欧洲高等医学教育领域首创中医教育拉开序幕之初，一位西医专家曾经怀着极大的悲悯对她说："朱教授啊，你是把自己放到了一座不见顶的石头山前面呀，怎么穿越得过去呢？"当时她没有多加思索便回答："既然穿越不过去，就会找到另外的办法呀！"历尽艰辛，时过 20 年，巴黎公立医院集团已经将这一特种教育放到了在法国最具影响力的居里医学院，并且在欧洲最著名的彼基耶公立医院创立了中西医合作中心。回顾当初在"打点行李返回家园"和"锲而不舍跨越石壁"之间所作的选择，她真的还有一点儿余悸。然而，事实证明把险境转变为坦途并不是不可能的。这些成功使她认识到，在截然不同的文化背景和运用环境里，中医西传必须经过涅槃和洗礼。此不仅仅限于教育，在临床上有更大的挑战性和难度。

在西医居于绝对领导地位的医疗环境里，不能动用西医而且受到诸多管理条规限制的中医靠什么立住脚跟？不毛之地怎么就能长出青草、开出鲜花？每一天门诊看的几乎全部是外国人，他们的衣食住行、文化习俗完全不同于中国人，他们带着求医无果、"死马当作活马医"的心理来找中医看病，这不能说是为难咱们，但起码也算是一种对中医疗效的检验考核吧。其中说不完的故事，记录下来就是一本五味俱全的"中医现代西游记"。

（二）

我们生活在一个交流融合的时代，许多心地善良又绝顶聪明的异国朋友（专家、学者、患者、学生、社会精英、普通民众……），他们每天从各自的专业领域，从不同方位和层面推动着、帮助着中医同西医以及其他医学交流汇合的跨文化工程，这是中医得以在海外生根和发展的时空之幸。习惯性地把西医与中医相对立，是狭隘的和不切合实际的。

事实上，西医专家有不少是热爱中医并且不乏卓识洞见的。马德合素教授曾经长期担任联合国教科文组织多种医学调研负责人，他首先发难的是中医的人体观："如果说脏腑有季节和方位，那么经络有没有时间性和空间性？穴位呢？""经络非解剖可见仅存在于活体，对于中国古人，针刺穴位可以治病的道理是什么？"他提出的这个涉及针灸原创的问题，成为时空针灸锲而不舍的主题。阿达理教授对三焦功能同子午流注的关系发生极大兴趣："三焦好像一只携带着热能的无形飞鸟，因为无形质，它才可以无处不到，发布'原气'，这同激素循环和内分泌的整体调节有异曲同工之妙！子午流注'经过经'的循环一定要借助三焦（和心包）才能实现，这确实太微妙、太深刻了！"一语定知音，对子午流注的解析由此另辟蹊径。

勉生在临床上灵活应用子午流注确定时间穴位的方法，大大提高了针刺治疗的效果。特别是对一些意外事故、心理创伤造成病痛的患者，久治不愈，病情反反复复，找到相关的时间穴位后，就效如桴鼓。这一发现，使她激动不已。而这同一位皮肤科专家给勉生的启发正好汇聚到了一起。有心者，有幸有奇遇。

巴黎著名的皮肤科专家克罗德·贝纳热哈弗博士邀请勉生去他在拉丁区塞纳河路的诊所参观。最引起勉生注意的是候诊室墙上挂着的著名哲学家米歇尔·福柯的语录："皮肤显示和记录着个性化的历史，磨损、疤痕、皱纹、条痕、斑点、包块、伤痕、胎痣，它们都刻印着记忆，何须到它处寻找根源。"克罗德对勉生说："中医学里好像还缺一点东西，皮肤是会记忆的。真正的皮肤科医生在很大程度上是在同皮肤的记忆功能打交道。"经历四十年临床，克罗德最终转到运用精神心理分析方法治疗皮肤科的顽症苛疾，并且获得非同一般的疗效。他递给了勉生"皮肤记忆"的金点子，由此启发了勉生对针灸治疗作用的新的思考和探索。

（三）

儒迪特·佛莱丝是一位美国精神心理分析家，治愈了无数长期徘徊在心身痛苦之中的病人。她的临证特点是要求病人按照时间流程梳理出对心身发生重大影响的事件，尤其是"原创性的"和引起复发或者病情转折的事件。她对勉生说："身体用自己的语言表述着曾经受到的精神和肉体的创伤，如果患者一旦明白了原创，就为从中解脱出来提供了钥匙，我的任务就是帮助他们找到钥匙。"针灸临床有没有这样的钥匙呢？这是勉生开始寻找受创时间的敏感穴位的起点，西医对免疫细胞的记忆功能的研究成果也开拓了她的研究思路，终于在 2004 年提出了时穴的五大类别，2005 年提出了"时穴记忆功能"的理论。

不少患忧郁症的病人都会提出各种各样的问题。一位女性患者，每周自己要求到诊所治疗两三次，每次都问："为什么穴位每天都不一样？""今天为什么用这些穴位啊？"在勉生给她讲明白了时间穴位的故事之后，她就差三错四地问："那么其他穴位同时间穴位有没有关系啊？""要是没有关系，会不会用反了发生副作用啊？""要是有关系你给我说一说啊。"一周三次被她盯得紧紧的，几个月下来使勉生大有长进。同时间穴位相联系的空间穴位的思路和实践，在某种意义上就是被这样一些"难缠"的病人"追逼"出来的。

肝主生发，这是我们讲起来再顺口不过的经典语言，可是有一天就碰到了问题。一位五年级的医学院的学生问勉生："中国古代没有肝切除手术吧，岐伯怎么就知道肝一旦遭受创伤后，它很快就能再生出来？肝主生发是不是说肝的再生修复能力比其他脏腑都要强？这样说来，讲究运用自我康复能力的中医，五行里的生数是不是要比成数更受重视？"这样的提问很有一点"童言无忌，横扫千军"的气势，直取中医数字文化重视生发数字的根源[1]，这不就是灵龟八法计算穴位时用九和六作除数的道理之一吗？

● 1 生数从一至五，其中阳数一三五之和为九，阴数二四之和为六。

埃德孟德·哈玛菲玛娜勒博士从事针灸三十多年，从 2011 年开始主持里尔医学院妇产科针灸文凭教育。在二十多年的交往中，她对时间针灸提出的尖锐批评引起勉生的深思："都说河图、洛书、八卦是针灸的根，可是它们离针灸临床太遥远了。我十几次到中国学习，都没人讲这个根，我即便会用灵龟八法，也不知道是不是用一个时间穴位就能代表这个方法的全貌和根源？"外国人发难，如果海外中医不回到源头，将"完璧"解析清楚并且同临床紧密联系，是不是愧对祖宗？

德尼·拉佛尔格博士是巴黎著名心脏病专家，他不仅精通西医，而且担任达芬奇医学院顺势疗法文凭的主任。二十多年来他运用中药、针灸治疗心脏病也很有心得，在中西医学术大会发表的多篇论文受到好评和重视。有一天勉生正在诊治病人时，突然接到他的电话："太神奇了！一个心脏手术后呼吸急促不得安宁的病人，就在我用手术时穴后十多分钟，症状全部消失了！"疗效的魅力打破了中西医学的界限，众多西医学的同道二十多年如一日的热情鼓励支持，是时空针灸得以提出和不断完善的重要条件。

在时空针灸学产生和完善的过程中，最值得一提的还有一位米歇尔·卡莱先生。他早年毕业于法国巴黎中央理工学院，四十年前创办了法国电视空间公司，担任技术总监，指导着三十几位电脑工程师和专业人员制作电脑程序。2002 年当勉生同他讨论用哪一种形式作为运用子午流注、灵龟八法的载体时，他一眼便相中了中国古代观象制器的主要形式——"罗盘"。在他看来，罗盘上有写的字、画的卦和以甲子为基础的数字，将推理或计算等极为丰富的文化内涵尽纳其中，显示着中国文化的"象"特征。这不就是《系辞》说的"制器者尚其象"吗？这样的载体用凝聚包容性更强的图像来阐发那些用语言表达不尽的多层意义和相互之间的有序性、关联性，不仅超越了文字的局限，而且留给我们广阔灵活的推理和想象的空间。事实证明，罗盘经得起琢磨，许多奇特思路都是在日复一日地推敲罗盘这个"象载体"的过程中萌发、连接并且最终结成果实的，真所谓"备物致用，立成器以为天下利"。更何况字、数、卦原本就是中医的三大文化元素，通过罗盘形式，将文化本体同针灸临床紧密结合，具有回归本原的意义。罗盘执简驭繁，将时间穴位和空间穴位一目了然、严丝合缝地聚合为一体，大大方便了临床运用，此诚如《道德经》所言："图难于其易，为大于其细。天下难事，必作于易；天下大事，必作于细。"信矣！

三十年沉潜涵泳，勉生曾多次对我说，是在法国对比拼排笛卡尔哲学与《易经》思维一方一圆的过程中，不同文化之间的"镜面作用"为针灸的反思提供了最好的借鉴，法国和欧洲其他国家的文化和医学环境成了传统按时取穴方法逐渐提升为时空针灸的肥沃土壤。时空针灸学是中医在异国耕耘结出的果实，这恰是医学跨文化传播融合的范例。

（四）
中国针灸的历史，可以区分成以下几个阶段：①砭针初创时期（起源阶段）；②《灵枢》针经理论形成时期；③皇甫谧《针灸甲乙经》首次集成时期；④唐宋针灸列入官方教育时期；⑤元代子午流注及灵龟八法等创新时期；⑥明清再次集大成时期；⑦针灸走向西方和针法不断创新时期。

值得关注的是最近这个时期。比较针灸历史上前六个时期，第七时期的特点是针灸的全球化和针灸技法的重大发展。这两个特点又是紧密联系在一起的。

针灸走出国门，从17世纪的荷兰、法国、德国、波兰等国开始，到1972年尼克松访华时针灸热达到高潮。起初是几个欧洲人发现针灸治疗痛风效果显著，发现这是欧洲从未见过的东方医术，著书加以介绍。介绍者中有西医师，此对于已经走向现代化的西医而言，表明西方主流医学的认可。代表人物是奥斯勒，他将针灸写入《内科学教程》之中。但最大成就是法国人诺吉尔，他将胎儿倒影引入耳针部位对应，使耳针成为针灸学的最新发明。然后是电针乃至激光在针灸中的应用；MRI应用于针灸原理的研究，发现针灸前后脑电图的变化。所有这些，都是西方医学或仪器对中医传统的介入。其中也有不成功的地方，失败的原因是企图将西方的陈旧思路引入针灸体系。

有意思的是，在中国，20世纪70年代开始，有不少新针法的涌现。例如腕踝针、头皮针、小针刀、腹针，等等。而这些新针法，都有西医的介入。腕踝针和头皮针发明人都是西医脑神经科医生。脑啡肽的发现是西医生理学家参与的结果，英国科学家后期也有参与。

朱勉生是一个特例，她受云南中医学院本科和北京中医药大学研究生系统培养和训练，是地地道道的中医师。她是到了法国以后，吸收了西方哲学和医学中的养料，与中国传统的子午流注纳甲法、纳子法、灵龟八法、飞腾八法等结合起来，根据自己针灸临床经验和面向西医博士的教育实践创造了"时空针灸学"。

《时空针灸学》一书是朱勉生三十多年心血的结晶，现在付梓，无疑是针灸发展史上一朵奇葩。我作为老朋友，诚挚祝贺她，作为医学史研究者，希望国内外针灸师都来关注并应用这个既古老又新颖的有效方法。古老的中国针灸正在并必将继续不断创新、深化、现代化。

是为序。

2017 年 4 月 18 日于英国伦敦

阿达理[1] ● 序

Jean-Raymond
ATTALI
Preface

中国医学的精髓，是从人与自然之间存在着相应的节律性出发来治疗和预防疾病。这一悠久历史可以追溯到五千年前，而有文字的记载也至少有三千余年了！

中国医学是一门真正的科学，一门真正的医学，从原创开始她就吸纳综合了多方面的研究成果，用以形成自身独特的理论。依凭这个完整坚实的理论基础来指导不同的治疗方法，如身心修炼、针灸、中药、按摩、食疗等，并且在从未间断的研究过程中，不断提升进步，所以她不是简单的"经验医学"。更何况，至少从唐代开始将近1500年她始终得到国家的认可，有合法的教育、医疗和管理机构。中医不应当被归入如同顺势疗法、整骨疗法、精神心理疗法、足反射疗法、放松疗法等补充医学或者替代医学之列，中国医学是完全不同于这些补充或替代医学的一门独特的医学科学。

1997年，我同朱勉生教授、马德合素教授一起在巴黎第十三大学达芬奇医学院创办了第一个西方大学医学院的中医文凭——DUMETRAC，这个文凭现在已经转移到了巴黎第六大学皮埃尔·玛丽·居里医学院。该文凭的主旨是首先解释中医据以立足的文化、哲学、医学的理念和内涵，而不是简单地把具体的治疗方法作为"处方"拿过来使用，因为表面的模仿不仅对学习者有害，更糟糕的是对患者很可能无效。

当前在西方医院里进行的中医临床研究面临哪些困难？就西医而言，其目的是寻找对现代感染性疾病、慢性病、自身免疫性疾病的认识和治疗手段以补其所缺，就中医而言则是一个双重的难题，即如何让中医获得所在国占合法地位医学的认可，而同时需要谨慎为之：这会不会给中医本身的特有价值带来威胁？

1　然·海盟·阿达理：医学博士，巴黎第十三大学达芬奇医学院教授（内分泌－糖尿病－代谢疾病专家），现为名誉教授。他于1987年发起成立法中糖尿病专家委员会，组织了七位法国知名的糖尿病专家同中国的糖尿病中心（北京医院，上海瑞金医院，广州中山医院，成都华西医科大学附属医院）对300例2型糖尿病患者进行了优降糖与中药结合治疗的临床研究，于1992年在国际糖尿病学术大会发表了研究成果论文。

找到一个有效植物药的化学分子结构生产一种药物当然是值得称赞的，但是这样做的结果已经背离中国药物讲究组方配伍和区别根、茎、叶、种子以及产地、采收季节、加工炮制等精细微妙的理论和实践。我们应当理解并维护中医药学理论方法的整体性，避免将中医药分解为寻找"分子结构"的危险。

放在您面前的是一本优秀的针灸著作。时间和空间是针灸学至关重要的理论核心，但遗憾的是并未得到应有的重视。自从 2000 年开始，朱勉生教授即组织了对宋代和明代以来相关基本理论的研究、教学和系列讲习班，创立了得到当今多种疑难杂病验证有效的"时空针灸"，这一方法不仅在法国，而且在澳大利亚、美国、英国、加拿大、荷兰、西班牙、瑞士、意大利等国家获得赞誉和认可。

这一方法的首要目标是找到疾病的原发病因。按照"时上有穴、穴上有时"的理念，朱教授注意追寻同原发症状出现的时间相对应的穴位，因为具有时间敏感性的特定穴对原发刺激具有记忆的功能，它们都可以被运用来清理这些原创损伤。时空针灸参照了精神医学的基本理论和精神分析方法。精神分析学家的工作实际上就是帮助患者找到在他们记忆里最深刻、最有影响的创伤，这些即便是已经过去了多年的刺激，也可以对目前症状的缘由做出解释。这就开创了又一条可以连接中西医学的通道。

您在阅读本书的过程中将会逐渐理解时空针灸学具有很强的综合性，其中既有中国文化时间空间的理论，同时还涉及了它们同中医基本概念诸如天人相应、经络、阴阳等的密切关系。

最后，当您真正理解了本书所附的四个时空针灸罗盘和它们之间的关系时，您完全可以想象在信息学独领风骚的 21 世纪，它们不是都可以被简化为一个实用的平板电脑或者手机的程序吗？然而为了忠实传播中国针灸的精髓和确保运用的准确有效性，朱勉生教授却首先采取了最能精致细密汇聚传统理念的罗盘形式，以便使人一目了然地看到其深刻的内涵。同时对于患者来说，它们无疑提供了信任感和安全感而乐意接受，更何况正确运用罗盘获得的突出疗效业已为临床反复验证。

2017 年夏天于法国南部山区甘步

鞠丽雅
—
序

Ju Liya
Preface

人们常说，西医是治疗"人得的病"，中医是治疗"得病的人"。

西医的发展是基于严谨的解剖和精细的观察，用客观的证据来判定"正常"和"疾病"的区别，因此形成了系统的"有病施治"规则。比如，在抗癌药物临床试验里最重要的指标之一是"影像学确认的病灶"。

西医和中医就一定是相悖对立的吗？二者之间是否有连接的桥梁？

我自己的专业是纯西医的，从分子免疫遗传学到药物基因组学，研究着很多基因与药物间的关联性。当父母赋予我们生命的时候就决定了对药物的耐受范围。我本人就是典型案例。比如，全球销售非常好的离子泵抑制剂，我就是几百万分之一的过敏者。由于对不少药物反应强烈，自己病倒的时候，基本无药可用，只能求到勉生门下来救治。也多亏了勉生的时空针灸，把卧床的我扎到连轴转地工作。

如果有人问我是否相信中医、相信针灸，我只能说不懂中医，没学过针灸，不过身上的细胞倒是挺诚实地认可中医和针灸的，尤其是时空针灸。既然我的日常工作就是搞科研，在面对许多无法解释的现象时，是否应该好好从中找一找科学的规律呢？

在听了勉生的授课，又跟了几次勉生的治疗流程，就时空针灸的临床施治，我的理解是：时-人-空，换句话说就是：时间开穴-个体选穴-空间布穴。

时间开穴：这可是时空针灸启动气机调整的先决穴位。就好像蛋白合成过程中基因转录时的启动子，定位于转录的起始点上，活化 RNA 聚合酶，使之与模板 DNA 准确地结合并使转录起始。

个体选穴：是按照中医方法，对个体情况进行诊断后根据病机靶向性选择治疗穴位。就好像按照特定的 DNA 模板来合成蛋白的序列（从这本书里，我们可以看到针灸选穴的个性化与多样性）。

空间布穴：按照气场和配穴方法来决定针刺的顺序及位置，用场效应来增加疗效。就好像蛋白合成的翻译后空间化学修饰，使之成为三维立体的功能蛋白。

听到勉生讲起针灸在国际医学界没有多少话语权，许多应用规程都是国外定的。而在中医针灸治疗和临床研究中存在的诸多问题，需要溯源经典、面向当代、继承创新，需要去探索研究、需要去印证。她为中医学的精髓没有在国人手中发扬光大而无法步入国际殿堂而焦虑，看到她满是使命感的眼神，我就像中了"吸星大法"，一门心思扑了进去，开始同她一起折腾起"时空针灸用于改善乳腺癌患者辅助化疗引起的疲劳随机对照临床试验"。

用"折腾"二字来归纳整个过程再形象不过。

"折腾"1：在法国，肿瘤医生认为这个方案应该给乳腺癌患者带来受益，而且也可以使中国医学获得国际认可，便不问高低、不知深浅地开始写方案，编表格，找量表。

"折腾"2：要用当下疗效检验金标准的随机临床研究来衡量时空针灸的效果，我们遇到了两种医学理念和文化理念的碰撞。含有厚重中国传统文化的中医临床追求的是"以人为本、疗效第一"。而西医的深度唯物主义思想主导的临床研究规则是，"我同意你把疗效放在第一，请把疗效的每个环节清清楚楚写出来而且重复出来，这也是以人为本，这就是 GCP"。于是就有了"一主六辅"的九宫穴位表。

"折腾"3：如果是做企业或医院的临床研究就很容易，因为有一帮拿着工资专门从事此工作的人。可是我们自己折腾起来的方案，就没有了这些"监工"和"助手"。于是我心惊胆战地苦思冥想，生怕漏掉或者忘掉哪个细节影响到整个试验流程。噩梦里想的就是"用什么表画图"，"哪个表怎么填"，"有没有忘记什么"，"哪个环节没有想到"，等等。

"折腾"4：要让我们的课题在欧洲的医疗界和学术界得到认可，就必须有国际肿瘤界的大咖们支持。前后左右、上上下下一番折腾后，前任欧洲肿瘤协会主席、欧洲肿瘤临床研究委员会主席 Armand 教授来了；法国医学科学院流行病研究所法国卫生部认定的辅助医疗审评主席 Falissard 教授来了；居里肿瘤医院及研究院的统计学大师 Asselain 教授来了。他们至今都在为这个课题"友情出演"。

"折腾"5：我还很勇敢地期望着把 380 个免疫生物标记插入试验，以此用客观的分子水平数据说明乳腺癌患者在化疗前后，有针灸和无针灸条件下的"免疫图谱"，让只是"临床有效无效"的主观判断变成有数据的客观定性定量图。

"折腾"6："钱不是万能的"，凭着一种求索的勇气，在"扑入"这个项目之初，我们没有任何资金支持。但是"没有钱是万万不能的"，尽管我们可以自带干粮，然而项目所有的流程都必须由经费来支撑！没有钱，项目就无法进展。到处敲门找钱，真正的"黄泥萝卜，揩一节吃一节"。个中甘苦，非亲历者不可知。

"折腾"7：云南省肿瘤医院的领导、医生、护士和参与临床试验的针灸医生（其中有多位针灸专业的博士）以及助手们，在临床一线，也不问报酬地"折腾"起来，精神感人！

所有的折腾还在继续，所有的努力还在继续。无论今后的结果如何，历史都会给努力奋斗的人、给勉生和整个团队在传统针灸的创造性发展方面做出评价。

针灸学如海洋般浩瀚无边，又充满了惊涛骇浪，要有定力，要有方向，要有能量，才能让追求信仰的小船勇往直前。勉生用这本《时空针灸学》给出了证明。

2018 年 4 月于巴黎

# 自序

一门学科能不能在自身的原创基础上适应时代、地域和人群的需求，在参与本学科当代课题的实践中提升、发展和创新，这是检验其是否称得起科学的试金石。尤其是像针灸这样的应用科学，它所依据的中国古代自然科学和医学理论的精髓以及哲学思想都是通过技术层面来表达和验证的，因此对一种新针法的评估，首先要看其治疗当代常见病、疑难病、罕见病的疗效，同时还要看它的理论解析在同当代医学交流会话中是否具有说服力。《时空针灸学》正是紧紧围绕"临床效验"和"理论解析"这两方面，尝试从中国医学的原创核心——中国古代时空论出发，对针灸的科学本质进行说明论证，对时空针灸方法进行解析。

何谓时空针灸？时空针灸是在古代子午流注纳甲法、纳子法和灵龟八法、飞腾八法这四种按时取穴方法的基础上延伸、发展而来，它包含了四个主要内容。第一，以"时间穴位"而言，将古代"按时取穴法"的"就诊时穴"延伸到同疾病原创损伤相关事件的时间穴位，提出了"时间穴位具有记忆功能"的新观点及其运用方法。这是在欧洲 30 多年的临床实践中，借鉴欧洲精神心理分析疗法、免疫疗法、器官移植等其他医学的理念、方法和观点，逐渐总结出来的。运用时间穴位清除原创损伤的记忆功能，在治疗心身疾病中往往能收到立竿见影之效。第二，以空间穴位而言，按时取穴方法运用了阴阳、五行、六十甲子、河图、洛书、先天八卦、后天八卦等古代时空模式，通过计算或者推理得到特定穴的应时敏感周期，这些元素和原理可以视为时间穴位的底盘。如果离开这些使特定穴成为时间穴位的元素和原理，只是单独地运用时间穴位，是很难将按时取穴方法包含的深层功能发挥出来的。按照各法的构成原理，组成一组与此相匹配的穴位，这就是空间穴位，它们对时间穴位具有同构和增效的功能。第三，上述提到的古代时空模式，都是能量模式，是天人相应的载体。古代的按时取穴，实际上反映了时空能量变化在特定穴的周期。当我们通过一定的针刺顺序和手法，将时间穴位和空间穴位连接在一起时，就产生了一种能量效应，或称之为能量场效应。这种能量场效应同欧洲能量治疗学相比，有着更为深邃的内涵和缜密的机制，并且通过治疗各种疑难杂病的即时效应、后续效应和长期效应得到了欧洲医学同道的认可。第四，中医学重要的学科特点之一，是包含着丰富的人文意蕴。时空针灸在临床强调"用神"的功夫，对医生的心身修养强调"意守"的训练。时空针灸将"上工守神""医者意也"作为医者获得高品质临床效应的重要基础。

时空针灸是在欧洲社会、医学环境里产生的新针法，为了方便读者和医者理解、运用，本书依循中医以医案示范的传统，列举大量医案来解说时空针灸四种针法的操作流程和疗效，这可以说是针灸临证"真实世界"的记录，古已如此。

在参与国际重大疾病的临床研究里，一方面坚持运用"望闻问切"诊断方法和辨证论治的原理，将针灸"因人因时因地而宜"的治疗原则贯穿始终，同时严格遵守现代医学临床试验的方法和流程，以期向"科学世界"解析针灸之所以有效的机制，为此本书开辟了"克难篇"，介绍云南省重点研发计划项目（国际科技合作）（No.2018IA059）"时空针灸在三国多中心预防早期乳腺癌化疗副反应中的运用"。"真实世界"和"科学世界"相结合对于针灸本身的提升、发展尤为重要，可以说是在针灸走向世界为西方医学认识和认可的道路上不可或缺的两条腿。

《易经·系辞》有谓："形而上者谓之道，形而下者谓之器。化而裁之谓之变，推而行之谓之通。举而措之天下之民，谓之事业。"时空针灸解说着中国针灸道、法、术、器四者兼具的本质，提示着针灸是打开中国古代科学文化宝库的钥匙之一；作为有着数千年传统的自然疗法，古老的国粹必将为当今人类健康做出新的贡献。在博大精深的中国针灸学里，时空针灸还是一株正在成长、有待栽培的嫩苗。本书所表述的观点，验之于临床，已被欧洲专家学者广为接受。现与广大读者分享、探讨，以期共同推动针灸事业的发展。在此自赋小诗一首与同仁共勉。

帝车运转步苍穹，
斗换时移天人通。
瞬时疾雷存记忆，
空穴来风识病痛。
子午流注经气转，
飞腾灵龟效力宏。
元真启动连根蒂，
时空针灸与君共。

己亥年春分日于法国巴黎听月阁

# 目录

时空
针
术
学

总—论

General

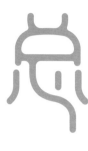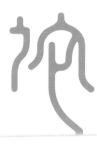

Space-Time theory
is the core of
Chinese medicine
in ancient China

● ● ●

中国古代时空论
是中医学的原创核心

时间空间，是一个涵盖面非常宽泛的既古老又新颖的课题。她可以是天文学、历法学、物理学、几何学、生物学、航天学、医学、心理学等不同学科的具体内容和命题，又可以抽象为宇宙起源的哲学论证。这些在科学、文化、哲学不同领域里的时空观共同构成了人类探索时空的庞大知识库。由于时空这个题目本身所具有的跨学科特点，要求哲学家具备一定的自然科学知识，科学家具有相当的哲学思辨能力，因此时空课题不仅成为古今中外多学科对话的平台，而且也是当今文化、科学交流汇通的重要桥梁。正所谓"形而上者谓之道，形而下者谓之器"，时空命题"形上""形下"兼而有之是为方便法门也。

　　在时空研究里最有代表性的著作和人物，中国古代如《周易》《周髀算经》《黄帝内经》、东汉天文学家张衡、北宋周敦颐的《太极图说》、明代方以智的《物理小识》、张介宾的《类经图翼》等，他们或偏重于时空天道论，或偏重于时空人道论，通常又二者交叉融合而论之。在西方有亚里士多德的《天象论宇宙论》、哥白尼的《天体运行论》、牛顿的古典物理学、莱布尼茨的二进位制、爱因斯坦的相对论、伽莫夫的大爆炸宇宙论、斯蒂芬·霍金的《时间简史》，以及福特等人的"虫孔""时空隧道"学说等，他们代表着西方自然科学和思维科学时空论的亮点。上述中西时空论所涉及的文化、哲学内涵和科学意义，在总结提出时空针灸的过程中都起到了开阔视野、提炼把握主题的参考作用，然而由于本书关注的重点是同中国医学和中国针灸学相关的中国古代时空论，因此对其他内容就只能深表遗憾，不多涉及了。

## 第一节 中国古代时空论的特点

古代时空论有关时间与空间二者的相关性、可测性、周期性、实用性和哲理性不仅是中国文化的重要基因，而且也是中国医学和中国针灸学的原创核心。中医学引以为骄傲的天人相应整体观如果离开古代时空论，是无从谈起的。中国针灸学的子午流注纳甲法、纳子法和灵龟八法、飞腾八法是中医学运用中国古代时空观的典范和瑰宝，可惜近四十年在借鉴西方时间医学时，将四法统称为时间针灸而忽视了空间与时间的关系，这不是普通意义上的疏漏，而是对原创精髓的偏离。现筚路蓝缕、返本还原，吸纳新学、参验临床，将其补全命曰"时空针灸"。既有此称谓，就首先需要对中国古代时空论发生的背景、方法及其要点作一简要的概括。

现在所称的"时空"在古代称为"宇宙"，据《汉书·艺文志·诸子略》记载早在战国时期的杂家尸佼已经用"宇"和"宙"来描述时与空："四方上下曰宇，往古来今曰宙。"古代的宇宙观主要有三种：盖天说、浑天说和宣夜说。

盖天说是三种宇宙理论中起源最早的学说，在公元前新石器时代逐渐形成了一个比较完整的体系，且较为详备地记载在《周髀算经》里。《晋书·天文志上》有谓："周髀者，即盖天之说也。其本庖牺氏立周天历度，其所传则周公受于殷商，周人志之，故曰《周髀》。髀股也，股者表也。"这也即是《周髀算经》所说的"周髀，长八尺……髀者股也……髀者表也"。周髀的"髀"，原始含义既是人的大腿骨，也是"表"的代称。远古人类最早认识的同太阳光线有关的影子是人影，《山海经·海外北经》中"夸父与日逐走"的传说记录了先人追逐测量日影变化的活动，而"髀"的双重含义说明最早的测影工具是"长八尺"的人体，后来才由"以身为度"改进为立杆立表。表的基数八尺不仅同古时人体身高有关，也合于记载在《周髀算经》里"勾三股四弦五"的勾股弦定理。周髀的"周"则既有"周公受于殷商"渊源有据的含义，也有"周天"的"天圆"意义。周髀家运用测影工具圭表测量出大地是方的，与天圆相合，提出了天圆地方说，这就是《晋书·天文志》所说的："周髀家云：天员（圆）

如张盖，地方如棋局。"而且，盖天说还根据测量所得的日影长度确定了二十四节气，这是最古老的测影定时方法的完美运用（详见下文）。盖天说对中国古代文化和科学的影响是不言而喻的，但是它也存在着明显的缺陷。其一，方圆不同形，圆形的天如何能够无遗漏地扣罩住方形的地呢？卢辩曾经在《大戴礼记·曾子天圆》用"天道圆，地道方"即所谓形不同而道同进行辩解，但是盖天说是运用"术数具备"的方法考验天地，本意并不以天地之"道"为主，而重在天地之"形"，以"道"解"形"难免有牵强附会之嫌。其二，既然天圆如盖笼罩着大地，那么肉眼看到的太阳东升西降引起的昼夜交替，又怎样来解释呢？王冲在《论衡·说日》里用火把比喻太阳，认为昼夜的交替犹如火把远近的移动引起的亮暗交替，而不是太阳有东升西落的运动。这种维护"地方"说的解释显然也是缺乏说服力的。盖天说的这些困惑被后来出现的浑天说用另外一种理论进行了阐释。

浑天说最早见载于东汉天文学家张衡的《浑天仪注》："天圆如鸡子……地如鸡子黄，孤居于内，天大而地小……天地各乘气而立，载水而浮……天转如车毂之运，周旋无端，其形浑浑，故曰浑天也。"尽管浑天说对太阳和星球在天空运动的解释受到了"载水而浮"的限制，不能尽善人意，但是天球"乘气而立""周旋无端"却是可取的。西汉落下闳（公元前156—公元前87年）制造的第一个浑天仪是这个学说的代表。落下闳首创的浑天仪，经东汉张衡（公元78—139年）改革，至元代郭守敬（公元1231—1316年）进一步精确化，构成了中国古代浑天仪观测系统，这一系统是早于西方的天文观测仪器的。

宣夜说的资料几乎没有保存流传下来，但是它表述的宇宙太虚无涯的概念却十分重要，见载于《晋书·天文志上》："天了无质，仰而瞻之，高远无极……日月众星，自然浮生虚空之中，其行其止，皆须气焉。"宣夜说的勇气在于打破天盖、天球的局限，把对天的认识引向无限。同浑天说的"天地各乘气而立"的"气"相比，宣夜说用"气"描述了一种"虚空"境界，即是宇宙之前的混沌状态，而且认为日月星辰的运行都需要"气"的作用，在这个意义上，宣夜说描述的宇宙世界有其特殊的价值。

盖天说、浑天说、宣夜说，都对中医学产生了重大影响，例如《淮南子·精神训》"头之圆也象天，足之方也象地"的盖天说即为《灵枢·邪客》所引用；《素问·天元纪大论》所引《太始天元册》"太虚寥廓，肇基化元，万物资始，五运终天，布气真灵，总统坤元，九星悬朗，七曜周璇"，以及《素问·五运行大论》"虚者，所以列应天之精气也……地为人之下，太虚之中者也……大气举之也"，其中的"太虚""大气举之""九星悬朗，七曜周璇"等都包含了浑天说和宣夜说的内容，它们对中医时空观的影响在《黄帝内经·素问》七篇大论中有较为详细的记载。

## 一、特殊的观星方法和时空坐标

现在讨论时空观,很容易使人用西方科学的时空观来评论中国古代的时空观,然而如果回到时空观念产生之初,首先碰到的是观察时间、空间的条件和方法,它们决定着对认知参照物的选择,进而构成不同的知识体系,东西方时空观方法学上的差别就凸显为一个带有根本意义的问题。

中国古代观天的方法是"坐地观天",这个"地"在哪里?在这个地域之内,"天"的范围又如何?天文考古学最重要的几件出土文物对确认古代观天的地域位置有重要参考价值。仰韶时期蚌砌龙虎图案的出土地点在河南濮阳西水坡,河南地跨东经110°至116°、北纬31°至36°之间。战国早期公元前433年曾侯乙墓的漆箱盖星象图出土地点在湖北随州,湖北地跨东经108°至116°、北纬29°至33°之间。西汉二十八宿占盘出土于安徽阜阳双古堆,安徽地跨东经114°至119°、北纬29°至34°之间。这说明发源于中原的盖天说等的观天地域主要在北纬29°至36°、东经108°至119°之间的黄河流域。而"天"则主要包括北天极恒显圈内的北斗七星和分布在黄道带和赤道带附近的二十八宿。冯时先生在《中国古代物质文化史:天文历法》中指出由于北斗七星同二十八宿之间有一种特殊的连带关系,而北斗的斗柄始终指向终年明亮可见且位置基本不移动的北极星,在北天极的中央进行360°旋转,就好像一架天钟,这样就使得北斗和二十八宿成为古人观星授时的最重要的坐标体系。中国古代时空观以及不同的描述模式诸如阴阳、五行、六十甲子、河图、洛书、八卦、二十四节气等,都是从这一"坐地观天"的实践中发生出来的。

### (一)北斗

北斗由七颗璀璨的星辰组成,在现代天文星图中这些星辰均属于大熊星座,但是它们在中国古天文学里的命名却含有特别的意义。《春秋运斗枢》将它们命名为:"斗,第一天枢,第二旋,第三玑,第四权,第五衡,第六开阳,第七摇光。"枢,枢机也,何为枢机?《易经·系辞》王弼注有谓:"枢机,制动之主。"是将运动中的不同事物联系起来的关键环节。旋,连接、斡旋、协调也。玑,运转也。权、衡是古代秤砣、秤杆的称谓,它们具有平衡动态、动势的意义。枢、旋、玑、权、衡所包含的这些含义,都旨在强调北斗七星在观察北天极星际运动里占有的标志性质的地位,进而将它们作为观测天文运动的仪器称谓,如《尚书·舜典》"璇玑玉衡,以齐七政"中的"璇玑玉衡"即指古代用玉石装饰的观测天象的仪器,"以齐七政"的"七政"在《史记·天官书》即指北斗七星。北斗七星的形象犹如古代斟酒的斗具而称为"斗",其中天枢、天璇、天玑、天权四星构成"斗魁",又称"斗首";玉衡、开阳、摇光三星构成"斗杓",又称"斗柄"。"斗魁"里的天枢、天璇两星的连线延长

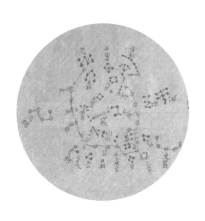

图 0-1
北斗七星与北极星图

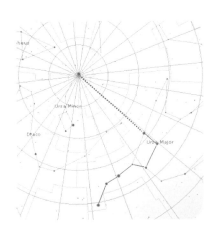

图 0-2
北斗七星与北极星

五倍就是北极星的位置。上图是绘制于唐代705—710年间、世界上最早的北天极区星图"敦煌星图卷"中的一幅[1]（图0-1），其中绘制了北极星、北斗七星和环绕北天极的二十八宿。将此图与西方天文学测绘的北极星、北斗七星图比较（图0-2），不禁令人有东西古今观天者所见略同的感慨！

由于构成斗魁四星里的天璇、天枢两星的延长线始终指向北极星，地球的自转轴也始终指向北天极，这种相同的指向决定了二者在观察天体运转中具有重要的参考价值。对于生活在地球上的观星者，可以视为斗柄随着地球自转围绕北极星做周日旋转，也随着地球公转围绕北极星做周年旋转，表现为恒星周日视运动和周年视运动都是北斗星围绕北天极在旋转，斗柄因此在古代观星授时里具有了非同一般的功能，这就正如《汉书·律历志》所记载："斗，天之三辰，纲纪星也"，"玉衡杓建，天之纲也"，即是以北斗七星中的"斗柄"作为纲领来确定日月五星"七政"的运行周期。《鹖冠子·环流》"斗柄东向，天下皆春；斗柄南向，天下皆夏；斗柄西向，天下皆秋；斗柄北向，天下皆冬"和《夏小正》所记载的"正月，斗柄悬在下；六月，初昏斗柄正在上；七月，斗柄悬在下则旦"都说明了古人正是利用北斗星建立起了最早的确定四季周期的时间坐标体系"斗建"。建者立也，"斗建"实际上是一个时空合一"以空建时"的系统。需要注意的是，斗建建时的准确性又是同二十八宿结合在一起的。司马迁在《史记·天官书》里这样描述北斗七星与二十八宿的关系："北斗七星……杓携龙角，衡殷南斗，魁枕参首。"斗杓的延长线连着东南方向苍龙星宿的角宿，玉衡星对着东北方向的斗宿（南斗），斗魁正朝着西南方向白

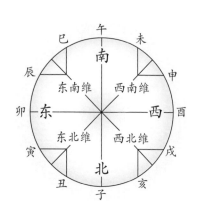

图 0-3
二绳四钩四维与十二地支图

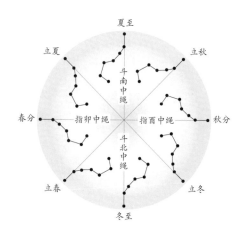

图 0-4
斗中四绳与二分二至图

虎七宿的参宿。角宿、斗宿和参宿是二十八宿里最重要的三宿，它们之间的赤经距离大致相等，北斗正处于连接这三个星宿的中心位置。由于北斗与二十八宿之间的这种特殊关系，二者合参成为确定时间的重要星空坐标。这就是汉代天文学家张衡所说的："众星列布……列居错峙……一居中央，谓之北斗，四布于方各七，为二十八舍。"《史记·天官书》也将北斗与二十八宿结合定时的功能概括为："斗为帝车，运于中央，临制四乡。分阴阳，建四时，均五行，移节度，定诸纪，皆系于斗。"文中的"四布于方各七"和"临制四乡"的"四乡"指的都是位于东、南、西、北四方每方七宿的二十八宿，而北斗则是居于中央、运于中央同二十八宿结合在一起的定时主星。这一概括同《淮南子·天文训》的"二绳四维"说亦是互为印证的："子午、卯酉为二绳，丑寅、辰巳、未申、戌亥为四钩（图 0-3）。"

文中"二绳"指子午南北连线和卯酉东西连线，四正方向的垂直和水平连线把天穹划分成了四个区域"四钩"，即四隅方，丑寅为东北方、辰巳为东南方、未申为西南方、戌亥为西北方，每一"钩"的中心区域称为"维"。两维之间，九十一度十六分度之五而升，斗柄日行一度，则十五日为一节，以生二十四时之变，其中最重要的是二绳指示着二分二至的到来，对划分一年四季起着决定性的作用："斗北中绳"日冬至，"斗南中绳"日夏至，斗东（指卯）中绳日春分，斗西（指酉）中绳日秋分（图 0-4）。

四维的产生在古代规划时空方面的意义是不可低估的，它使得空间的划分精细化，而空间划分的精细化是时间精细化的前提和依据。这个概念在新石器时代大汶口文化晚期墓地出土的长方形玉版已经有准确的描述（详见后洛书部分），这说明四钩四维的形成是早于西汉初年《淮南子·天文训》的，四钩同四维结合最终成为十二地支和八卦的时空背景。

## （二）二十八宿

二十八宿在观星定时中有着如此重要的地位，因此我们对其必须有基本的了解。二十八宿是分布在赤道带和黄道带区域里的二十八个星宿圈区。《淮南子·天文训》详细记录了二十八宿的名称，它们的排列按照日、月视运动方向自西向东分为四组。从角宿开始，亢、氐、房、心、尾、箕是青龙七宿；斗、牛、女、虚、危、室、壁是玄武七宿；奎、娄、胃、昴、毕、觜、参是白虎七宿；井、鬼、柳、星、张、翼、轸是朱雀七宿。冯时先生在《中国古代物质文化史：天文历法》里以《淮南子·天文训》和《汉书·律历志》记载的距度为依据，同现代天文学对照，制作了一副"历代二十八宿距度表"。二十八宿的赤道距度是：角宿十二度，亢宿九度，氐宿十五度，房宿五度，心宿五度，尾宿十八度，箕宿十一又四分之一度，斗宿二十六度，牵牛宿八度，须女宿十二度，虚宿十度，危宿十七度，营室宿十六度，东壁宿九度，奎宿十六度，娄宿十二度，胃宿十四度，昴宿十一度，毕宿十六度，觜宿二度，参宿九度，东井宿三十三度，舆鬼宿四度，柳宿十五度，星宿七度，张宿十八度、翼宿十八度，轸宿十七度，二十八宿总计三百六十五又四分之一度（图0-5）。

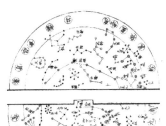

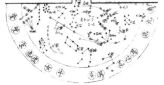

图0-5
宋代二十八宿图

观星是夜间的活动，夜间最明亮可见的是月亮，月亮每晚在恒星间移动一个位置，每二十八晚巡回一周，这就是天文学里长度约为二十七天半的"恒星月"，因此选择二十八这个数字来规划观察星空的坐标是非常自然的。中国古人正是以二十八宿作为坐标点来辨识日、月、五星的运动规律和周期。首先用于确认年，五星里的镇星在二十八宿里每年移动一宿，依据镇星在二十八宿的位置就可以得知年份，二十八宿是观察太阳年运动轨迹的"镇星年站"。按照斗柄的指向确定季节见于上文。二十八宿用于确定分至，早在《尚书·尧典》中就记载了商末周初的"昏中"法，即根据黄昏时在南方天空所看到的二十八宿中的"四仲星"鸟、火、虚、昴来确定二分二至："日中星鸟，以殷仲春……日永星火，以正仲夏……宵中星虚，以殷仲秋……日短星昴，以正仲冬"（图0-6）。并且最终建立起了按照二十八宿与二十四节气的关系来计月和计日的历法，这种历法称为"二十四气历"（表0-1）。

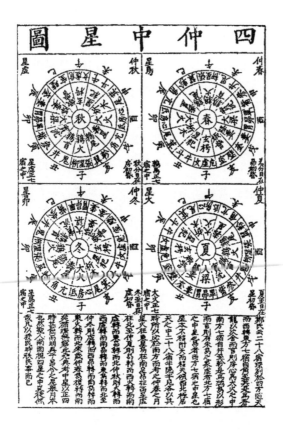

图 0-6
四仲中星图

表 0-1　二十四气历

| 节气 | 气应 | 日宿 | 二至后日数 | 节气 | 气应 | 日宿 | 二至后日数 |
|---|---|---|---|---|---|---|---|
| 立春 | 正月节 | 虚 | 冬至后 45 日 | 立秋 | 七月节 | 星 | 夏至后 45 日 |
| 雨水 | 正月中 | 危 | 冬至后 60 日 | 处暑 | 七月中 | 张 | 夏至后 60 日 |
| 惊蛰 | 二月节 | 室壁 | 冬至后 75 日 | 白露 | 八月节 | 翼 | 夏至后 75 日 |
| 春分 | 二月中 | 奎 | 冬至后 90 日 | 秋分 | 八月中 | 轸 | 夏至后 90 日 |
| 清明 | 三月节 | 娄 | 冬至后 105 日 | 寒露 | 九月节 | 角亢 | 夏至后 105 日 |
| 谷雨 | 三月中 | 胃 | 冬至后 120 日 | 霜降 | 九月中 | 氏 | 夏至后 120 日 |
| 立夏 | 四月节 | 昴 | 冬至后 135 日 | 立冬 | 十月节 | 房 | 夏至后 135 日 |
| 小满 | 四月中 | 毕 | 冬至后 150 日 | 小雪 | 十月中 | 心尾 | 夏至后 150 日 |
| 芒种 | 五月节 | 觜参 | 冬至后 165 日 | 大雪 | 十一月节 | 箕 | 夏至后 165 日 |
| 夏至 | 五月中 | 井 | 冬至后 180 日 | 冬至 | 十一月中 | 斗 | 夏至后 180 日 |
| 小暑 | 六月节 | 鬼 | 夏至后 15 日 | 小寒 | 十二月节 | 牛 | 冬至后 15 日 |
| 大暑 | 六月中 | 柳 | 夏至后 30 日 | 大寒 | 十二月中 | 女 | 冬至后 30 天 |

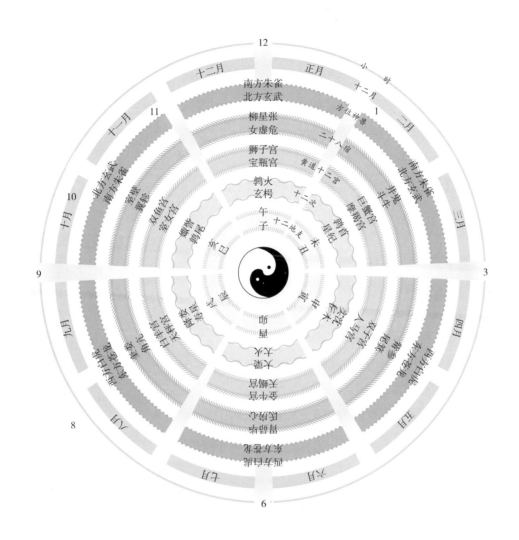

图 0-7　十二地支对应图

　　二十八宿作为分布于赤道带、黄道带周围的星宿圈，在殷商时期就出现了用"十二次"来标记它们同周天 360°的关系，这十二次是星纪、玄枵、娵訾、降娄、大梁、实沈、鹑首、鹑火、鹑尾、寿星、大火、析木，每次各有三十度，它们的天文位置基本与西方的黄道十二宫相同。古人又将十二次同地平坐标十二等分结合，命名以十二地支，对应于十二月和十二时辰。关于计月，《淮南子·天文训》记录了以"寅"建正月的方法："斗杓为小岁，正月建寅，月从开行十二辰。"这就是随斗杓所指建十二月的"月建"法。关于计时，《灵枢·顺气一日分为四时》："以一日分为四时，朝则为春，日中为夏，日入为秋，夜半为冬。"同十二地支应二十八宿应四季结合，就可以得知十二地支同一日十二时辰（二十四小时）的关系。这就使得二十八宿参与观星辨时的功能得到了进一步完善和精确化，具有了计月和计时辰的作用（图 0-7）。

1974 年在河北省张家口市宣化区下八里发掘了一座下葬于天庆六年（公元 1116 年）的辽墓，发现了一幅彩绘的二十八宿星象图。图的外圈是明代末年传入中国的古代巴比伦的黄道十二宫。这份珍贵的资料再一次证明了两大文明古国在观天活动中所获得的成果是可以互相参验的（图 0-8，图 0-9）[1]。

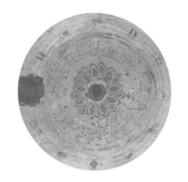

图 0-8
宣化辽墓星象图 1

概而言之，二十八宿参与授时主要在以下几方面。首先用于确认年是为"年站"，其次是观察月亮恒星月运行轨迹的"月站"。最后，太阳每年沿着二十八宿转动一圈，大约每十三天移动一宿，因此二十八宿又是"日站"。根据《尚书·尧典》的记载，羲和依据二十八宿将一年的天数精确到 366 天，同现在的 365 天 5 小时 48 分 46 秒非常接近。此外斗柄在二十八宿天区内每移动三十度需要一个时辰，具有计时的作用。二十八宿所兼具的指示空间和时间及二者运动关系的功能，在没有发明精确的测时天文仪器之前是非常实用的，因此南宋郑樵《通志·天文略》"丹元子步天歌"中将二十八宿称为古天文的"步天尺"。

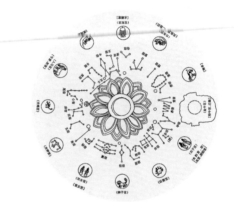

图 0-9
宣化辽墓星象图 2

## （三）二十四节气

二十四节气的划分，所依据的是太阳在黄道上的二十四个等分运行距离，每一个等分经历黄道十五度，太阳通过每一等分所需的时间几乎相等，因此二十四节气在阳历中的日期相对固定，上半年的节气在六日，中气在二十一日，下半年的节气在八日，中气在二十三日，相差不过一两日（表 0-2）。二十四节气的这种相对精确性，成为历法中置闰成岁的主要依据。《尚书·尧典》所记"期三百有六旬有六日，以闰月定四时成岁"，就是依据二十四节气来置闰的，在有节气没有中气的月份设置闰月，一般每十九年设七闰来保证节气与实际气候的协调一致。

1 图摘自河北省文物研究所编《宣化辽墓》，文物出版社 2001 年 12 月出版。

表 0-2　二十四节气的交节日期和黄道度数

| 四　季 | 节　气 | | 交节日期 | 2018 年交节时间 | 黄道度数 |
|---|---|---|---|---|---|
| 春三月 | 节气 | 立春 | 2 月 3—5 日 | 2 月 4 日 05：28 | 315° |
| | 中气 | 雨水 | 2 月 18—20 日 | 2 月 19 日 01：18 | 330° |
| | 节气 | 惊蛰 | 3 月 5—7 日 | 3 月 5 日 23:28 | 345° |
| | 中气 | 春分 | 3 月 20—22 日 | 3 月 21 日 00：15 | 0° |
| | 节气 | 清明 | 4 月 4—6 日 | 4 月 5 日 04：13 | 15° |
| | 中气 | 谷雨 | 4 月 19—21 日 | 4 月 20 日 11：12 | 30° |
| 夏三月 | 节气 | 立夏 | 5 月 5—7 日 | 5 月 5 日 21：25 | 45° |
| | 中气 | 小满 | 5 月 20—22 日 | 5 月 21 日 10：15 | 60° |
| | 节气 | 芒种 | 6 月 5—7 日 | 6 月 6 日 01：29 | 75° |
| | 中气 | 夏至 | 6 月 21—22 日 | 6 月 21 日 18：07 | 90° |
| | 节气 | 小暑 | 7 月 6—8 日 | 7 月 7 日 11：42 | 105° |
| | 中气 | 大暑 | 7 月 22—24 日 | 7 月 23 日 05：00 | 120° |
| 秋三月 | 节气 | 立秋 | 8 月 7—9 日 | 8 月 7 日 21：31 | 135° |
| | 中气 | 处暑 | 8 月 22—24 日 | 8 月 23 日 12：09 | 150° |
| | 节气 | 白露 | 9 月 7—9 日 | 9 月 8 日 00：30 | 165° |
| | 中气 | 秋分 | 9 月 22—24 日 | 9 月 23 日 09：54 | 180° |
| | 节气 | 寒露 | 10 月 8—9 日 | 10 月 8 日 16：15 | 195° |
| | 中气 | 霜降 | 10 月 23—24 日 | 10 月 23 日 19：22 | 210° |
| 冬三月 | 节气 | 立冬 | 11 月 7—8 日 | 11 月 7 日 19：32 | 225° |
| | 中气 | 小雪 | 11 月 22—23 日 | 11 月 22 日 17：01 | 240° |
| | 节气 | 大雪 | 12 月 6—8 日 | 12 月 7 日 12：26 | 255° |
| | 中气 | 冬至 | 12 月 21—23 日 | 12 月 22 日 06：23 | 270° |
| | 节气 | 小寒 | 1 月 5—7 日 | 1 月 5 日 23：39 | 285° |
| | 中气 | 大寒 | 1 月 20—21 日 | 1 月 20 日 16：59 | 300° |

　　《淮南子·天文训》记录了二十八宿分为四组命以吉兽，再加上中心的黄龙或称金凤，对应于五方、五行、五季、五音、五星、十天干，以此构成了中国古代时空观的独特内容。"东方，木也，其帝太皞，其佐句芒，执规而治春，其神为岁星，其兽苍龙，其音角，其日甲乙。南方，火也，其帝炎帝，其佐朱明，执衡而治夏，其神为荧惑，其兽朱鸟，其音徵，其日丙丁。中央，土也，

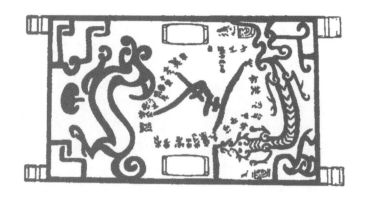

图 0-10
湖北随州曾侯乙墓漆箱盖星象图

其帝黄帝，其佐后土，执绳而制四方，其神为镇星，其兽黄龙，其音宫，其日戊己。西方，金也，其帝少皞，其佐蓐收，执矩而治秋，其神为太白，其兽白虎，其音商，其日庚辛。北方，水也，其帝颛顼，其佐玄冥，执权而治冬，其神为辰星，其兽玄武，其音羽，其日壬癸。"文中的"规、衡、绳、矩、权"尽指古代的测量工具，在后来被赋予了政治道德的意义，成为古天文所具有的政治功用的佐证。

现存最早的二十八宿图见于湖北随州出土的战国曾侯乙墓漆箱盖星象图，漆盒盖的中心赫然一个"斗"字，以变形的字体暗喻"斗柄"，斗字周围是二十八宿，美丽的图纹、奇异的风格淋漓尽致地表述着斗柄与二十八宿的关联。右侧一条青龙，左侧一只白虎代表着二十八宿的四季吉兽命名（图 0-10）。

综上所述，生活在黄河流域的中国古人"坐地观天"，依靠肉眼的视力所见，确认了北斗观星授时的中心地位和参与北斗定时的二十八宿，依据斗杓所指参照二十八宿，不但可以确定年、四季、二十四节气、十二月、十二时，而且用于置闰。北斗七星以及北斗同二十八宿的组合，成为中国古天文学中重要的时空坐标。

## 二、以日月为象的时空坐标

"象"是《易经》观察世间一切事物运动规律及其相互关系的方法，从日月之象来构建时空关系的传统出自《易经·系辞》："法象莫大乎天地，变通莫大乎四时，悬象著明莫大乎日月。"这段话至少包括了两层基本意思，首先对于生活在地球上的人来说，照亮白天的日和照亮夜晚的月是最大的"空间象"；其次，自然界的气候、物候变化所表达的"时间象"，通通是以"空间象"为根源的。这就是《易经·系辞》所说的"日往则月来，月往则日来，日月相推而时生焉；寒往则暑来，暑往则寒来，寒暑相推而岁成焉"。日月的"往来""相推"，讲的是日月的空间运动；"时生""岁成"，讲的是时间的运转流程。日月不仅是观象授时的依凭，也成为将时空联系在一起的重要纽带。这一体系和上述观星授时互相补充，共同构成了古代时空论的主体内涵。

日月运动在规划时间里是如此的重要，它们的"空象"是不是可以捕捉记录，使人们对"时象"有规矩可循呢？

同月亮相比，对"四时"更具影响力的是太阳，因此古人首先注意到了日。"日象"对"时象"的影响主要是由日地运动轨道之间的关系造成的。地球围绕太阳公转的轨道平面称为黄道平面，地球自转的轨道平面称为赤道平面，在黄道平面和赤道平面之间存在一个23° 27′的倾斜交角，而且赤道平面并不是一个正圆，因此太阳和地球之间的距离不总是相等的，这些因素使得太阳直射点在地球表面的角度和范围随着日地关系的改变而发生变化，这是形成昼夜长短和地球上温、热、暑、燥、凉、寒等不同"时象"的决定性因素。为了捕捉太阳的"动象"，古人发明了一种最能够代表中国智慧的至为简易的方法，《淮南子·天文训》有四表："使景与表等，则高与远等。"测量在一定地域之内的二分二至。冯时先生在《中国天文考古学》记载有"青木统领春三月居东，赤木统领夏三月居南，白木统领秋三月居西，黑木统领冬三月居北"。在《星汉流年：中国天文考古录》记载了濮阳西水坡仰韶先民使用立竿测影求得二分二至的测时实践。运用"表""木""竿"测量正午太阳投射到地面阴影的仪器统称为圭表或晷表，从阴测阳得到的阴影称为"光阴""光影""光景"。这种以太阳处于正午最高位的阴影盈缩作为时间和寒暑变化的依据，早在《周礼·大司徒》就有记录："日南则景短多暑，日北则景长多寒，日东则景夕多风，日西则景朝多阴。"《周髀算经·卷上》还记载着运用日晷测计日影得知节令的方法："冬至日晷丈三尺五寸。夏至日晷尺六寸。冬至日晷长，夏至日晷短。"尽管圭表和日晷的原理有所不同，但它们同样是依据日影测知时令、季节的重要工具。圭表和晷表标记的首先是一年里正午日影最长和最短的两个点，古称"日短至"和"日长至"，即冬至点和夏至点。在《淮南子·天文训》里记录着："日冬至……日中而景丈三尺。日夏至……修径尺五寸。"其次是这两个定点之间"阴阳气均，日夜分平"日影等长的一个点，这个点在由冬至转夏至之间称为春分点，在由夏至转冬至之间称为秋分点，春秋二分点将一年划

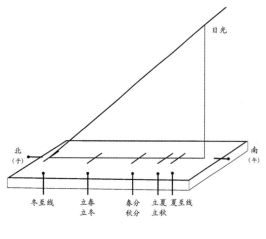

图 0-11
圭表成影图

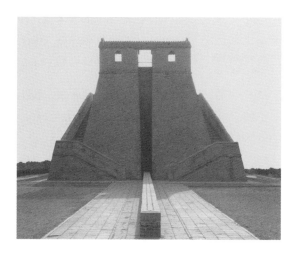

图 0-12
河南登封元代郭守敬建造的高表

分为冬半年和夏半年。这四个定点之间还有"四立"点（立春，立夏，立秋，立冬），标志着四季的到来，二分二至和四立统称为"八节"，是二十四节气的核心部分（图 0-11）。

至今在河南登封保留着的元代郭守敬建造的高表，将传统八尺圭表提高 5 倍成 40 尺，使所测日影长度的相对误差减少到五分之一而更趋精确（图 0-12）。

古人运用圭表、日晷的正午日影定时法所测得的就是今天所说的真太阳时。"一寸光阴一寸金"，当可以观察、度量、记录和用以指导民生的"光阴"成为"时"的代名词，中国人就永远地记住了时间与太阳的空间位置关系。紫禁城前的华表、太和殿前的日晷，昭示着"时空"概念在中国古代文化、科学、政治中的重要地位，也成为自称"天子"的皇帝至高无上权利的象征。

月亮古称"太阴"，太阴的象是通过其明亮部分的盈缺来认定，是从阳见阴。在地球上看到的月球的运行轨迹称为白道，白道与黄道之间也有一个交角，这个交角在 4°57′ 至 5°19′ 之间变化，平均值大约为 5°。太阳、地球、月球的相对位置引起太阳光线投射到月球表面的变化，形成月亮的盈缺相，称为朔望月相。依据月相晦、朔、弦、望划分出的初一至十五和十六至三十，恰是日、月、地四个特征位置的时间点，属于阴历的内容。除了朔望月之外，古人还认识到了恒星月即一年十二个月的月相周期，《淮南子·天文训》记载了恒星月十二月与北斗的关系："斗杓为小岁，正月建寅，月从开行十二辰。咸池为太岁，二月建卯，月从右行四仲，终而复始。"如前所述，北斗第五至第七星是斗柄，又称小岁，十二辰是地平方位的名称，又叫十二地支，沿着赤道从东向西把周天划分为十二等分，名为十二次，恒星月"月徙一辰"，斗柄指向寅辰为正月，斗柄指向丑辰为十二月，一年十二月环绕一周，终而复始形成恒星月周期。这些都反复说明《汉书·艺文志》所记载的"天文者，序二十八宿，步五星日月"，即二十八宿、五星、日月为主体的天体运动，是中国古代规划时间的依据，是《易经·系辞》所说的"观乎天文，以察时变"的具体内容。

中国是世界上最早将地球绕太阳运行一周的回归年阳历，和月球绕地球一周平均长度的朔望月阴历结合起来的国家，并通过二十四节气设置闰月，十九年置七闰，"以闰月正四时"。这种阴阳合历的农历达到了调整月份与物候季节差异的最大灵活性和准确性，不仅非常方便于农事民生，提高了历法的实用功能，而且也成为天人相应的主要构架。中国医学和中国针灸学吸收运用的主要就是这种称为"农历"的历法。

第二节 中国古代时空论的主要模式

如上所述，中国古代时空论是在特定的"坐地观天"条件下产生的，一方面有圭表、晷衡的细密检测，同时又有《易经》象方法的推衍综述，这就衍生出了在表述上的特殊性，主要通过图、表、数、卦来概括时与空之间相互关联的运动变化规律和周期。这些表述形式超越文字的局限，给人们提供了广袤、灵活的想象和推理余地，不仅在古代的自然科学、社会科学里有举足轻重的地位和实用功能，而且至今仍然是中医学能够在实验医学面前坚持其独特体系的根源所在。古人提炼时空模式所运用的方法和构建这些模式的特殊载体，在今天仍然是进入中国医学殿堂的钥匙。

## 一、阴阳时空模式

《汉书·艺文志》对阴阳学说的起源有如下解说："阴阳家者流，盖出于羲和之官，敬顺昊天，历象日月星辰，敬授民时，此其所长也。"阴阳学说的根源在天体运动及其带来的时序变化，这是古已有之的定论。为了理解阴阳的意义，分析字形的起源和演变或许也能提供方便路径。甲骨文中的"陰""陽"表述了阴阳最原始的含义，它们的左边是正好相反的形象，陰示意被遮掩的晦暗一面，有向下隐藏的趋势，而陽示意着开阔明亮的一面，有向上显露的趋势；它们的右边，陰是房顶遮盖下的层层阴影，陽则是太阳照耀在山坡上。繁体字的"陰""陽"，左边都用了耳字旁，示意所指为"一边"，即一部分或者一方面；右边是甲骨文字形的演化。简体字的"阴""阳"，左边保留了耳字偏旁，右边直接用月和日。上述字形的演变，都保留了阴阳的起源同太阳的光线及其映照面有密切关系的原始理念，依此可以理解《易经·系辞》对阴阳概念的概括："阴阳之义配日月"，即阴阳的起源同太阳光在地面的投影及其在月亮上的映照面相关。

以"日"而言，由于树木的影子随着太阳移动的变化是最容易观察到的，古人发明了圭表测量、记录太阳影长的变化，进而利用圭表影长确定随太阳光变化的二十四节气，这就是所谓的"阴中见阳"。以"月"而言，月亮上的亮影描述的是太阳光在月球上的投影，从亮影可以判断月相属于一个月中的哪一天，这就是所谓的"阳中见阴"。日月因此被称为"太阳"、"太阴"。这里的"太"不仅有"最"和"极至"的意思，也隐喻着太极。太极图由如同双鱼环抱的相反相成的阴阳两方面合成，蕴含着阴中有阳、阳中有阴，阴阳消长互以为根的深邃含义。将《周髀算经》记录的一年二十四节气日影的长度加以处理，可以得到自然太极图（见田合禄先生《周易真原：中国最古老的天学科学体系》）（图0-13）。南京大学天文系朱灿生教授还做出了太极图反映月亮运动规律的统计处理（图0-14）。自然太极图是一幅时空图，虽然它直接来源于太阳、月亮的光影变化规律，但是其中也包含着宇宙时空的圆道运动规律，这是中国古代时空论不同于西方时空论的根源所在，时空相携的阴阳学说是中国古代时空论的总纲领。

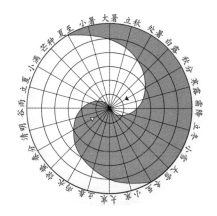

图 0-13 自然太极图

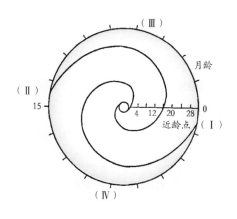

图 0-14 月亮太极图

## 二、五行时空模式

五行学说的形成经历了漫长的过程，公元前17世纪至公元前11世纪殷商时期，出现了辨别空间方位的五方、五土说，辨别时间的五旬、五季说，物质分类的五材说以及五星说，等等。至春秋战国时期，管子在《管子·幼官图》里整理了先前的五行学说，提出了比较完整的早期五行归类模式。汉代《汉书·艺文志》曾对五行学说进行了简略概括："五行者，五常之形气也……五行之序乱，五星之变作，皆出于律历之数而分为一者也。其法亦起五德终始，推其极则无不至。而小数家因此以为吉凶，而行于世，渐以相乱。"这段话把五行学说同五星、律历的关系做了说明，同时也指出以五行判断吉凶的"小数家"给这一学说造成的混乱。五行的"行"有两个发音，发音为xíng，指行走、迁徙、运动；发音为 háng，指类别、关系。因此五行学说的"五行"并不指木、火、土、金、水五种具体的物质，而指五大类"象"和它们在运动中的"象关系"。为了弄清楚五行的含义，对五行的起源作一简单回顾是非常必要的，以下从四个方面加以说明。

## （一）五土、五方说

以"五"作为自然界事物归类的框架起源于殷商时代（公元前 17 世纪—前 11 世纪）的五方、五土概念。殷商时期的先民们通过对自然现象的观察，已经意识到农耕畜牧与从不同方位来的风和雨有着密切的关系，因此产生了在祭祀时对不同方位风雨的祈求。在甲骨文的卜辞中记有"癸卯卜，今日雨。其自西来雨？其自东来雨？其自北来雨？其自南来雨？"明确提出了四方的概念。如何辨别四方呢？殷人将商朝的领域称为"中商"，商为中而"普天之下，莫非王土"（《诗经》），将"中"和"土"结合起来，这个"中土"同东南西北四方结合就成为"五方五土"的综合概念。在甲骨文中即有"王贞受中商年［王得到的卜辞是中（土）获得丰收］"和"东土受年""西土受年""北土受年""南土受年"等卜辞（《卜辞通纂·天象门》）。这说明四方的确立是以"中"为界定的。为什么要设置一个"中土"的概念呢？如同中国古代天文学以北斗星作为观察天空星际运动的核心参照一样，需要一个描记对地面生物影响最大的太阳运动的方法，这就是早在公元前 1320—公元前 1046 年的商代就已经存在的测影定时活动。商代后期的殷人已经懂得利用圭表来测定时间，但是由于地理位置的不同，同一个正午时分圭表所描记的太阳影长是不同的，因此需要确认哪一个地理位置的正午影长是被"天子"所认可，对于皇帝来说，这里就是"天子"的都城和发布"天命"之所在。在《尚书·尧典》里所记载的尧命羲和、羲叔、和仲、和叔分赴四方去测量日影以定"中"的活动，不仅深刻地体现了以"中"定位天子所在的理念，而且也明确表述了以"中"确立其他四方的五方五土观念。因此"中"的确认从一开始不仅具有从天文测量定位定时的作用，也具有统治者确立权威的意义，"中"从而成为中国文化里的一个特殊概念。

## （二）五时、五季说

在上古时期"季节"不称"季节"，在夏代称为"时"。关于"时"，中国最早的一部农事历书《大戴礼记·夏小正》（大约成书于公元前770年—公元前221年）里记载了与木、火、金、水，东、南、西、北相应的春、夏、秋、冬四时，并且在春夏和秋冬之间加入了"中央土"，强调"中央曰土，土德实辅四时入出，以风雨节，土益力"。吕不韦和其幕僚汇编的《吕氏春秋·任地》里也记载了五时："五时见生而树生，见死而获死。"这就将一年分成为五时（后称"五季"），每一"时"（季）为72天。在《礼记·月令》中还记录了另外一种五时（五季）分法，将土季置于夏季之后，位于春夏和秋冬的中间，从而构成"五季"。唐初著名经学家、天文学家孔颖达（公元574—648年）在《礼记·月令》的注解中还记录了将土季分配在四季之末各18天的另一种五季分法，意思也在于强调土季是季节转换的中间枢纽。综观五土、五方、五时、五季说，可以看出五行从其开始阶段就兼具着空间和时间的双重意义，而且是以土为中的。

## （三）五材说

西周末年出现了五材说。中国第一部叙事比较详细的编年史《左传》记载了宋国公族子罕的语录："天生五材，民并用之，废一不可。"《尚书·洪范》疏说："水火者，百姓之所饮食也；金木者，百姓之所兴作也；土者，万物之所资生，是为人用。"五材说局限于自然物质，其中也强调了土的重要性，就如第一部中国古代国别史《国语·郑语》"史伯论五材"所说"以土与金、木、水、火杂，以成百物"，土是合成百物的核心元素。

## （四）五星说

古代先民为了"饮食""兴作""人用"等生存的基本需求，在生产和生活实践中，从最初观察到的方位、风雨对农牧业的影响，进而认识到天体的运行变化是年份、季节、节令变化的根源，在古代原始社会，它们对农耕稼穑、行旅、商贸等起着决定性的作用。五星说正是古人从生存的需求观察天体运动规律的总结。什么是"五星"呢？《史记·天官书》有谓："水、火、金、木、镇星，此五星者，天之五佐，为纬。见（现）伏（隐）有时，所过行赢缩有度。""凡五星早出为赢，晚出为缩。""水"星即辰星、"火"星即荧惑、"金"星即太白、"木"星即岁星、"土"星即镇星。以上两段文字说明早在战国时期，古人把当时可以观测到的五大行星称为"五星"，并且将"星"和

"行"结合在一起。行者，走也，这也符合现代天文学里行星的原意：在天空中行走的或者游荡的具有标志性的天体。从地球上观看，在以恒星组成的天空背景上，五星沿着纬线由东向西横向穿梭行进，在群星之间具有相对明显地时隐时现、时进时退、"有时""有度"的移动，故将它们合称作五纬，即《抱朴子·内篇》所谓的"五纬盈缩"。《史记·历书》指出："黄帝考定星历，建立五行。"说明五大行星最早是确认天气行走轨迹和变化规律的主要依据，它们的运行轨迹形成的"星历"，即是五行的天文基础，因此五行是古人观星定历的产物。这个以五星运行规律为基础的五行具有何种意义呢？《管子·五行》说："作立五行，以正天时，以正人位，人与天调。"这里的"行"，按照《白虎通》的解释具有"为天行气之义也"。因此，五行虽然是古人观星定时的产物，是四时气候特点和生化特点的抽象，但已不再是具体的五大行星了。当五星与五行结合在一起时，不但包括了"为天行气"的"气"，也就是今天所说的能量的抽象意义，而且融入了"以正人位"的天人相应的理念，从天而时、从时而人，成为天人相应的重要纽带和框架。因此在上述五行学说的诸种说法里，就天人相应的气场效应来说，五星说最具有代表性和综合意义。

比较明确提出具有哲学意义的"五行"，应当说是《尚书·洪范》。其子在回答周文王咨询治理天下的大道理"洪范"时说："鲧堙洪水，汩陈其五行。"其子的五行虽然可能还包含着水、火、木、金、土五种基本物质或元素的意义，但其内涵已经向具有"行"的双重意义，即运动、变化、联系和分类的"象"意义演进，比上述的"五材说"等有了很大发展。特别是对每一行含义的解释，标志着五行抽象意义上的概念已经大致确定了：一曰水，水曰润下；二曰火，火曰炎上；三曰木，木曰曲直；四曰金，金曰从革；五曰土，土曰稼穑。"润下作咸，炎上作苦，曲直作酸，从革作辛，稼穑作甘。"凡是具有生长、生发、舒展、调达，能屈能伸的特性和酸味的刺激分泌、解郁化结作用的事物和现象，归属于木象。凡是具有温暖、灼热，以至烧灼，光明、上升的特性和苦味的泄热通结、推导热结外泻作用的事物和现象，归属于火象。凡是具有承载、受纳、生化、传导、转输的特性和甘味的养育、调和等作用的事物和现象，归属于土象。凡是具有沉降、肃杀、清除、收敛的特性和辛味的发散等作用的事物和现象，归属于金象。凡是具有滋润、寒凉、下行的特性和咸味通泻等作用的事物和现象，归属于水象。依据这样的象分类概念，在《管子·幼官图》里出现了早期比较完整的五行归类而最终成为将天地之间万事万物有序化组合的时空模式。

五行之间有什么关系？五行之间存在"相生"和"相胜"两套机制。关于

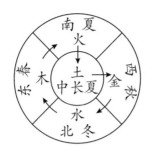

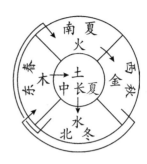

图 0-15
五行相生图

图 0-16
五行相克图

五行相生的法则，最早可以从《管子·五行》里五时配五行按季节顺序递进的文字推论得到："甲子，木行御……七十二日而毕……丙子，火行御……七十二日而毕……戊子，土行御……七十二日而毕……庚子，金行御……七十二日而毕……壬子，水行御……七十二日而毕。"这种按照五行御五季表述五行依次相生的文字，在《吕氏春秋》和《礼记·月令》里表述得更为清楚，所以东汉郑玄（公元 127—200 年）在注解《尚书·洪范》时直接说："行者，言顺天行气也。"但是诸如"木生火，火生土"这样五行相生的定论文字，要到汉代董仲舒的《春秋繁露·五行对》才能见到："天有五行，木、火、土、金、水是也。木生火，火生土，土生金，金生水。水为冬，金为秋，土为季夏，木为春。春主生，夏主长，季夏主养，秋主收，冬主藏。藏，冬之所成也。"关于五行相胜的法则，高诱在注解《吕氏春秋·任地篇》"五时见生而树生，见死而获死"中提出："五时，五行生杀之时也。"文中的"生杀"是用自然气象（"五时"）和五候（例如"树之生死"）来描述五行的相生相克关系，"杀"就是"克"。五行之间相克关系的确立是通过春秋战国时期阴阳家的代表人物邹衍的"五德终始"才固定下来的："土气胜，尚黄，黄帝立；木气胜，尚青，大禹立；金气胜，尚白，商帝立；火气胜，尚赤，文王立；水气胜，尚黑，将有立（后指秦始皇帝立）。"邹衍是以朝代更迭推衍出木胜土，金胜木，火胜金，水胜火的五行相胜即相克顺序。此后，五行相生相胜、平衡有常成为描述万物盛衰衔接、生后为死、死而复生、生克制化的规律，这种规律反映了五行所携带的不同能量的客观存在以及相互之间的关系（图 0-15、图 0-16）。

概而言之，五行学说具有三个最鲜明的特点。第一，以土为中心"定方位"，其他四行金、木、水、火不具有与土同等的地位。《淮南子·坠形》"音有五音，宫其主也；色有五章，黄其主也；味有五变，甘其主也；位有五材，土其主也"，《国语·周语》"五行最贵者土""土为五行之主"。第二，"定时候"，即天之五星运转决定"五时""五候"的更迭。第三，五行之间具有生克制化的两重机制。五行"方位"和"时候"的统一以及五行之间生克制化机制所描述的时空模式，浸淫渗透到了中国古代文化的各个领域，也成为中医学天人相应整体观的核心构架。《素问·天元纪大论》："天有五行御五位，以生寒、暑、燥、湿、风；人有五脏化五气，以生喜、怒、思、忧、恐。"张仲景《伤寒杂病论·自序》"天布五行，以运万类；人禀五常，以有五脏"，等等，都是这一核心理念的集中描述。按照五行时空模式构架起来的人体观，不仅用于归纳脏腑、经络、气、血、津液、精神、情志的生理特性、相互关系以及病变传递，而且将它们同天地时空连接到了一起，形成一个开放性的能量系统。由于五行学说最本质的意义，是通过五行时空模式来描述五大类"天气"的运动规律和相互关系，因此在运用五行时空模式归纳人体生命活动规律时，也就自然而然地将时空合一的"气"的"场运动"融入其中。时空针灸所依循的古代四种按时取穴方法都运用了五行属性和五行之间的生克乘侮关系，将它们作为构成特定穴敏感周期的核心元素，因此这些敏感周期也反映着特定的气场能量的运动规律。

# 三、六十甲子时空模式

在殷商王朝后期的都城遗址河南省安阳市小屯殷墟出土的甲骨文，是商朝的文化产物，距今已有3600多年的历史。2017年11月24日，通过联合国教科文组织世界记忆工程国际咨询委员会的评审，甲骨文入选《世界记忆名录》，甲骨文在世界文化中的特殊地位获得认可。在这些甲骨文里的一块牛胛骨上刻有完整的六十甲子，是商代最后一个帝王"辛"（公元前1105—公元前1046年）和他的父亲帝"乙"在位时期的刻文（图0-17）。

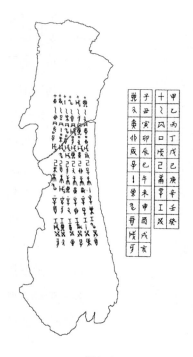

图 0-17
甲骨文六十甲子

六十甲子由十天干和十二地支阴配阴、阳配阳两两相合组成（表0-3），十天干是甲、乙、丙、丁、戊、己、庚、辛、壬、癸，十二地支是子、丑、寅、卯、辰、巳、午、未、申、酉、戌、亥。天干地支的起源是什么？它们的时空背景如何？六十甲子表述的古代科学、文化意蕴的价值何在？以下通过干支起源的四种主要学说进行说明。

表0-3　六十甲子

|  | 子 | 丑 | 寅 | 卯 | 辰 | 巳 | 午 | 未 | 申 | 酉 | 戌 | 亥 |
|---|---|---|---|---|---|---|---|---|---|---|---|---|
| 甲 | 1 |  | 51 |  | 41 |  | 31 |  | 21 |  | 11 |  |
| 乙 |  | 2 |  | 52 |  | 42 |  | 32 |  | 22 |  | 12 |
| 丙 | 13 |  | 3 |  | 53 |  | 43 |  | 33 |  | 23 |  |
| 丁 |  | 14 |  | 4 |  | 54 |  | 44 |  | 34 |  | 24 |
| 戊 | 25 |  | 15 |  | 5 |  | 55 |  | 45 |  | 35 |  |
| 己 |  | 26 |  | 16 |  | 6 |  | 56 |  | 46 |  | 36 |
| 庚 | 37 |  | 27 |  | 17 |  | 7 |  | 57 |  | 47 |  |
| 辛 |  | 38 |  | 28 |  | 18 |  | 8 |  | 58 |  | 48 |
| 壬 | 49 |  | 39 |  | 29 |  | 19 |  | 9 |  | 59 |  |
| 癸 |  | 50 |  | 40 |  | 30 |  | 20 |  | 10 |  | 60 |

## （一）日月说

中国夏代帝王世系和商代汤王以下帝王的名号中都用了天干,据司马迁《史记·殷本纪》所载,殷商帝王世家用天干纪名的有"微子""报丁""报乙""报丙""主壬""主癸""天乙""大丁""外丙""中壬""太甲""沃丁"等,可见天干在当时对于标明社会等级的重要性。这与十天干起源于古代羲和"生十日"的神话传说有关。这一神话见载于《山海经·大荒经》："九日居下枝,一日居上枝。"居下枝的九个太阳放假,居上枝的一个太阳工作,十个太阳轮流值班。这种十日一"旬"的十进位概念,在古代纪时里是非常了不起的规划原则,进而成为"通天"的权力象征,而这就是以"天子"自称的帝王们用十天干命名的缘由。十日一旬从甲日起到癸日止,殷王常在旬末的最后一天,即六个癸日(癸酉、癸未、癸巳、癸卯、癸丑、癸亥)进行占卜,向天咨询下一旬十天的祸福，称之为"询问"，这种帝王按时询问天意以确定国家重大决策的仪式，表述了"王权天授"的权威意义。

十二地支的起源之一同《山海经·大荒经》记载的常羲"生月十有二"的神话传说有关。古人把月相的盈亏变化看作是月亮由生到死的过程，这个过程被称为朔望月，一个农历年有十二次循环，这就是常羲所生的十二个月，每一个月各有一个名称，用十二地支来命名。这种通过观察月相确定十二地支的渊源，又是同二十八宿相关联的。古天文把地球围绕太阳公转的轨道称为黄道，将黄道平面划分为十二宫，以日躔过宫划分十二个月，用十二地支命名，这就使得十二宫与二十八宿之间产生了对应关系，即子宫有女、虚、危三宿；丑宫有斗、牛二宿；寅宫有尾、箕二宿；卯宫有氐、房、心三宿；辰宫有角、亢二宿；巳宫有翼、轸二宿；午宫有柳、星、张三宿；未宫有井、鬼二宿；申宫有觜、参二宿；酉宫有胃、昴、毕三宿；戌宫有奎、娄二宿；亥宫有室、壁二宿。所以用十二地支来标记十二月其中即含有二十八星宿，也就是说二十八宿是十二地支的天象背景之一。唐代司马贞在他为《史记·历书》所作的索引里对天干日月说进行了这样的表述："黄帝使羲和占日、常仪（即常羲）占月，臾区占星气，伶伦造律吕，大桡作甲子，标首作算数，容成综此六术而著调历也。"这些都在说明六十甲子是用来标示日月运动的，天干以太阳的十日周期及其引起的气候和物候现象为依据，地支以月亮的十二个朔望月周期及其引起的气候物候现象为依据。十天干与十二地支两两相合，包括了协调日月运动变化周期的深刻含义，反映了中国历法日月合参的特点。

此外，十天干还用作记录月亮晦朔弦望视运动周期的符号，这在《周易参同契》里有详尽的说明。月有六相，初出、上弦、圆月、初亏、下弦、晦月。初三为初出，月露一痕在西方配庚；初八为上弦，"平如绳"配丁；十五月为圆月，见于东方配甲；十六为初亏，月相渐渐下缺，见于平明时分配辛；二十三为下弦，见于南方配丙；到了三十晦月，出现在东北方配乙。《周易参同契》进一步将十天干同八卦相配，壬癸甲乙都配乾坤，从而得到月相纳甲图："壬癸配甲乙，乾坤括始终。七八数十五，九六亦相应。四者和三十，阳气索灭藏。八卦列布曜，运移不失中。""中"指北斗七星。十天干中甲乙属木为东，丙丁属火为南，戊己属土居中，庚辛属金在西，壬癸属水镇北，因此，十天干作为时间的重要标记又是同月亮的朔望视运动密切关联的（具体内容参见第四章第一节）。

十二地支在古天文用来作为标度地平方位的单位，也就是古代真地平坐标系的方位。地支以地平圈北点为子，将地平圈平均分为十二个方位，依次命为

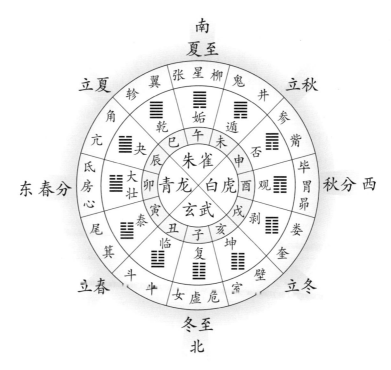

图 0-18
十二地支、十二消息卦、
二十八宿、分立至节气图

子丑寅卯辰巳午未申酉戌亥。《史记·历书》用十二地支计时以"正北"对准子时，"正东"对准卯时，"正西"对准酉时，"正南"对准午时。《周髀算经》也把地支用于标记冬至和夏至："冬至夜极长，日出辰而入申"；"夏至昼极长，日出寅而入戌"。张介宾在《类经图翼·气数统论》里用物候对于以寅建春，以及十二地支应十二月做了详尽的说明："一岁之气始于子，四季之春始于寅者何也？盖以建子之月，阳气虽始于黄钟，然犹潜伏地下，未见发生之功，及其历丑转寅，三阳始备，于是和风至而万物生，萌芽动而蛰藏振，遍满寰区，无非生意，故阳虽始于子，而春必起于寅，是以寅卯辰为春，巳午未为夏，申酉戌为秋，亥子丑为冬，而各分其仲孟季焉。"运用十二地支解析时空，还可以通过"斗建"进行说明。《史记·天官书》记载："北斗七星，所谓璇玑玉衡以齐七政……斗为帝车，运于中央，临制四方，分阴阳，建四时，均五行，移节度，定诸纪，皆系于斗。""斗建"即是按照斗柄在十二地支方位上的位置，配合二十八宿、二十四节气来确定十二月（图 0-18）。

## （二）斗建说

东汉蔡邕撰写的《月令章句》有谓："大桡探五行之情，占斗纲所建。于是始作甲乙以名日，谓之干；作子丑以名月，谓之枝。枝干相配，以成六旬。"文中包含了规划六十甲子的两个基本元素。首先六十甲子同阴阳五行相关，其次斗建是设立六十甲子的关键。

以六十甲子同阴阳五行的关系而言，十天干和十二地支单数者为阳，双数者为阴，十天干邻近的两干为一组按照五行相生排列，十二地支则将土置于水、木，木、火和火、金，金、水之间。天干地支的阴阳五行属性见表 0-4 和表 0-5。

### 表 0-4 十天干阴阳五行属性表

| 木 | | 火 | | 土 | | 金 | | 水 | |
|---|---|---|---|---|---|---|---|---|---|
| 阳 | 阴 | 阳 | 阴 | 阳 | 阴 | 阳 | 阴 | 阳 | 阴 |
| 甲 | 乙 | 丙 | 丁 | 戊 | 己 | 庚 | 辛 | 壬 | 癸 |

### 表 0-5 十二地支阴阳五行属性表

| 阳 | 阴 | 阳 | 阴 | 阳 | 阴 | 阳 | 阴 | 阳 | 阴 | 阳 | 阴 |
|---|---|---|---|---|---|---|---|---|---|---|---|
| 子 | 丑 | 寅 | 卯 | 辰 | 巳 | 午 | 未 | 申 | 酉 | 戌 | 亥 |
| 水 | 土 | 木 | 木 | 土 | 火 | 火 | 土 | 金 | 金 | 土 | 水 |

《类经图翼》"干支所属五行图"对天干地支的五行进行了简明扼要的概括："东方甲乙寅卯木，南方丙丁巳午火，西方庚辛申酉金，北方壬癸亥子水，辰戌丑未王四季，戊己中央皆属土。"（图 0-19）

以六十甲子同斗建的关系而言，"占斗纲所建"，即"斗建"（又称斗纲、斗柄）是设立六十甲子的关键。何谓"斗纲"？高诱注《淮南子·天文训》指出，在北斗七星里，"斗第一星至第四星为魁，第五至第七星为杓"，杓即柄，"斗纲"由北斗七星杓柄上的三颗亮星玉衡、开阳、瑶光（摇光）组成。《淮南子·天文训》详细记载了斗纲在天区的指向同一年十二月、二十四节气的关系，不仅是古天文里将天区划分从四分法发展为十二等分法的重要记录，而且将天区的划分同十二地支、十天干紧密联系在一起，描述了六十甲子的天文背景。现将这段论证"空动时生"的精彩文字录下，以供参考。

"斗指子则冬至……加十五日指癸则小寒。加十五日指丑则大寒……加十五日指报德之维，故曰距日冬至四十六日而立春……加十五日指寅则雨水……加十五日指甲则雷惊蛰……加十五日指

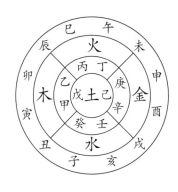

图 0-19
干支所属五行图

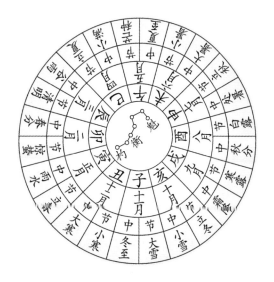

图 0-20
二十四气斗纲图

卯中绳,故曰春分……加十五日指乙则清明风至……加十五日指辰则谷雨……加十五日指常羊之维则春分尽,故曰有四十五日而立夏……加十五日指巳则小满……加十五日指丙则芒种……加十五日指午则阳气极,故曰有四十六日而夏至……加十五日指丁则小暑……加十五日指未则大暑。加十五日指背阳之维则夏分尽,故曰有四十六日而立秋……加十五日指申则处暑……加十五日指庚则白露降……加十五日指酉中绳,故曰秋分……加十五日指辛则寒露……加十五日指戌则霜降……加十五日指蹄通之维则秋分尽,故曰有四十六日而立冬……加十五日指亥则小雪……加十五日指壬则大雪……加十五日指子,故曰阳生于子;阴生于午,阳生于子,故十一月曰冬至。""阴生于午,故五月为小刑。""正月律寅,月从左行十二辰。"

《类经图翼》对十二地支同斗纲的关系进行了最为简明的描述:"一岁四时之候,皆统于十二辰,十二辰者,以斗纲所指之地,即节气所在之处也。正月指寅,二月指卯,三月指辰,四月指巳,五月指午,六月指未,七月指申,八月指酉,九月指戌,十月指亥,十一月指子,十二月指丑,谓之月建。""天之元气无形可观,观斗建之后,即可知矣",见该书"二十四气斗纲图"(图 0-20)。

该图附有一段文字详细描述了十二地支同"气"（15 日）、"时"（90 日）、"岁"（年）的关系："五日谓之候，积三候十五日有零谓之一气，积六气九十日有零为一时，积四时三百六十五日二十五刻为一岁。"我们可以看到，这样的观察和记录达到了何等精细的水平。

## （三）干枝说

干支的字面释义有树的主干和树的枝杈的意思，十天干和十二地支都以描述植物，特别是农作物的生、长、化、收、藏的全过程作为依据，体现了在农耕社会里，天干地支的原始含义同民生的密切关联，除此之外还将它们应象于人体来说明天人相应的道理。此说主要见于《史记·律书》《汉书·律历志》和《说文解字》。

> 1. 十天干　《史记·律书》记载："甲者，言万物剖符甲而出也；乙者，言万物生轧轧也……丙者，言阳道着明，故曰丙；丁者，言万物之丁壮也，故曰丁……庚者，言阴气庚万物，故曰庚；辛者，言万物之辛生，故曰辛……壬之为言妊也，言阳气任养万物于下也；癸之为言揆也，言万物可揆度，故曰癸。"文中缺"戊""己"两个天干，因其只言四正四隅，故未提及位于中央的戊己。《汉书·律历志》有谓："出甲于甲，奋轧于乙，明炳于丙，大盛于丁，丰懋于戊，理纪于己，敛更于庚，悉新于辛，怀妊于壬，陈揆于癸。"这是将天干的"干"视为大树的主干，十天干描述着一棵大树从种子破壳生发，经历一生再返回大地的"象"过程。甲，"铠甲"也，植物的种子破土萌芽，象万物破甲壳而出的生机状态。乙，"轧"也，草木初发柔弱，弯弯曲曲，象万物初生萌发的阶段。丙，"炳"也，太阳光照赫然如火，象万物禀受极度的光明和热量，蓬勃发展。丁，"壮"也，草木成长壮实，人已经成丁，象万物趋于壮实。戊，"茂"也，大地草木茂盛繁荣，象万物生长到了最顶峰的阶段。己，"起"也，纪也，植物开始屈曲其形，象万物起而有形可纪。庚，"更"也，象植物枯萎衰亡，始入土中，与乙相反。辛，"新"也，象万物更新。壬，"妊"也，象种子入地，阳气潜入地中万物受其养育。癸，"揆"也，象万物闭藏土中，储备新的生机和萌芽。在《说文解字》里，按照从上到下的顺序，将十天干配应人体。"一曰人头宊（宜）为甲，甲象人头。乙承甲，象人颈。丙承乙，象人肩。丁承丙，象人心。戊承丁，象人肋。己承戊，象人腹。庚承己，象人斋（肠胃）。辛承庚，象人股。壬承辛，象人胫。胫，任体也。癸承壬，象人足。"综合《史记·律书》《汉书·律历志》和《说文解字》的解释，十天干的原始意义可以理解为：甲象形破壳，应于东方春季，是阳气始生的萌发阶段，在色为浅绿，为阳木、栋梁之木，应于人体是头和胆。乙象形发芽，应于东方春季，阳气生长，在色为深绿，为阴木、花果之木，应于人体是肩和肝。丙

象形明亮，应于南方夏季，阳气发展旺盛，在色为浅红，为阳火、太阳之火，应于人体是前额和小肠。丁象形有力而坚固，应于南方夏季，阳气发展至极，在色为深红，为阴火、灯烛之火，应于人体是牙、舌、心。戊象形繁茂，应于中央长夏，处于转化态势，在色为浅黄，为阳土、城墙之土，应于人体是鼻和胃。己象形强势发展，应于中央长夏，处于转化态势，在色为深黄，为阴土、田园之土，应于人体是面和脾。庚象形更新、复新，应于西方秋季，气机下降，在色为白，为阳金、斧钺之金，应于人体是筋经、大肠。辛象形更新，应于西方秋季，气机下降，在色为白，为阴金、首饰之金，应于人体是胸和肺。壬象形妊娠，应于北方冬季，气机收藏，在色为浅黑，为阳水、江河之水，应于人体是小腿、膀胱。癸象形种子具形，应于北方冬季，气机藏储，在色为深黑，为阴水、雨露之水，应于人体是足、肾。

2. 十二地支　《史记·律书》对十二地支的描述如下："子者，滋也；滋者，言万物滋于下也……丑者，纽也，言阳气在上未降，万物厄纽，未敢出也……寅言万物始生蝶然也，故曰寅……卯之为言茂也，言万物茂也……辰者，言万物之蜄也。巳者，言阳气之已尽也……午者，阴阳交，故曰午……未者，言万物皆成，有滋味也……申者，言阴用事，申贼万物，故曰申……酉者，万物之老也，故曰酉……戌者，言万物尽灭，故曰戌……亥者，该也，言阳气藏于下，故该也。"《汉书·律历志》的解释是："孳萌于子，纽牙于丑，引达于寅，冒茆于卯，振美于辰，已盛于巳，咢布于午，昧薆于未，申坚于申，留孰于酉，毕入于戌，该阂于亥……故阴阳之施化，万物之终始。"如果将地支的"支"视为大树的枝杈，那么十二地支就描述着枝杈历经十二月的"象"过程。子："孳"也，阳气始萌，孳生于下。丑："纽"也，寒气自屈曲。寅："演"也、"津"也，寒土中屈曲的草木，迎着春阳从地面伸展。卯："茂"也，日照东方万物滋茂。辰："震"也、"伸"也，万物震起而生，阳气生发已经过半。巳："已"也，阳气毕布已矣。午："仵"也，阳气充盛万物丰满长大，阴气开始萌生。未："昧"也，日中则昃，阳向幽也。申："伸束"以成，万物之体皆成也。酉："就"也，万物成熟。戌："灭"也，万物灭尽。亥："核"也，万物收藏成坚核也。《说文解字》记录了十二地支同人体的关系。综合《史记·律书》《汉书·律历志》和《说文解字》的解释，十二地支的原始意义可以理解为：子象形小孩，生命（生机）初始，应于北方，第十一个月，阳气初生，为阳水，生肖为鼠，应于人体是胆。丑象形线，拘束、约束，应于北方，第十二个月，休养生息，为阴水，生肖为牛，应于人体是肝。寅象形推动、促动，应于东方，第一个月，气机升发，为阳木，生肖为虎，应于人体是肝。卯象形发达、繁茂，应于东方，第二个月，气机上升，为阴木，生肖为兔，应于人体是大肠。辰象形雷电，应于东方，第三个月，气机上升，为阳土，生肖为龙，应于人体是胃。巳象形成形，应于南方，第四个月，阳气继续旺盛，为阴火，生肖为蛇，应于人体是脾。午象形阳气达到极盛，阴阳交会，应于南方，第五个月，阳气极盛，为阳火，生肖为马，应于人体是心。未象形万物得其气味，其位在中，第六个月，气动态势转化，应于阴土，生肖为羊，应于人体是小肠。申象形形已具备，应于西方，第七个月，气机下降，应于阳水，生肖为猴，应于人体是膀胱。酉象形成熟，位在北方，第八个月，气机下降收敛，应于阴金，生肖为鸡，应于人体是肾。戌象形回归返土，应于北方，第九个月，气机收敛收藏，应于阳土，生肖为狗，应于人体是心包。亥象形种子形成，应于北方，十月，气机收藏，应于阴水，生肖为猪，应于人体是三焦。

## （四）圭表测影说

倡导此说的主要是冯时先生。他在《中国古代物质文化史》里详细论述了圭表测影利用定表法和游表法来确定方位，逐步完成了中国传统空间系统从四方四正（东、西、南、北）、五位（五方的平面化）到八方（四正方加东北、东南、西北、西南）、九宫（八方和中央）的形成过程。通过立表测影逐渐发展起来的朴素的空间概念，用同十二地支相匹配的"二绳""四维（四钩）"来表示，即是《淮南子·天文训》："子午、卯酉为二绳，丑寅、辰巳、未申、戌亥为四钩。东北为报德之维也，西南为背阳之维，东南为常羊之维，西北为蹄通之维。"十天干之首的甲，古写为"十"，正是二绳的图形，与方位、时间也是一致的。因此十天干、十二地支的天文背景是同圭表测影的实践活动相关联的。

通观以上日月说、斗建说、干枝说、圭表测影说等四种学说，可以看出六十甲子具有深远的时空背景，同时又是天人相应的框架。正如《素问·六微旨大论》所说："天气始于甲，地气始于子，子甲相合，命曰岁立，谨候其时，气可与期。"这里明确指出了天干和地支是用来描述、记录"天气"和"地气"交会和合周期的。天气携带着天体的磁波、光波、红外线、电波、引力波等组成的信息能量，地气携带着地理环境以及温度、湿度、风力等气候环境的信息能量，二者的运动和交会是万物生、长、化、收、藏的根本动力和源泉，所谓"天地气交，万物华实"。六十甲子是时空一体的古典阴阳五行在时空系统的重要度量工具，是描记天地能量、信息周期的工具，是中国传统自然科学和中医学的重要基础。

六十甲子的用途主要用于纪年、纪月、纪日和纪时。纪年以六十年为一个周期，纪月五年为一个周期，纪日六十日为一个周期，纪时五日为一个周期。

干支纪年和纪月，都是以二十四节气作为划分的标准，纪年从立春交节之后开始，纪月从一个节气开始。比如，2017年立春在2月3日23点34分，从这个时间起才是丁酉年，之前是丙申年。甲子纪月每月有一个"节"、一个"气"，每个"节"的交节时间就是下一个月的开始。比如

2017 年 5 月 5 日 15 点 31 分是立夏节气的开始，也是乙巳月的第一天。甲子年和月的交接都建立在太阳经过 15° 黄道度数时间的基础上，因此甲子纪年和纪月具有相当的准确性。甲子纪年和纪月，反映了太阳带着地球在宇宙中的运行位置产生的年周期和月周期。纪日以子时为起点，十二时辰为一日，要经过六十天才能完成一个六十甲子。干支计日自从春秋战国鲁隐公三年（公元前 722 年）开始，至今已有两千八百余年，从未间断过，也没有出现明显的错误，是世界上使用最长的纪日法。纪时以子时为起点，一天十二个时辰，每个时辰相当于现代时间 2 个小时（图 0-21），五天就可以完成一个甲子循环。

纪日和纪时，表述了地球围绕太阳公转和地球自转形成的时间节律。由于甲子计时以太阳运动为主要依据，因此纪时要以当地太阳时即真太阳时为准，而不能以格林尼治时间或者北京时间为准。现代计时系统虽然也采用地方时，但时区的划分和采用受到疆域和行政划分等诸多因素的影响，所以并不一定是准确的地方时。例如，格林尼治时间完全等同于伦敦的地方时，法国巴黎位于东经 220°，理论时区属于零时区，但法定时区采用东 1 时区，两者相差近 1 小时。中国法定时间即北京时间为东八区时间，对应东经 120°。北京经度是东经 116.5°，北京的地方时与北京时间就有 14 分钟的误差。乌鲁木齐是东经 87.5°，乌鲁木齐地方时与北京时间相差 2 小时 10 分钟。

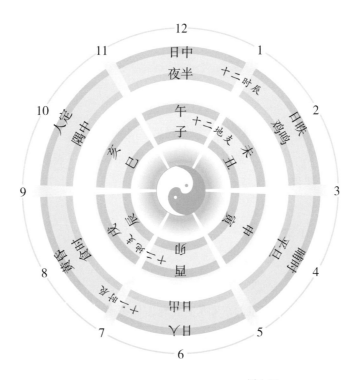

图 0-21
十二地支、十二时辰古称
与二十四小时对照图

地方时有真太阳时和平太阳时两种。地方真太阳时比地方平太阳时能更准确地反映时空变化的不均匀性，但真太阳时需要天文实测或复杂的计算才能得到，它同平太阳时的差别又不是很大，所以使用钟表时刻进行换算就可以得到地方平太阳时，由于方便而被广为采纳（见附录1中国当地时的换算）。

同天体运动周期进行比较，甲子计时体系的合理性值得进一步研究。例如12年和60年周期是地球的客观自然周期，与近地行星的会合周期也有许多吻合之处。地球潮汐混合周期为59.88年。木星公转周期是11.86年，与地球的相似会合周期为12.01年，这正好与纪岁十二地支周期吻合，故木星又叫岁星。木星、土星会合周期为59.573年，木星、土星、水星相似会合周期为59年和60年，而火星、木星、土星公转周期的公倍数是60。在100数里60拥有12个除数，它们是1、2、3、4、5、6、10、12、15、20、30、60，比其他数字的除数都多，60的这种兼容性带来了灵活的协调性，用来描述时间的周期性是最恰当不过了。自古以来，世界各地的不同种族都不约而同地用60来计分钟（60秒）和小时（60分钟），但是将60在计时方面用到极致的，还没有哪一家胜过六十甲子，这是中国古人探索时空关系的智慧结晶。六十甲子这一中国古天文的时空坐标量度体系所要表述的不仅是时间的变化周期，而且同时表述着带动时间的天体空间运动周期。此外，甲子的包容范围也不限于天文历法，还涉及古代科学、文化的方方面面。这一模式所携带着的天地能量、信息，尤其对时空针灸规划、设计时间穴位和空间穴位紧密结合的能量场，具有最根本的指导意义。

## 四、洛书、河图时空模式

洛书、河图是用白点、黑点构成的两个数图模型，白点表示一、三、五、七、九这五个奇数，黑点表示二、四、六、八、十这五个偶数。用白点、黑点而不用数字表数，提示了数图里的"数"，同一般所称的数字的来源和功能都是不一样的。

### （一）来源

河图一词见于《尚书·顾命》："大玉、夷玉、天球、河图在东序。"东序是上古时代宫室的东厢房，是秘密储藏图书、典籍、珍贵器物的地方。大玉、夷玉、天球都是用美玉制成的礼器，河图与三者并列说明属于同类器物。关于它们的功用，东汉班固在《典引》中解释道："御东序之秘宝，以流其占。"即大玉、夷玉、天球、河图等都是用于占卜的。东汉著名文学家蔡邕对"东序之秘宝"曾经加以补充说明："《尚书》曰：颛顼河图、雒书在东序。"雒书即洛书，蔡邕认为洛书同河图一样属于东序秘宝之一。这是它们被称为"神物"的

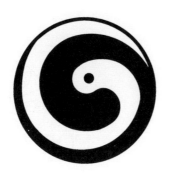

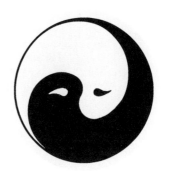

图 0-22
龙体回旋星图

图 0-23
天地自然河图

缘由。对于河图、洛书的来源，《周易·系辞》作如是说："是故天生神物，圣人则之。天地变化，圣人效之。天垂象，见吉凶，圣人象之。"这提示了河图、洛书的来源是同天象密切相关的，即二者都源于古代智者、圣人对"天垂象"的观察和领悟。

根据冯时先生在《中国天文考古学》第八章"天数发微"的考证，在宋之前，河图是一副绘有苍龙七星的回旋星图（图 0-22），或可称为"天地自然河图"（图 0-23），河图是后代太极图最早的称谓。

直到宋以后朱熹的门人蔡季通从蜀地获得三幅易图，才出现了以河图命名的太极图之外数图形式的河图、洛书。冯先生认为，这就是今天所看到的两幅数图—河图、洛书，它们"其实只体现了两个不同的布数过程"，"'河图'只能看作'洛书'图像的不同变体"。此说提示我们，要弄懂洛河数图，首先要认识"洛书"。

## （二）洛书

目前可以看到的有关洛书的最早资料，是 1987 年在安徽凌家滩出土的 5500 年前新石器时代用于占卜的玉龟玉版，张敬国先生主编的《凌家滩文化研究》对此有详尽的考证说明，其中的玉版最集中地提供了洛书的天文依据（图 0-24、图 0-25）。

玉版的内圆外略长方的造型反映了盖天论天圆地方的宇宙观。从内向外，先看用矢形标描述的这一部分。它的核心是位于八角造型中央的正方形，这个正方形虽小却占据了由内向外的发射中心，主宰着全图的稳定和平衡。将这个正方的四边做等长延伸，构成每两个角平行指向一方的正八方，再用弧线将正

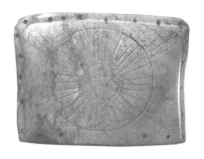

图 0-24
安徽含山凌家滩出土的
新石器时代洛书玉版

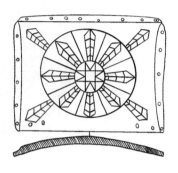

图 0-25
安徽含山凌家滩出土的
新石器时代洛书玉版绘图

八方的顶端连接起来就是内圈圆的圆周，这个图像表达了正中为核心的八方空间观念，也表达了方与圆的结合。将这个被等分为八份的内圆以矢形标向四正四隅延伸，就描绘出了外圆图圈，在外圆圈的四隅方位同外方形的四角之间，又安排了四个矢形标。矢形标描述的是太阳纹，可以说玉版记录了古人在观天实践中利用太阳移动标识方位的理念，而这个方位系统是由中正和它周围平分的八个区域构成，可以视为最早的以天文准线为标记的九宫，天文考古学界因此又将此玉版称为"洛书玉版"。陆思贤等根据玉版描记了冬至夏至等四时八节与日影的关系，直称其为"观象授时玉片" [1]。玉版方形的外缘上，分布着不同数目的钻孔，下缘为"四"孔、上缘为"九"孔（右侧两孔比较邻近，不易看出）、左右两缘均为"五"孔。这种布数同玉版之后的式盘上的布数几乎是一样的，其原理将在下文解释。

　　1977 年在安徽阜阳县双土堆西汉汝阴侯出土的"太乙九宫占盘"，布局同玉版是基本相同的（图 0-26、图 0-27）。太乙九宫占盘由天盘和地盘组成，天盘在正面、地盘在背面。天盘也是外方内圆的组合图形，中间的圆圈同样用八条辐射线标出了四正四隅八个方位，所不同的是在每一条辐射线的顶端标明了一个数字，四正位是"一君"对"九百姓"，"三相"对"七将"，四隅位是"二"对"八"，"四"对"六"。在方和圆之间是占辞，如"当者有忧""当者病""当者有喜"等。我们可以清楚地看到西汉太乙九宫占盘的天盘同含山玉版之间丝丝缕缕的关联，玉版早已勾画出了九宫，而太乙九宫占盘圆圈的布数则完成了九宫的布数。值得注意的是，在太乙九宫占盘外围的两个方形之间，

1 陆思贤，李迪. 天文考古通论. 北京：紫禁城出版社，2000：122.

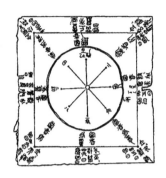

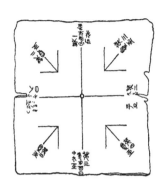

| 巽四 | 行周上返紫宫　阴根于午　离九 | 坤二 |
|---|---|---|
| 震三 | 行半还息中央　中五 | 兑七 |
| 艮八 | 阳根于子　坎一 | 乾六 |

图 0-26　　　　　　　　　　图 0-27　　　　　　　　　　图 0-28
太乙九宫占盘正面图　　　太乙九宫占盘背面图　　　太乙下行九宫图

标明了二分、二至、四立八个节气，明确地标记出八方空间与分至立的时间关系。在太乙九宫占盘背面的地盘记载了以四正、四隅天文准线为标志的九宫节气的日数。

　　"太乙九宫占盘"为我们提供了值得深究的宝贵信息。太乙指什么？九宫何以称"宫"？九宫同九数、八卦有何关联？汉代郑玄在注解《易纬·乾凿度》中有清楚的解说："太乙者，北辰之神名也。居其所曰太乙，常行于八卦日辰之间。曰天一或曰太一，出入所游，息于紫宫之内外，其星因以为名焉。"紫宫指紫微垣，在三垣（紫微垣、太微垣、天市垣）里居于中央，其中的紫微星就是北极星，北斗七星都围绕着它做四季旋转，所谓"天一或曰太一，出入所游，息于紫宫之内外"。太乙即北斗星，也指北斗在北天际游行的区域，统称为"宫"，划分为九。《后汉书·张衡传》记载："太一下行八卦之宫，每四乃还于中央，中央者北辰之所居，故因谓之九宫。"北斗游行于北天际的"紫宫"是有规律的："天数大分，以阳出，以阴入。阳起于子，阴起于午。是以太一下九宫，从坎宫始，坎中男……自此而从于坤宫，坤母也。又自此而震宫，震长男也。又自此而从巽宫，巽长女也。所行者半矣。还息于中央之宫。既又自此而从乾宫，乾父也。自此而从兑宫，兑少女也。又自此入于艮宫，艮少男也。又自从子离宫，离中女也。行则周矣。上游息于天一、太一之宫。而返于紫宫。自北而南，自东而西，阳数按一、三、五、七、九递增；阴按八、六、四、二递减。"将这个太乙下行九宫的文字用图表示，即为"太乙下行九宫图"，图中同九宫匹配的八卦是后所称的后天八卦，数字就是洛书数字图（图 0-28）。

《灵枢·九宫八风》的日数同太乙九宫占盘完全一样，所不同之处是，它将重点放在九宫各应节气日数和八风，使之成为中医针灸学最重要的时空模式："太一常以冬至之日，居叶蛰之宫四十六日，明日居天留四十六日，明日居仓门四十六日，明日居阴洛四十五日，明日居天宫四十六日，明日居玄委四十六日，明日居仓果四十六日，明日居新洛四十五日，明日复居叶蛰之宫，曰冬至矣。太一日游，以冬至之日，居叶蛰之宫，数所在日，从一处至九日，复返于一。常如是无已，终而复始。"文中的"太一"指北极星，以太一为中心（"中宫"）将北天穹划分为各占四十五度的四正四隅八个方位，分别命以宫名：正北"叶蛰宫"、东北"天留宫"、正东"仓门宫"、东南"阴洛宫"、正南"天宫"、西南"玄委宫"、正西"仓果宫"、西北"新洛宫"。北极星为"帝"，终年围绕北极星旋转的北斗星被称为"帝车"，北斗星斗柄则作为确定季节的标杆。"太一游九宫"的起点是斗柄指向正北的叶蛰宫，在叶蛰宫的45°天穹里，每15°节气一变化，起于冬至历经小寒、大寒计46日。之后斗柄指向东北天留宫，这是立春、雨水、惊蛰三个节气46日所在。之后斗柄指向正东仓门宫，历经春分、清明、谷雨46日之后，斗柄指向东南阴洛宫。历经立夏、小满、芒种45日之后，斗柄指向正南天宫。历经夏至、小暑、大暑46天之后，斗柄指向西南玄委宫。历经立秋、处暑、白露46天之后，斗柄指向正西仓果宫。历经秋分、寒露、霜降46日之后，斗柄指向西北新洛宫。历经立冬、小寒、大寒45日之后，重新回到叶蛰宫。斗转360°一年总计366日（闰）。这个九宫循行描述了太阳的周年视运动引起的二分二至四立这八个一年之中最重要的节令标志点。即北斗星围绕太一（北极星）旋转，以每45～46天居一宫按季节依次移行，游行一周即366日，是一年365天有奇的概略日数，它解决了历算中的"置闰"问题，使太阳历与太阴历能同步运行，这是中国古天文的一大创举。

对《灵枢》经文里同宫名对应的八卦和节令，清代张隐庵在《黄帝内经灵枢集注》引用其同事倪仲玉注文做如下解析："坎宫名叶蛰者，冬令主蛰封藏，至一阳初动之时，蛰虫始振，故名曰叶蛰。艮宫名天留者，艮为山，正而不动，因以为名。震宫名仓门者，仓藏也，天地万物之气收藏，至东方春令而始震动开辟，故名仓门。巽宫名阴洛者，《洛书》以二四为肩，巽宫位居东南而主四月，因以为名。离宫名天宫者，日月丽天，主离明在上之象，因以为名。坤宫名玄委者，坤为地，玄幽远也，之随顺也，地道幽远柔顺，是以名之。兑宫名仓果者，果实也，万物至秋而收藏成实，是以名之。乾宫名新洛者，新，始也。《洛书》戴九履一，一乃乾之始也。此九宫之位，应于八方四时，各随时而命名也。"

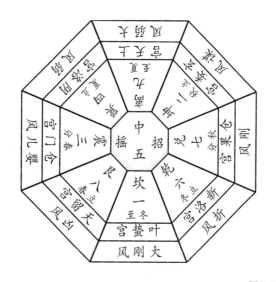

图 0-29
灵枢九宫八风图

关于九宫与八风的关系，《灵枢·九宫八风》曰："太一移日，天必应之以风雨"，"是故太一入徙，立于中宫，乃朝八风，以占吉凶也。风从南方来，名曰大弱风，其伤人也，内舍于心，外在于脉，气主热。风从西南方来，名曰谋风，其伤人也，内舍于脾，外在于肌，其气主为弱。风从西方来，名曰刚风，其伤人也，内舍于肺，外在于皮肤，其气主为燥。风从西北方来，名曰折风，其伤人也，内舍于小肠，外在于手太阳脉，脉绝则溢，脉闭则结不通，善暴死。风从北方来，名曰大刚风，其伤人也，内舍于肾，外在于骨与肩背之膂筋，其气主为寒也。风从东北方来，名曰凶风，其伤人也，内舍于大肠，外在于两胁腋骨下及肢节。风从东方来，名曰婴儿风，其伤人也，内舍于肝，外在于筋纽，其气主为身湿。风从东南方来，名曰弱风，其伤人也，内舍于胃，外在肌肉，其气主体重。此八风皆从其虚之乡来，乃能病人。"同八宫对应的八风从叶蛰宫开始，依次是大刚风、凶风、婴儿风、弱风、大弱风、谋风、刚风、折风。"风雨"是气象的代称，"风"又是能量的代称，"太乙游九宫"记载了天象运动带来的能量和气象变化的时空年周期（图 0-29）。图中"中五招摇"的招摇，指北斗星里依其指向判断季节和月份的招摇星。这一点在《淮南子·时则训》里已有明确的记载："孟春之月，招摇指寅；仲春之月，招摇指卯；季春之月，招摇指辰……"

有了上述基本知识，我们就可以对含山玉版的布数有比较贴切的了解了。

玉版中心布列着"中"和由此延伸出来的八宫共同合成了九宫。左右为五是地平，回应了正中方形的数。太乙移行九宫的规律是"每四乃还于中央"，即是太乙从中央出发，依照一、二、三、四回到中央五，然后依照六、七、八、九，回到中央五。四和九在太乙下行九宫里所处位置的关键性，回答了含山玉版四周布数的缘由。

以上说明从含山玉版到太乙九宫占盘，最晚在汉代已经形成了洛书九宫这样一个描述空间运动与时间变化关系的模式，其后经过《灵枢·九宫八风》的细化成为中医学时空理念的主要构架。

古代十数有天地阴阳和生数成数的匹配关系，《周易·系辞》："天一，地二，天三，地四，天五，地六，天七，地八，天九，地十。"前五个数字一、二、三、四、五为生数，后五个数字六、七、八、九、十为成数。根据天地相合，奇偶相配，有生方有成的原则，生数用以解释万物发生的次序，成数用以说明孤阴不生、独阳不长的道理。十数同五行相关，并且是以生数来决定十数同五行的匹配关系。《易经》认为上善若水，水是万物发生之源，所以一为水。水之所以有生机活力，是因为其中蕴涵着的火在发挥蒸腾气化的作用，故二为火。水火既济生化伊始，应万物生发之象者木也，故三为木。有生升，则必有杀降加以制约方能周而复始，金主收杀沉降，故四为金。水火木金的生化制约，需要一个调节的中心点，土承载万物居中调和，故五为土。"成数"如何同"生数"相配呢？奇数为阳健行不已，需得偶数之配；偶数为阴含敛内向，需得奇数之合。奇偶配合化生，都必须经过土的中介，因此土的生数五，成为所有成数的中介：天一生水，加上土的生数五，则水的成数为地六；地二生火，加上土的生数五，则火的成数为天七；天三生木，加上地的生数五，则木的成数为地八；地四生金，加上土的生数五，则金的成数为天数九；天五生地，加上土的生数五，则土的成数为地十。这也就是杨雄在《太玄经》里指出的："一与六同宗，二与七为朋，三与八成友，四与九同道，五与五相守（十数始于一终于九，至十复归于一，所以不言十，而言'五与五相守'）。"

按照生成数与五行的关系，九宫数图是一个右旋的五行相克图（图0-30）。

## （三）河图

河图与九宫不同，它由十个数组成又称为"十数图"。河图与天象的关系，主要在描述月相的变化。月相的变化称为朔望月，朔望月的周期有四个特征点：朔（新月）、上弦、望月（满月）、下弦，从朔到上弦为八天，从上弦到

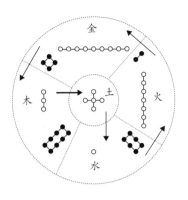

图 0-30
九宫右旋五行相克

| | 望月<br>南 | | |
|---|---|---|---|
| | 二 | | |
| 上弦月<br>东 | 三 | 五<br>中 | 四 | 下弦月<br>西 |
| | 一 | | |
| | 北<br>朔月 | | |

图 0-31
朔望月四特征点
与观象者方位图

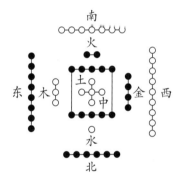

图 0-32
河图五行生成数
方位配属

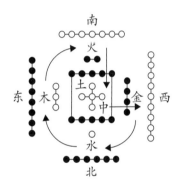

图 0-33
河图左旋五行相生

望月为七天，上半月十五天。从望月经过下弦月到朔月，下半月也是十五天。朔望月的四个特征点是阴阳相反互相对峙的，新月为"一"在下北，与其相反的满月在上南居于"二"位。按顺时针方向，新月之后是上弦月，上升居左处于"三"位，与其相反的下弦月在右下降居于"四"位，观察者位居于中就是"五"位（图0-31）。

根据朔望月四个特征点的位向结合五行方位，将五行生成数填入，内圈为生数，外圈为成数就构成了河图（图0-32）。

河图的天文背景又同五星出没的时节相关。当我们仰望星空时，银河系里的星系是从左向右旋转的，所谓"生气上转，如羊角而升"（图0-33）。五星又称"五纬""五曜"，它们出现于北天际的运行轨迹，按木、火、土、金、水

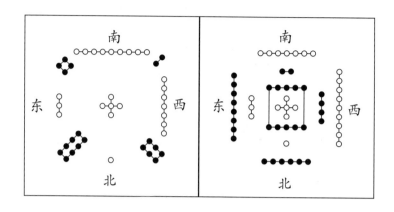

图 0-34
河图洛书并列图

的顺序相继，每星各主 72 天，五星合周天 360 天。即每年的三月春分时节，木星开始耀眼地显见于东方。五月土星见于中天。七月夏至后，火星开始炫耀于南方。九月秋分，金星开始耀眼于西方。十一月冬至，水星开始显见于北方。

河图十数涵括的时空运动关系的术数意义，都被运用于道家医学之中，在《素问·金匮真言论》里有简明的记录："帝曰：五脏应四时，各有收受乎？岐伯曰：有。东方青色，入通于肝……其应四时，上为岁星……其数八。""南方赤色，入通于心……其应四时，上为荧惑星……其数七。""中央黄色，入通于脾，其应四时，上为镇星……其数五"。"西方白色，入通于肺……其应四时，上为太白星……其数九"。"北方黑色，入通于肾……其应四时，上为辰星……其数六"。文中除了土用生数五之外，其他四行都运用河图的"成数"，通过这五个数将五方、五色、五季、五星同五脏、五窍等人体有形质者联系在一起，也就是通过河图数将内外时空连接起来，用以说明五大行星所承载的能量和运动变化是人体内在能量节律的外在根源，无时无刻不在影响着人体，中医养生和治疗的各种方法都必须顺应其规律。

那么洛书、河图这两个数图之间有何种关系呢（图 0-34）？

以先后而论，《尚书·顾命》里的"河图"实际上是后称的太极图，而夏末的出土玉器证明了洛书是早已存在的，因此宋以后出现的命名为河图、洛书的数图，应当是洛书在前、河图在后，河图是洛书的布数变化。以布数而论，洛书有九数河图有十数，各有其布数原理。如上所述，西汉的"太乙九宫占盘"，已经完成了洛书的布数。汉代《易纬·乾凿度》也遵循着这一布数规律："九上一下，三左七右，以二射八，以四射六。"至于河图的布数，唐代经学家孔颖达在《礼记正义》引用郑玄的解释，为多数学者所认可："天地之数五十有五。天一生水于北，地二生火于南，天三生木于东，地四生金于西，天五生土于中。阳无耦，阴无配，未得相成。地六成水于北与天一并，天七成火于南与地二并，地八成木于东与天三并，天九成金于西与地四并，地十成土于中与天五并也。"宋代得到两幅数图的朱熹对二图的区别作如是说："《系辞》曰：'河出图，洛出书，圣人则之。又曰：'天一地二、天三地四、天五地六、天七地八、天九地十。天数五，地数五，五位相得而各有合。天数二十有五，地数三十。凡天地之数五十有五，此所以成变化而行鬼神也。'此河图之数也。洛书盖取龟象，故其数戴九履一，左三右七，二四为肩，六八为足。"以同五行的关系而论，河图、洛书对时空流程中的能量关系，运用五行的生克关系进行了总结描述。

洛书总数四十五，称小衍数。洛书正中的五表示一候五天，四正四隅纵横交错，相加之和皆为十五，表示半月和日月相会的大周期，如果不计中间的五，纵横交错皆十表示一旬。相邻的正方向和隅方向的数字之和为三十表示一月，四个十五为六十是一个甲子数，表示六十天或者六十年，所以说洛书是历法图。洛书象数模型的意义主要是：①数有方位，土的生数为中心，其他四个生数居于四个正方向，成数居于四个隅方向。②术数含生克。洛书四正方位是五行相生：水生金、木生火，表述了《易经》"生生不息"的核心理念。从北向南右逆上行是五行相克。洛书以数图的形式综合表达了五行相生相克的概念。

河图总数五十五，称大衍之数。河图象数模型的意义主要有以下几点：①强调位与数之间的主从关系。"天数五，地数五，五位相得而各有合"，土位居中定四方，根据五行方位确定了五组数字的方位。②强调生数与成数的标本关系。生数是根在内，成数是标在外。土的生数五居于正中，向北加水的生数一就得水的成数六；向东加木的生数三就得木的成数八；向南加火的生数二就得火的成数七；向西加金的生数四就得金的成数九；五数在中心自加就得土的成数十。③从北向南左旋，"上者左行"，河图以顺时针环圈运动方向表述五行相生。

洛书、河图两幅象数图总和为一百，含有无限大和无所不包的意思，它们互为羽翼构成古代时空观的数图模型。

除此之外，洛书、河图两个图数里还蕴含着哪些中国古代科学、文化的意义？中国最早的数学专著《周髀算经》将天文与算经结合在一起，这是中国数学特殊逻辑的源头。这种比一般数学更高一筹的术数，究其来源，正如南宋数学家秦九韶在《数书九章》序文所说："爰自'河图''洛书'，阐发秘奥，八卦九畴，错综精微，极而至于'大衍'，'皇极'之用，而人事之变无不该，

鬼神之情莫能隐矣"，"要其归，则数与道非二本也"。这说明术数同道家经典
《易经》之间的密切联系，正是通过洛书、河图这两个数字图形构建起来的。
在洛书、河图里应用白点、黑点代表奇数、偶数，同《易经》最基本的天地阴
阳概念相呼应，又将奇数、偶数加以排列组合来表述空间方位与时间流程的相
互关系，通过数图的形式讲述随同时空运动引起的能量流的变化。在这个意义
上，洛书、河图堪称中国古代术数最经典的图形，而且也是古代时空能量学的
重要模式。《管子·白心》将洛书、河图以数位和数象综论天地万物生克制化的
功能概括为："知其象则索其形，缘其理则知其情。"这也恰是《易经》象方法
的源头。《系辞传》就认为洛书、河图是"圣人"推衍八卦的依据，此说基本
为汉代研究《易经》的学者们所认同。例如《汉书·律历志》："伏羲画八卦，
自数起。"孔安国有谓："河图者，伏羲氏王天下，龙马出河，遂则其文以画八
卦。洛书者，大禹治水，神龟负文而列于背，有数至九，禹遂因而第之，以成
九类。"刘歆也说："伏羲氏继天而王，受河图而画之，八卦是也。禹治洪水，
赐洛书，法而陈之，九畴是也。河图、洛书相为经纬，八卦九章相为表里。"

洛书、河图这两个图数蕴含的时空逻辑在中国医学里占有何种地位？《素
问·上古天真论》有谓："法于阴阳，和于术数。"将"术数"列入在阴阳统领
之下、医者必须具备的修养内容。"术数"与今天所称的"算术"不同，它不
仅包含数学、几何等具体的计算方法，更是一门研究宇宙时空关系的综合性学
问；它不仅为中国古代科学各分科所重视，而且早在春秋战国时期就被孔子列
为君子修身养性的"六艺"（礼、乐、射、御、书、数）之一，其中蕴涵着中
国文化思维模式的基本元素，是中医学的方法渊源和基础。从这种意义上说，
不懂得洛书、河图，很难真正把握中医的文化精髓。

## 五、八卦时空模式

《周易参同契》提出"日月为易"，汉代王弼也指出："卦者时也，爻者适
时之变者也。"《易经》的卦数系统就是在时空统一的条件下来论证变易、简
易和不易。

"易有太极，是生两仪，两仪生四象，四象生八卦，八卦生吉凶，吉凶生大
业。"如前所述，太极所表述的阴阳时空论是其他所有时空模式的纲领，由太极
衍生出来的八卦，从源头就是空间与时间紧密结合的产物（图 0-35、图 0-36）。

八卦的来源还与天象和"鸟兽之文"有关，《周易·系辞》提出："古者
包牺氏之王天下也，仰则观象于天，俯则观法于地，观鸟兽之文，与地之宜，

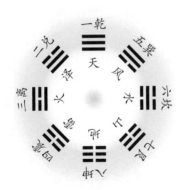

图 0-35
伏羲先天八卦图

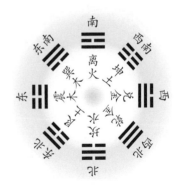

图 0-36
文王后天八卦图

近取诸身，远取诸物，于是始作八卦，以通神明之德，以类万物之情。"鸟兽之文指的是称为四野的青龙、朱雀、白虎、苍龟的图形，它们各含七宿，总计二十八宿。卦象与月相的关系，东汉虞翻（164—233 年）在《周易集解》里曾经进行过如下解说："日月在天成八卦。震象出庚，兑象见丁，乾象盈甲，巽象伏辛，艮象消丙，坤象丧乙，坎象流戊，离象就己。"前三卦的月相是黄昏时分可以看到的一至十五的月象，后三卦的月相是日出前后可以看到的十六至三十的月相。震卦下爻为阳爻，表示光明，中爻和上爻为阴爻，表示晦暗，是新月的月相，于黄昏时出现在天空西边，方位属庚，所以"震象出庚"。兑卦下中两爻为阳爻，上爻为阴爻，是上弦月的月相，于黄昏时出现于天空南边，方位属丁，所以"兑象见丁"。乾卦三爻皆为阳爻，表示满月，每当太阳在西方落入地平线，满月就从东方地平线升起，方位属甲，所以"乾象盈甲"。巽卦下爻为阴爻，中上为阳爻，是月既望的月相，是日出之前能在西方看到的月相，其方属辛，所以"巽象伏辛"。艮卦下中两爻为阴爻，上爻为阳爻，是月亮下部晦暗、上部明亮的月相，下弦月是太阳清晨出现于地平线之前在南方天空的月象，它正好处于方位丙，所以"艮象消丙"。坤卦三爻都是阴爻，月象几乎全被日光淹没，这是因为月亮的位置最靠近太阳，只有在太阳东升之前的清晨，在东方乙的位置可以隐隐见到，所以"坤象丧乙"。每月的晦日和朔日，夜中不见月相，日中也不见月相，中属戊己，所以"坎象流戊，离象就己"。

关于月相纳甲和卦象与太阳周年视运行的关系，《周髀算经》有记载："冬至……日出巽而入坤"，"夏至……日出艮而入乾"，巽为冬至，艮为春分，乾为夏至，坤为秋分，巽艮乾坤四卦对应于太阳周年视运动的四个标志点。以上

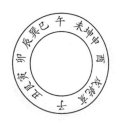

图 0-37
太阳视周年运行
后天八卦纳子图

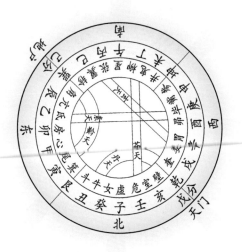

图 0-38
五气经天化五运图

可知卦的起源和排列都同天体运动和时间流转紧密相关。

按照太阳出没方位引起的昼夜长短的变化说明后天八卦，早在《周髀算经》就有记载："日出左而入右，南北行，故冬至从坎，阳在子。日出巽而入坤，见日光少，故日寒。夏至从离，阴在午，日出艮而入乾，见日光多，故日暑。"这里将太阳在地平坐标上显示出的南北往返运行的情况，即太阳的周年视运动同后天八卦结合在一起，这是对后天八卦时空一体的最好说明（图0-37）。有关八卦的详细解析，将在第四章第一节展开。

总而言之，阴阳五行、六十甲子、洛书河图、先后天八卦都是中国古代文化和科学描述时空运动变化规律的模式，它们各有特定的内容，从不同角度对时空主题进行剖析综合，各个模式之间又有交叉融合，这就使得中国古代的时空模式不仅包含深奥广袤的知识，而且呈现出综合性极强的特点，不易于把握。明代张介宾在《类经图翼》依照《素问·五运行大论》引用的"太始天元册文"将上述内容综合绘制成一副"五天五运图"，使人一目了然，深得医家喜爱。任应秋先生的《运气学说》在张氏图的基础之上补充了"天门""地户"，更名为"五气经天化五运图"（图0-38），使这一幅图成为描述古代时空模式的杰出代表。现试将"五气经天化五运图"要点分析如下。

该图从内向外，由四个圆圈和圆圈外的天门、地户组成。最内一圈和第二圈是《素问·五运行大论》引用的"太始天元册文"的图示，是"五气经天化五运图"的核心。《素问·五运行大论》所引"太始天元册文"如下："丹天之气经于牛女戊分，黅天之气经于心尾己分，苍天之气经于危室柳鬼，素天之气经于亢氐昂毕，玄天之气经于张翼娄胃。所谓戊己分者，奎壁角轸，则天地之门户也。夫候之所始，道之所生，不可不通也。"首先应当了解，这里的五天五运，是古代"占天望气"，即对五种不同气象运动观察得到的结论。在这里标志五种气象运动的"五运"依然用木火土金水命名，但是它们同十天干的组合却发生了变化："土主甲己，金主乙庚，水主丙辛，木主丁壬，火主戊癸。"何以发生这样的变化，是为了区别天道的五运不同于地道的五行，即所谓"五运终天"。对"五运终天"这个关键词，张介宾《类经》里解释为："终天者，五行终天，运而无已者也。"此"终"有经历、运行终而复始之意。五运在天的运动轨迹用"丹天之气""黅天之气""苍天之气""素天之气""玄天之气"来描记，构成了"五气经天化五运图"的内圈。这就是宋代刘温舒在《素问运气论奥》中说的："盖天分五气，地列五行，五气分流，散于其上，经于列宿，下合方隅，则命之以五运。"五运"经于列宿"的次第是："丹天之气经于牛女戊分，黅天之气经于心尾己分，苍天之气经于危室柳鬼，素天之气经于亢氐昂毕，玄天之气经于张翼娄胃。"即是图中第二圈的二十八宿。刘温舒称之为："天地支干，相错而立于八方，各有定位。"在第三圈里十天干的位序是五行的位序：甲乙木在东，丙丁火在南，庚辛金在西，壬癸水在北，戊阳土在奎壁戊亥之间，己阴土在角轸辰巳之间。十二地支的位序从正北开始，从左上行按照十二次分列。统而言之："丹天之气，经于牛、女、奎、壁四宿之上，下临戊、癸之位，立为火运。黅天之气，经于心、尾、角、轸四宿之上，下临甲、己之位，立为土运。素天之气，经于亢、氐、昂、毕四宿之上，下临乙、庚之位，立为金运。玄天之气，经于张、翼、娄、胃四宿之上，下临丙、辛之位，立为水运。苍天之气，经于危、室、柳、鬼四宿之上，下临丁、壬之位，立为木运。此五气所经，二十八宿与十二分位相临，则卓然可见，因此以经五天，而立五运也。"在东北、东南、西南、西北四个隅位，按照后天八卦的卦位，分布着艮、巽、坤、乾四卦。至于"天门""地户"何以同"戊""己"相关，在奎壁角轸之间，同乾巽相关呢？张介宾在《类经图翼》"奎壁角轸天地之门户说"的解释值得参考：

"《五运行大论》曰：'所谓戊己分者，奎壁角轸，则天地之门户也。'夫奎壁临乾，当戊土之位。角轸临巽，当己土之位。《遁甲经》亦曰：'六戊为天门，六己为地户。'然而曰门曰户，必有所谓，先贤俱未详及。予尝考周天七政躔度，则春分二月中日躔壁初，以次而南，三月入奎娄，四月入胃昴毕，五月入觜参，六月入井鬼，七月入柳星张。秋分八月中日躔翼末，以交于轸，循次而北，九月入角亢，十月入氐房心，十一月入尾箕，十二月入斗牛，正月入女虚危，至二月复交于春分而入奎壁矣。是日之长也，时之暖也，万物之发生也，皆从奎壁始。日之短也，时之寒也，万物之收藏也，皆从角轸始。故曰春分司启，秋分司闭。夫既司启闭，要非门户而何？然自奎壁而南，日就阳道，故曰天门。角轸而北，日就阴道，故曰地户。又如春分日躔壁初，故言奎壁。秋分日躔翼末，何以不言翼轸而言角轸？盖自角以后十四宿计一百七十三度四分度之一，自奎以后十四宿计一百九十二度，度有不齐，此秋分之所以在翼末，而《经》言角轸者，正以翼度将完而角轸正当其令。且奎壁角轸为对待之宿，而奎壁为西北之交，角轸为东南之交，故《经》云：'奎壁角轸，天地之门户也。'是以伏羲《六十四卦方图》，以乾居西北，巽居东南，正合天地门户之义。凡候之所始，即道之所生，有不可不通也。"

要理解这一段经文，关键要了解在太阳视周年的运动轨迹上，当太阳分别位于它自身运动轨迹黄道和地球自转产生的轨迹赤道的两个交点春分点和秋分点时，昼夜长短相等。春分之后，太阳视运动经过黄道上的春分点由壁宿向奎宿运行，太阳的光线和热度向北移动，北半球开始转温而热，昼渐长夜渐短，阳长而阴消。"日之长也，时之暖也，万物之发生也，皆从奎壁始……自奎壁而南，日就阳道，故曰天门。"这就是说，阳者天也，日就阳道，奎壁为天门。秋分之后，太阳视运动经过秋分点由轸宿向角宿移动，太阳的光和热向南移动，北半球开始转凉而寒，昼渐短夜渐长，阳消阴长，"日之短也，时之寒也，万物之收藏也，皆从角轸始……角轸而北，日就阴道，故曰地户。"这就是说，阴者地也，日就阴道，角轸为地户。再配以后天八卦，奎壁为西北之交是乾卦位之所在，角轸为东南之交是巽卦位之所在。经过这样多层次的组合，就把五气经天以二十八宿作为天文背景，描述五气生季节的道理讲清楚了。由于这些都同后天八卦相关联，可以说它们也在解析着后天八卦的天文背景。此外，由于五气经天同十二月相关联，因此它们又是十二地支的天文模板；通过十二地支与十二正经的关联，也成为人体经络气血循行应时空敏感的时空背景。五气经天在时空针灸里属于基础知识的范畴。

以上对古代时空模式的简要分析，提示了由于认知方法和解释逻辑的不同，数、卦、图中所包含的多维系统，同西方科学的时空认知方法和表述形式是大不相同的。然而二者的差异性恰恰成为东西方文化、科学、医学进行比较、交流、互补短板和克服各自发展瓶颈的借鉴。由于本书重点在解析时空针灸，因此所引古代时空观的内容是远不完备的，唯期望借此"抛砖"之举以助有心人深入殿堂，进一步挖掘、整理中国针灸原创之精髓，将这一瑰宝奉献给当代人类的健康事业。

第三节　中国古代时空论与中医学

宇宙星体的运动时时刻刻发生、放射出宇宙射线、光波、电波、辐射、磁力、引力和许多至今还测量不出来的"波冲"、能量，星体的空间移动在地球上引起的光照、气温、气压、气流等变化是构成时间的背景因素，其中以太阳系统、地月系统和银河系统对人体的影响最大。《素问·宝命全形论》有谓："人以天地之气生，四时之法成。"生活在大地、四时之中的人体无时无刻不在接受、整合各种时空信息，来维系自身的生存和平衡，生命的内时空与外时空之间存在着息息相关、同步有差的关系。前述中国古代时空观的象方法和多种表述模式，也是人体生命时空观的主要内容和基本模式，是研究时空针灸必须首先掌握的基础知识。在此仅就与时空针灸有关的中医时空观的内容作一简要综述以为铺垫。

首先来看藏象学说。藏象一词在《黄帝内经》见于《素问·六节藏象论》，是从"六节"的讨论而引出。所谓"六节"，指的是"天有十日（十天干），日六竟而周甲（十天干与十二地支组合，十天干需要循环六次才能构成一个六十甲子），甲六复而终岁，三百六十日法也（六十甲子重复六次构成一年三百六十日）"。正是随应这个日月运行一年的轨道和次序的天度，产生了与之对应的"气数"（影响万物生化的节气），它们是生命的根本和藏象的依据，"生之本，本于阴阳"。也就是说藏象的象依据是天象，而不是有人借用"黑箱理论"提出的"从外在生理病理变化测知内在脏腑功能"的象。如果按照"黑箱理论"来解释藏象，不但从根本上切断了藏象的"象"根源，而且背离了中医原创，在方法学上会让人误入歧途。《素问·金匮真言论》里黄帝与岐伯的机智问答对藏象要点有极为精辟的解说，堪称藏象集大成者。黄帝问得很直接："五藏应四时，各有收受乎？"岐伯答得很巧妙，他并没有首先回答"四时"的问题，而把"方"（空间）提到了首位，将"上应星宿"作为"应四时"的解答，然后才将与时空匹配的五季、五脏、五色、五窍、五体、五味、五畜、五谷、五臭、五音、五数、五病逐一列出。《素问·诊要经终论》对于一年十二月之内"人气"在五脏和头的循环周期进行了记录："正月二月，天气始方，地气始发，人气在肝。三月四月，天气正方，地气定发，人气在脾。五月六月，天气盛，地气高，人气在头。七月八月，阴气始杀，人气在肺。九月十月，阴气始冰，地气始闭，人气在心。十一月十二月，冰复，地气合，人气在肾。"《灵枢•九宫八风》则将脏腑与八方、后天八卦相配，构成最早的藏象时空模式的完整表述。此处引用金元四大家之一补土派李东垣在《脾胃论》绘制的一幅"藏气法时升降补泻图"（图 0-39），以见中医将五脏与五季、十二月、后天八卦结合在一起说明脏腑的时空方位和气化升降特性的传统。总而言之，二十八宿旋运于天，时令季节随之更迭，生物物候起而应之，人体生理病理、诊断治疗、预防养生均与时空紧密相关。

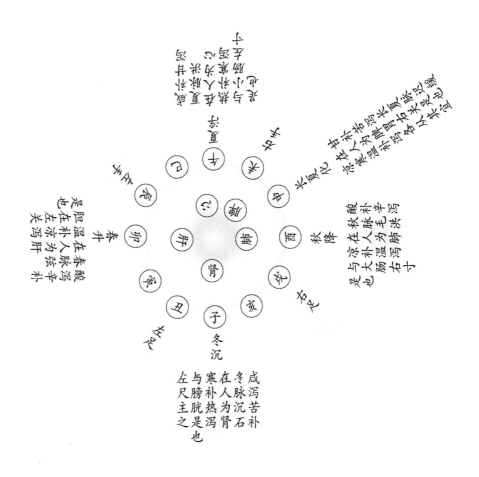

图 0-39
藏气法时升降补泻图

其次是经络学说,经络有没有时空特点?《灵枢·痈疽》的两段经文解说得最为简明扼要:"经脉流行不止,与天同度,与地同纪。""阴阳已张,因息乃行。行有经纪,周有道理,与天合同,不得休止。""度"是天体运行的度数规律,"纪"是地球自转、公转的周期。全身阴阳经脉的运行,通过呼吸的调节,遵循天度地纪,发生出相应节律。这里的"经脉流行"指经脉敏感性,即在经脉系统中具有不同特点的能量流的传递,随时空发生的周期性变化,与下文的气血在经脉里的运行是有所不同的。经脉的敏感性以年而论,《灵枢·五乱》有谓:"经脉十二者,以应十二月。十二月者分为四时,四时者,春夏秋冬,其气各异。"《灵枢·阴阳系日月》具体描述了足三阳、足三阴经的十二月敏感次序,起于左足少阳终于左足少阴。在《灵枢·经筋》里提出十二经筋相应十二月的敏感盛衰次序起于足少阳之筋,终于手少阴之筋。在《灵枢·逆顺肥瘦》《灵枢·经脉》《素问·血气形志》等篇章提出一日十二时辰之内,十二正经每一经敏感一个时辰,其传递顺序起于手太阴肺经,终于足厥阴肝经。

气、血、津液是维系生命活动的主要能量,它们不受脏腑实体的拘束限制,以循环流动的状态滋养人体,可以称为"三大能量流"。经络系统是气、血、津液这三大能量流在人体输布运行的主要载体和通道。气有不同的种类,不同的气在经络系统中的运行速度和路径大不相同,并且是各有周期的。营气应二十八宿在二十八脉中的流行情况见于《灵枢·五十营》,这份宝贵的资料值得全文引录备考:"黄帝曰:余愿闻五十营奈何?岐伯曰:天周二十八宿,宿三十六分。人气行一周,千八分。日行二十八宿,人经脉上下、左右、前后二十八脉,周身十六丈二尺,以应二十八宿,漏水下百刻,以分昼夜。故人一呼,脉再动,气行三寸。一吸,脉亦再动,气行三寸。呼吸定息,气行六寸;十息,气行六尺,日行二分;二百七十息,气行十六丈二尺,气行交通于中,一周于身,下水二刻,日行二十五分;五百四十息,气行再周于身,下水四刻,日行四十分。二千七百息,气行十周于身,下水二十刻,日行五宿二十分。一万三千五百息,气行五十营于身,水下百刻,日行二十八宿,漏水皆尽,脉终矣。所谓交通者,并行一数也。故五十营备,得尽天地之寿矣,凡行八百一十丈也。"营行脉中,脉为血府,因此这段文字也可看作中医"血流体循环"的最早且详细的记载。卫气又是怎样运行的呢?根据《灵枢·卫气行》的记载,卫气在一日十二时辰内按照二十八宿在子午卯酉的空间分布,日行于阳经,夜行于阴经,各有顺序和尺度。对于气血的盛衰虚实变化,《素问·八正神明论》认为主要同月相有关:"月始生,则血气始精,卫气始行。月郭空则肌肉减,经络虚,卫气去,形独居。"《灵枢·岁露》也提出:"(故)月满则海水西盛,人血气积……至其月郭空则海水东盛，人气血虚，其卫气去，形独居……"在《黄帝虾蟆经》里将一月三十日按照月相的朔、上弦、望、下弦分为"生""毁"两大阶段，"人气"按日应之。在"生"阶段的第八日上弦月、第十五日望月，"毁"阶段的第二十三日下弦月、第三十日朔月，"身形尽具"。也就是说月相的四个特征点对"人气"的影响最大。总而言之，气、血、脉、营、卫各有不同，然而它们的共性不外乎《灵枢·痈疽》所提出的："血脉营卫，周流不休，上应星宿，下应经数。"《灵枢·经水》对此又进行了高度概括："凡此五脏六腑十二经水者，外有源泉而内有所禀，此皆内外相贯，如环无端，人经亦然。"

气有没有时空性？早在《左传·昭公元年》已经认识到了气包含着时间和空间两方面的内容："天有六气……六气曰阴阳风雨晦明也……分为四时，序为五节。"也就是说"时"和"节"的有序组合就出现了六气。什么是"四时五节"？《白虎通·五行篇》说："四时为时，五行为节。"四时指四季，五节就是五行。如前所述，五行本身是时空综合的模式，应于五行的气必定携带着相应的信息。例如《管子·四时篇》就将气同星辰、方位、时季进行了一脉相承的组合："东方曰星，其时曰春，其气曰风；南方曰日，其时曰夏，其气曰阳；西方曰辰，其时曰秋，其气曰阴；北方曰月，其时曰冬，其气曰寒。"《素问·五运行大论》则对天气与二十八宿进行了归纳："丹天之气，经于牛女戊分；黅天之气，经于心尾己分；苍天之气，经于危室柳鬼；素天之气，经于亢氐昴毕；玄天之气，经于张翼奎娄……上下相遘，寒暑相临，气相得则和，气不相得则病。"总而言之，只有联系到时间和空间才能够找到"气根"，气作为一种能量流，同时兼具时空特征，在中国文化里是一个不言而喻的根深蒂固的传统。

穴位有没有时空特点？在《灵枢·四时气》里将对于时空具有特殊敏感性的穴位称为"气穴"："四时之气，各有所在，灸刺之道，得气穴为定。"由于同时空相系的气在随时而转移，就产生了应时敏感的"气穴"，该篇据此提出了春、夏、秋、冬取穴刺穴的原则和方法。《灵枢·顺气一日分为四时》认为五输穴是"应五时"的，这是五输穴成为后世子午流注按时取穴的滥觞。

基于以上理论和知识，《灵枢·卫气行》提出了针灸治疗的要诀："谨候其时，病可与期；失时反候者，百病不治。故曰：刺实者，刺其来也；刺虚者，刺其去也。此言气存亡之时，以候虚实而刺之。是故谨候气之所在而刺之，是谓逢时。""气之所在"是气运行的空间位置，这个位置是逢时而至逢时而去的，因此气有"存亡之时"。按照气在经脉中的来去规律，分辨虚实选择所刺经脉和穴位，是针灸取得优质疗效的根本。

　　以上足以证明中国古代的时空论，无论从方法学或者具体学科知识、技能的不同层面都是中国针灸的原创核心，它统领着藏象、经络、穴位、气、血、津液、病机、治则等学说。时空针灸的所有创新点，都是从这个根源发生出来的。因为有这个根，才能在当今欧洲和法国特定的文化、医学环境里吸收养分，发出新芽。背靠经典，面对当代，中国针灸遵循原创精髓一定能够在走向世界的征途上，实现自身的凤凰涅槃，以创新造福人类健康。

**附**

四十多年来，随着按时取穴方法在全球不同地区的推广应用，提出了计算时间的问题，也就是太阳时与标准时的问题，实际上是按照所在日地位置定时即确定太阳时的问题。另外也提出了南半球与北半球季节差的问题，实际上是日地位置产生的南北半球季节相反的问题。这两个问题都属于外时空范围，参照国际时间学会的测量结果，第一个问题是不难解决的。本书末附有中国当地时的换算（附录1）、中国部分城市经纬度和与北京标准时间的时差表（附录2）供中国医生运用。至于南北半球季节何以相反，这是由于地球自转有一个23.5°的倾斜度，形成了黄道和赤道的交角，因此太阳对地球的直射点不是终年在赤道上，而是夏半年直射北半球北回归线附近，冬半年直射南半球南回归线附近。气候冷暖的决定因素是太阳对地球的直射点，所以当南半球接受太阳光照辐射形成夏季时，北半球正好相反处于冬季。太阳直射点在地球上的回归运动需要365天48分46秒，这就是一年，半年在北半球、半年在南半球，两半球的季节正好相反。由于日地关系的差异，中国古代产生于北半球的八卦甲子等理论在南半球如何运用，引起了许多南半球针灸医师的注意和思考，期望他们在吸纳按时取穴方法原创精髓的基础上逐渐归纳出在南半球的特别经验！

要
诀
篇

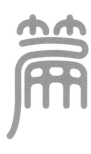

Key
points

Chapter 1

Two pillars
of ATAS
●●

# 第一章
# 时空针灸的两大支柱

　　本人在时空针灸学里，将时空结构置于研究和运用四种古代按时取穴方法的首位，通过深入剖析规划五输穴和八脉交会穴应时敏感周期的原理，提炼出四法运用的时空模式及其关键点。在30余年治疗欧洲疑难杂症的实践中，逐步总结提出了时空针灸学理论和临床的两大支柱："时间穴位的记忆功能"和"空间穴位的同构功能"。

## 第一节 × 时间穴位的记忆功能

时间穴位，指子午流注纳甲法、纳子法、飞腾八法、灵龟八法这四种特定穴敏感周期里的应时敏感穴位。古代将运用这类时间穴位的方法称为"按时取穴"，主要用于患者就诊的当时，也提到过根据患者症情选择时穴，按照这个时间预约患者就诊，实际上这是就诊时穴的一种变通用法。在欧洲特定的人文、医学环境里，许多寻找中医师看病的患者，都是久治不愈的老患者，他们的病症都不是当下所患，属于辗转周折、根深蒂固的疑难杂症。对这类患者运用就诊时穴常常无法触及病根病本。本人于 2004 年提出时间穴位的四种新用法[1]，2005 年提出时间穴位的记忆功能[2]，其后连续发表了多篇论文。以下从三方面对时间穴位的记忆功能展开论述。

### 一、时穴记忆功能是如何发现的

10 多年前，一位医药集团的推销经理来到诊所就诊。自诉他被几乎覆盖全身的神经性皮炎困扰已达 6 年之久，尽管利用工作便利使用过多种内服药和外用药，但始终不能消除瘙痒和皮损，经朋友介绍来试一试针灸疗效。在运用传统的养血祛风止痒穴位治疗几次无效后，他很遗憾地说："像我这样年深日久的皮肤病恐怕中国针灸也无能为力了！"患者的失望激起了我背水一战的念头，不禁想起巴黎著名皮肤科专家克罗德·贝纳热哈弗医生。他曾经出版过一本专著《皮肤的悲伤》，书中对精神心理刺激同皮肤病的关系进行了深入的剖析。贝纳热哈弗医生 1998 年开始在巴黎第十三大学达芬奇医学院中医部听课，他不止一次说过："中医学里好像还缺一点东西，皮肤是会记忆的。真正的皮肤科医生在很大程度上是在同皮肤的记忆功能打交道。"这位患者的神经性皮炎是不是记忆着某种历史创伤呢？在穷根究底询问发病原委之后，患者终于说出最早的皮肤异样感觉是在去参加表妹婚礼的途中，给父亲打电话时得知他的狗死了，当时脊背上皮肤一阵发凉，随后出现神经性皮炎逐渐蔓延到了全身。青梅竹马的表妹出阁，再加上朝夕相处的爱狗去世，这两个"亲情分离"集中反映到了他的皮肤上。皮肤是人体最大的器官，是将人体同外界"分离"的"隔

● 1 朱勉生.时穴新用 巧拨枢机.传统医药与人类健康.北京：中医古籍出版社，2004.
● 2 朱勉生.时穴记忆功能的探讨.第二届世界中医药大会论文集，巴黎：2005.

墙"。按照西医皮肤科的观点，中枢神经末梢的大部分止于皮下，因此亲情分离、焦虑、异常紧张等精神刺激经常通过神经传递成为皮肤病的重要原因，主要表现为皮疹、带状疱疹、神经性皮炎等。针灸如何处理这样的病症呢？"时间与穴位"这个多年思考的问题在这位疑难病患者的病痛前迸发出了火花，既然常规治疗方法无效，是不是试用一下同发病时间有关系的穴位呢？于是选择了患者第 1 次出现皮肤症状的纳甲法穴位，每周治疗 1 次，3 周以后皮损消退了 70% 以上。这一病例成为总结"精神原创损伤时间穴位"的典型案例。此外，在同精神心理分析专家长期交流合作中，也逐步理解他们探寻"原创损伤"的方法和原理，将其运用于寻找原创损伤的时间穴位，起到了治病求本的作用。患者普遍反映时空针灸治疗这类心身病症的疗效比单纯运用精神分析疗法快捷而且持久。

## 二、记忆时穴的五大类别

西方社会广泛运用于呼吸类疾病、皮肤病、心脏病、妇科病、儿科疾病、内分泌疾病、癌症的精神心理分析方法，目的是通过寻找在发病或者病情转变中具有重要意义的"事件"来清除"原创损伤在记忆里的刻痕"，帮助患者从心身疾苦的"根源"中获得自我解脱。这种调动患者参与和启动患者自我康复机制的思路是否也可以运用于针灸临床呢？正是在新的医学人文环境里，传统的按时取穴方法从就诊时穴延伸扩大到了同病因病机密切相关的"过往时穴"。具有记忆功能的过往时穴主要有五大类。为了论述的简洁清晰，与这五大类记忆时穴相关的病案，集中在本节之后。

第一类：精神心理创伤时穴。西方社会的人际关系和心理特点与中国有所不同。大量的离婚纠纷、家产纠纷、同事及社交中的人际纠纷，以及亲子、朋友逝去或关系破裂，甚至宠物丢失或死亡都会造成重大的精神心理或者情结创伤。与此类创伤相关的时穴，可以统称为精神心理创伤性时穴，这类记忆时穴在临床运用最多。

第二类：意外事故或自然灾害时穴。此类时穴主要指车祸、意外伤害或自然灾害等突发事件的时间穴位。事发瞬间的强大冲击对气血运行、经络平衡和心、肝、脾、肺、肾五神脏均会造成影响，引起千端百样的心身症状，在高节奏的现代社会里，这类时穴很值得注意，它们通常同第一类时穴有交义重叠。

第三类：治疗时穴。治疗时穴主要包括过度治疗、误治或引起副作用（放疗、化疗等）的治疗时穴。在手术发达的西方社会，运用手术时穴对缓解手术反应、清排麻醉药物、加快术后恢复、调理心身失衡的疗效已经引起了外科医生们的重视。在经治的各类癌症患者中，运用手术和放疗、化疗时穴，对于缓解紧张焦虑、增强免疫功能、减少毒副反应均取得满意疗效。

第四类：有发作时间的疾病或者症状的时穴。中医的疾病谱里已经记载着以症状发作时间命名的疾病，如五更泄、定时头痛等，可是运用发病时穴进行治疗却尚未见记载。在欧洲，过度应激的一些重要症状，诸如凌晨醒或者定时醒、周末头痛、工作约会前腹痛或腹泻以及一些有发作时间性的疾病，都不可能要求患者在发病时就诊，但是只要在就诊时准确地找到发作时间和正确选择时穴，就可以大大提高治疗这一类疾病的效果。

第五类：生辰时穴。在胎儿从母体独立出来的那一刻，气血经脉和神志随之发生了重要的变化。此时此刻的时间穴位，不但记录了"人始生"这个心身变化，而且在今后不同的成长阶段或者某些特殊事件中也会继续保持着某种敏感性。应用生辰时穴治病一定要慎重，要认真审核病因是否与母子关系、双亲关系或者家族关系等有关。

## 三、时穴记忆功能的理论和临床意义

运用原创损伤的时间穴位，实际上都是在运用时间穴位的记忆功能。时间穴位为什么具有记忆功能，换句话说为什么运用过往时间穴位可以治疗当下的病症？时间穴位记忆功能的机制是什么？

周期性是时间穴位记忆功能的基础。经络有没有周期性？"经脉流行不止，与天同度，与地同纪。""行有经纪，周有道理，与天合同，不得休止。"（《灵枢·痈疽》）经脉作为人体气、血、津液三大能量信息流的载体，它的"流行不止"是以天地为参照的，"度"指空间位置，"纪"指时间周期，它们是经络流行的外在动力和根源，它们的运动变化都是有节律性的。在自然界，尽管时间一去不复返，所谓"时不再来"，然而周期性的节律却周而复始，春夏秋冬，年复一年，这种周期性投射到经络系统即构成了经络系统的节律性。周期性所携带的可重复性，即可以被视为记忆的元素或者记忆的载体，例如《素问·藏气法时论》所说的："肝主春，足厥阴少阳主治"；"心主夏，手少阴太阳主治"；"脾主长夏，足太阴阳明主治"；"肺主秋，手太阴阳明主治"；"肾主冬，足少阴太阳主治"，等等，都是脏腑经络周期性记忆功能的表述，相当于经络系统和脏腑系统的一种时间应激机制。关于经络系统的节律性，《内经》进行了着重描述。以年而论，"经脉十二者，以应十二月。十二月者分为四时，四时者春夏秋冬，其气各异。"（《灵枢·五乱》）十二正经随应"其气各异"

的四时，构成一种年敏感周期。以日而言，一日十二时辰之内，十二正经每一经敏感一个时辰，其传递顺序起于手太阴肺经，终于足厥阴肝经（《灵枢·逆顺肥瘦》《灵枢·经脉》《素问·血气形志》等）。不仅经络有敏感周期，在经络系统内循环的气血津液，也因其种类具有不同的周期。营气应二十八宿在二十八脉中昼夜循环五十周的节律见于《灵枢·五十营》。卫气在一日十二时辰内按照二十八宿在子午卯酉的空间分布，日行于阳经、夜行于阴经，它们的运转顺序和尺度见于《灵枢·卫气行》。此外，气血的盛衰虚实变化，还同月相有关："月始生则血气始精，卫气始行。月廓空则肌肉减，经络虚，卫气去，形独居。"（《素问·八正神明论》）"月满则海水西盛，人血气积……至其月廓空则海水东盛，人气血虚，其卫气去，形独居……"（《灵枢·岁露》）说明人体气血随上弦月和望月的月相"始生"，呈现动势萌发、流行至胜的"始精""始行"状态。随下弦月和朔月的月相"廓空"，呈现缓减、虚少至微的"减""虚""空"，从而构成气血盛衰的月节律。总而言之，"血脉营卫，周流不休，上应星宿，下应经数。"（《灵枢·痈疽》）"凡此五脏六腑十二经水者，外有源泉而内有所禀，此皆内外相贯，如环无端，人经亦然。"（《灵枢·经水》）经脉系统和流行其中的气、血、津液（笔者将其称为三大能量流体）与天地时空周期相对应的节律性是时间穴位记忆功能的基础。

笔者认为，穴位是在经络中流行的能量信息的聚集点，它们也会随着经络流行呈现出时间敏感性，这样的穴位在《灵枢·四时气》称为"气穴"："四时之气，各有所在，灸刺之道，得气穴为定。"是不是所有穴位都可以成为时间穴位呢？通观《内经》《针灸甲乙经》和历代针灸经典著作都没有找到肯定的答复。那么到底哪些穴位对时空变化最为敏感，具有构成穴位敏感周期的条件呢？在《灵枢·顺气一日分为四时》里提出五输穴具有"应五时"的特征："脏主冬，冬刺井；色主春，春刺荥；时主夏，夏刺输；音主长夏，长夏刺经；味主秋，秋刺合。"这成为后世将五输穴运用于子午流注的重要参考。五输穴在子午流注里的重要性，在于它提供了一个独特的流注次序，从指、趾端的井穴开始，经过腕、踝附近的输穴，气血流注的力量逐渐加大，通过肘、膝的合穴再经过肩、髋大关节进入体腔。这就好像是一个人体采集外界信息能量的敏感通道，手指、足趾就像电插头，上下肢大关节就像不同水平的蓄电池或者转输器，外界信息能量在通关过节蓄积到一定水平之后，才能输送到体腔深部。再来看八脉交会穴，它们也都集中在运转灵活易于同外界感应沟通的腕、踝关节周围，成为灵龟八法、飞腾八法的按时敏感穴位。看来远端关节周围穴位对时空的特殊敏感性，应当是五输穴和八脉交会穴被选择作为构成穴位时间敏感周期特定穴的主要原因。

可是五输穴和八脉交会穴，在它们没有被组织到子午流注纳甲法、纳子法、灵龟八法和飞腾八法之中时，它们并不具有时间敏感性，也都不是时穴。例如足三里和后溪，单独使用和在子午流注、灵龟飞腾里使用的意义和功能是不同的。五输穴和八脉交会穴，只有在将它们有序化地组织到特定的时空结构里之后，它们才获得了在特定敏感周期里"应时而动"的功能，并因此而成为时穴。子午流注采用了天干地支的时空结构和五行生克的原理来描述五输穴的两个敏感周期，其中纳甲法的结构是元气在全部五输穴的十日敏感周期，纳子法的结构是营气在部分五输穴的一日敏感周期。与此不同，灵龟八法以九宫和后天八卦的时空结构为主要依据构成六十日周期，飞腾八法主要以先天八卦时空结构为依据构成五日周期。由于时空结构的不同，元气在八脉交会穴形成了两个不同的敏感周期。总而言之，五输穴和八脉交会穴这两大类特殊穴位的四个穴位敏感周期，都植根了内外时空周期节律相合相应的基础上，从而使得时间敏感穴位具有了记忆功能。子午流注、灵龟飞腾的时间穴位应时记录下了人体所受到的刺激和伤害，回到周期相应的位段对它们进行针刺，就可以启动机体的应激修复功能，起到消除病源和历史创伤的作用，用于治疗"当下的病症"。

人体的记忆功能分布在哪里、有哪些类别？时间穴位记忆功能在当代人体—医学研究领域具有何种意义？

美国亚利桑那大学心理学教授加里·施瓦茨（Gary Schwartz）在经过20多年对70多例接受器官移植患者进行跟踪调查后，发现大约百分之十的人出现心理、性格、爱好、智力、"天分"等转移现象，其中尤其是接受心脏、肾脏、肝脏和肺脏者为著，他认为由于细胞携带着人体遗传的基因"材料"，因而接受器官移植的患者会从捐献器官上"继承"某些基因，复制出类似的心身现象，据此他提出了"细胞记忆"。无独有偶，精神心理分析学家卡赫罗特·瓦纳德海（Charlotte Valandrey）在她的 *De coeur inconnu*（《未知的心脏》）一书中也反复论证了心脏的记忆功能。这类研究做出的结论同中医的"五神藏"有异曲同工之妙，人的记忆功能不仅在大脑，并且也广泛存在于身体的脏腑之中。中国医学原本就是将神、魂、魄、意、志以及意、志、思、虑、智分属五脏的，这些功能里都包含着记忆的功能。除此之外，"血舍魂""气化神"也都说明气血流体同广义的神志存在密切的关系。

腹脑学说的兴起，不仅对解读肠激惹综合征、代谢紊乱综合征有着特殊意义，而且拓宽了对记忆功能的研究范围。

现代免疫学认为人体免疫的第三道防线分为两部分，一部分是细胞免疫，另一部分是体液免疫。在细胞免疫里，T 细胞在分裂和分化后，分别形成效应 T 细胞和记忆 T 细胞，记忆 T 细胞会在下一次同种抗原入侵时将记忆中的杀毒方法调动出来再次杀灭抗原，因此被称为人体免疫细胞里的记忆 T 细胞（TM）。在体液免疫里，B 细胞在同抗原接触后产生高效但是短命的浆细胞分泌抗体清除抗原，同时产生寿命比较长的记忆细胞清除再次侵入人体的同类抗原。此外，人体固有的自然杀伤细胞 NK 也具有保存或者复制应激的记忆功能。

目前在欧美流行的顺势疗法，是德国医生兼药剂师赛穆尔·哈尼曼（Samuel Hahnemann）首先提出的，其要点是"以毒攻毒"，即将引起人体致病的"毒素"相类似的自然物，在水中经过震荡稀释到微而又微的浓度后浓缩成颗粒，运用极其微小的"毒性"来诱发机体的自愈能力。这种机制类似于中医的以寒治寒、以热治热的反治法，实际上是一种调动免疫机制的方法。在法国，比较传统的中国针灸是驻华外交官苏理埃·莫朗（George Soulié de Morant）在 20 世纪 30 年代前后传入的，首先接受并与他合作的正是一位倡导顺势疗法的医生保罗·费海耶霍勒（Paul Ferreyrolles），针灸与顺势疗法结合成为法国针灸的一大特色。因此，运用引起疾病症状的元素激发人体的康复机制对于法国针灸医生来说，并不是稀奇的理念，时间穴位的记忆功能很容易被他们接受运用。

"时间穴位具有记忆功能"并非奇思异想，它不仅同中国医学有深刻的渊源，同当代医学也有契合之机。尤其值得一提的是，运用时间穴位的记忆功能是对《黄帝内经》提出的"上工守神"在新的行医环境中的继承和创新。《灵枢·本神》强调："凡刺之法，先必本于神。"守神包括两方面，其一是对针灸师运用心思神机意念在诊断和治疗过程中的要求；其二也包含着调动患者的神思进而发挥心身同治的意义。对于守神这两方面的具体内容和把握运用，还少有简明清晰的论述，留给后人一片虚渺的空白，不仅初出茅庐者，即便是临证多年的老大夫也常常在莫衷一是之间徘徊。这种难于言传、功在心领的临证艺术，就如同中国山水画强调的"气韵生动"一样，提示着针灸临证讲究的也是一种个体化的悟性和境界，一旦"守神"两方面的意义都得到理解和运用，就能发挥出《灵枢经》所说的"神乎神，客在门"的特殊疗效。

什么是"神"？《灵枢·天年》："何者为神？血气已和，营卫已通，五脏已成，神气舍心，魂魄毕具，乃成为人。"神并非不可捉摸、不可思议者，它与身同在，与气血相依，与五神脏共存，来则俱来、去则同归。要弄清楚"守神"的含义，回顾针灸原创所依凭的道家相关论述，将会得到重要的线索。晋代道家医学代表葛洪在《抱朴子·地真篇》写道："欲得通神，当金水分形，形分则自见其身中之三魂七魄。"文中的金水指金镜和水鉴,是道家面对镜子和清水,通过存想对心身进行至细至微的体验感应的内修方法,又称为"金水内景"。葛洪提出要像内景修炼里的"金水分形"一样,通过体验将魂魄加以区别,这是通晓神的基本途径和方法。这样看来,弄清楚"上工守神"中"神"的具体内容和"三魂七魄"之所指,对于针灸临证无疑是大有借鉴意义的。

北宋天禧年间(1017—1021),张君房编著的《云笈七签·魂神部》详细记载了"三魂""七魄"。三魂指"胎光""爽灵"和"幽精"。胎光源于母体,是一种"太清阳和之气",属天,又称"天魂"。胎光主生命,安居不乱则神清长寿。爽灵源于父体,决定智慧和能力,谋财致富,劳役经营。爽灵主财禄,属五行,又称"命魂"。幽精是阴气之杂,主宰情感和性欲,常使人执着于情结或色欲,耗损精气神,伤害脾肾,致使五脉不通、杂症丛生。幽精主灾衰,属地,又称"地魂"。按照三魂的命名和范围,可以将部分心身和躯体病症加以归类。大凡胎孕期间的非正常因素造成的心身或躯体病症同"胎光"有关。专业、事业、财产、社会因素等方面的挫折造成的心身或躯体病症同"爽灵"有关。由于情感、人际关系、男女关系等造成的心身或躯体病症同"幽精"相关。以上人文、社会、文化因素,在法国和欧洲其他国家都是日益攀升的非感染性疾病的重要病源,例如意外怀孕或者父母关系扭曲导致的"问题子女"的心身失衡、家族关系纠结引起的心身疾病、药物或非药物先天性缺损病症、办公室过度应激反应、代谢紊乱综合征、股市或经济焦虑症、各种类型的财产纠纷、律师失眠症、亲人或者宠物故亡症、意外伤害或者手术等治疗不当引起的多种复杂病症……治疗这些三魂受创引发的病症还得要从三魂下手,而何时何地何情何景何魂受到何种伤害无疑成为开关解结的关键。在时空针灸治疗里,运用时间穴位的记忆功能回溯病源,拨动病机,常可获得意想不到的效验(见后附病案)。七魄为尸狗、吞贼、非毒、除秽、伏矢、臭肺、雀阴,它们各有特定的功能,但是都同分解排泄内毒素有极大的关系。道家认为睡眠是一种"小死"状态,它给人返回自身进行调理正气、修复创伤的机会,这种功能由尸狗和吞贼主理。尸狗指人睡眠时候的自卫和警觉能力,吞贼则在夜间吞噬身体的有害物质,二者实际上是卫气的功能。此外,肝藏血摄魂,"人卧则魂归于肝"(《抱朴子·地真篇》),"人卧则血归于肝"(《灵枢经》)。人体卧位时,肝的血容量可以达到站立时的7~8倍,充分回流的血液使肝脏得到休养生息,集中发挥其解毒功能。这些魂魄在睡眠状态时对人体非同小可的修复作用正是道家重视睡眠质量的根源所在,同静坐内视有异曲同工之妙。至今在边远山区还保留将无法治疗的沉疴痼疾患者送进道观或者佛寺"卧治"的传统，以及近年来日益引起西方医学重视的静坐内视，都在继续验证着这种简单到不可再简单的睡治法和静治法。人体自洁功能还包括"除秽"，即清除身体代谢废物，如瘀血、痰饮等；"非毒"的作用在于辨别、分解、祛散内毒邪积所形成的异物，如癥瘕聚积、肿瘤等。"臭肺"则通过调节呼吸将肺中臭毒清除体外，"伏矢"是对肠道内容物进行深层有效的分解转化解毒。肺藏魄，肛门为魄门，"臭肺"与"伏矢"一上一下，将肺与大肠的协同清洁功能发挥到最好，是激发魄功能的重要环节。"雀阴"，主性功能和生育功能的调节，同内分泌有关。可见七魄所包含的主要是人体自身的防卫自洁平衡系统，与现代医学的免疫系统多有关联。然而，七魄说的高明之处是将这些通常被认为是"身体"的功能同"神气"联系在一起，通过调魄即身神同调，来调动人体防卫功能。在时空针灸里最常见、最平和、最有效的得气反应是"带针沉睡"，取针后病人精神焕发，体力恢复，这就是驱动了"尸狗"魄力的效应。针后或者当晚睡眠改善激发了"吞贼"在睡眠时巡行搜索，清排毒素。发挥"尸狗"和"吞贼"的非凡能力，常常使旷日持久的疲惫一扫而空，伴随症状快速改善。

魂和魄都是中医的五脏神，道家对魂魄的论述无疑大大细化了心身同治的内容。

寻找具有记忆功能的时间穴位，从针灸医生来说是通过细致深入的问诊和思考，找到患者当下病症的"最终历史原因"，或者在病情演变过程中具有转折意义的因素，进而在同一时辰的4种应时敏感周期里选择最符合患者病因病机的方法和穴位。对于患者来说，这一问诊过程已经引导其进入了寻找原创伤害或者重要转折因素并从中自我解脱的心身自我调治。在一定意义上可以说，由于患者的理解和参与，应时敏感穴位才能够最好地发挥出清除记忆的作用。针刺直接刺激受病时辰的穴位，是不同于精神心理分析方法的，通常获得了心身同调的快速效验。一些经历多年精神分析效果迟缓的患者，对时空针灸的快速疗效都深感惊异。

特定穴敏感周期是中国针灸对生命科学了不起的贡献，时间穴位记忆功能的发现和运用是对经络穴位功能的有益探索，为生命科学和医学领域对记忆功能的研究和运用提供了重要内容，为"上工守神"提供了详细内容和可操作性，尽管目前对其中的某些机制还不能做出完美解释，但是卓越的临床疗效一定会有助于逐步解开其中的奥秘。

# 附　时间穴位记忆功能案例

时空针灸中时间穴位的确定，统统以当地太阳时为准。例如，每年巴黎太阳时在冬令时（从 10 月最后一个周日起）与格林尼治时间相差 1 小时，在夏令时（从 3 月最后一个周日起）相差 2 小时，每年应当核调夏令时和冬令时。日和时的记录，应当标明甲子，在日和时辰的甲子后，用括弧内的数字标明它们的六十甲子序号（见案例）。

针刺时间穴位有特别的顺序。首先，是男女有别，男女相比较，男为阳、为气，女为阴、为血；左为升、为阳，右为降、为阴。因此，男性先针左侧，女性先针右侧。其次，是左右有别，无论男女，症状以左侧为主先针右侧，症状以右为主先针左侧，即巨刺法。巨刺法最早见于《素问·缪刺论》，该篇将症状在左取右或在右取左，因病邪在经或者在络分为"巨刺"和"缪刺"。巨刺用于邪在经脉："邪客于经，左盛则右病，右盛则左病。亦有移易者，左痛未已，而右脉先病，如此者，必巨刺之，必中其经，非络脉也。"缪刺用于邪在络脉："夫邪客大络者，左注右，右注左，上下左右与经相干，而布于四末，其气无常处，不入于经俞，命曰缪刺。"时空针灸治疗的患者大多数属于疑难杂症，故主要运用巨刺法。最后，是脏腑有别，例如肝位在右，病则先针左侧。心脾位在左，病则先针右侧，这可以视为巨刺法的延伸运用。此外，还可以按照脏腑气机升降来决定针刺的先后左右，例如肝气郁结、肝失疏泄时，依据"肝气左升"，先针右侧穴位；出现痰湿壅盛、肺气阻塞，依据"肺气右降"，先针左侧穴位。时间穴位的左右，以患者的左右为准。

## 第一类：精神心理创伤时穴案例

### 因宠物癌症死亡引起心身失衡案

女性，出生日期：1962 年 3 月 20 日，出生地点：巴黎 92 大区。初诊：2012 年 2 月 10 日 12：00（-1）[1]，辛丑日（38）甲午时辰（31）。自述数月来全身疼痛，疲惫不堪，无食欲，伴睡眠不佳，多梦纷纭。起病与狗患骨癌全身转移，于 2012 年 1 月 21 日 22：00（-1）在家中故去相关。此狗 11 年来生活在家中，患者自从 2009 年与男友分手后，单身与狗相伴。自从 2011 年 12 月狗患骨癌之后，患者本人即出现肩膀、肾区、髋骨、腹部疼痛，经多种治疗无效，逐渐加重至今。患者曾于 2003 年患子宫癌治愈，家族里父亲 1976 年患肺癌后全身转移，母亲 1996 年患肝癌，哥哥 2001 年患皮肤癌。四诊见肝细弦，脾沉弱。舌边尖红，苔白薄腻。此为悲戚伤肺，肝气郁结，抑郁气机。治宜疏肝解郁，调理气机。治疗用狗故去时间辛巳日（18）己亥时辰（36）的记忆穴位，在时空针灸四法中选择时空纳甲法阴陵泉，肝在右，巨刺法先左后右。空间穴位顺序：针刺肺经值日空间穴位太冲、太渊、天井、曲泽、丹田五穴（天枢、气海、关元、气穴）。经验穴位用百神通（百会、神庭、通天）、肩井、曲池、合谷、神门。留针 30 分钟，留针期间患者深沉入睡。

二诊：2 月 24 日 15：10（-1），乙卯日（52）癸未时辰（20）。自述上次离开诊所后，感到"大脑同下肢分离，大脑想从右边走，下肢却从左边行"，回到家中放声恸哭不已，这是自从狗故去后"哭不出来"的第一次以泪洗面。周六开始咽部剧烈疼痛，周日腹泻不止，并且出现大面积皮肤红斑。红斑从左胁下开始，蔓延至右胁下、脖颈、咽前、耻骨，几乎覆盖了四肢以外的整个躯体。红斑不瘙痒，以为是"荨麻疹"，持续 4 小时后开始消退，全身疼痛症状随之完全消失，腹泻亦停止。疲惫不堪明显减轻，并且"饥饿感回来了"。对针灸效果感到非常意外："轻刺皮肤，竟然能够将深藏内脏的毒素排泄出来！"四诊见肝细弦，脾沉缓。舌边尖红，苔薄白。治疗选择灵龟八法，时间穴位用就诊时穴公孙，乾卦位于九宫第六宫位，配内关，先左后右。空间穴位从第六宫开始顺序针刺两组九宫穴位[2]，用双面刺法[3]。

1. 2012 年巴黎真太阳时 3 月 25 日至 10 月 27 日格林尼治时间减 2 小时，10 月 28 日至 3 月 24 日格林尼治时间减 1 小时。

2. 时空针灸灵龟八法九宫穴位和飞腾八法八卦穴位图表中的左右均以患者左右为依据，当患者坐位背对医生时患者左右与施针者相同，当患者仰卧面对医生时患者左右与施针者相反，因此九宫和八卦穴位的左右因针刺面而相反。

3. 双面刺法是时空针灸灵龟八法和飞腾八法的特殊针刺法。患者坐位，先用平刺法刺颈背、腰骶的九宫穴位或八卦穴位，然后让患者平躺，再用斜刺法或者直刺法针刺头面、上肢、胸腹、下肢的九宫或者八卦穴位。

颈背九宫穴位　　　　胸腹九宫穴位

| 左 ———— 右 | | | | 右 ———— 左 | | |
|---|---|---|---|---|---|---|
| ④ 大杼 | ⑨ 大椎 | ② 大杼 | | ④ 云门 | ⑨ 天突 | ② 云门 |
| ③ 肺俞 | ⑤ 至阳 | ⑦ 肺俞 | | ③ 天枢 | ⑤ 膻中 | ⑦ 天枢 |
| ⑧ 肝俞 | ① 筋缩 | ⑥ 肝俞 | | ⑧ 气穴 | ① 关元 | ⑥ 气穴 |

靶向穴位用眉六针（攒竹、鱼腰、太阳）、百神通（百会、神庭、通天）、神门、太溪。留针30分钟。次日患者发来邮件："这次身体没有出现皮疹等排毒反应。昨天离开诊所后，我感到下肢自在舒适，在巴黎健步行走了7个小时。"

三诊：3月1日13.20（-1），辛酉日（58）甲午时辰（31）。自述二诊针后梦见同狗一起在郊外观看演出，狗在本人毫无觉察之中走开消失了，演出结束后本人非常平静地离开了演出场地。此后数月的疲惫不堪彻底消除。四诊见肝脉微弦，脾脉和缓，舌淡红、苔薄白。选择时空飞腾八法，用就诊时间穴位公孙，乾卦先天第一卦位，配内关，先左后右。空间穴位从第一卦位开始顺序针刺两组八卦穴位，双面刺法。

颈背八卦穴位　　　　胸腹八卦穴位

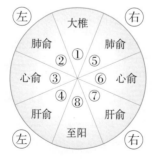 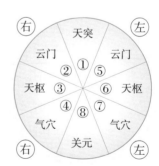

靶向穴位用百神通（百会、神庭、通天）、神门、太溪。留针30分钟。

经过三次治疗，疗效快速持续，患者非常满意，约定今后如果症状反复再来，至今安然无恙。由于本案抓住了宠物死亡引起病症这一关键，选择符合患者病因病机的敏感时间穴位，第一诊即获得了开通结滞，排泄"内毒"的效果，第二诊获得了患者从宠物死亡的情结中解脱出来的疗效。

**预感父亲故去，出现双足感觉异常案**

女性，出生日期：1954 年 11 月 2 日。出生地点：法国图艾勒省。初诊时间为
2013 年 4 月 4 日 16：00（−2），庚子日（37）癸未时辰（20）。自述父亲是第二
次世界大战法军重要将领，与本人亲情甚深。于 2013 年 3 月 23 日 9：25（−1），
戊子日（25）丙辰时辰（53）故去，时年 93 岁。患者于 22 日晚即有预感，全身
发凉，于 23 日 22 时左右赶回家乡。极度疲劳但精神异常亢奋，好像有一种不知
从哪儿来的力量无法控制，足下有一种离开地面漂浮的感觉，持续至今。患者于
15 年前在此治疗有效，故想到来此就诊。四诊见肝脉弦紧，脾肾二脉沉细弱，
舌胖大，苔薄黄腻。此为肝郁脾虚，肾气受损，治宜疏肝解郁，补益脾肾。经过
讨论，患者愿意用父亲去世的时间穴位，并且自己选择了飞腾八法的时间穴位内
关，内关应于艮卦，在先天八卦第七卦位，配公孙。空间穴位从内关所在的第七
卦位开始，顺序针刺三组八卦穴位。

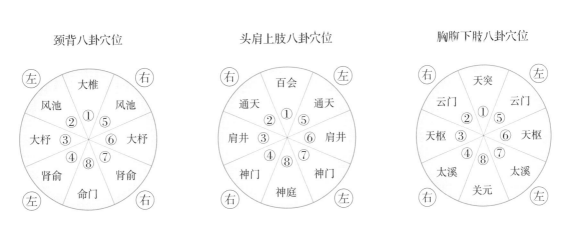

颈背八卦穴位　　　　　　　　头肩上肢八卦穴位　　　　　　　胸膺下肢八卦穴位

二诊：2013 年 4 月 23 日 15：30（−2），己未日（56）辛未时辰（8）。自述上
次针后立即"找回正常状态"，从异常亢奋和疲劳之中解脱出来，双足漂浮感消
除，踏实落地。灵龟八法用时间穴位照海，在九宫第五宫，配列缺。空间穴位从
第五宫开始，顺序针刺三组九宫穴位。取针时患者感到心身舒展，满意而归。

| 颈背腰九宫穴位 | | |
|---|---|---|
| 左 ——— 右 | | |
| ④ 风池 | ⑨ 大椎 | ② 风池 |
| ③ 肝俞 | ⑤ 筋缩 | ⑦ 肝俞 |
| ⑧ 肾俞 | ① 命门 | ⑥ 肾俞 |

| 头肩上肢九宫穴位 | | |
|---|---|---|
| 右 ——— 左 | | |
| ④ 通天 | ⑨ 上星 | ② 通天 |
| ③ 肩井 | ⑤ 神庭 | ⑦ 肩井 |
| ⑧ 神门 | ① 人中 | ⑥ 神门 |

| 胸腹下肢九宫穴位 | | |
|---|---|---|
| 右 ——— 左 | | |
| ④ 天枢 | ⑨ 膻中 | ② 天枢 |
| ③ 气穴 | ⑤ 阴交 | ⑦ 气穴 |
| ⑧ 太冲 | ① 关元 | ⑥ 太冲 |

## "错误情人"复杂纠结心身失衡案

男性，自由职业。出生日期：1961 年 4 月 5 日 18 时（–2）左右[1]，戊辰日（5）庚申时辰（57）。长期就诊病人，自小父母离异，同父亲无交往，感觉自己总是"长不大"，至今仍然住在母亲家中。曾经三次与年长女性同居，均以分手告终。初诊：2012 年 5 月 29 日 18：10（–2），庚寅日（27）甲申时辰（21）。自述当天 11：30（–2），辛巳时辰（18），数月吵闹不和的女友提箱离去，情绪极度低落，口干舌燥，全身疲乏无力。脉细弦，舌红苔黄腻。此为肝郁日久化火灼伤元气，治宜清肝解郁、振奋阳气。治疗用其女友离走时穴，选择灵龟八法时间穴位申脉，申脉应于坎卦，在九宫第一宫位，阳跷脉交会穴主男性，用以提高其自信。配以后溪疏通督脉阳气。空间穴位从申脉所在第一宫开始，顺序针刺三组九宫穴位。

| 背骶九宫穴位 | | |
|---|---|---|
| 左 ——— 右 | | |
| ④ 大杼 | ⑨ 大椎 | ② 大杼 |
| ③ 肝俞 | ⑤ 筋缩 | ⑦ 肝俞 |
| ⑧ 会阳 | ① 长强 | ⑥ 会阳 |

| 头面上肢九宫穴位 | | |
|---|---|---|
| 右 ——— 左 | | |
| ④ 太阳 | ⑨ 上星 | ② 太阳 |
| ③ 肩井 | ⑤ 印堂 | ⑦ 肩井 |
| ⑧ 曲池 | ① 人中 | ⑥ 曲池 |

| 胸腹下肢九宫穴位 | | |
|---|---|---|
| 右 ——— 左 | | |
| ④ 日月 | ⑨ 膻中 | ② 日月 |
| ③ 期门 | ⑤ 阴交 | ⑦ 期门 |
| ⑧ 委中 | ① 气海 | ⑥ 委中 |

● 1 对患者不能确切认定出生时间者，如果正好介于两个时辰之间，一般取前一个时辰。

靶向穴位用百会、神庭、攒竹、太溪、太冲。留针 40 分钟期间出现手指拉伸延长感和热流感，尤其感觉到骶部骨盆区域有一股热流向脊骨延伸，使脊骨"舒展如猫背"。

二诊：四诊资料同前。用生辰时穴灵龟八法照海，滋阴清热、补益肾元，同列缺相配疏导任脉下行解郁。空间穴位从照海所在第五宫位开始，顺序针刺三组九宫穴位，合力清理心身不和的根源。靶向穴位用四神聪安神定志。

| 背骶九宫穴位 | | |
| --- | --- | --- |
| ④ 肺俞 | ⑨ 大椎 | ② 肺俞 |
| ③ 心俞 | ⑤ 陶道 | ⑦ 心俞 |
| ⑧ 肝俞 | ① 筋缩 | ⑥ 肝俞 |

（左——右）

| 头面上肢九宫穴位 | | |
| --- | --- | --- |
| ④ 攒竹 | ⑨ 百会 | ② 攒竹 |
| ③ 肩井 | ⑤ 神庭 | ⑦ 肩井 |
| ⑧ 大陵 | ① 印堂 | ⑥ 大陵 |

（右——左）

| 胸腹下肢九宫穴位 | | |
| --- | --- | --- |
| ④ 日月 | ⑨ 中脘 | ② 日月 |
| ③ 阳陵泉 | ⑤ 阴交 | ⑦ 阳陵泉 |
| ⑧ 临泣 | ① 气海 | ⑥ 临泣 |

（右——左）

此后，每次用生辰时穴留针期间患者都出现比较强烈的肝气郁滞释放发散的反应，或上肢不自主震颤、四肢肌肉痉挛，或腹肌先紧张后放松，或流泪哭泣，等等，症状过后身心放松，体力恢复。疗效可以持续 2 ~ 3 周。患者认为时空针灸是他平衡心身的重要依托，至今坚持每月治疗 1 次，而且每年生日必来针灸。

## 陈旧性骨折剧痛案

男性，出生日期：1966 年 10 月 29 日 0：45 分，出生地点：法国孚日省。职业医生。患者自幼同家庭成员结怨甚深，中断联系 10 多年，近年有所缓和。2012 年 7 月，同母亲关系再度恶化终至破裂，噩梦纷纭，心身疲惫。两脉细涩，以肝部为甚，心部脉浮细，舌体胖大有齿痕，苔薄白质腻。此为肝气不调，心气郁滞，宜调解心肝气机郁滞。经用就诊时穴的时空针灸方法治疗四次后，心情开朗，梦境平静，可以正常入眠，疲劳减轻，对疗效非常满意。

五诊：2013 年 3 月 17 日 14：10（-1），工午日（19）丁未时辰（44）。希望继续深化心身治疗，自述 1979 年 13 岁时，因打篮球翻越围栏捡球，从 3 米高处跌下左肩胛落地，致左前臂骨折，昏迷，经急救苏醒。由于自幼与父母关系紧张担心受到斥责，将跌倒原因解释为不慎滑倒，知情的姐姐便以此要挟服从其意愿，否则向父母举报真实原因，这些在患者骨折的历史上留下了多重情结扭曲的因素。近几天疼痛发作，日益加重，彻夜不眠，不能正常工作。查：右脉细涩，左肝部细涩尤为显著，舌体胖大，舌边尖红，苔白腻。此为数月肝气郁滞未尽，移走至陈疴旧所，引发旧症疼痛。患者对骨折时间记忆不准确，时间穴位用就诊时穴。此时辰灵龟八法和飞腾八法的时间穴位都是照海，灵龟八法在后天八卦坤卦属土，位于九宫第二宫；飞腾八法在先天八卦兑卦属泽，位于第二卦数位。患者与父母姐姐不和，长期游离于家庭之外，有离根失土之象，故时间穴位选择灵龟八法照海，配列缺。空间穴位从第二宫开始，先针颈背九宫穴位，再针头面上肢、腹下肢九宫穴位。

| 颈背九宫穴位 | | | 头面上肢九宫穴位 | | | 腹下肢九宫穴位 | | |
|---|---|---|---|---|---|---|---|---|
| 左 —— 右 | | | 右 —— 左 | | | 右 —— 左 | | |
| ④风池 | ⑨大椎 | ②风池 | ④曲差 | ⑨百会 | ②曲差 | ④天枢 | ⑨中脘 | ②天枢 |
| ③大杼 | ⑤陶道 | ⑦大杼 | ③攒竹 | ⑤上星 | ⑦攒竹 | ③气穴 | ⑤气海 | ⑦气穴 |
| ⑧肝俞 | ①筋缩 | ⑥肝俞 | ⑧后溪 | ①印堂 | ⑥后溪 | ⑧申脉 | ①关元 | ⑥申脉 |

留针40分钟，取针后自述：心身放松，感觉肩胛部的疼痛明显减轻。

六诊：2013年3月31日11：30（–2），丙申日（33）癸巳时辰（30）。上次针后疼痛有所缓解。右脉细，左肝部细涩，舌体胖大，舌边尖红，苔白腻。经患者仔细查对，找到了准确的受伤时间，为1977年9月15日15时（–2），即乙亥日（12）癸未时辰（20）。该时段纳甲法胆经值日，无开穴；纳子法补法后溪；灵龟八法照海穴，位于九宫第五宫位；飞腾八法申脉，应于坤卦，位于先天第八卦位。比较诸法，因患者症情以疼痛为急，宜用纳子法大通经开通郁结，用受伤时穴后溪直走颈项肩胛止痛，空间穴位顺序针刺营气底盘，男用申脉、大椎、天突、中脘、气海，大通经十二穴从应时少府穴开始下针，顺序针刺少府、大杼（留针）、至阴（焠刺放血）、俞府、天池、瞳子髎（留针）、章门（留针）、期门（留针）、合谷（留针）、迎香（留针）、冲阳（留针）、大包（留针）。留针40分钟。取针时患者感觉肩胛和前臂疼痛已经明显缓解。

七诊：2013 年 4 月 14 日 20：00（-2），庚戌日（47）乙酉时辰（22）。自述上次针后第 2 天开始疼痛大为减轻，第 4 天仅在受伤部位遗留轻微不适，其他部位的疼痛消失。现左臂活动自如，无任何不适感。右脉细，左肝部细弦，舌体胖大，舌边尖红，苔白。时空针灸诸法：就诊时穴中经讨论患者自选灵龟八法公孙，应于乾卦第六宫位，配内关，继续清理由于家庭关系扭曲引起的心身症状。空间穴位从第六宫开始顺序针刺三组九宫穴位。

| 颈肩骶九宫穴位 | | |
| --- | --- | --- |
| ④ 风池 | ⑨ 大椎 | ② 风池 |
| ③ 肩井 | ⑤ 陶道 | ⑦ 肩井 |
| ⑧ 大杼 | ① 腰俞 | ⑥ 大杼 |

| 头面上肢九宫穴位 | | |
| --- | --- | --- |
| ④ 通天 | ⑨ 百会 | ② 通天 |
| ③ 攒竹 | ⑤ 上星 | ⑦ 攒竹 |
| ⑧ 后溪 | ① 神庭 | ⑥ 后溪 |

| 胸腹下肢九宫穴位 | | |
| --- | --- | --- |
| ④ 天枢 | ⑨ 天突 | ② 天枢 |
| ③ 气穴 | ⑤ 气海 | ⑦ 气穴 |
| ⑧ 申脉 | ① 关元 | ⑥ 申脉 |

留针 40 分钟。总共 3 次运用受伤时穴后，基本治愈精神因素引起复发的旧症顽疾。

## 突然被解雇致心结不解案

男性，律师，50 岁。长期来诊所治疗失眠、颈项紧张疼痛。2014 年 3 月 4 日 12：15（-1），甲戌日（11）庚午时辰（7）就诊。自述 2013 年 11 月 26 日 11 时（-1），丙申日（33）癸巳时辰（30），在毫无准备的情况下被律师事务所解雇。由于多年努力工作，成绩甚佳，对突然变故不可思议，出现失眠加重，疲惫不堪，时有畏寒等症状。经精神分析症状略有好转，近日已经找到新的工作单位，但是对"突然解雇"依然心存结怨，经常出现"寻机报复"的念头。两脉沉细涩，舌体胖大、边有齿痕、薄白苔。此为精神受创阳气受损，选择解雇时穴飞腾八法申脉，申脉应于坤卦，为先天八卦第八卦位，阳跷脉主男，先左后右，同后溪相配疏导振奋阳气，从第八卦位开始，顺序针刺三组八卦穴位。

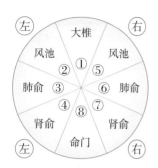

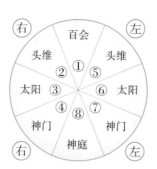

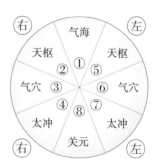

留针 40 分钟，留针期间腰部肾区域出现舒适热流感，脑海中出现宣布解雇时的情景，然后好像被消磁一样逐渐消退，深深长透一口恶气，心身放松，针后释然而归。次日发来邮件称"报复心理大大缓减，更多考虑如何开始新的工作"。

## 三代关系纠结案

女，47 岁，心理分析医生。长期就诊病人。单身，焦虑偏执性格，恋父情结，与母亲关系极为复杂扭曲，同领养的儿子在心理上分辨不清主从关系，以致形成僵局。更年期以来焦虑烦躁加重、头痛目眩、烘热失眠、体重增加 15kg、全身关节疼痛、胃脘紧缩感，感觉在咽喉部位"打了一个结"，影响吞咽。2006 年 5 月 17 日 18 时就诊，自述自从母亲去世后，与儿子关系进一步恶化，诸症加重，心身疲惫不堪。确认其母亲去世时间为 2006 年 4 月 14 日 16 时（-2），癸酉日（10）己未时辰（56），本人在场。用灵龟八法，其母去世时间穴位外关，外关应于震卦，在九宫第三宫位，配足临泣。空间穴位从第三宫开始顺序针刺三组九宫穴位。留针 30 分钟。

### 颈背九宫穴位

| 左 | | 右 |
|---|---|---|
| ④ 风池 | ⑨ 大椎 | ② 风池 |
| ③ 肺俞 | ⑤ 身柱 | ⑦ 肺俞 |
| ⑧ 肝俞 | ① 筋缩 | ⑥ 肝俞 |

### 头面上肢九宫穴位

| 右 | | 左 |
|---|---|---|
| ④ 头维 | ⑨ 百会 | ② 头维 |
| ③ 攒竹 | ⑤ 上星 | ⑦ 攒竹 |
| ⑧ 合谷 | ① 神庭 | ⑥ 合谷 |

### 胸腹下肢九宫穴位

| 右 | | 左 |
|---|---|---|
| ④ 期门 | ⑨ 天突 | ② 期门 |
| ③ 气穴 | ⑤ 膻中 | ⑦ 气穴 |
| ⑧ 太冲 | ① 关元 | ⑥ 太冲 |

取针时，患者描述："感觉头脑轻松，全身也高度放松，不再疼痛了，没有想到针灸有这样神奇的效果。"之后经过几次运用就诊时穴的时空针灸疗法治疗，心境渐趋平静，开始同儿子对话交流。

## 第二类：意外事故或自然灾害时穴案例

### 跌倒致右肩损伤疼痛案

女性，出生日期：1951年6月30日，退休公务员。就诊日期为2014年2月27日17：50。自述2013年11月1日11：16（–1），辛未日（8）癸巳时辰（30），在街道坡面跌倒，右肩着地后下滑数米，疼痛夜间加重，不能入睡，至今不愈。西医检查无骨折、脱位等实质性损伤，服止痛药和消炎药无效引起胃痛而停用。数日前又出现右颈部紧张疼痛。现查右臂抬举不能过肩，不能做内旋运动。双脉沉细弱，舌胖大边有齿痕，苔薄白腻。在诸法受伤时穴里，飞腾八法的申脉能够舒展经脉，又有安眠作用，配后溪可以直接疏通督脉，治疗颈项疼痛。先针申脉，先左后右，后溪仅针左侧，下针后要求患者随呼吸抬举右臂，感觉疼痛顿时减轻，再针刺三组八卦穴位。

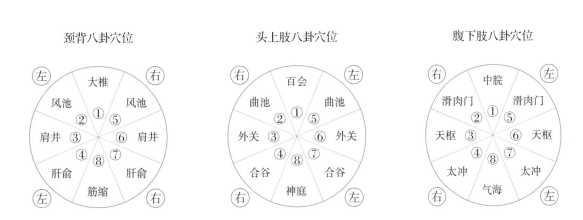

颈背八卦穴位　　　　　头上肢八卦穴位　　　　　腹下肢八卦穴位

腹部红外线灯照射，留针30分钟。取针时患者自述留针期间右臂出现暖流，全身放松，深沉入睡。取针后右手已能与左手在背后反扣，做上下运动，颈部放松。再经过两次治疗，肩颈疼痛痊愈。

**手机被盗惊恐引起胁痛案**

女性，初诊时间为 2013 年 5 月 20 日 14：30（-2），丙戌日（23）甲午时辰（31）。自述 19 日 15：00（-2），乙酉日（22）癸未时辰（20），在路上用手机通话时，被小偷飞速抢走手机，惊恐失常，坐地痛哭。因手机中有通讯录、照片、录音等重要材料，返回家中一直痛哭不止。左胁下期门穴区有阻滞感牵引上至左肩胛下至左腰部，引起剧烈疼痛，咽部堵塞不通感。双目涩痛，失眠。面色灰滞，口唇紫黯。脉细涩，舌尖红，苔薄白腻。肝升于左，惊恐伤肾，水不涵木，亢张为火，灼伤肝络，成气滞肝脉兼有瘀血之证。受惊时穴灵龟八法和飞腾八法均为申脉，患者自选飞腾八法申脉穴，在先天八卦坤卦，为第八卦数位。用巨刺法，先刺右侧申脉，左腰背肩胛疼痛顿时消散，再针左申脉、双后溪，左期门穴区疼痛缓减，咽紧滞感明显缓解。空间穴位从第八卦位，顺序针刺三组八卦穴位。

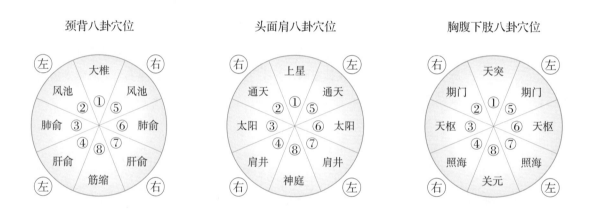

颈背八卦穴位　　　　头面肩八卦穴位　　　　胸腹下肢八卦穴位

留针 40 分钟，取针后自述咽部和身体左侧症状全部消失，眼睛涩痛感也消失，视物明亮清晰，心情平静和缓。

后再经两次针灸治疗，症状未再出现。

## 第三类：过度治疗或者有副反应治疗的时穴案例

**妇女内生殖器过度切除案**

女性，51 岁，知名画家。由于工作压力和感情纠葛，长期精神紧张。2001 年妇科检查发现子宫肌瘤，预定 2001 年 8 月 29 日 10：00（-2），甲子日（1）戊辰时辰（5），切除子宫。是日，手术台上不仅将子宫而且连带卵巢和两侧输卵管全部切除。1个月后出现严重的更年期症状：潮热、烦躁、情绪变化无常。多次因胸闷胸痛、四肢冰凉、冷汗淋漓等症状送到医院急诊科就诊，转心脏病科，西医检查无器质性病变，予出院。2005年发现左侧乳腺结节、肝囊肿和萎缩性胃炎。此案病机根本在于肝气郁结，过度手术进一步损伤肝阴，造成手足厥阴失养的"心病现象"，和肝本脏以及肝经络由气及血的一连串病理阻滞。过度手术治疗是引起病情变化的重要原因。治疗中选用手术时穴子午流注纳甲法甲子日（1）戊辰时辰（5）的支沟穴，用泻法。支沟为手少阳三焦经火穴，清少阳之火，缓厥阴之急，与病机相符。空间穴位顺序针刺值日经肾经的空间穴位：神门、太溪、大陵、关冲、中冲、原气底盘穴位（天枢双侧、气海、关元、气穴双侧）。在几年的治疗过程中，交替使用手术记忆时穴和就诊时穴。患者回馈用手术时穴改善症状的效果要比用就诊时穴更为明显。

### 胆结石胆全切后不适案

女性，30岁。初诊：2009年9月29日18：36（-1）。自述2009年9月24日11：00（-2），壬申日（9）乙巳时辰（42），因巨大型胆结石急性发作行胆全切除术，术后胃脘不适，消化功能明显减退且体内出现冷气感，即便饮用热水或用热水袋外敷也不能缓解，疲惫不堪。肥胖体形，面色㿠白无华。舌体胖大色淡，脉细弦。此为脾肾阳气不足，当治以温运脾肾阳气。选择灵龟八法就诊时间穴位照海，坤卦第二宫，配穴列缺。空间穴位从九宫第二宫开始针刺两组九宫穴位。

背腰骶九宫穴位

| 左 | — | 右 |
|---|---|---|
| ④ 肝俞 | ⑨ 大椎 | ② 肝俞 |
| ③ 脾俞 | ⑤ 筋缩 | ⑦ 脾俞 |
| ⑧ 肾俞 | ① 长强 | ⑥ 肾俞 |

胸腹九宫穴位

| 右 | — | 左 |
|---|---|---|
| ④ 日月 | ⑨ 中脘 | ② 日月 |
| ③ 天枢 | ⑤ 气海 | ⑦ 天枢 |
| ⑧ 气穴 | ① 关元 | ⑥ 气穴 |

靶向穴位用神庭、阳陵泉、足三里。腹部用红外线灯照射，留针30分钟。

二诊：2009 年 10 月 3 日 10：16（-2），辛巳日（18）壬辰时辰（29）。自述冷气感明显减轻，食欲改善。肝脉细弦，脾肾两部脉沉细，舌体胖大，色淡。继续选用灵龟八法，用就诊时穴申脉，坎卦一宫，配后溪。空间穴位从申脉所在一宫开始，顺序针刺两组九宫穴位，如一诊的两组九宫穴位。经过四次治疗，术后不适感完全解除，体力迅速恢复并重新开始工作。

### 甲状腺囊肿全切后疱疹复发案

男，56 岁。初诊：2009 年 10 月 15 日 15 时。自述 2009 年 9 月 30 日 09：30（-1），戊寅日（15）丙辰时辰（53），甲状腺囊肿全切之后，经针灸治疗数年未发作的顽固性疱疹大面积出现在臀部，破溃瘙痒疼痛。脉弦细数，舌质红，少苔而干。此为术后免疫功能下降，旧症复发。清泻内热为急。选择灵龟八法手术时间穴位列缺，离卦第九宫位，配照海，先左后右。空间穴位从列缺所在第九宫开始，顺序针刺两组九宫穴位。留针 30 分钟。

| 背骶九宫穴位 | | | 胸腹九宫穴位 | | |
|---|---|---|---|---|---|
| 左 | | 右 | 右 | | 左 |
| ④ 三焦俞 | ⑨ 大椎 | ② 三焦俞 | ④ 阴都 | ⑨ 天突 | ② 阴都 |
| ③ 小肠俞 | ⑤ 筋缩 | ⑦ 小肠俞 | ③ 天枢 | ⑤ 气海 | ⑦ 天枢 |
| ⑧ 会阳 | ① 长强 | ⑥ 会阳 | ⑧ 气穴 | ① 关元 | ⑥ 气穴 |

在大椎和长强各围刺四针。阴都穴在中脘旁开半寸，与中脘同用对甲状腺病和咽喉病变有特别疗效，属于靶向穴位组合到空间穴位之中的用法。

经过三次运用手术时穴的时空针灸治疗后，疱疹迅速消退，体力恢复。

## 第四类：有发作时间的疾病或者症状的时穴案例

### 定时醒案

男性，出生日期：1951 年 11 月 20 日，出生地点：法国南部艾克斯城，职业：律师。2009 年 10 月 6 日 10：00（–2）就诊。自述长期凌晨 4 时左右醒后不能入睡，必须重新拿起卷宗批阅 1 ~ 2 小时才可以再入睡，尤其有出庭辩论时症状加重，醒后不能再入睡。长期的睡眠紊乱造成紧张与疲劳二者之间的恶性循环，情绪不稳定，影响处理案件。两寸脉细弦，尺部沉细无力，肝部细滑。舌体胖大，边有齿痕，舌苔薄白。此为欧洲所称的"职业性间断睡眠"，发病率以律师人群为高，也频繁出现在因次日有谈判、演讲、授课等的专业人员中。此案凌晨 4 时醒，冬季减 1 小时或者夏季减 2 小时，均在肝经敏感时段。由于精神紧张，肝气郁滞不通，在肝经与肺经交接的时间里出现魂魄不安、睡眠间断的症状，宜调解肝郁，疏经导气。用时空针灸纳子法小通经，时间穴位选择胃经原穴冲阳，空间穴位用合谷、迎香，掌气底盘穴位男用中脉、大椎、天突、中脘、气海。经验穴位用百会、头维、率谷，均用泻法。留针 40 分钟。并叮嘱其改变习惯，凌晨醒来不要阅读卷宗，改变为喝适量温水后即上床，双手覆盖小腹，意念引导温水至小腹之后意守丹田。经 3 次治疗，凌晨醒的时间缩短为半小时，再经过 2 次时空针灸治疗，基本不再出现凌晨醒，偶尔出现时用上述意念引导温水下守小腹的方法可以很快入睡。

## 第五类：生辰时穴案例

### 出生后被遗弃案

女性，生辰时间：1979 年 3 月 6 日 18：15（–1），壬申日（9）戊申时辰（45）。职业：饭店保安。2005 年 7 月 29 日就诊，自述从 19 岁开始用激素类药物治疗青春期面疱粉刺，面疱粉刺"消失"，但是出现咽喉结节，声音嘶哑，颈部淋巴结肿大，反复感冒。去年夏天在海边度假返回后，粉刺再次出现于口唇周围，红肿疼痛不愈。长期严重失眠，痛经。左侧踝关节和膝关节反复轮流扭挫伤。长期第七胸椎右侧疼痛。曾经吸毒、酗酒，现已戒除。2 年前戒烟后，2 个月内体重增加 10kg。经常出现皮肤和呼吸道过敏。患者症情看似杂乱无章，实际都与肝系统错乱相关。仔细询问，患者告知自出生后母亲就将其交给外祖母不再过问，而且从无父亲的消息。外祖母因心理变态经常打骂，引起心情压抑恐惧。对狗情有独钟，感觉同狗在一起才有温暖。17岁找到带狗的保安工作即从外祖母家"逃离"，如获新生。此案患者父母离异且出生后被变相遗弃，情志受损，肝气郁结而生内热是多年复杂症状的根源。舌体胖大，色红以边尖为甚，舌苔黄干，肝脉弦。决定选择出生时穴，用灵龟八法照海，照海为阴跷脉交会穴，女子以阴跷为经，阳跷为络，故有照海主女子之说。功能滋肾清热养肝，配列缺调理任脉引火下行，加用四神聪、神庭、迎香、地仓、外关、三阴交，平补平泻，留针30分钟。取针时患者告知下针几分钟后就开始不由自主地哭泣，四肢出现很明显的气行流动感。次日来电话告知，头脑轻松，通体舒畅，粉刺红肿疼痛均显著减轻。后又经过数次治疗，心身趋于平稳安静，对疗效非常满意。十几年来感觉不适即来就诊以巩固疗效。

## 出生季节敏感案

女，出生日期：1954年12月24日00：30（-1），甲寅日（51）甲子时辰（1）。初诊：2004年9月2日11：50（-2），甲申日（21）己巳时辰（6）。自述去冬今春以来极度疲劳。以往用体疗可以缓解的头痛、颈痛（尤以风池部位严重）和背部肌肉僵硬疼痛，至今数月未能缓解。由于工作紧张过度应激经常眩晕，更增加了一份担心。至5月份躁狂不安，6月份转为沮丧消沉，特别贪食巧克力和红酒以此"增加能量"。冬季开始的疲劳、躁狂、沮丧的恶性循环已经持续了四五年之久，自己分析除了同冬季日照减少有关，更重要的是与出生季节恰为冬季有关。长期睡眠不佳。便溏，腹胀气。2年来月经紊乱。数月的极度疲劳使其感觉处于忧郁症大发作的边缘。两脉细弦，舌胖大边有齿痕。此为脾虚肝郁，经筋失养。查生辰时穴子午流注纳甲法时间穴位阳辅，胆经甲木经穴，其性质不但与生辰日时天干属木相合，也同症状起于冬春之交具有风木往来反复的特点相应，故用阳辅穴。女性先针右侧后针左侧。空间穴位顺序针刺神门、太溪、大陵、关冲、中冲、天枢、气海、关元、气穴。经验穴位用肺俞、风池、神庭、阳陵泉、足三里。留针30分钟。取针时颈项肩部疼痛缓解，全身轻松。此后患者每年按季节来针灸3～4次，巩固长期疗效。

## 第二节　空间穴位的同构功能

什么是空间穴位？"同构"的含义是什么，有何临床意义？这些问题是理解和运用时空针灸的又一关键。宋代以来临床运用的四个特定穴敏感周期，它们的组成原理和方法是各不相同的。回溯使特定穴构成敏感周期的相关原理，找到构成周期的关键节点，将它们作为配置空间穴位的依据，按照这样的原理组成的穴位群组就是空间穴位。由于空间穴位与时间穴位之间的这种同构关系，使其具有支撑特定穴敏感周期的功能，同时间穴位一起运用就可以发挥出一种特殊的增效作用。换言之，设置空间穴位的关键在于找到同构关系，而要懂得时空针灸"空间穴位"的特指，必须回到使特定穴构成敏感周期的原理才能得其要领。总而言之，就是要弄清楚"时上有穴，穴上有时"的"有"的具体所指，这个"有"既是使特定穴构成敏感周期的结构，也同样是选择确定空间穴位的依据。需要指出的是，为了表述的方便，时空针灸所称的"时间穴位"和"空间穴位"可以分而论之，但在临床却必须合而用之，就如同本书总论里提到的中国古代时空观里时间与空间相依相随不能分离是一样的道理。为了方便临床运用，在此仅提示各法空间穴位的主要原理并以案例进行说明，详细论证将置于各法相关章节之中。

纳甲法是原气在十个值日经的五输穴的敏感周期，只有找到了原气才能找到纳甲法系统的核心和动力。因此，在构成值日经十日周期的四大原理之中，置于首位的莫过于"过输转原"，过输转原的输穴和原穴就是纳甲法空间穴位的第一组穴位。在纳甲法十个值日经里，经过经的传递是通过三焦经和心包经的穴位实现的，所谓"气纳三焦，血纳心包"，它们不但在"经生经、穴生穴"的流转过程里发挥着桥梁作用，而且划定了值日经的界线。因此，连接值日经的三焦经和心包经的穴位，成为第二组穴位。由于纳甲法是原气在五输穴的十日敏感周期，理所当然要对原气加以鼓舞激励，原气底盘穴位就成为纳甲法空间穴位必不可缺的组成部分[1]。

纳子法是营气在一日之内周行二十八脉[2]流程中五输穴的敏感周期，尽管依照"补母泻子"原理有三个不同的子周期，但是它们都离不开营气在十二正

1　详见本书第三章时空针灸纳甲法与纳子法。

2　十二正经左右各一，加任督二脉，男子以阳跷脉计左右各一，女子以阴跷脉计左右各一，总计二十八脉。见《灵枢·营气行》等篇。

经之间经过经的关键穴位和营气底盘穴位，只是必须区别营行阴跷脉、阳跷脉时男女有所不同，男性以阳跷脉为经、阴跷脉为络，而女性以阴跷脉为经、阳跷脉为络。因此纳子法的空间穴位就是连接十二正经的十二通经穴，以及男女有别男用申脉女用照海的营气底盘穴位，其中纳子法空间穴位的第一穴位同时间穴位存在着时间上的密切关联[1]。

灵龟八法和飞腾八法都是"卦数穴"三位一体的八脉交会穴敏感周期。只不过灵龟八法以后天八卦和九宫数图为底盘，通过日时天干的四个代数计算之后同九宫数连接，再过渡到后天八卦与八脉交会穴的统一。飞腾八法则是以时干直接带入先天八卦的卦数位，同八脉交会穴合为一体。

灵龟八法和飞腾八法的空间穴位也都是按照"卦数穴"三位一体的框架组合起来的，然后按照洛书数序列或者八卦数序列，首先针刺时间穴位所在卦位的穴位，即灵龟八法依照九宫顺序、飞腾八法依照卦数序列，针刺九宫穴位或者八卦穴位，从而将空间穴位和时间穴位连为一体[2]。

现将时空针灸四法空间穴位的构成原理和选穴组构特点归纳如表1-1。

表1-1　四种特定穴敏感周期依凭的时空结构

| 敏感周期 | 时空结构 | | | |
|---|---|---|---|---|
| | 六十甲子 | 五行 | 术数 | 八卦 |
| 纳甲法 十日周期 | 日时 同计 | 五行相生 推理 | | |
| 灵龟八法 六十日周期 | 日时 同计 | 日时 代数 计算 | 九宫数 | 后天八卦 |
| 纳子法 一日周期 | 计时 不计日 | 五行生克 推理 | | |
| 飞腾八法 五日周期 | 计时 不计日 | 时干 直接 推理 | 卦数 | 先天八卦 |

本书在总论论证了六十甲子、阴阳五行、洛书河图、先后天八卦统统都是中国古代科学时空相依的基本模式，是天人相应的框架。构成四种特定穴敏感周期的共同的时空结构都是六十甲了，然后再分别同其他时空结构组合。因此，四种特定穴敏感周期与生俱来就是时空合璧的，就是天人相应的。"同构"大而言之是人与天地之间进行物质和能量交换的模式和通道，小而言之则是人体通过"采气""聚气""行气""归气""养气"，对本身能量场进行有序化

● 1 详见本书第三章时空针灸纳甲法与纳子法。
● 2 详见本书第四章时空针灸灵龟八法与飞腾八法。

调节的载体。空间穴位与时间穴位"同构"，说到底是在"调构气场"，即沟通、疏导、调整、优化内外相通的气场，进而发挥内气的治疗作用。

为了使与时间穴位同构的空间穴位真正发挥其调构气场的作用，需要注意选择那些聚气、行气、调气功能强的穴位。时空针灸的空间穴位主要在以下几大类穴位中进行选择。

1. 有较强的通关过节、连接经络功能的穴位，例如纳甲法里"气纳三焦、血纳包络"经过经的穴位和纳子法里的"通经十二穴"。

2. 重要的气场标志性穴位。其中最重要的是中脉上的上气海、中气海、下气海、上丹田、中丹田、下丹田在体表的投射区域，即任督二脉上的穴位，例如小周天的三关九窍穴位尾闾、夹脊、玉枕、肾堂、悬枢、陶道、泥丸、明堂、绛宫、中脘、神阙、气海，上鹊桥的龈交、承浆，下鹊桥的曲骨。又如与大周天相关的穴位：冲脉的公孙、太冲、冲阳、气穴，阴跷脉的然谷、照海，阳跷脉的申脉[1]，等等。在临床上通常将前后两面同一水平的穴位组配在一起，对气场发挥强有力的调节作用，例如长强与曲骨、大椎与天突、至阳与膻中、命门与神阙、肾俞与天枢、志室与人横同时运用等。

应当注意，在时空针灸的空间穴位里虽然选择运用了大小周天的穴位，却不能将其称为"周天针法"，因为时空针灸无论纳甲法、纳子法或者灵龟八法、飞腾八法，虽然运用了大、小周天的部分穴位，但是它们的功能与"周天针法"是不同的。

3. 构建气场的特殊穴位组合。例如巅顶（百会）昆仑顶天立地、百会太溪山泽通气、申脉攒竹一桥飞架、申脉照海二跷互动、神门神庭门当户对、神门太溪交通心肾、中脘三里同气相求、气穴天枢气贯先后、太冲合谷四关协力、气穴三里斡旋二天、中脘天枢连土成田，等等。

4. 经验穴的特别组合。两个穴位联合运用的例子，如照海、阴交滋阴润燥，上下阴交妇科秘要，合谷、内庭口齿关隘，迎香、冲阳[2]遥相呼应，等等。三个穴位联合运用的例子，如肩井、曲池、合谷顺流通肩，迎香、合谷、冲阳三友会合，期门、天枢、丘墟疏土达木，等等。

5. 治疗作用覆盖面广的穴位。例如背俞穴、腹募穴、八会穴、胸腹部的重要交会穴等。

6. 应穴。这是明代以后逐渐发展完善的运用八脉交会穴治疗复杂病症的配穴，可以将它们用于时空灵龟八法和飞腾八法空间穴位的组配之中。

时空针灸四法空间穴位的构成原理和选穴特点见表1-2。

●  1 见踵息法。
●  2 迎香古称冲阳。

表1-2　空间穴位的构成原理和选穴特点

| 时空针灸四法 | 空间穴位的构成原理 | 选穴标准和组构特点 |
|---|---|---|
| 纳甲法 | 纳甲法布穴原理过输转原气纳三焦、血纳包络 | 划定值日经定界和过输转原的五输穴、原气底盘穴位 |
| 纳子法 | 纳子法营气循行二十八脉机制 | 通经穴、营气底盘穴位 |
| 灵龟八法 | 后天八卦九宫位数 | 1. 中轴鼎立：任督二脉和大小周天穴位<br>2. 侧翼包围：用于中轴两侧的十大类特定穴、靶向穴位、经验穴位<br>3. 收功筑基：原气归根穴位 |
| 飞腾八法 | 先天八卦八卦数 | |

如何将空间穴位和时间穴位连接成为一个整体呢！在按照按时取穴方法的原理组配好空间穴位之后，通过针刺顺序将时空两组穴位组合到一起。纳甲法的"返本还原"的输穴，纳子法与时间穴位有同等时间关系的通经穴位，灵龟八法和飞腾八法与时间穴位处于同等宫数或者卦数位置的穴位，都是各法空间穴位的第一穴，它们起着将空间穴位与时间穴位连接在一起的纽带作用，因此它们是空间穴位群组的第一个针刺穴位，是构建特定的气-能量场的钥匙。时空针灸空间穴位与时间穴位"同构"的穴位组合和针刺顺序，弥补了既往按时取穴方法"时间穴位单打独斗，其他配穴散兵游勇"的不足，使临床配穴回归到针灸原创核心：六十甲子、洛书卦数、先后天八卦等古代时空模式的统领之下，实现了这些原创核心在临床上的可操作性。所有的时空模式，说到底都是以不同的形式表述着天地之间能量信息的组合，这种能量信息在古代统称为天地之气。所谓天气，指天体携带的磁波、光波、红外线、电波、引力波等组成的信息能量波。所谓地气，指地理环境，以及温度、湿度、风力等气候环境所携带的信息和能量。时空针灸时空穴位的特定组合就是要寻找人体同这些信息能量的对应关系。在运用时间穴位记忆功能的基础上，配以空间穴位"同构调场"的功能，调构出一种针对个人心身状态的时空统一的气-能量场，从而将疾病状态调整到有序状态，达到"无问其病，以平为期"，以自身药治自身病的目的。说到底，这也就是空间穴位与时间穴位"同构"的临床意义。

# 附 空间穴位与时间穴位"同构"案例

## 脑肿瘤案

女性患者，1948年出生。初诊：2016年6月10日20：45（-2）●[1]，癸亥日（60）辛酉时辰（58）。自述2015年3月5日发现脑肿瘤。2015年4月手术切除90%肿瘤后接受放疗、化疗至8月，因脑水肿引起右侧偏瘫和癫痫住院治疗，改用化疗药物至今。此药物副反应严重：口腔烧灼感，指（趾）甲霉菌感染，疼痛不可触碰，必须穿戴手套和袜子，且散发恶臭味，足底感觉缺失，全身无名疼痛，有"双目失明"的感觉，必须有人搀扶才能行走。脉细涩，舌瘦而干色红。此为气血津液受损，经脉阻滞，选用时空针灸纳子法小通经。就诊时间穴位太溪，空间穴位通经穴位用大杼、至阴，营气底盘穴位用照海、大椎、天突、中脘、气海。靶向穴位用百会、通天、神庭、合谷、八风、足三里、申脉、八邪。留针40分钟。取针时患者自述全身轻松，感觉到一种一年多未有的舒适感。

二诊：2016年6月20日18：38（-2），癸酉日（10）庚申时辰（57）。自述一诊后身体异样感觉"完全改变"，口腔不再烧灼，身体几乎无疼痛，手足指（趾）甲状况明显改善，体力恢复，"效果超出想象"。患者告知几年前因坐骨神经痛来治疗，一次针灸即获得非常突出的疗效，因此这次才想到来试一试针灸是否对化疗副反应有效。希望针灸帮助改善"双目失明"的感觉。脉细涩，舌瘦而干色红同前。灵龟八法用就诊时间穴位申脉，申脉应于坎卦在九宫第一宫，配后溪，因偏瘫在右，时间穴位用巨刺法先左后右。空间穴位从第一宫开始，顺序针刺三组九宫穴位。

| 颈背骶九宫穴位 | | |
|---|---|---|
| 左 | | 右 |
| ④ 风池 | ⑨ 大椎 | ② 风池 |
| ③ 肝俞 | ⑤ 命门 | ⑦ 肝俞 |
| ⑧ 会阳 | ① 长强 | ⑥ 会阳 |

| 头面九宫穴位 | | |
|---|---|---|
| 右 | | 左 |
| ④ 攒竹 | ⑨ 百会 | ② 攒竹 |
| ③ 鱼腰 | ⑤ 上星 | ⑦ 鱼腰 |
| ⑧ 太阳 | ① 神庭 | ⑥ 太阳 |

| 腹手下肢九宫穴位 | | |
|---|---|---|
| 右 | | 左 |
| ④ 曲池 | ⑨ 中脘 | ② 曲池 |
| ③ 合谷 | ⑤ 气海 | ⑦ 合谷 |
| ⑧ 太冲 | ① 关元 | ⑥ 太冲 |

● 1 巴黎真太阳时3月25日至10月27日格林尼治时减2小时，10月28日至3月24日格林尼治时减1小时。每年应当认真核对。

靶向穴位冲阳、丘墟。留针 40 分钟。

三诊：2016 年 6 月 27 日 13：10（-2），庚辰日（17）壬午时辰（19）。全身症状包括视力都大大改善，不再用纱布包扎手指，也不再穿袜子，手足恶臭基本消失，可以操持家务。前两次就诊均有人搀扶陪伴，这次可以自己来就诊。脉沉细涩，舌红少苔少津。选用灵龟八法就诊时间穴位后溪，后溪应于兑卦，在九宫第七宫位，配申脉，针刺后溪、申脉均先左后右。空间穴位从第七宫开始，顺序针刺三组九宫穴位。

颈背九宫穴位

| 左 | | 右 |
|---|---|---|
| ④ 风池 | ⑨ 大椎 | ② 风池 |
| ③ 肝俞 | ⑤ 命门 | ⑦ 肝俞 |
| ⑧ 肾俞 | ① 长强 | ⑥ 肾俞 |

头面九宫穴位

| 右 | | 左 |
|---|---|---|
| ④ 鱼腰 | ⑨ 百会 | ② 鱼腰 |
| ③ 瞳子髎 | ⑤ 上星 | ⑦ 瞳子髎 |
| ⑧ 太阳 | ① 神庭 | ⑥ 太阳 |

胸腹下肢九宫穴位

| 右 | | 左 |
|---|---|---|
| ④ 天枢 | ⑨ 中脘 | ② 天枢 |
| ③ 气穴 | ⑤ 气海 | ⑦ 气穴 |
| ⑧ 太冲 | ① 关元 | ⑥ 太冲 |

留针 40 分钟，取针时自述心身舒适，满意而归。此后每月针灸一次，巩固疗效。

## 忧郁症伴眩晕案

女性，出生日期：1947 年 7 月 6 日，出生地点：法国布尔日市。初诊：2011 年 5 月 31 日 9：00（-2），丙戌日（23）壬辰时辰（29）。自述长期忧郁症，一直在用西药治疗。左耳前庭神经炎，神经受损，持续性耳内鸣响，并引起眩晕，每当驾驶汽车时就异常疲劳，记忆力大大下降。精神紧张时容易出现腹痛、腹泻。左肝脉弦急，右脾脉沉细弦。舌胖大，边有齿痕，苔薄白少津。辨证属肝胆不和，肝脾不和。选择灵龟八法，用就诊时间穴位申脉，先右后左。申脉应坎卦，位于九宫第一宫，空间穴位从第一宫穴位开始，顺序针刺两组九宫穴位。留针 30 分钟。

头面九宫穴位

| 右 | | 左 |
|---|---|---|
| ④ 攒竹 | ⑨ 百会 | ② 攒竹 |
| ③ 太阳 | ⑤ 神庭 | ⑦ 太阳 |
| ⑧ 风池 | ① 印堂 | ⑥ 风池 |

胸腹九宫穴位

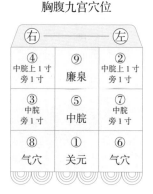

| 右 | | 左 |
|---|---|---|
| ④ 中脘上 1 寸 旁 1 寸 | ⑨ 廉泉 | ② 中脘上 1 寸 旁 1 寸 |
| ③ 中脘 旁 1 寸 | ⑤ 中脘 | ⑦ 中脘 旁 1 寸 |
| ⑧ 气穴 | ① 关元 | ⑥ 气穴 |

数日后患者发来邮件称疗效奇特：当晚睡眠深沉，次日精神状态大大改善，眩晕减轻而且疗效持续数日之久，出乎意外。

二诊：2011 年 6 月 14 日 11：00（–2），庚子日（37）辛巳时辰（18）。自述眩晕继续缓解，精神紧张也得到改善，腹痛、腹泻偶尔出现，疲劳较前减轻。左肝脉弦，右脾脉沉细。舌胖大，边有齿痕，苔薄白少津。辨证属肝胆不和，肝脾不和。选择灵龟八法，用就诊时间穴位列缺，先右后左。列缺应离卦，位于九宫第九宫，空间穴位从第九宫穴位开始，顺序针刺两组九宫穴位。留针 30 分钟。

| 头面九宫穴位 | | | 胸腹九宫穴位 | | |
|---|---|---|---|---|---|
| 右 ——— 左 | | | 右 ——— 左 | | |
| ④ 头维 | ⑨ 百会 | ② 头维 | ④ 期门 | ⑨ 中脘 | ② 期门 |
| ③ 太阳 | ⑤ 神庭 | ⑦ 太阳 | ③ 天枢 | ⑤ 气海 | ⑦ 天枢 |
| ⑧ 风池 | ① 印堂 | ⑥ 风池 | ⑧ 气穴 | ① 关元 | ⑥ 气穴 |

三诊：2011 年 7 月 4 日 9：00（–2），庚申日（57）庚辰时辰（17）。自述眩晕等症状继续减轻，在暑假之前再针灸一次巩固疗效。左肝脉细，右脾脉沉细。舌胖大，边有齿痕，苔薄白少津。辨证属肝脾不和。仍然选择灵龟八法，用就诊时间穴位足临泣，先右后左。足临泣应离巽卦，位于九宫第四宫，空间穴位从第四宫穴位开始，顺序针刺两组九宫穴位。留针 30 分钟。

| 头面九宫穴位 | | | 胸腹九宫穴位 | | |
|---|---|---|---|---|---|
| 右 ——— 左 | | | 右 ——— 左 | | |
| ④ 角孙 | ⑨ 百会 | ② 角孙 | ④ 日月 | ⑨ 中脘 | ② 日月 |
| ③ 听宫 | ⑤ 神庭 | ⑦ 听宫 | ③ 天枢 | ⑤ 气海 | ⑦ 天枢 |
| ⑧ 风池 | ① 印堂 | ⑥ 风池 | ⑧ 气穴 | ① 关元 | ⑥ 气穴 |

患者在三诊之后减少治疗忧郁症药物 2/3 的剂量，仅用轻微维持量预防忧郁症反复，眩晕和腹泻大大减轻，疲劳减轻。坚持每月治疗 1 次，经过 6 个月治疗后，初诊时的症状基本消失。

要诀篇

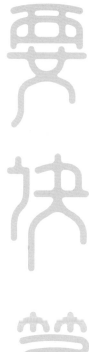

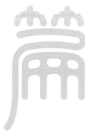

Key
points

Chapter 2

Theory of
energy field
in ATAS

# 第二章
## 时空针灸的能量场效应机制

　　针灸的发明并用于治疗疾病，早在西晋皇甫谧《帝王世纪》中已有记载："伏羲氏……乃尝味百药而制九针以拯夭枉焉。"[1]当今针灸在160多个国家和地区用于治疗常见疾病、疑难疾病和重大疾病，继续向世界彰显着她的神奇。针灸普惠天下的时空跨度如此奇特，引起人们深思，针灸为什么可以治病？这个追根究底的问题对于每一位针灸医生来说，将不仅伴随其整个医学生涯，而且由于临证和阅历的积累扩展，在不同的运用环境和实践过程中，会得出不同的答案。

　　针灸施针的基础是经络和经络上的穴位，最初的回答可能是"经络和穴位能治病"。针灸讲究针刺手法，因此"手法精粹"也可算作有据之言。现代医学试验方法的诸多解释更让人目不暇接。归根曰静，最好还是回到原创，沉心静气地思考针灸的起源到底与哪些元素有关联，结合临床体验，再尝试着做出比较有说服力的解释。

● 1 引自北京大学图书馆馆藏清代贵筑杨调元辑《训纂堂丛书》中的《帝王世纪》。

在上文所引"制九针以拯夭枉"之前，有一段重要的"开场白"："伏羲氏仰则观象于天，俯则观法于地，观鸟兽之文与地之宜，近取诸身远取诸物，于是造书契以代结绳之政，画八卦以通神明之德，以类万物之情。所以六气、六府、五脏、五行、阴阳、四时、水火升降得以有象，百病之理得以有类。"文中指出了针灸、中药乃至于中医所有的治病方法的"理"，都建立在通过"观象"而达到"有类"的基础上。这个"象"是什么，从何"观"起？万象之首在"天"，答案要从天上寻。伏羲观的"天"是什么呢？是"鸟兽之文"。文者纹也，"鸟兽之文"指青龙、朱雀、白虎、苍龟二十八宿在天穹描绘出来的运动轨迹。在中国古天文里，围绕北极星旋转的北斗七星同二十八宿一起构成了度量太阳、月亮、五大行星运动规律的观象核心，在《尚书》里称为"璇玑玉衡，以齐七政"。然而伏羲的智慧远远不止于"观象"，更重要的是他超越象外，"听"到了"通神明之德""类万物之情"的"八风之气"，并依此画出了八卦，《太平御览》有谓："伏羲坐于方坛之上，听八风之气乃画八卦。"风者无形而致者也，气者能量也，也就是说伏羲在将万事万物取象之后，把它们按照能量的特征分为八类，再将它们的相互关系进行排列组合，最终形成八卦，构成了天人相应的能量学的模式，而这些就是中医、针灸的原创核心之所在。针灸所运用的经络、穴位是沟通天人能量运动的载体，《灵枢经》对此有最精彩的论证："经脉流行不止，与天同度，与地同纪。"清代张隐庵在《黄帝内经灵枢集注》中也有很好的发挥："阴阳已张，因息乃行。行有经纪，周有道理，与天合同，不得休止。"因此，针灸的功效说到底，是通过调节天人相通的能量来起作用的，这种能量在人体就称为"气"。

再从天说起，不同的天体携带的能量是不一样的，并且还会由于相互之间运动关系的改变产生出不同的能量周期。例如，太阳是太阳系最大的能量聚集体，月亮则是太阳光能的反射体。地球在每24小时自转1周的同时，围绕着太阳做大约为365天一周期的公转，而与此同时月球也在围绕着地球进行每28天一周期的旋转。太阳的光能、热能和月亮的"冷能量"，尤其是太阳、月亮、地球在运动中相对位置的变化对地球的影响是最直接也是最重要的。太阳系里还有其他行星，木星的公转周期接近12年，火星的公转周期约为1.9年，土星的公转周期为29.46年，金星每224.65天围绕太阳旋转一圈。水星是太阳系里距离太阳比较近的行星，它总在太阳的左右摆动，其摆动的最大角度为30°，与12时辰中每1个时辰的度数几乎相等。人类在数百万年随着地球在太阳系里公转的过程中，也产生出了适应不同天体能量辐射带来的周期，即不同的气的周期。《灵枢·五乱》将这种内外相应的"气"关系总括为："经脉十二者，以应十二月；十二月者，分为四时；四时者春夏秋冬，其气各异，营卫相随。"外界的气是各不相同的，在人体内部，营气和卫气是同四时节律最有相关性的两种能量。此外，还有原气。原气论主要来自道家，《庄子·知北游》所说的"通天下一气""人之生气之聚也"的气都是指原气。《淮南子·天文训》"宇宙生元气"，指出元气（原气）是一种混沌未分的状态，也就是无极生太极的"无"，这个"无"是所有能量的渊源。这个"元气"（原气）虽然无形质可见，然而它所携带的能量却是可以感受体验的，"伏羲坐于方坛之上，听八风之气"的"听"，说的就是这种感应元气（原气）能量的"特异功能"。伏羲本姓"风"，《说文解字注》对羲字的解释是："气也，谓气之吹嘘也。"伏羲的名字似乎表明了他承担着同"风"和"气"相关联的使命，而这种使命让他超越出可"观"的"象"之外，"听"到了"八风之气"，"画"出了八卦。伏羲"造书契"，他是懂得文字的，但是他所创造的八卦却不是写出来，而是画出来的，一个"画"字，着力强调八卦是一种体验意会的表达，与书写文字是大不相同的，倒是与"听"有着更直接的关联。这八卦同"宇宙生元气"的元气有着非同一般的联系，甚至可以说八卦即是元气能量的表述模式，包含着元气的运动规律。

回到针灸，针灸是如何用气的呢？首先需要区别用的是哪一种气，其次要懂得不同气的载体、运行规律和敏感周期。如上所述，人体内同外界时空变化最为敏感的莫过于营气、卫气和原（元）气。在《黄帝内经》里虽然已经对经络穴位的时间敏感有所论述，但是真正形成比较系统完备的按时取穴的理论和方法，是从金代何若愚、阎明广《子午流注针经》、明代徐凤的《针灸大全》和高武的《针灸聚英》开始，历经四百年才逐渐完成的，包括了运用营气的纳子法，运用原气的纳甲法、灵龟八法和飞腾八法。这四种方法都是建立在今天所称的"特定穴"里的五输穴和八脉交会穴上，即以十二正经五输穴和奇经八脉八脉交会穴为载体，其中描述五输穴敏感周期的有纳子法的一日周期和纳甲法的十日周期，描述八脉交会穴敏感周期的有灵龟八法的六十日周期和飞腾八法的五日周期。这四种方法各有不同的最适应病症，它们基本解决了针灸临床沟通天人"因时"取穴的问题，是针灸原创精髓的重要体现。

天人相应不仅有"时间"的一面，更有"空间"的一面。中国古代时空论认为由于天空星体的运动带来了时间的流转，空动而时生，时间随着空间天体的运动而循环，四时的根源在天。尤其从能量学的角度来看，时空是承载和表述能量的基本要素，当我们在运用针灸这一连接调节内外能量的治疗方法时，就不可避免地要在解决穴位时间问题的同时，还要解决同时间穴位相关的空间穴位的问题。

古代的四种按时取穴方法，或是运用计算或是运用推理得到，它们统统以古代时空论的主要模式为依据。因此依照各法的计算或者推理原则组合出相应的穴位，使时间穴位和空间穴位都符合同样的时空模式，就能够使按时取穴方法获得空间穴位的补充增效，进而延伸发展为时空针灸。由于时间穴位和空间穴位具有同构关系，因此，时空针灸在运用能量治病方面显示出了独特的优势。在当代免疫功能失调、内分泌功能紊乱、心身疾病、克罗恩病、肠激惹综合征、前列腺疾病、不孕不育、癌症术后放化疗的副反应，以及心脑疾病等方面都获得了很好的疗效。这些疗效进一步证明了针灸之所以能够治病的道理，从根本来说，是在于它所依凭的天人相应的能量学原理，而时空针灸正是由于最大化地利用了这个机制来构成良好的场效应，从而取得了特别的疗效。

四—法—篇

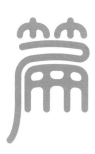

四法篇

Four Methods
of ATAS

Chapter 3

Na jia fa ATAS
and
Na zi fa ATAS

●●●●

时空针灸的时间取穴渊源于四种古代按时取穴方法：纳甲法、纳子法、灵龟八法、飞腾八法。虽然早在《黄帝内经》里已经记载了按照季节等时间因素选择经络和穴位进行治疗的资料，《伤寒杂病论》也提出过关于六经病的欲解时辰，但是将时辰取穴方法系统化的第一部专著至金代才出现，这就是刊行于1153年的何若愚、阎明广的《子午流注针经》。该书记载了后世所称的"养子时刻注穴法"和"纳甲法"的原始依据"井荥（歌诀）六十首"，此后历经数百年至明代才逐渐形成了纳甲法和纳子法。纳甲法和纳子法的相关内容，虽然见于明代徐凤的《针灸大全》（1439年）和高武的《针灸聚英》（1529年），然而冠以"纳甲法"和"纳子法"之名，却不见两书。原因是"纳甲法""纳子法"并非针灸界首创，而是出自西汉易学家京房。京房以八卦纳十天干，甲是天干之首，举甲以该十日故称"纳甲"。京房还遵循阳卦纳阳支、阴卦纳阴支的原理，将十二地支纳入八卦，乾纳六阳支顺行，坤纳六阴支逆行，子是地支之首，因此命名"纳子法"。由于易学时空观和内丹修炼对中医的影响，到明清以后徐凤法被冠以纳甲法之名。至于将《针灸聚英》及其后完备起来的补母泻子法通通冠以纳子法之名，则是1957年承淡安在《子午流注针法》的"十二经纳支法"里才正式提出的。纳甲法、纳子法冠名的用意在于强调针灸按日按时取穴的依据同《易经》的天文时空系统有着密切的联系，由于这种关联，而先天八卦、后天八卦等《易经》的主干内容是飞腾八法和灵龟八法的时空依据，因此许多医家习惯于用子午流注来统称四法。实际上明代经徐凤完成的灵龟八法和飞腾八法虽然参照了元代窦汉卿《针经指南》"流注八穴"的内容，但却另辟蹊径，他运用《易经》卦数合一的方法作为布穴依据而被称为奇经纳卦法，因此在严格意义上讲是不同于纳甲法、纳子法的，将四法统称为"子午流注"是值得商榷的，本书将在第三章和第四章进行解析。

# 第三章

## 时空针灸

### 纳甲法与纳子法

第一节　子午流注针法　源流探析

子午是十二地支的第一和第七个地支，二者合称有多种含义。

其一，以方位和空间而言，子标示正北，午标示正南，"子午线"是联结地球南北极经线的简称。在古天文学里，"北极建斗"，子午是以斗建为依据划分星象区域的基线，古天文测量天象的仪器因此而被称为"子午仪"。

其二，以时间和寒暑变化而言，在年周期里，对于北半球而言，冬天太阳直射在赤道以南，冬至直射南回归线，到春分时太阳直射赤道，夏至直射北回归线，秋分太阳直射赤道。也就是说，冬至一阳生在子月（十一月），太阳在北半球的直射点从赤道逐渐南移到南回归线后返回到赤道，是寒极生热的分界；夏至一阴生在午月（五月），太阳在北半球的直射点从赤道逐渐北移到南回归线后返回到赤道，是热极生寒的分界。这个太阳投射到地球上的轨迹把黄道[1]分作十二段，用子午来表示，这样子午就成为在空间位置上划分一年十二月的时间和寒暑的主要标志（图3-1）。

其三，在日周期里，"甲子夜半少阳起"，子时阴盛极而衰，阳气始发；午时阳盛极而衰，阴气始发，阴阳气的盛衰交替形成昼夜循环。从以上三方面可以看出"子午"兼具了时间和空间的双重意义，是古代重要的时空模式十二地支的简称。在中国医学里，子午同人体的关系最主要的是用于描述十二正经的按时敏感性，将它们同以十二地支命名的十二时辰紧密联系在一起，成为经络系统时空敏感性的基本模式之一。

流注是以水的涌出、流行和灌注，形容气血在五输穴"井荥输经合"五个层段由细微而粗壮，由浮浅而深邃的运行态势。《针灸大成》引项氏言："所出为井，井象水之泉。所溜为荥，荥象水之陂。所注为输，输象水之窬。所行为经，经象水之流。所入为合，合象水之归。"简而言之，气血在经络中的持续流行为"流"，在五输穴的按时停驻为"注"。子午流注，正如徐凤所概括："夫子午流注者，刚柔相配，阴阳相合，气血循环，时穴开阖也。何以子午言之？曰：子时一刻，乃一阳之生；至午时一刻，乃一阴之生。故以子午分之而得乎中也。流者，往也；注者，住也。"文中的"刚柔相配"指同类五输穴在

[1] 黄道指观测者在地球上可以看到的一年之中太阳的视运动轨迹。地球绕太阳运行的周期为一年，因此太阳的视位置在黄道上运行一圈也要经过365天左右的时间，将这个轨迹划分成十二段，就是十二个月在黄道上的空间位置，中国古天文用十二地支来命名。

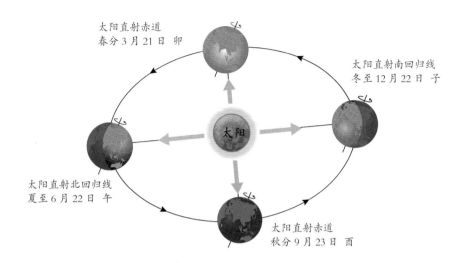

图 3-1
太阳在地球上的直射点
引起的四季寒暑变化

阴阳经是一种相克的关系，例如，井穴在阳经属金、在阴经属木。徐凤所言明确地界定了"子午"同"流注"结合在一起，是五输穴按时开阖的代名词。

　　刊行于 1153 年的《子午流注针经》是系统提出按时取穴方法的第一部经典。该书包括阎明广对何若愚《流注指微针赋》的注解和阎明广所得佚名贾氏的"五输穴歌诀""取穴圆图"[1]●。阎明广之后，元代窦汉卿得其老师李浩传授，于 1232 年写成《流注指要赋》和《针经标幽赋》，这两篇赋文的内容和体例均深受《流注指微针赋》的影响。1276 年窦桂芳得到《子午流注针经》和窦汉卿的《针经》《指南》，他将窦汉卿的《针经》《指南》校订合编为《针经指南》，在 1311 年刊行的《针灸四书》中将《子午流注针经》和《针经指南》一并收载其中，成为子午流注针法最重要的文献。元代名医罗天益曾经在 1253 年亲随窦汉卿学习针法，他在 1281 年刊行的《卫生宝鉴》里收载了窦氏著作。时至明代，刊行于 1439 年的《针灸大全》和 1601 年的《针灸大成》收载的徐凤"子午流注逐日按时定穴歌""流注图"和"论子午流注法"等专论，为后世多用，由此形成了子午流注纳甲法的两大流派：阎明广针法和徐凤针法，这两大流派的传承脉络见表 3-1。

● 1 参见李鼎等《子午流注针经 针经指南合注》"针刺定时图"和"十二经脉内行注穴之图"。

表 3-1　子午流注纳甲法两大流派传承脉络

| 年代 | 书名 | 作者 | 来源 | 流派代表 |
|------|------|------|------|----------|
| 金代 | 《流注指微针赋》 | 何若愚 | 子午流注最早专论，其文见于阎明广注解 | 阎明广 |
| 金代 1153 年 | 《子午流注针经》 | 何若愚 阎明广 | 阎明广注解何若愚《流注指微针赋》，并收入贾氏的"五输穴歌诀"和"取穴圆图" | |
| 元代 1232 年 | 《流注指要赋》 《针经标幽赋》 | 窦汉卿 | 得李浩师传 | |
| 元代 1311 年 | 《针灸四书》 | 窦桂芳 | 将窦汉卿所著《针经》《指南》集合校定为《针经指南》，与《子午流注针经》一并收入《针灸四书》 | |
| 明代 1439 年 | 《针灸大全》 | 徐凤 | 徐凤"子午流注逐日按时定穴歌""流注图""论子午流注法"等 | 徐凤 |
| 明代 1601 年 | 《针灸大成》 | 杨继洲 | | |
| 明代 1624 年 | 《医学入门》 | 李梴 | | |

　　阎明广《子午流注针经》提出了后世所称的"养子时刻注穴法"，这是 60 个五输穴加阳经 6 个原穴按时刻敏感的五日周期。阎明广还有另外一种方法成为后世徐凤法的最早模式，见于该书"井荥（歌诀）六十首"。需要注意的是徐凤对阎明广的方法进行了重要的改革。首先他规划五输穴敏感周期的时间坐标是不同于阎明广的，不以时刻为计，而是以十天干计日，并且以十日之内的一百二十个时辰计时；同时对阎明广布穴原理也进行了重要改革。后世根据这是以天干纳日纳经为主体的取穴方法而称为纳干法，天干以甲为首又称纳甲法。

　　纳子法，首见于嘉靖八年（1529 年）刊行的高武所撰《针灸聚英》卷二"十二经是动所生病补泻迎随"和"十二经病井荥输经合补虚泻实"，书中提出了异时同经补母泻子法，经后世发展又有同时异经补母泻子法和同时同经补母泻子法，还包括了原穴、本穴的运用。这三种方法均以十二地支纳十二时辰纳十二经取穴，故称纳支法，地支以子为首又称纳子法，它们都是六十个五输穴加阳经六个原穴按时辰敏感的一日周期。纳子法既不同于阎明广的养子时刻流注法，也不同于徐凤的纳甲法。

概而论之，子午流注从金代开创历经明代至今，逐渐形成了三种针法：养子时刻注穴法、纳甲法、纳子法。其中"纳甲法"和"纳子法"之名出自西汉易学家京房。清代焦循《易图略说》有谓："纳甲之法始见京房易传，其说云，分天地乾坤之象，益之以甲乙壬癸，震巽之象配庚辛，坎离之象配戊己，艮兑之象配丙丁，八卦分阴阳，六位配五行，光明四达，变易立节。"即以阳卦配阳干，阴卦配阴干，再将它们同五行五方和先天八卦组合在一起。京房的纳甲法对东汉魏伯阳产生了很大影响，他将月象盈虚变化的规律同纳甲结合创立了月体纳甲说，这一学说是飞腾八法运用先天八卦布穴的时空依据，本书将在第四章第一节"灵龟八法与飞腾八法时空模式的再探析"做详细解释。此外，京房还遵循阳卦纳阳支、阴卦纳阴支的原则，将十二支纳入六十四卦中的乾坤两卦，乾卦纳六阳支顺行，坤卦纳六阴支逆行（表 3-2），子是地支之首，因此命名"纳子法"。纳子法这一称谓后来被针灸界用来命名五输穴的一日敏感周期。

表 3-2　乾坤六爻纳十二支表

| 乾卦六阳爻纳阳支 | | | 坤卦六阴爻纳阴支 | | |
|---|---|---|---|---|---|
| 一 | 上 | 戌 | -- | 上 | 酉 |
| 一 | 五 | 申 | -- | 五 | 亥 |
| 一 | 四 | 午 | -- | 四 | 丑 |
| 一 | 三 | 辰 | -- | 三 | 卯 |
| 一 | 二 | 寅 | -- | 二 | 巳 |
| 一 | 初 | 子 | -- | 初 | 未 |

子午流注纳甲法和纳子法提出了五输穴包括原穴应时敏感的十日周期和一日周期。五输穴之所以会产生这两个不同的敏感周期，首先是时间坐标的取向不同。如上所述，纳甲法是日与时辰同用，日用十日、时辰用一百二十个时辰；纳子法仅用一日之内的十二时辰。其次是由于十二正经同天干地支的组合不同。

以十二正经同天干地支的关系而言，纳子法运用的是十二正经同十二地支的关系，在《针灸大成》里有一首"十二经纳地支歌"说明了这种联系："肺寅大卯胃辰宫，脾巳心午小未中，申膀酉肾心包戌，亥焦子胆丑肝通。"这是将十二地支同十二时辰相配，搭建起了十二正经同十二时辰之间对应的敏感关系。

十二正经首尾交接，每一正经敏感一个时辰，一日一周期循环往复。这一循环次序在《灵枢经》"五十营""营气""卫气""卫气行""营卫生会""骨度""经脉"等篇章都有记载，尤以"营气"篇最为详细。纳甲法与纳子法不同，它所运用的是十二正经同十天干的关系，这种关系在《黄帝内经》里多有解说，尤以《素问·藏气法时论》的记载最为简明："足厥阴少阳主治，其日甲乙"；"手少阴太阳主治，其日丙丁"；"足太阴阳明主治，其日戊己"；"手太阴阳明主治，其日庚辛"；"足少阴太阳主治，其日壬癸"，文中缺少三焦、心包的十天干和五行归属。对三焦、心包不同十天干相配的问题，阎明广作如是解释："三焦乃阳气之父，包络乃阴血之母也。此二经尊重，不系五行所摄，主受纳十经血气养育。"然而徐凤不同意阎明广的意见，他认为三焦经、心包经作为阳气、阴血之父母，受其他十经气血的濡养，同它们相应的十天干存在着关联，但是这两经也应当有自身的天干五行属性，必须加以补充完备，于是他将此二经"寄于"了壬癸两个天干："天干有十，经有十二：甲胆、乙肝、丙小肠、丁心、戊胃、己脾、庚大肠、辛肺、壬膀胱、癸肾。余两经，三焦、包络也。三焦乃阳气之父，包络乃阴血之母，此二经虽寄于壬癸，亦分派于十干。"徐凤在《针灸大成》有一首"十二经纳天干歌"对此进行了概括，成为纳甲法十二正经配十天干的定论："甲胆乙肝丙小肠，丁心戊胃己脾乡。庚属大肠辛属肺，壬属膀胱癸属肾。三焦亦向壬中寄，包络同归入癸方。"后世有一些医家对徐凤将三焦经、心包经配属壬、癸提出了异议，例如明代张景岳有谓："三焦为决渎，犹可言壬；而心包络附心主，安得云癸？且二脏表里皆相火也，今改正之。"清代李学川的《针灸逢源》也同意此说，将徐凤"子午流注逐日按时定穴歌诀"里把三焦经、心包经的原穴"寄于"膀胱经和肾经的原穴，移动到寄于小肠经和心经的原穴。这些异议和更改说明他们非但没有斟酌徐凤强调的"寄""归"二字的意义，而且对阎明广的五输穴流注法和徐凤纳甲法的深意也缺少真正的理解，本章将在第三节时空针灸子午流注纳甲法做详细解析。

论五输穴和原穴　第二节

纳甲法、纳子法都是五输穴的按时敏感周期，为了理解两法，需要对五输穴系统有深入的了解。

## 一、源流

五输穴是指在十二正经上从指（趾）端到肘、膝的主要大小关节周围向心性有序分布的五大类穴位：井穴、荥穴、输穴、经穴、合穴。最早系统论述五输穴的文字见于《灵枢·九针十二原》里黄帝和岐伯的对话。"黄帝曰：愿闻五脏六腑所出之处。"对于岐伯来讲，"所出之处"的问题涉及了一个系统，因此他的回答不局限于"出"，而是将与"出"相关联的内容和盘托出："所出为井，所溜为荥，所注为输，所行为经，所入为合。"这就明确地指出了五输穴虽然都是十二正经上的穴位，但是它们却具有一整套特殊的功能，即"井"的"出"，"荥"的"溜"，"输"的"注"，"经"的"行"，"合"的"入"，这大不同于它们在十二正经上按照流注顺序排列时的功能。如果我们做进一步的分析，当人体直立双臂上举时，十二正经里的气血流注是上下纵行、首尾交接的，阴经从下往上走、阳经从上往下行；阴阳配对的两条经脉与所属脏腑的五行属性一致。例如手太阴肺经从胸走手，同它配对的手阳明大肠经从手走头，肺经为阴性的金经，大肠为阳性的金经，这正是道家运用金的音阶"商"，通过行气吐音的方法来调节疏导这两条经络的道理之所在。在顺经排列体系里，肺经上的十一个穴位和大肠经上的二十个穴位都没有五行属性。而五输穴则不同，它们是一套横行的、环圈的、向心性的穴位。由于阴经和阳经的不同，从井穴开始，所有阴经的五输穴对应于木火土金水，而所有阳经的五输穴则对应于金水木火土。因此五输穴虽然都是十二正经上的穴位，但是当它们另外自成体系之后，在功能上就发生了不同。不仅如此，岐伯在文中还特别指出，五脏六腑的五输穴包含的内容是有别的："五脏五腧，五五二十五腧，六腑六腧，六六三十六腧。"这一段经文有两点值得推敲。第一点，六腑有六输，即比五脏五输多设了一个原穴："脏井荥有五，腑独有六"。对于在阳经另外设置一个原穴的道理，《难经·六十二难》的解释最值得注意："腑者阳也，三焦行于诸阳，故置一俞，名曰原。腑有六者，亦与三焦共一气也。"就是说为了强调三焦主导着在阳经行气的功能所谓"三焦行于诸阳"，在三焦经特设了一个原穴，而由于所有的阳经"亦与三焦共一气",因此所有的阳经也随之特设了原穴。文中"共一气"的气指原气。应当注意,这并不是说阴经无原气,而是意在强调三焦原气机制在五输穴系统的重要性,这一机制成为理解五输穴系统的关键(见下文)。据此可以理解,阴经的原穴同于输穴,不另设置,并不是因为阴经短于阳经,无足够的长度,更不是因为阴经的原穴无关紧要,而是为了要烘托三焦主持输布原气这个特殊的功能。第二点,查《内经》诸篇,独缺心经的五输穴,对于心经不设五输穴的缘由,《灵枢·邪客》作如是解说:"心者,五脏六腑之大主也,精神之所舍也,其脏坚固,邪弗能容也。容之则心伤,心伤则神去,神去则死矣。故诸邪之在于心者,皆在于心之包络。包络者,心主之脉也,故独无腧焉。"然而这一观点不为皇甫谧所取,他在《针灸甲乙经》补齐了心经的五输穴,并为后世所公认。

除了"出""溜""注""行""入"之外,五输穴还有其他特别的功能吗?岐伯认为五输穴是"节之交,三百六十五会",是经络系统的主干二十七脉之气运行通道上的要冲:"经脉十二,络脉十五,凡二十七气,以上下。"对五输穴的"节"和"会"如何理解?"所言节者,神气之所游行出入也,非皮肉筋骨也。"这就是说,五输穴尽管都位于肘膝以下关节经筋的重要连接部位,然而这些部位的形态结构不是它们功能的诀窍,相反应当从"神气"的游行出入去解释"节"和"会"的真意。那么"神气"是指什么呢?广义而言指正气,如《灵枢·小针解》"神者,正气也",狭义而言指与气血相携的神,即《素问·八正神明论》所谓的"血气者人之神"。这里指出了穴位具有调节气、血、心神的作用,特别是作为二十七气循环要冲的五输穴,它们调节气血心神的功能是更为特殊的。在《子午流注针经》里反复提到五输穴的"神功"效应是与此有关的,子午流注在治疗当代心身疾病里的特别疗效可以作为此说的佐证。

## 二、意义

### (一)五输穴的字义

五输穴是按照气的出入深浅、蓄位量变、运行速率等,选择肘膝以下十二正经的穴位组成的体系。在诸多文献里,历代对五输穴的荥穴、输穴、经穴的认识均无歧义,而对五输穴一头一尾的井穴和合穴的解释则存在着明显的差异,影响了对该系统功能的认识,有必要加以阐释。

井穴,"所出为井"。出,《说文解字》解释为"进也"。段玉裁注"进也",引申为"凡生长之称"。《增韵》:"出入也","又生也"。总而言之,以"出"而言有两层意思,首先是不局限于出去的"出",就好像一道门从里向外是出口、从外向里则是入口，这就是《增韵》所讲的"出入也"。对这一点如果能够结合针灸和养生的实践是不难理解的，井穴有救急之功，在井穴放血疏导阻滞是对"出"的最好注释，而在导引采气时井穴则是外气渗入经脉的入口。"出"的第二层意思是"生"，《说文解字》："象草木益滋，上出达也。"草木的生长都需要根，井穴可以采气，是经脉生气的外源头，这正是《素问·阳明脉解篇》强调"四肢者诸阳之本"的依据。总而言之，井穴作为五输穴的第一穴，位于手指、足趾的身体敏感部位，形态细长，便于插入外界大气之中，如同电插头插入插座连接电源一样，成为内外气交通的要冲。因此，位于指趾端井穴的"出"和"生"的功能就像草木的根茎一样感应和吸纳着外气而被誉为生气之根。外气从井穴渗入十二正经后称为脉气，由于脉气同外气的特殊关系，尽管它们进入经脉里成为经脉之气的一部分，但却又是有别于"经脉之气"的，理解这一点，对于弄清楚原气与外气的关系和"三焦为原气之别使"是非常重要的。

合穴，"所入为合"。入，《说文解字》"内也"，"凡入之属皆从入"。段玉裁注："自外而中也。"因此合有聚集、向内汇合之意。历经井穴的生和荥、输、经逐段的递增，脉气行至合穴段，具备了由远端和浅表逐渐向中心和深层聚合的能力，并由此入内。对于这个"内"之所指，黄帝曾经咨询过岐伯，他在《灵枢·邪气脏腑病形》提问："余闻五脏六腑之气，荥输所入为合，令何道从入？入安连过？愿闻其故。"但是岐伯的回答却并不令人满意，一方面他只讲了阳经之合："此阳脉之别入于内，属于腑者也。"另一方面，他所列出的手、足阳经的"合"并不全都是合穴："胃合于三里，大肠合入于巨虚上廉，小肠合入于巨虚下廉，三焦合入于委阳，膀胱合入于委中央，胆合入于阳陵泉。"其中的"巨虚上廉""巨虚下廉"和"委阳"都不是五输穴里的合穴，很显然岐伯所回答的"合"同黄帝所询问的"合"，不完全是同一个"合"，这就给后人留下了困惑。《难经·六十五难》对"合"同样是语焉不详："所入为合，合者，北方冬也，阳气入藏，故言所入为合也。"张景岳对此也含糊其词："脉气至此，渐为收藏，入合于内。"通读两文，《难经》和张景岳文中的"藏"读"cáng"，意为收藏，不指五脏，也没有讲清楚"合"到哪里的问题。唯有《难经·七十四难》在论述五输穴应五季时，按照肝、心、脾、肺、肾依春、夏、季夏、秋、冬的排列次序有言："冬刺合者，邪在肾。"然而此文旨在谈脉气的深浅因季节而改变，并不特指肾脏，否则就太过于牵强了。以上诸种说法是不是隐喻着十二正经联属的五脏六腑还不能全部囊括合穴"内"的所指呢？果真如此，那么脉气的一部分到哪里去了呢？要弄清楚这个问题需要对五输穴同三焦、原气的关系做进一步的探索。

《难经·六十六难》："五脏输者，三焦之所行，气之所留止也。"五输穴是三焦行气时重点停留的驿站，这个气主要指原气："三焦者，原气之别使也，主通行三气，经历于五藏六府。原者，三焦之尊号也，故所止辄为原。"三焦所行的原气根源于肾间，这是历代医家的共识，如叶霖、张世贤等在《难经·六十六难》的注文指出："三焦之根起于肾间命门……为肾中原气之别使"，"三焦乃原气之别使……下焦禀原气，原气者即真元之气"。以此看来所有的五输穴都是三焦运行原气的留止之处，并不单指原穴："原者，三焦之尊号也，故所止辄为原。"张元素在《脏腑标本虚实寒热用药式》更为明确地指出：三焦"分布命门原气，主升降出入"。这些论述都在反复强调五输穴同三焦原气有着非同一般的联系，而所谓的原穴，应当看作是通过三焦疏布的原气在腕踝关节周围的最为特殊的反应点，这也正是上文提到的在六阳经里刻意安排一个原穴的道理所在。阴经虽然没有单独列出原穴，但是阴经以输代原也包括着原穴。总而言之，五输穴尤其原穴通过三焦同肾间原气存在着一种息息相通的关联。《难经·八难》又谓："诸十二经脉者，皆系于生气之原。所谓生气之原者，谓十二经之根本也，谓肾间动气也，此五脏六腑之本，十二经脉之根，呼吸之门，三焦之原，一名守邪之神。"将此文同《灵枢·九针十二原》合读，可知十二经脉有内外两个生气之源，井穴"生"气来于外，原气"生"气在肾间，而三焦斡旋其间发挥着沟通疏导的"别使"作用。以上都旨在说明从井穴开始次第增长的"脉气"，与肾间原气之间存在着不可分割的联系，它们是有别于十二经络之气的，当然也就不会简单地全部内合到五脏六腑。更为合理的解释是当能量逐段增强抵达合穴之后，由于三焦别使的引导作用，其中的一部分继续通关过节汇聚到肾间这个原气的根蒂，去同原气会合。《难经·八难》引文中的"呼吸之门"一词至关重要，暗喻道家呼吸法诸如庄子推崇的"踵息法"以及《素问·上古天真论》的"呼吸精气，独立守神"等这些斡旋肾间原气的功夫，都是连接内外生气之根的方法和桥梁。五输穴作为内外气根通道上的驿站，由于三焦的参与，一方面将原气的反应点集中在原穴，另一方面又使渗入井穴循序增强的生气灌注到肾间去滋养原气，形成了内外生气的呼应和互动。明白井穴和合穴一头一尾的深意，对于其间涔涔细水缓缓流淌的"所溜为荥"，水势流射灌注转输的"所注为输"和如同河流主干澎湃激涌的"所行为经"，这个五穴相贯呈现的向心性流注就可以得其要领了。实际上五输穴是一个被道家养生术广为运用的同丹田肾间原气相通的采气、行气、聚气、归气、养气的系统。总而言之，尽管选择了十二正经肘、膝关节以下的远端穴位，并且手三阳、足三阴经的五输穴顺序与该六经的气血流注方向相同，但是三焦对原气的主导机制使得五输穴构成了整体的向心性动势，表达了另外一种大不同于十二正经首尾相贯、如环无端的脉气运动。合穴在五输穴最末，却命之以"合"而不言"终""止"，恰如其分地说明了它处于引气归原的"入""合"的要冲位置。

五输穴里这种脉气的向心动势，与十二正经脉气相贯流行、如环无端的不同引起了诸多疑问。其实在经脉系统中，同一条经脉里存在不同方向的气行流动是不乏其例的，如冲脉在下肢借足少阴肾经反其道下行至足踵、足趾；卫气随应目窍开阖，分别走三阳经或者三阴经等均为明证。以五输穴而论，它们一方面参与内外生气的交流互动，但由于它们又都是十二正经上的穴位，也无可非议地参与了十二正经如环相续的气血流行。这些都说明经络系统是一个多维复合的载体，贯流其中的有形、无形的不同能量的运行机制是多元多维的。肘、膝以下60个穴位在十二正经顺经排列和五输穴向心排列的两种机制中，既有运行营气的功能，又有作为原气运行的载体，采聚外气灌注丹田的功能，二者各司其职，却互相兼容、交叉补充，纳甲法和纳子法正是这两种功能应时敏感的代表。在此种意义上可以说五输穴系统是十二正经之奇。

## （二）五输穴五行类别的特殊意义

《灵枢经》依照脉气由生而盛的阶段性，按照五行相生的顺序赋予井荥输经合相应的属性，而被后世径称"五行输"，这是不难理解的。然而值得思考的是：第一，五行相生在这里表述的具体内容是什么？第二，同名称的五输穴在阴阳两经的属性不同，道理何在？对后者《难经·六十四难》解释为："《十变》又言：阴井木，阳井金，阴荥火，阳荥水，阴输土，阳输木，阴经金，阳经火，阴合水，阳合土，阴阳皆不同，其意何也？然。是刚柔之事也。阴井乙木，阳井庚金。阳井庚，庚者，乙之刚也。阴井乙，乙者，庚之柔也。乙为木，故言阴井木也。庚为金，故言阳井金也。余皆仿此。"这里引入了十天干的概念。十天干同十二地支有序组成的六十甲子，是参照"天""地"空间位置移变的计时系统，指、趾是人体对时空变化最敏感的部位，把它们同天干地支连接起来不足为奇。但是由于手足阴阳两面对时空变化的敏感性不同，阴面比较薄嫩，阳面比较粗厚，阴面相对阳面较为敏感，木主春生是五行之首最为敏感者，因此手足端阴面的井穴属阴木，而相对迟钝的阳面的井穴则以克木者阳金来归类，这即是《难经》所称的"刚柔之事"。明白这一点，第一个问题的答案也就有了，从井穴渗入变化而成的脉气，一方面由于同肾间原气的距离逐渐缩短，越接近肾间原气储蓄之根，其流动力度就越高涨强盛，另一方面还始终受到井穴所密切接触的外界时空条件的影响，因此对时空变化的敏感性以及同肾间原气的联系是五输穴的重要特点之一。这样看来，五输穴以相生顺序排列的内涵更多的是表述不同层段的穴位所承载的"能量"对时空敏感性的变化过程，这也是它们成为子午流注纳甲法、纳子法特定穴的基本条件。五行属性的引入利用了五输穴的时空敏感性，搭建起它们之间的生克乘侮关系，为临床运用提供了特殊依据。掌握五输穴的五行属性是运用五输穴的基础，可通过以下两种方法熟记。

按经竖读法：相生而行。十二正经每一经的五输穴都起于井穴，依次过荥、输、经至合，这是一个五行相生的过程。

按类横读法：刚柔相济。同类五输穴阴阳两经五行属性有别，其关系是同类阳经穴性克阴经穴性，这要从井穴的属性讲起，阴经需要阳升协调，阳经需要阴降和谐，故而阴经所出的第一穴井穴属木，而阳经所出的第一穴井穴属金，从而形成了阴阳两经同类五输穴刚柔相济的横向关系（表3-3）。

表3-3　五输穴

| 阳经 | | | | | | | 五输穴 | 阴经 | | | | | | |
|---|---|---|---|---|---|---|---|---|---|---|---|---|---|---|
| 胆 | 小肠 | 胃 | 大肠 | 膀胱 | 三焦 | 五行 | | 五行 | 肝 | 心 | 脾 | 肺 | 肾 | 心包 |
| 足窍阴 | 少泽 | 厉兑 | 商阳 | 至阴 | 关冲 | 金庚 | 井出 | 木乙 | 大敦 | 少冲 | 隐白 | 少商 | 涌泉 | 中冲 |
| 侠溪 | 前谷 | 内庭 | 二间 | 足通谷 | 液门 | 水壬 | 荥溜 | 火丁 | 行间 | 少府 | 大都 | 鱼际 | 然谷 | 劳宫 |
| 足临泣 | 后溪 | 陷谷 | 三间 | 束骨 | 中渚 | 木甲 | 输注 | 土己 | 太冲 | 神门 | 太白 | 太渊 | 太溪 | 大陵 |
| 丘墟 | 腕骨 | 冲阳 | 合谷 | 京骨 | 阳池 | | 原 | | 太冲 | 神门 | 太白 | 太渊 | 太溪 | 大陵 |
| 阳辅 | 阳谷 | 解溪 | 阳溪 | 昆仑 | 支沟 | 火丙 | 经行 | 金辛 | 中封 | 灵道 | 商丘 | 经渠 | 复溜 | 间使 |
| 阳陵泉 | 小海 | 足三里 | 曲池 | 委中 | 天井 | 土戊 | 合入 | 水癸 | 曲泉 | 少海 | 阴陵泉 | 尺泽 | 阴谷 | 曲泽 |

## （三）运用

1.症候分类和对症治疗　《灵枢·顺气一日分为四时》提出了以五变归类症候和运用五输穴进行治疗的原则。五变指"病在藏者""病变于色者""病时间时甚者""病变于音者""经满而血者，病在胃及以饮食不节得病者"。这五变各有运用五输穴的治法："病在藏者，取之井；病变于色者，取之荥；病时间时甚者，取之输；病变于音者，取之经；经满而血者，病在胃及以饮食不节得病者，取之于合。"为什么呢？以"病在藏者，取之井"而言，五脏深藏体内，井为储藏水的深处，因此用井穴治疗深入内脏的疾病。例如临床用心经井穴少冲急救心气闭塞的昏厥，肝经井穴大敦处理肝气郁阻引起的胸膈拘急，肺经井穴少商解除痰涎壅盛导致的咳喘逆气等即为此种用法。此外，疾病显现在颜色变化上取荥穴针刺，例如用胆经荥穴侠溪、肝经荥穴行间治疗目赤。病情时轻时重取输穴针刺，例如用肝经输穴太冲治疗月经不调，心包经输穴大陵治疗神志失常哭笑无常。疾病影响声音变化的，取经穴针刺，例如用胆经经穴阳辅治疗咽喉肿痛失音。疾病在胃，以及由于饮食不加节制所致的疾病，取合穴针刺，例如用胃经合穴足三里治疗饮食不节，腹胀腹痛。《灵枢》五输应五变的论述对临床选择运用五输穴具有一定的参考意义。

2.主治功效分类　历代文献按照五输穴进行主治功效分类有多种说法，其中比较有代表性且便于临床运用的主要是以下几种。

《难经·六十八难》："井主心下满，荥主身热，输主体重节痛，经主喘咳寒热，合主逆气而泄。此五脏六腑其井、荥、输、经、合所主病也。"明清以后诸多医家以五输穴阴经井穴起于木，木应于肝，认为文中的五输穴主治是按照五脏依五行相生的五脏病症，即井穴主治肝木横逆，荥穴主治心火身热，输穴主治脾虚湿盛，经穴主治肺降失司，合穴主治肾不纳气。但是从临床来看，胃气不降或胆热内炽引起的"心下满"，用井穴厉兑、足窍阴均有速效；阳明实热、燔灼身热、牙龈肿痛，用荥穴内庭可以清热除烦止痛；颈项疼痛，手太阳输穴后溪是主穴；实热咳喘，三焦经经穴支沟疗效可靠。胃不和降的呃逆，足三里是常用的合穴；膀胱不禁的小溲淋漓，委中合穴用之有效。因此《素问·咳论》"治腑者治其合"以及《灵枢·邪气脏腑病形》"合治内腑"比较为临床公认。总而言之，《难经·六十八难》所列五输穴主治具有一定的参考意义，也同样适用于六腑病症，关键在对病机的分析和穴位的选择。

临床对原穴主治脏腑病的意见比较统一。《灵枢·九针十二原》指出："十二原者，主治五脏六腑之有疾者也。"《难经·六十六难》："五脏六腑之有病者，皆取其原也。"《素问·咳论》提出"治脏者治其输"，这里的输指五脏阴经以输代原，用阴经的输穴即原穴治疗五脏病症。

关于荥穴、输穴的主治功能，《灵枢·邪气脏腑病形》有谓："荥输治外经。"荥穴、输穴对外邪客犯体表皮肤、经络、肌肉、关节的寒热、疼痛等病症较为适宜。此外《素问·咳论》："浮肿者治其经。"提出了经穴具有对浮肿、水肿的主治作用。

明代高武在《针灸聚英》里有一专篇"脏腑井荥输经合主治"，对五输穴和阳经原穴总治进行了归纳，足资参考，现整理如下表（表3-4）。

以五输穴命名的六十个穴位，尽管分别位于不同的经脉上，并且阴经、阳经上的同一类穴位的五行属性不同，但是在同一水平的横圈上它们却具有相同的主治功能，这是一个值得探讨的问题。时空针灸在运用五输穴的临床实践里积累了一些经验，例如井穴用于蛇串疮、面瘫、眩晕、耳鸣、焦虑症等；荥穴用于癌症化疗引起的阴虚内热、焦虑症等；输穴用于高脂血症、脂肪肝等；经穴用于癔性失音、癔性瘫痪等；合穴用于代谢紊乱综合征、肠易激综合征等，这些对进一步总结五输穴的横向主治也是有借鉴意义的。

**3. 刺法依据**    在《黄帝内经》《难经》《针灸甲乙经》里将五输穴作为刺法依据的论述多而庞杂，大体可以归纳为以下几类。

（1）**迎随补泻**：迎者逆也，随者顺也，迎随补泻是《灵枢》里针刺补泻法的总称。《灵枢·九针十二原》有谓："逆而夺之，恶得无虚？追而济之，恶得无实？迎之随之，以意和之，针道毕矣。"这同《灵枢·终始》"泻者迎之，补者随之，知迎知随，可令气和"的意思是一致的，都是指迎病情之实以泻之，随病情之虚以补之，从而达到"可令气和"的治疗目的。由于五输穴内部的五行生克关系，使其成为选择穴位进行迎随补泻的依据。《难经·七十九难》："迎而夺之者，泻其子也。随而济之者，补其母也。假令心病，泻手心主俞，是谓迎而夺之者也；补手心主井，是谓随而济之者也。"这就是后世所称的"子母迎随"或子母补泻，成为纳子法配穴补泻的主要依据。在临床除了配穴补泻之外，还有按照经络走向和运用手法等不同的补泻方法。

（2）**泻井刺荥**：《难经·七十三难》对井穴的用法，提出"诸井者肌肉浅薄，气少不足使也，刺之奈何？然。诸井者木也；荥者火也，火者木之子，当刺井者，以荥泻之。"这种以荥代井的刺法，为在临床避免患者担心针刺井穴引起的疼痛，或者井穴局部皮肤损伤不便针刺等特殊情况提供了方便。

（3）**四时刺法**：结合四时针刺五输穴的比较原始的记录，见于《灵枢·寒热病》："春取络脉，夏取分腠，秋取气口，冬取经输。凡此四时，各以时为

表 3-4 《针灸聚英》脏腑井荥输经合主治

| 经络病症 | 特殊症状 | | 五输穴主治不同经络的相同病症 | | | | | |
|---|---|---|---|---|---|---|---|---|
| | 脉 | 症状 | 心下满 | 身热 | 体重节痛 | 喘嗽寒热往来 | 逆气而泄 | 总取 |
| | | | 井穴 | 荥穴 | 输穴 | 经穴 | 合穴 | 原穴 |
| 胆经 | 弦 | 面青，善怒 | 足窍阴 | 侠溪 | 足临泣 | 阳辅 | 阳陵泉 | 丘墟 |
| 肝经 | 弦 | 淋溲难，转筋，四肢满闭，脐右有动气 | 大敦 | 行间 | 太冲 | 中封 | 曲泉 | |
| 小肠经 | 浮洪 | 面赤，口干，喜笑 | 少泽 | 前谷 | 后溪 | 阳谷 | 小海 | 腕骨 |
| 心经 | 浮洪 | 烦心，心痛，掌中热而哕，脐上有动气 | 少冲 | 少府 | 神门 | 灵道 | 少海 | |
| 胃经 | 浮缓 | 面黄，善噫善思善味 | 厉兑 | 内庭 | 陷谷 | 解溪 | 足三里 | 冲阳 |
| 脾经 | 浮缓 | 腹胀满，食不消，体重节痛；怠惰嗜卧，四肢不收，当脐有动气，按之牢若痛 | 隐白 | 大都 | 太白 | 商丘 | 阴陵泉 | |
| 大肠经 | 浮 | 面白，善嚏，悲愁不乐，欲哭 | 商阳 | 二间 | 三间 | 阳溪 | 曲池 | 合谷 |
| 肺经 | 浮 | 喘嗽，洒淅寒热，脐右有动气，按之牢若痛 | 少商 | 鱼际 | 太渊 | 经渠 | 尺泽 | |
| 膀胱经 | 沉迟 | 面黑，善恐欠 | 至阴 | 足通谷 | 束骨 | 昆仑 | 委中 | 京骨 |
| 肾经 | 沉迟 | 逆气，小腹急痛，泄如下重，足胫寒而逆 | 涌泉 | 然谷 | 太溪 | 复溜 | 阴谷 | |

齐。络脉治皮肤，分腠治肌肉，气口治筋脉，经输治骨髓、五脏。"在《灵枢·本输》也有类似记载："春取络脉诸荥大经分肉之间，甚者深取之，间者浅取之。夏取诸腧孙络肌肉皮肤之上。秋取诸合，余如春法。冬取诸井诸腧之分，欲深而留之。此四时之序，气之所处，病之所舍，脏之所宜。"通观《灵枢》《难经》等早期文献对五输穴四时刺法的记载，显得凌乱不成体系，例如见于《灵枢·顺气一日分为四时》的"冬刺井"和见于《难经·七十四难》的"春刺井"两种说法，等等。仅以"春刺井"为例，也存在义理不通之嫌："经言春刺井，夏刺荥，季夏刺输，秋刺经，冬刺合者，何谓也？然。春刺井者，邪在肝；夏刺荥者，邪在心；季夏刺输者，邪在脾；秋刺经者，邪在肺；冬刺合者，邪在肾。"将五输穴的主治功能按照季节简单地同肝心脾肺肾联系在一起，是缺乏说服力的。这些都证明了直到汉代对五输穴各应一季在临床的运用还处于探索阶段，远未形成后来所称的"按时针刺法"。

（4）子午流注：如上所述，《灵枢·顺气一日分为四时》和《难经·七十四难》尽管所见不同且各有偏弊，但是在探讨五输穴同四时五季的对应关系并将其运用于针灸临床等方面都提出了一些早期的见解，具有一定的参考意义。然而将五输穴与时间流程有系统地结合在一起，对临床治疗具有指导意义的，唯有金代《子午流注针经》堪称首创。阎明广在该书里不仅提出了两种按时刻和时刻时辰混合取用五输穴的方法，而且在"手足井荥六十穴图并歌诀"的七个五输穴里重点提到"建时寻""如时下"即"五子元建"的按时取穴法，在三十三个五输穴里提到"即时灵""即时休""即时宁""当时安""针时定""刺时宁""针下安""有神功""有神灵"等"神针"效验，占到了五输穴总数的一半。他是不是在有意渲染按时取用五输穴的疗效呢？从今天临床运用时空针灸纳子法和纳甲法的即时、持续、长期效验来看，其说并不为过，五输穴的特殊疗效是同"建时寻"紧密联系在一起的。

第三节 时空针灸子午流注纳甲法

## 一、阎明广法

阎明广首创的五输穴按时取穴方法有两种。一种是后世所称的养子时刻注穴法，主要见载于《子午流注针经》的"十二经脉外行注穴""针刺定时图""十二经脉内行注穴""十二经脉内行注穴之图""三阳三阴流注总说"和"三焦心包二经流注说"；另外一种见于"井荥歌诀六十首"，成为后世徐凤布穴方法的原始依据。时空针灸纳甲法选择的是徐凤的布穴原理，由于徐凤法同阎明广布穴原理的渊源关系，因此有必要首先对阎明广的方法进行一番解析。

### （一）养子时刻注穴法

"养子"意为每行具有生养子行的功能，体现在经脉和五输穴的排列顺序都要遵循五行相生的原则，即所谓"经生经""穴生穴"。"时刻"的"时"指一日十二时辰，"刻"指一昼夜含有"百刻"，"注穴"指十二时辰百刻之内气血周行六十穴，"每一穴分得一刻六十分六十厘六毫六丝六忽六秒"。现代计时一昼夜百刻为24小时，合1440分钟，气血流注六十穴，每一穴计24分钟，所以称为"时刻注穴法"，这不同于以一个时辰为一个五输穴的敏感时间单位的注穴法。关于这一点，阎明广在"总说"里有非常清楚的说明："六十首输穴，细而审之，各逐其脏腑井、荥、输、经、合，常以五行定，方无一失也。以逐日取六十首为井、荥、输、经、合，足不过膝、手不过臂。"

阎明广百刻尽取六十穴的关键，首先在于确定同名天干的时辰。在一个包含六十甲子的时辰周期里，按天干计时辰，有5个阳天干组时辰（甲、丙、戊、庚、壬）和5个阴天干组时辰（乙、丁、己、辛、癸）。它们都对应于一条阳经（甲胆、丙小肠、戊胃、庚大肠、壬膀胱）或者一条阴经（乙肝、丁心、己脾、辛肺、癸肾）。其中每一个时辰平均分为5个"时刻"。除了十个天干相合的时辰之外（见后），在每一时辰的5个时刻里，按照五行相生关系，将阳经或者阴经排列进去即是"经生经"，也按照五行相生关系将各经的五输穴排列进去即是"穴生穴"。每一个时辰的开穴均以井穴为首开穴位。以甲时辰为例，甲时辰分为 5 个时刻，以甲对应的胆经为首，依次将小肠经、胃经、大肠经、膀胱经排列进去，第一时刻取胆经的井穴（足窍阴）、第二时刻取小肠经的荥穴（前谷）、第三时刻取胃经的输穴（陷谷）、第四时刻取大肠经的经穴（阳溪）、第五时刻取膀胱经的合穴（委中）。需要注意的是，阎明广在原文里，五输穴的性质用了经脉的性质，例如足窍阴是井金穴，他却以胆属木，例如将足窍阴写为"井木"、将前谷写为"荥火"等，这一点在后世引起了不少误解，本书在所有的表格中均加以改正。在第三个时刻，在用输穴时要同时用甲时辰胆经的原穴（表 3-5）。

表 3-5　甲时辰开穴

| 时辰 | 时刻<br>24 分钟 | 穴位 | | | |
| --- | --- | --- | --- | --- | --- |
| | | 名称 | 穴与经同性 | 阳经为序<br>经生经 | 五输穴<br>穴生穴 |
| 甲 | 23：00-23：24 | 足窍阴 | 井木 | 胆木 | 井金 |
| | 23：24-23：48 | 前谷 | 荥火 | 小肠火 | 荥水 |
| | 23：48-00：12 | 陷谷 | 输土 | 胃土 | 输木 |
| | | 丘墟 | 原 | 胆木 | 原 |
| | 00：12-00：36 | 阳溪 | 经金 | 大肠金 | 经火 |
| | 00：36-01：00 | 委中 | 合水 | 膀胱水 | 合土 |

以乙时辰为例，乙时辰分为 5 个时刻，以乙对应的肝经为首，依次将心经、脾经、肺经、肾经排列进去，第一时刻取肝经的井穴（大敦）、第二时刻取心经的荥穴（少府）、第三时刻取脾经的输穴（太白）、第四时刻取肺经的经穴（经渠）、第五时刻取肾经的合穴（阴谷）。由于阴经的输穴就是该经的原穴，故不再标示（表 3-6）。

表3-6　乙时辰开穴

| 时辰 | 时刻24分钟 | 穴位 | | | |
|---|---|---|---|---|---|
| | | 名称 | 穴与经同性 | 阴经为序经生经 | 五输穴穴生穴 |
| 乙 | 01：00-01：24 | 大敦 | 井木 | 肝木 | 井木 |
| | 01：24-01：48 | 少府 | 荥火 | 心火 | 荥火 |
| | 01：48-02：12 | 太白 | 输土 | 脾土 | 输土 |
| | 02：12-02：36 | 经渠 | 经金 | 肺金 | 经金 |
| | 02：36-03：00 | 阴谷 | 合水 | 肾水 | 合水 |

依据这个原理,产生出了对应于十天干的十个时辰五十个时刻的十组穴位。

阎明广一日取六十穴的第二个关键,是要找到"天干合处"的时辰。所谓天干合处,又称天干五合。十天干以相邻的阴阳干组合配对是十天干的正配,即甲乙相配、丙丁相配、戊己相配、庚辛相配、壬癸相配。这一组配按照五行相生顺序配列以木为首,即甲乙配木、丙丁配火、戊己配土、庚辛配金、壬癸配水。十天干以隔五的阴阳干组合配对称为天干五合,即是甲己相配、乙庚相配、丙辛相配、丁壬相配、戊癸相配。由于这种相配是以五为隔,五是土的生数,因此,五行相生顺序以土为首,即甲己合化土、乙庚合化金、丙辛合化水、丁壬合化木、戊癸合化火。这种隔五组合引起了天干五行属性的改变,故又称"天干合化"。第一组合化甲己土,在六十甲子里是甲申(21)和己卯(16);第二组合化乙庚金,在六十甲子里是乙未(32)和庚寅(27);第三组合化丙辛水,在六十甲子里是丙午(43)和辛丑(38);第四组合化丁壬木,在六十甲子里是壬子(49)和丁巳(54);第五组合化戊癸火,在六十甲子里是戊辰(5)和癸酉(10)。其中有5个是阳天干相合(第5、第21、第27、第43、第49),有5个是阴天干相合(第10、第16、第32、第38、第54),见表3-7。

表 3-7　十个阴阳干合处

| 1<br>甲<br>子 | 2<br>乙<br>丑 | 3<br>丙<br>寅 | 4<br>丁<br>卯 | 5<br>**戊<br>辰** | 6<br>己<br>巳 | 7<br>庚<br>午 | 8<br>辛<br>未 | 9<br>壬<br>申 | 10<br>**癸<br>酉** |
|---|---|---|---|---|---|---|---|---|---|
| 11<br>甲<br>戌 | 12<br>乙<br>亥 | 13<br>丙<br>子 | 14<br>丁<br>丑 | 15<br>戊<br>寅 | 16<br>**己<br>卯** | 17<br>庚<br>辰 | 18<br>辛<br>巳 | 19<br>壬<br>午 | 20<br>癸<br>未 |
| 21<br>**甲<br>申** | 22<br>乙<br>酉 | 23<br>丙<br>戌 | 24<br>丁<br>亥 | 25<br>戊<br>子 | 26<br>己<br>丑 | 27<br>**庚<br>寅** | 28<br>辛<br>卯 | 29<br>壬<br>辰 | 30<br>癸<br>巳 |
| 31<br>甲<br>午 | 32<br>**乙<br>未** | 33<br>丙<br>申 | 34<br>丁<br>酉 | 35<br>戊<br>戌 | 36<br>己<br>亥 | 37<br>庚<br>子 | 38<br>**辛<br>丑** | 39<br>壬<br>寅 | 40<br>癸<br>卯 |
| 41<br>甲<br>辰 | 42<br>乙<br>巳 | 43<br>**丙<br>午** | 44<br>丁<br>未 | 45<br>戊<br>申 | 46<br>己<br>酉 | 47<br>庚<br>戌 | 48<br>辛<br>亥 | 49<br>**壬<br>子** | 50<br>癸<br>丑 |
| 51<br>甲<br>寅 | 52<br>乙<br>卯 | 53<br>丙<br>辰 | 54<br>**丁<br>巳** | 55<br>戊<br>午 | 56<br>己<br>未 | 57<br>庚<br>申 | 58<br>辛<br>酉 | 59<br>壬<br>戌 | 60<br>癸<br>亥 |

在阎明广养子时刻流注法里，凡是阳干合处的时辰，在其中的 5 个时刻里用三焦经的五输穴和原穴：井穴关冲、荥穴液门、输穴中渚、原穴阳池、经穴支沟、合穴天井（表 3-8）。

表 3-8　五个阳干合处的时辰用三焦经五输穴

| | | | | | |
|---|---|---|---|---|---|
| 戊辰<br>甲申<br>庚寅<br>丙午<br>壬子 | 三焦者，<br>原气之父 | 07：00-07：24 | 关冲 | 三焦经井 | 井金 |
| | | 07：24-07：48 | 液门 | 三焦经荥 | 荥水 |
| | | 07：48-08：12 | 中渚 | 三焦经输 | 输木 |
| | | | 阳池 | 三焦经原 | 原 |
| | | 08：12-08：36 | 支沟 | 三焦经经 | 经火 |
| | | 08：36-09：00 | 天井 | 三焦经合 | 合土 |

凡是阴天干合处的时辰，在其中的 5 个时刻里用心包经的五输穴：井穴中冲、荥穴劳宫、输穴大陵、经穴间使、合穴曲泽（表 3-9）。

表 3-9 五个阴干合处的时辰用心包经五输穴

| | | 17：00–17：24 | 中冲 | 心包经井 | 井木 |
|---|---|---|---|---|---|
| 癸酉<br>己卯<br>乙未<br>辛丑<br>丁巳 | 心包者，<br>阴血之母 | 17：24–17：48 | 劳宫 | 心包经荥 | 荥火 |
| | | 17：48–18：12 | 大陵 | 心包经输 | 输土 |
| | | 18：12–18：36 | 间使 | 心包经经 | 经金 |
| | | 18：36–19：00 | 曲泽 | 心包经合 | 合水 |

这是养子时刻流注法的第二大类开穴群组，它们穿插在六十甲子时辰之间（具体内容见本节末"附 1 阎明广养子时刻流注法外行经脉表"）。

以十天干计日，总计含 120 个时辰，即两个六十甲子的时辰。由于十天干的从化关系，甲与己合、乙与庚合、丙与辛合、丁与壬合、戊与癸合，这五对天干日的时辰甲子是完全一样的，因此养子时刻注穴法是一个五输穴按时刻敏感的五日周期，即甲时辰与己时辰、乙时辰与庚时辰、丙时辰与辛时辰、丁时辰与壬时辰、戊时辰与癸时辰，它们的时刻开穴是完全相同的。

为什么要将三焦经、心包经以及它们的五输穴置于特殊的位置上呢？阎明广在"三焦心包二经流注说"里做出如下解释："十经血气，皆出于井入于合，各注井、荥、输、经、合无休矣。或曰脉有十二经，又因何只言十经，其余二经不言者何故？答曰其二经者，三焦是阳气之父，心包是阴血之母也。此二经尊重，不系五行所摄，主受纳十经气血养育，故只言十经。阴阳二脉逐日各注井、荥、输、经、合，各五时辰毕，则归其本，此二经亦各注井、荥、输、经、合五穴，方知十二经遍行也。"阎明广强调三焦、心包为阳气、阴血之父母，总领其他十经气血流注并且也得到它们的滋养，因此不同于其他十经各与十天干五行搭配，它们具有特殊的统领气血贯穿其他十经的作用。在同名天干五时辰流注井、荥、输、经、合的过程里，穿插着一个"归其本"的时辰，即是阴阳干合处的时辰，其中在阳干合处的时辰里，按照时刻气血流注三焦经的五输穴；在阴干合处的时辰，按照时刻流注心包经的五输穴，这样气血就能够遍行十二正经的五输穴而无一遗漏了。

以上原则见于"针刺定时图"（图 3-2），圆图内圈里首先标明"胆甲日"等十天干同十脏腑正经的相配关系，并且标明该经井穴的开穴时辰。第二圈标明该时辰内的开穴顺序。外圈有黑白两种字体，黑体字注明同天干的时辰，它们都用内圈相同天干的开穴组，白体字是阴阳干合处的天干时辰，阳干合处用三焦经开穴组，阴干合处用心包经开穴组。这是一个以天干时辰为单位的五输穴开穴群

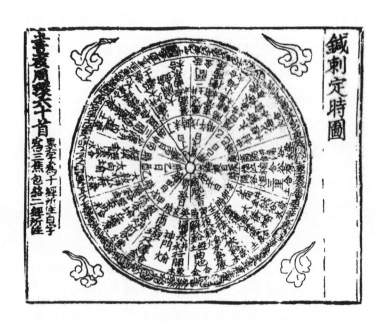

图 3-2
针刺定时图[1]

组，只要时辰的天干相同，这一时辰内所开五输穴就相同；凡是阴阳干合处，统统要用三焦经或者心包经的五输穴，这就是阎明广的养子时刻注穴法。

在"十二经脉内行注穴之图"里，对上述方法的十干合化进行了归纳。现将"三阳三阴流注总说"相关部分引录如下以便解析。

"贾氏云：'凡六十首者，原有二种也，有外行脉经六十首，又有内行血脉六十首，此法微妙，古圣人隐之，恐世人晓会，只载一说，今世不传。愚自少岁，索隐井荥之法，始可著题。或曰：因何名曰六十首也？答曰：谓气血一昼夜行过六十俞穴也。各分头首，十日一终，运行十干，皆以五子元建日时为头是也。'明广今辄将贾氏各分头首运行十干六十首注穴之法，集其枢要，述之二图，庶令览者易悉。第一图，括五脏五腑各至本时相生五度之法；第二图，言阴中有阳、阳中有阴；刚柔相配、相生注穴之法。人多只知阳干主腑，阴干主脏，刺阴待阴干，刺阳待阳时，如是者非秘诀云。假令甲日甲戌时胆引气出为井，甲中暗有其己，乙中暗有其庚。故大言阴与阳，小言夫与妇，夫有气则妇从夫，妇有气则夫从妇。故甲戌时胆出气为井，脾从夫行，脾亦入血为井。如是则一时辰之中，阴阳之经相生，所注之穴皆有，他皆仿此。阳日气先脉外，血后脉内，阴日血先脉外，气后脉内，交贯而行于五脏五腑之中，各注井荥俞经合无休矣。或不得时，但取其原亦得。"

文中明确指出了"内行血脉六十首"与"外行脉经六十首"的不同，内行血脉六十首的关键在"以五子元建日时为头"。什么是"五子元建"？"五子"

● 1 此图中有两个错处：①甲胆日将阎明广"养子时刻流注法"中足窍阴五行属性"井木"误刻为"井火"；②大肠庚日将荥水"通谷"误刻为"涌谷"。

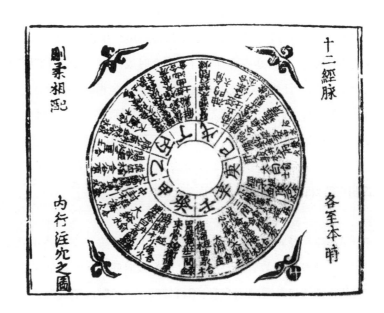

图 3-3
十二经脉
内行注穴之图[1]

指什么？六十甲子是阳干配阳支、阴干配阴支，十天干循环六次、十二地支循环
五次而成。在六十甲子里有 5 个子，子为十二地支之首，因此将子称为"元"。
"建"指什么？这里指以寅为依据推算干支顺序的方法，由于寅在十二生肖里
为虎，因此通常不用"五子元建"而称"五寅元建"或者"五虎建元"。知道了
日天干，寅在十二地支排列第三，反推两个干支，就得到该日的首时辰干支，
即所谓"日时为头"。阎明广文中有"五子元建日时歌"："甲己之日丙作首，
乙庚之辰戊为头。丙辛便从庚上起，丁壬壬寅顺行流。戊癸甲寅定时候，六十
首法助医流。"甲和己日的第三时辰是丙寅，上推两个干支，则甲己日"头"
时辰是甲子。乙和庚日第三时辰是戊寅，上推两个干支，则乙庚日"头"时辰
是丙子。丙和辛日第三时辰是庚寅，上推两个干支，则丙辛日"头"时辰是戊
子。丁和壬日第三时辰是壬寅，上推两个干支，则丁壬日"头"时辰是庚子。戊
和癸日第三时辰是甲寅，上推两个十支，则戊癸日"头"时辰是壬子。甲己相
合、乙庚相合、丙辛相合、丁壬相合、戊癸相合，这五对日天干尽管有阴阳的
不同，但是它们的时辰干支是完全相同的，这就成为阴中有阳、阳中有阴、刚
柔相济、夫妇互用的依据。在"十二经脉内行注穴之图"里，内圈是十天干，
外圈将五对相合天干时辰的五输穴作了阴阳对换，例如在甲天干时辰用己天干
时辰的五输穴，在己天干的时辰用甲天干的五输穴，等等。每逢阴阳天干相合
处，依然用三焦经或者心包经的五输穴。这就是阎明广引用的贾氏"内行血脉
六十首"（图 3-3）。

[1] 图中十天干的
"己"误为十二地
支的"巳"。所有
五输穴之前的五行，
均是经络的五行属
性，而不是五输穴
的五行属性。

　　概言之，阎明广的养子时刻的外行经脉流注法和内行血脉流注法，都遵循着以时辰天干为依据，在一个时辰之内遍用五输穴的原则，也都将三焦经和心包经的五输穴安排在特定的天干时辰里（天干合处的时辰）。十日之内含有一百二十个时辰，前五天的时辰同后五天的时辰，它们的天干地支是完全相同的，所用五输穴的按时刻开穴群组完全相同，所以这两种方法都是五日周期。不同之处是养子时刻内行血脉流注强调除了阴阳合干的时辰之外，其他时辰的五输穴开穴群组是夫妻互用的。实际上，"十二经脉内行注穴图"是从不同的角度对"针刺定时图"进行了补充说明。

## （二）阎明广特殊的计日方法和布穴

　　在《子午流注针经》里载有"井荥（歌诀）六十首"（下称"井荥六十首"），并有附图，这是阎明广的第二种方法，是后世所称纳甲法的布穴时间坐标的最早依据。歌诀里首先提出了一个不同于自然日的特殊计日方法，以自然日甲日最后一个甲时辰甲戌为第一开穴时辰，每十一个时辰为一日，每日的最后一个时辰均为阳干合处或者阴干合处，例如甲日起于甲戌止于甲申，甲申为阳干合处；乙日起于乙酉止于乙未，乙未为阴干合处；丙日起于丙申止于丙午，丙午为阳干合处；丁日起于丁未止于丁巳，丁巳为阴干合处，等等。这个日时结构大不同于上述养子时刻流注法以十天干命名的、起于子时终于亥时的自然日。为了区别这两种"日"，后世将含有十二个时辰的自然日称为"本日"，将起于同天干时辰、终于同天干时辰，由十一个时辰所构成的"日"称为"值日"，即以同名天干时辰作为起止时辰的经络敏感日。

　　　　　　"井荥六十首"所用的日时结构是"值日"，其中与养子时刻外行经脉流注法相同的是：阳时辰取阳经五输穴、阴时辰取阴经五输穴，以及排列经络和五输穴都遵循"经生经""穴生穴"的原则。不同的是：每一个时辰只用一个穴位，而不是每一个时辰分为 5 个时刻各用一个穴位。在阴阳干合处"还原化本"，阳干合处"气纳三焦"，用三焦经的五输穴；阴干合处"血纳包络"，用心包经的五输穴。十正经气血各敏感十一个时辰，总计一百一十个时辰，余下十个时辰置于膀胱经和肾经之间。在这十个时辰里，阳时辰各用三焦经的一个五输穴，在用输穴时"并过本原"用阳池；阴时辰各用心包经的一个五输穴，在用输穴时未标明阴经输穴即是原穴，实际上也遵守了"并过本原"的原则。这样就构成了一百二十个时辰，每一个时辰都有五输穴的十日敏感周期。此外，"井荥六十首"在每日之首，均注明十干合化气血先后相随的原则，例如"甲日，甲与己合，胆引气行"，"乙日，乙与庚合，肝引血行"，按照这个原则一日之内可以用天干化合的相同的五输穴开穴群组，这就是徐凤"合日互用"的滥觞。阎明广这一方法成为日时合用的徐凤纳甲法的原始雏形。

## 二、徐凤纳甲法——道家针灸的典范

在《子午流注针经》刊行 286 年、《针经指南》刊行 163 年之后，明代的徐凤于公元 1439 年撰成"子午流注逐日按时定穴歌"十首、"流注图"和"论子午流注法"，收载于《针灸大全》之中。徐凤法采用了阎明广"井荥六十首"以天干命名自然日（后世称"本日"）和以时辰天干划分经络敏感时限（后世称"值日"）的方法，按照"经生经""穴生穴"的原则，在阳日阳时辰开阳经五输穴，阴日阴时辰开阴经五输穴，在阴阳干合处运用三焦经和心包经的五输穴，这是徐凤法同阎明广法之间的继承关系。但是徐凤对阎明广方法进行了重要的修改和补充。

第一，在《子午流注针经》里五输穴的五行属性同经络的五行属性互相混杂，例如"少泽井火"，火指小肠，"大都荥土"，土指脾，造成对五输穴的穴位五行属性理解运用的不便，徐凤根据《内经》《难经》加以规范，使五输穴的五行属性一目了然。

第二，对原穴的运用别具匠心。在阴经值日阴时辰用输穴时，也用该值日经阴经的原穴，虽然阴经的原穴也就是输穴，但是在徐凤看来"返本还原"对于阴经和阳经一样重要，应当一视同仁地按照名分来运用阴经的原穴："乙日乙酉时，以开肝井。至己丑时当脾之输，并过肝原。"此外三焦经的原穴和心包经的原穴，不出现在阴阳干合处，如何处理这两条经脉的原穴呢？徐凤不同意阎明广三焦、心包"不系五行"的主张，提出三焦寄于壬（阳水）、心包寄于癸（阴水），在膀胱经值日运用输穴时，"过输转原"用膀胱经原穴京骨的同时，也用三焦经原穴阳池，在肾经值日运用输穴时，"过输转原"用肾经原穴太溪时，也取心包经原穴大陵。

第三，阴阳干合处，不用阎明广方法中三焦经或者心包经的所有五输穴作为开穴群组，而仅选用其中的一个穴位，阴干合处"我生他"，阳干合处"他生我"，所谓"重见甲申时，气纳三焦，荥穴属水，甲属木，是以水生木，谓甲合还原化本。现重见乙未时，血纳包络荥穴属火，乙属木，是以木生火也。"这样就非常明晰地将按日按时辰取穴法同"井荥六十首"时辰时刻混合选穴法区别开来了。

第四，在膀胱经值日和肾经值日之间的十个时辰，阎明广在 5 个阳时辰用三焦经五输穴含原穴、5 个阴时辰用心包经五输穴，徐凤则将这些穴位统统取消，留下了十个时辰的空白区域。这一处理不可谓不大胆，受到后世一些医家的批评。然而徐凤的处理恰恰体现了他独到的见解，蕴涵着非同一般的玄机，而这也正是时空针灸选择徐凤纳甲法的理由所在。

总而言之，徐凤在继承阎明广"井荥六十首"的基础上，进行了大刀阔斧的修改，使其面目为之一新，具有了更高的临床实用价值和理论意义，逐渐为后代广为接受运用。以下通过对其布穴法则的分析，来论证徐凤纳甲法为何堪称道家针灸的典范。

### 三焦经和心包经五输穴的特殊功能

1. 经过经的枢纽桥梁　　纳甲法气血交接按照十天干与十条正经的关系为序，甲胆过乙肝，乙肝过丙小肠，丙小肠过丁心，丁心过戊胃，戊胃过己脾，己脾过庚大肠，庚大肠过辛肺，辛肺过壬膀胱，壬膀胱过癸肾。这种交接不同于气血在十二正经的环周运行有交会穴位、络穴或者络脉作为桥梁，那么十正经之间是如何交接的呢？在值日最后一个阴阳合干的时辰，阳时辰用三焦经的一个五输穴，阴时辰用心包经的一个五输穴，所谓"此二经虽寄于壬癸，亦分排于十干"，阳干合见"气纳三焦"，阴干合见"血纳包络"。而选择合干时辰三焦经、心包经五输穴的原则，要由值日经的属性来决定，无论"他生我"或者"我生他"，都是以"我"为主的。"我"指值日经的五行属性，"他"指三焦经或者心包经五输穴的五行属性。通过这一法则，在阴阳干合处运用了除原穴以外的三焦经和心包经的全部五输穴，在阳干合处三焦经和在阴干合处心包经的五输穴均以相生次序排列，提示了三焦经和心包经的五输穴的运用，也同样遵从相生原则，并且进而将十二正经及其五输穴连接整合为一体（表3-10、表3-11）。

表 3-10　气纳三焦他生我开穴

| 值日 | 阳干合处时辰 | 阳经五行 | 三焦经穴位五行属性生值日经五行属性 | 开穴 |
|---|---|---|---|---|
| 甲胆经 | 甲申 | 胆经木 | 三焦经荥水生胆木 | 液门荥水 |
| 丙小肠经 | 丙午 | 小肠经火 | 三焦经输木生小肠火 | 中渚输木 |
| 戊胃经 | 戊辰 | 胃经土 | 三焦经经火生胃土 | 支沟经火 |
| 庚大肠经 | 庚寅 | 大肠经金 | 三焦经合土生大肠金 | 天井合土 |
| 壬膀胱经 | 壬子 | 膀胱经水 | 三焦经井金生膀胱水 | 关冲井金 |

表3-11 血纳包络我生他开穴

| 值日 | 阴干时辰合处 | 阴经五行 | 值日经五行属性<br>生心包经穴位五行属性 | 开穴 |
|---|---|---|---|---|
| 乙肝经 | 乙未 | 肝经木 | 肝木生心包经荥火穴 | 劳宫荥火 |
| 丁心经 | 丁巳 | 心经火 | 心火生心包经输土穴 | 大陵输土 |
| 己脾经 | 己卯 | 脾经土 | 脾土生心包经经金穴 | 间使经金 |
| 辛肺经 | 辛丑 | 肺经金 | 肺金生心包经合水穴 | 曲泽合水 |
| 癸肾经 | 癸酉 | 肾经水 | 肾水生心包经井木穴 | 中冲井木 |

**2. 斡旋肾间原气循行五输系统** 如上所述，将三焦经、心包经置于阴阳值日经第六个时辰阴阳干合处，不但巧妙地运用了少阳、厥阴的枢纽作用，而且通过特殊的布穴原则，在强调三焦经、心包经为阳经之父和阴经之母的同时，将它们同其他十条正经紧密地联系在一起。此外，将三焦经和心包经的原穴分别配属到膀胱经和肾经，与膀胱经和肾经的原穴一起运用，更突出了三焦经"原气之别使"的功能，三焦经同与其配对的心包经合作，在斡旋肾间原气循行五输穴的系统中，发挥着从整体上输导、调节、促进的作用。

**3. 原穴所处位置的意义** 在十条正经值日里，凡是在第三个阳时辰或者阴时辰，都要在取输穴的同时取值日经的原穴。徐凤称之为"返本还原"。这里的"本"指值日经，"原"指值日经的原穴。这一法则在于强调在同一值日之内，尽管按照"经生经，穴生穴"的原则，在其他的阴经或者阳经选择了穴位，但是值日的本经原穴仍然在该值日经原气流注里占有主导地位，不可以忘却，不可掉以轻心，在每一值日经的第三个时辰需要再回溯值日经原穴来加强同原气的联系，这就是徐凤所强调的："经中有返本还原者，乃十二经出入之门也。"

**4. 经生经、穴生穴的意义** "经生经"，指阴阳值日前5个阴阳时辰选择穴位的经脉，其属性按照五行相生的次序排列，以木经为首。"穴生穴"，指阴阳值日前5个阴阳时辰选择的穴位的属性，按照五输穴的次序排列，以井穴为首。经生经，使得值日经同与其阴阳属性相同的经脉联为一体，形成以值日经为主的互动互助，也就是说，值日经的主导作用不是孤立存在的，而是同其他阴阳属性相同的经络联系在一起的。穴生穴，使得选择的穴位有序地分布在不同经络的五输穴之中，涉及了广泛的治疗层面。"经生经、穴生穴"，生字两用恰与道家"生生不息"相吻合，这是一种布场用气的思路，在于激励和促进原气的循行。

以上开穴原则的综合运用，使得 5 个阳值日的 30 个阳时辰，和 5 个阴值日的 30 个阴时辰全部有开穴，总计 60 个时辰，应用了五输穴的全部穴位和所有的原穴。但是在 10 日里有 120 个时辰，如何安排余下的 60 个时辰的穴位呢？

5. **合日互用的意义**　10 个本日总计有 120 个时辰，以六十甲子为计，前 5 日的时辰干支同后 5 日的时辰干支是完全相同的，时干支相同的两个本日就称为合日。两个合日的阴阳属性尽管不同，但是由于时辰干支相同穴位可以互用。只是有一个例外，原穴不可以互用。经过加入合日互用原则，徐凤纳甲法 10 本日的开穴时辰增加了 36 个，总计为 96 个开穴时辰。徐凤纳甲法运用五输穴和原穴的频率如下：阴经的输穴和原穴太渊、大陵、神门、太白、太溪、太冲各 3 次；阳经的原穴合谷、阳池、腕骨、冲阳、京骨、丘墟各 1 次；其他 54 个穴位各 2 次，总计运用 66 个穴位，132 次。详见表 3-12。

表3-12 徐凤日时合用五输穴流注总图表

| 本日 | 值日 | 时辰 | 时间 | 开穴规律 | 经络 | 五输穴 | 开穴 | 用次 |
|------|------|------|------|----------|------|--------|------|------|
| 甲日 | 癸<br>肾经 | 甲子 | 23-01 | 合日互用己日甲子时辰<br>经生经穴生穴 | 胆木 | 经火 | 阳辅 | 2 |
| | | 乙丑 | 01-03 | 经生经穴生穴 | 肝木 | 荥火 | 行间 | 2 |
| | | 丙寅 | 03-05 | 合日互用己日丙寅时辰<br>经生经穴生穴 | 小肠火 | 合土 | 小海 | 2 |
| | | 丁卯 | 05-07 | 经生经穴生穴 | 心火 | 输土 | 神门 | 3 |
| | | | | 返本还原 | 肾水 | 原穴 | 太溪 | 3 |
| | | | | 返本还原：心包系于癸 | 心包 | 原穴 | 大陵 | 3 |
| | | 戊辰 | 07-09 | 合日互用己日戊辰时辰<br>气纳三焦他生我火生土 | 三焦 | 经火 | 支沟 | 2 |
| | | 己巳 | 09-11 | 经生经穴生穴 | 脾土 | 经金 | 商丘 | 2 |
| | | | | 合日互用己日己巳时辰<br>经生经穴生穴 | 脾土 | 井木 | 隐白 | 2 |
| | | 庚午 | 11-13 | 合日互用己日庚午时辰<br>无开穴 | | | | |
| | | 辛未 | 13-15 | 经生经穴生穴 | 肺金 | 合水 | 尺泽 | 2 |
| | | | | 合日互用己日辛未时辰<br>经生经穴生穴 | 肺金 | 荥火 | 鱼际 | 2 |
| | | 壬申 | 15-17 | 合日互用己日壬申时辰<br>无开穴 | | | | |
| | | 癸酉 | 17-19 | 血纳包络我生他水生木 | 心包 | 井木 | 中冲 | 2 |
| | | | | 合日互用己日癸酉时辰<br>经生经穴生穴 | 肾水 | 输土 | 太溪 | 3 |
| | 甲<br>胆经 | 甲戌 | 19-21 | 经生经穴生穴 | 胆木 | 井金 | 足窍阴 | 2 |
| | | 乙亥 | 21-23 | 合日互用己日乙亥时辰<br>经生经穴生穴 | 肝木 | 经金 | 中封 | 2 |
| 乙日 | | 丙子 | 23-01 | 经生经穴生穴 | 小肠火 | 荥水 | 前谷 | 2 |
| | | 丁丑 | 01-03 | 合日互用庚日丁丑时辰<br>经生经穴生穴 | 心火 | 合水 | 少海 | 2 |

| 本日 | 值日 | 时辰 | 时间 | 开穴规律 | 经络 | 五输穴 | 开穴 | 用次 |
|---|---|---|---|---|---|---|---|---|
| | | 戊寅 | 03-05 | 经生经穴生穴 | 胃土 | 输木 | 陷谷 | 2 |
| | | | | 返本还原 | 胆木 | 原穴 | 丘墟 | 1 |
| | | 己卯 | 05-07 | 合日互用庚日己卯时辰 血纳包络我生他土生金 | 心包 | 经金 | 间使 | 2 |
| | | 庚辰 | 07-09 | 经生经穴生穴 | 大肠金 | 经火 | 阳溪 | 2 |
| | | | | 合日互用庚日庚辰时辰 经生经穴生穴 | 大肠金 | 井金 | 商阳 | 2 |
| | | 辛巳 | 09-11 | 合日互用庚日辛巳时辰 无开穴 | | | | |
| | | 壬午 | 11-13 | 经生经穴生穴 | 膀胱水 | 合土 | 委中 | 2 |
| | | | | 合日互用庚日壬午时辰 经生经穴生穴 | 膀胱水 | 荥水 | 足通谷 | 2 |
| | | 癸未 | 13-15 | 合日互用庚日癸未时辰 无开穴 | | | | |
| | | 甲申 | 15-17 | 气纳三焦他生我水生木 | 三焦 | 荥水 | 液门 | 2 |
| | | | | 合日互用庚日甲申时辰 经生经穴生穴 | 胆木 | 输木 | 足临泣 | 2 |
| | 乙 肝经 | 乙酉 | 17-19 | 经生经穴生穴 | 肝木 | 井木 | 大敦 | 2 |
| | | 丙戌 | 19-21 | 合日互用庚日丙戌时辰 经生经穴生穴 | 小肠火 | 经火 | 阳谷 | 2 |
| | | 丁亥 | 21-23 | 经生经穴生穴 | 心火 | 荥火 | 少府 | 2 |
| 丙日 | | 戊子 | 23-01 | 合日互用辛日戊子时辰 经生经穴生穴 | 胃土 | 合土 | 足三里 | 2 |
| | | 己丑 | 01-03 | 经生经穴生穴 | 脾土 | 输土 | 太白 | 3 |
| | | | | 返本还原 | 肝木 | 原穴 | 太冲 | 3 |
| | | 庚寅 | 03-05 | 合日互用辛日庚寅时辰 气纳三焦他生我土生金 | 三焦 | 合土 | 天井 | 2 |
| | | 辛卯 | 05-07 | 经生经穴生穴 | 肺金 | 经金 | 经渠 | 2 |
| | | | | 合日互用辛日辛卯时辰 经生经穴生穴 | 肺金 | 井木 | 少商 | 2 |

续表

| 本日 | 值日 | 时辰 | 时间 | 开穴规律 | 经络 | 五输穴 | 开穴 | 用次 |
|---|---|---|---|---|---|---|---|---|
| | | 壬辰 | 07–09 | 合日互用辛日壬辰时辰<br>无开穴 | | | | |
| | | 癸巳 | 09–11 | 经生经穴生穴 | 肾水 | 合水 | 阴谷 | 2 |
| | | | | 合日互用辛日癸巳时辰<br>经生经穴生穴 | 肾水 | 荥火 | 然谷 | 2 |
| | | 甲午 | 11–13 | 合日互用辛日甲午时辰<br>无开穴 | | | | |
| | | 乙未 | 13–15 | 血纳包络我生他木生火 | 心包 | 荥火 | 劳宫 | 2 |
| | | | | 合日互用辛日乙未时辰<br>经生经穴生穴 | 肝木 | 输土 | 太冲 | 3 |
| | 丙<br><br>小肠<br>经 | 丙申 | 15–17 | 经生经穴生穴 | 小肠火 | 井金 | 少泽 | 2 |
| | | 丁酉 | 17–19 | 合日互用辛日丁酉时辰<br>经生经穴生穴 | 心火 | 经金 | 灵道 | 2 |
| | | 戊戌 | 19–21 | 经生经穴生穴 | 胃土 | 荥水 | 内庭 | 2 |
| | | 己亥 | 21–23 | 合日互用辛日己亥时辰<br>经生经穴生穴 | 脾土 | 合水 | 阴陵泉 | 2 |
| 丁日 | | 庚子 | 23–01 | 经生经穴生穴 | 大肠金 | 输木 | 三间 | 2 |
| | | | | 返本还原 | 小肠火 | 原穴 | 腕骨 | 1 |
| | | 辛丑 | 01–03 | 合日互用壬日辛丑时辰<br>血纳包络我生他金生水 | 心包 | 合水 | 曲泽 | 2 |
| | | 壬寅 | 03–05 | 经生经穴生穴 | 膀胱水 | 经火 | 昆仑 | 2 |
| | | | | 合日互用壬日壬寅时辰<br>经生经穴生穴 | 膀胱水 | 井金 | 至阴 | 2 |
| | | 癸卯 | 05–07 | 合日互用壬日癸卯时辰<br>无开穴 | | | | |
| | | 甲辰 | 07–09 | 经生经穴生穴 | 胆木 | 合土 | 阳陵泉 | 2 |
| | | | | 合日互用壬日甲辰时辰<br>经生经穴生穴 | 胆木 | 荥水 | 侠溪 | 2 |
| | | 乙巳 | 09–11 | 合日互用壬日乙巳时辰<br>无开穴 | | | | |

续表

| 本日 | 值日 | 时辰 | 时间 | 开穴规律 | 经络 | 五输穴 | 开穴 | 用次 |
|---|---|---|---|---|---|---|---|---|
| 戊日 | 丁 心经 | 丙午 | 11-13 | 气纳三焦他生我木生火 | 三焦 | 输木 | 中渚 | 2 |
| | | | | 合日互用壬日丙午时辰 经生经穴生穴 | 小肠火 | 输木 | 后溪 | 2 |
| | | 丁未 | 13-15 | 经生经穴生穴 | 心火 | 井木 | 少冲 | 2 |
| | | 戊申 | 15-17 | 合日互用壬日戊申时辰 经生经穴生穴 | 胃土 | 经火 | 解溪 | 2 |
| | | 己酉 | 17-19 | 经生经穴生穴 | 脾土 | 荥火 | 大都 | 2 |
| | | 庚戌 | 19-21 | 合日互用壬日庚戌时辰 经生经穴生穴 | 大肠金 | 合土 | 曲池 | 2 |
| | | 辛亥 | 21-23 | 经生经穴生穴 | 肺金 | 输土 | 太渊 | 3 |
| | | | | 返本还原 | 心火 | 原穴 | 神门 | 3 |
| | | 壬子 | 23-01 | 合日互用癸日壬子时辰 气纳三焦他生我金生水 | 三焦 | 井金 | 关冲 | 2 |
| | | 癸丑 | 01-03 | 经生经穴生穴 | 肾水 | 经金 | 复溜 | 2 |
| | | 甲子 | 03-05 | 合日互用癸日甲寅时辰 无开穴 | | | | |
| | | 乙卯 | 05-07 | 经生经穴生穴 | 肝木 | 合木 | 曲泉 | 2 |
| | | 丙辰 | 07-09 | 合日互用癸日丙辰时辰 无开穴 | | | | |
| | | 丁巳 | 09-11 | 血纳包络我生他火生土 | 心包 | 输土 | 大陵 | 3 |
| | 戊 胃经 | 戊午 | 11-13 | 经生经穴生穴 | 胃土 | 井金 | 厉兑 | 2 |
| | | 己未 | 13-15 | 合日互用癸日己未时辰 无开穴 | | | | |
| | | 庚申 | 15-17 | 经生经穴生穴 | 大肠金 | 荥水 | 二间 | 2 |
| | | 辛酉 | 17-19 | 合日互用癸日辛酉时辰 无开穴 | | | | |
| | | 壬戌 | 19-21 | 经生经穴生穴 | 膀胱水 | 输木 | 束骨 | 2 |
| | | | | 返本还原 | 胃土 | 原穴 | 冲阳 | 1 |
| | | 癸亥 | 21-23 | 合日互用癸日癸亥时辰 经生经穴生穴 | 肾水 | 井木 | 涌泉 | 2 |

续表

| 本日 | 值日 | 时辰 | 时间 | 开穴规律 | 经络 | 五输穴 | 开穴 | 用次 |
|---|---|---|---|---|---|---|---|---|
| 己日 | | 甲子 | 23–01 | 经生经穴生穴 | 胆木 | 经火 | 阳辅 | 2 |
| | | 乙丑 | 01–03 | 合日互用甲日乙丑时辰<br>经生经穴生穴 | 肝木 | 荥火 | 行间 | 2 |
| | | 丙寅 | 03–05 | 经生经穴生穴 | 小肠火 | 合土 | 小海 | 2 |
| | | 丁卯 | 05–07 | 合日互用甲日丁卯时辰<br>经生经穴生穴 | 心火 | 输土 | 神门 | 3 |
| | | 戊辰 | 07–09 | 气纳三焦他生我火生土 | 三焦 | 经火 | 支沟 | 2 |
| | 己<br><br>脾经 | 己巳 | 09–11 | 经生经穴生穴 | 脾土 | 井木 | 隐白 | 2 |
| | | | | 合日互用甲日己巳时辰<br>经生经穴生穴 | 脾土 | 经金 | 商丘 | 2 |
| | | 庚午 | 11–13 | 合日互用甲日庚午时辰<br>无开穴 | | | | |
| | | 辛未 | 13–15 | 经生经穴生穴 | 肺金 | 荥火 | 鱼际 | 2 |
| | | | | 合日互用甲日辛未时辰<br>经生经穴生穴 | 肺金 | 合水 | 尺泽 | 2 |
| | | 壬申 | 15–17 | 合日互用甲日壬申时辰<br>无开穴 | | | | |
| | | 癸酉 | 17–19 | 经生经穴生穴 | 肾水 | 输土 | 太溪 | 3 |
| | | | | 返本还原 | 脾土 | 原穴 | 太白 | 3 |
| | | | | 合日互用甲日癸酉时辰<br>血纳包络我生他水生木 | 心包 | 井木 | 中冲 | 2 |
| | | 甲戌 | 19–21 | 合日互用甲日甲戌时辰<br>经生经穴生穴 | 胆木 | 井金 | 足窍阴 | 2 |
| | | 乙亥 | 21–23 | 经生经穴生穴 | 肝木 | 经金 | 中封 | 2 |
| 庚日 | | 丙子 | 23–01 | 合日互用乙日丙子时辰<br>经生经穴生穴 | 小肠火 | 荥水 | 前谷 | 2 |
| | | 丁丑 | 01–03 | 经生经穴生穴 | 心火 | 合水 | 少海 | 2 |
| | | 戊寅 | 03–05 | 合日互用乙日戊寅时辰<br>经生经穴生穴 | 胃土 | 输木 | 陷谷 | 2 |
| | | 己卯 | 05–07 | 血纳包络我生他土生金 | 心包 | 经金 | 间使 | 2 |

| 本日 | 值日 | 时辰 | 时间 | 开穴规律 | 经络 | 五输穴 | 开穴 | 用次 |
|---|---|---|---|---|---|---|---|---|
| | 庚<br>大肠经 | 庚辰 | 07–09 | 经生经穴生穴 | 大肠金 | 井金 | 商阳 | 2 |
| | | | | 合日互用乙日庚辰时辰<br>经生经穴生穴 | 大肠金 | 经火 | 阳溪 | 2 |
| | | 辛巳 | 09–11 | 合日互用乙日辛巳时辰<br>无开穴 | | | | |
| | | 壬午 | 11–13 | 经生经穴生穴 | 膀胱水 | 荥水 | 足通谷 | 2 |
| | | | | 合日互用乙日壬午时辰<br>经生经穴生穴 | 膀胱水 | 合土 | 委中 | 2 |
| | | 癸未 | 13–15 | 合日互用乙日癸未时辰<br>无开穴 | | | | |
| | | 甲申 | 15–17 | 经生经穴生穴 | 胆木 | 输木 | 足临泣 | 2 |
| | | | | 返本还原 | 大肠金 | 原穴 | 合谷 | 1 |
| | | | | 合日互用乙日甲申时辰<br>气纳三焦他生我水生木 | 三焦 | 荥水 | 液门 | 2 |
| | | 乙酉 | 17–19 | 合日互用乙日乙酉时辰<br>经生经穴生穴 | 肝木 | 井木 | 大敦 | 2 |
| | | 丙戌 | 19–21 | 经生经穴生穴 | 小肠火 | 经火 | 阳谷 | 2 |
| | | 丁亥 | 21–23 | 合日互用乙日丁亥时辰<br>经生经穴生穴 | 心火 | 荥火 | 少府 | 2 |
| 辛日 | | 戊子 | 23–01 | 经生经穴生穴 | 胃土 | 合土 | 足三里 | 2 |
| | | 己丑 | 01–03 | 合日互用丙日己丑时辰<br>经生经穴生穴 | 脾土 | 输土 | 太白 | 3 |
| | | 庚寅 | 03–05 | 气纳三焦他生我土生金 | 三焦 | 合土 | 天井 | 2 |
| | 辛<br>肺经 | 辛卯 | 05–07 | 经生经穴生穴 | 肺金 | 井木 | 少商 | 2 |
| | | | | 合日互用丙日辛卯时辰<br>经生经穴生穴 | 肺金 | 经金 | 经渠 | 2 |
| | | 壬辰 | 07–09 | 合日互用丙日壬辰时辰<br>无开穴 | | | | |
| | | 癸巳 | 09–11 | 经生经穴生穴 | 肾水 | 荥火 | 然谷 | 2 |
| | | | | 合日互用丙日癸巳时辰<br>经生经穴生穴 | 肾水 | 合水 | 阴谷 | 2 |

| 本日 | 值日 | 时辰 | 时间 | 开穴规律 | 经络 | 五输穴 | 开穴 | 用次 |
|---|---|---|---|---|---|---|---|---|
| | | 甲午 | 11-13 | 合日互用丙日甲午时辰<br>无开穴 | | | | |
| | | 乙未 | 13-15 | 经生经穴生穴 | 肝木 | 输土 | 太冲 | 3 |
| | | | | 返本还原 | 肺金 | 原穴 | 太渊 | 3 |
| | | | | 合日互用丙日乙未时辰<br>血纳包络我生他木生火 | 心包 | 荥火 | 劳宫 | 2 |
| | | 丙申 | 15-17 | 合日互用丙日丙申时辰<br>经生经穴生穴 | 小肠火 | 井金 | 少泽 | 2 |
| | | 丁酉 | 17-19 | 经生经穴生穴 | 心火 | 经金 | 灵道 | 2 |
| | | 戊戌 | 19-21 | 合日互用丙日戊戌时辰<br>经生经穴生穴 | 胃土 | 荥水 | 内庭 | 2 |
| | | 己亥 | 21-23 | 经生经穴生穴 | 脾土 | 合水 | 阴陵泉 | 2 |
| 壬日 | | 庚子 | 23-01 | 合日互用丁日庚子时辰<br>经生经穴生穴 | 大肠金 | 输木 | 三间 | 2 |
| | | 辛丑 | 01-03 | 血纳包络我生他金生水 | 心包 | 合水 | 曲泽 | 2 |
| | 壬<br><br>膀胱经 | 壬寅 | 03-05 | 经生经穴生穴 | 膀胱水 | 井金 | 至阴 | 2 |
| | | | | 合日互用丁日壬寅时辰<br>经生经穴生穴 | 膀胱水 | 经火 | 昆仑 | 2 |
| | | 癸卯 | 05-07 | 合日互用丁日癸卯时辰<br>无开穴 | | | | |
| | | 甲辰 | 07-09 | 经生经穴生穴 | 胆木 | 荥水 | 侠溪 | 2 |
| | | | | 合日互用丁日甲辰时辰<br>经生经穴生穴 | 胆木 | 合土 | 阳陵泉 | 2 |
| | | 乙巳 | 09-11 | 合日互用丁日乙巳时辰<br>无开穴 | | | | |
| | | 丙午 | 11-13 | 经生经穴生穴 | 小肠火 | 输木 | 后溪 | 2 |
| | | | | 返本还原 | 膀胱水 | 原穴 | 京骨 | 1 |
| | | | | 返本还原：三焦系于壬 | 三焦 | 原穴 | 阳池 | 1 |
| | | | | 合日互用丁日丙午时辰<br>气纳三焦他生我木生火 | 三焦 | 输木 | 中渚 | 2 |
| | | 丁未 | 13-15 | 合日互用丁日丁未时辰<br>经生经穴生穴 | 心火 | 井木 | 少冲 | 2 |

续表

| 本日 | 值日 | 时辰 | 时间 | 开穴规律 | 经络 | 五输穴 | 开穴 | 用次 |
|---|---|---|---|---|---|---|---|---|
| | | 戊申 | 15-17 | 经生经穴生穴 | 胃土 | 经火 | 解溪 | 2 |
| | | 己酉 | 17-19 | 合日互用丁日己酉时辰<br>经生经穴生穴 | 脾土 | 荥火 | 大都 | 2 |
| | | 庚戌 | 19-21 | 经生经穴生穴 | 大肠金 | 合土 | 曲池 | 2 |
| | | 辛亥 | 21-23 | 合日互用丁日辛亥时辰<br>经生经穴生穴 | 肺金 | 输土 | 太渊 | 3 |
| 癸日 | | 壬子 | 23-01 | 气纳三焦他生我金生水 | 三焦 | 井金 | 关冲 | 2 |
| | | 癸丑 | 01-03 | 合日互用戊日癸丑时辰<br>经生经穴生穴 | 肾水 | 经金 | 复溜 | 2 |
| | | 甲寅 | 03-05 | 合日互用戊日甲寅时辰<br>无开穴 | | | | |
| | | 乙卯 | 05-07 | 合日互用戊日乙卯时辰<br>经生经穴生穴 | 肝木 | 合水 | 曲泉 | 2 |
| | | 丙辰 | 07 09 | 合日互用戊日丙辰时辰<br>无开穴 | | | | |
| | | 丁巳 | 09-11 | 合日互用戊日丁巳时辰<br>血纳包络我生他火生土 | 心包 | 输土 | 大陵 | 3 |
| | | 戊午 | 11-13 | 合日互用戊日戊午时辰<br>经生经穴生穴 | 胃土 | 井金 | 厉兑 | 2 |
| | | 己未 | 13-15 | 合日互用戊日己未时辰<br>无开穴 | | | | |
| | | 庚申 | 15-17 | 合日互用戊日庚申时辰<br>经生经穴生穴 | 大肠金 | 荥水 | 二间 | 2 |
| | | 辛酉 | 17-19 | 合日互用戊日辛酉时辰<br>无开穴 | | | | |
| | | 壬戌 | 19-21 | 合日互用戊日壬戌时辰<br>经生经穴生穴 | 膀胱水 | 输木 | 束骨 | 2 |
| | 癸 | 癸亥 | 21-23 | 经生经穴生穴 | 肾水 | 井木 | 涌泉 | 2 |

6. 无开穴时辰的深意　在运用上述诸种开穴原则之后，徐凤纳甲法还剩下二十四个时辰没有开穴。后世许多医家动过不少心思希望将这些空白补齐，在他们看来这似乎是徐凤纳甲法的"不圆满"，其实这二十四个没有开穴的时辰在纳甲法里的意义，远比将它们填充起来更为深邃。

首先，十天干对应十条正经，最后剩下了十个没有经络敏感的时辰。这十个时辰置于何处？它们同哪几条经络有关联？徐凤将这十个时辰置于膀胱经和肾经之间，构成了一个包括膀胱经十一个时辰、十个没有值日经的时辰和肾经十一个时辰，总共三十二个时辰的特殊区域。在这个区域里，在运用膀胱经原穴京骨时要同时运用三焦经的原穴阳池，在运用肾经原穴太溪时要同时运用心包经的原穴大陵，从而使得处于膀胱经和肾经之间十个没有经络敏感的时辰区域成为耐人寻味之处。其一，道家有言"天一生水""水为一"，水是生命的第一元素，肾和膀胱属水，"三焦亦向壬中寄，包络同归入癸方"，三焦经和心包经原穴的"加盟"无疑增强了肾和膀胱主水的生机。其二，三焦根于肾间命门，为原气之别使，肾和膀胱之间的十个无开穴的时辰不仅为原气，也为三焦斡旋气机提供了一个比其他值日经更为广阔的时空范围。更加值得注意的是，在这个区域里从中间划一条直线，就会出现一个有意思的现象：在这条直线两侧"经生经穴生穴""返本还原"的穴位区域里，时辰上无穴位的空白，它们是呈对应性的。也就是说，纳甲法有一条中轴，它是以肾和膀胱之间的空白为底盘，又以所有空白时辰为对称才得以出现的（图3-4）。这里是不是纳甲法五输穴"五音交响乐"里最耐人寻味的"大乐无声"之处呢？这是不是徐凤纳甲法对道家"无中生有，有无相生"的诠释呢？更值得深思的是，贮藏在肾间的原气需要休养生息和循环流转的空间，五输穴均位处肘、膝以下肢体远端，同原气之根丹田相去甚远，但它们又恰恰都是原气留止的要冲，如果把所有的空隙都填满了，会不会阻碍原气循环输布的生机呢？此外，起于肾和膀胱之间水域中点的中轴，在对侧上方正好从本日戊土的丁巳时辰和戊午时辰中间穿过，这里是值日心经和值日胃经交界处。丁应心火、巳应脾土；戊应胃土、午应心火。也就是说，中轴同心火和脾胃土发生了关系。这是不是在提示心肾相交有赖于脾胃中土的斡旋权衡呢？以此看来，徐凤纳甲法的种种布穴原则最终构成了一条穿过肾和膀胱中间的以无开穴时辰为参照的中轴，这条中轴所要表达的意义是耐人寻味的，大有"于无声处听惊雷"的意韵。纳甲法的值日和本日，强调了人体内部的经络穴位敏感周期与外在自然日周期是同步而有差的，徐凤有意留下肾经和膀胱经之间的十个空白时辰，以及对三焦经和心包经五输穴的

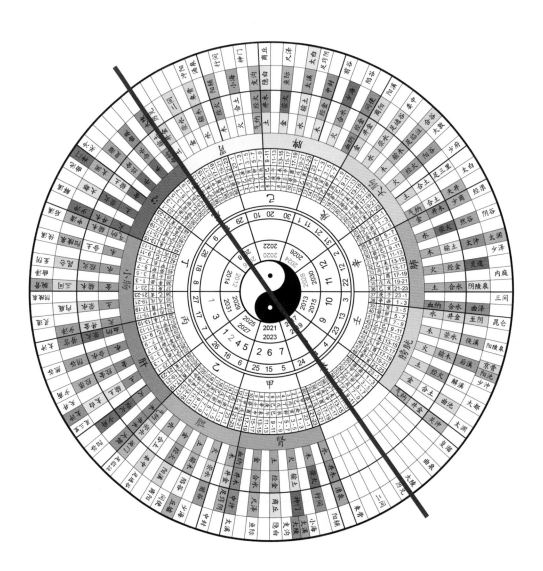

图 3-4
徐凤纳甲法中轴

刻意安排，意在说明三焦和心包在五输穴十日敏感周期里，对协调内外"和而不同"的节律发挥着重要功能，这就对五输穴创始之初所强调的三焦原气机制进行了细密周详的诠释。综合上述，可以说徐凤纳甲法深刻地体现了道家针灸的精髓。

# 三、时空针灸纳甲法的空间穴位及其同构功能

徐凤纳甲法的布穴贯穿着严谨细密、环环相扣的逻辑，在运用纳甲法的时间穴位时，不可以脱离这个表述五输穴时间敏感性的特殊结构，相反需要回到和运用这个结构，才能全面调动纳甲法的深层功能，这正是探寻纳甲法空间穴位的缘由。如上所述，徐凤纳甲法描绘出了一条中轴，这条中轴的底盘位于肾经和膀胱经之间的"空白"区域，这里恰恰是原气之所在。原气虽然处于两肾之间，但却不受脏腑经络拘束限制，确立中轴的无开穴的"空白"时辰恰好为原气的运转提供了不可或缺的条件。"空"不等于"无"，"空对空"正是肾间原气积蓄、发动、输布的关键所在。三焦寄于壬和心包寄于癸，把二者同原气的关系做了"近距离"的安排，而其中三焦的作用是尤为重要的，恰如《难经·六十六难》所指出："三焦者，原气之别使也，主通行三气，经历于五脏六腑。原者，三焦之尊号也。"此外将三焦经和心包经置于两条值日经交接处，突出了它们斡旋原气使其输布抵达各经五输穴的功能。由此可知，在原气循行五输穴系统的周期里，三焦经作为原气的特别使者（"别使"）发挥着重要的整合功能。如果回溯五输穴创立之初所强调的三焦原气机制，可以说徐凤纳甲法实际上是一个原气通过心包三焦，尤其是三焦的枢纽作用在五输穴体系的十日敏感周期。明白了纳甲法结构的关键，对于如何组合与时间穴位相关的空间穴位也就有了路径。

## （一）接气定界穴位

纳甲法的本质是原气在"值日经"里通过五输穴表现出来的敏感周期，所以首先要找到"值日经"的原气所在的"原穴"。其次，任何一个应时敏感穴位，都同一条值日经相关。值日经内部不同时辰的敏感穴位，对于应时敏感穴位都有一种支撑和协同的作用，因此还要找到时间敏感穴位所在的值日经的"界线"。这里的"界线"，既有分割作用，使原气所在的敏感区域得以划定；同时也有连接作用，使原气得以"经过经"连成一气。在长期临床实践中运用这一思路，逐渐总结出了一组"接气定界穴位"，它们由以下穴位组成：①使值日经原穴得以出现的输穴；②值日经的原穴；③从上一条值日经而来和向下一条值日经过渡的三焦经和心包经的穴位（阳值日经来经为心包经穴，去经为三焦经；阴值日经来经为三焦经穴，去经为心包经穴）。纳甲法十个值日和一个无经值日总共有十一组接气定界穴位（表3-13）。

表3-13　时空纳甲法接气定界穴位表

| 值日经 | 输穴 | 值日经原穴 | 三焦经原穴 | 心包经原穴 | 上经过本经穴位 | 本经过下经穴位 |
|---|---|---|---|---|---|---|
| 胆经 | 陷谷 | 丘墟 | | | 心包中冲 | 三焦液门 |
| 肝经 | 太白 | 太冲 | | | 三焦液门 | 心包劳宫 |
| 小肠经 | 三间 | 腕骨 | | | 心包劳宫 | 三焦中渚 |
| 心经 | 太渊 | 神门 | | | 三焦中渚 | 心包大陵 |
| 胃经 | 束骨 | 冲阳 | | | 心包大陵 | 三焦支沟 |
| 脾经 | 太溪 | 太白 | | | 三焦支沟 | 心包间使 |
| 大肠经 | 足临泣 | 合谷 | | | 心包间使 | 三焦天井 |
| 肺经 | 太冲 | 太渊 | | | 三焦天井 | 心包曲泽 |
| 膀胱经 | 后溪 | 京骨 | 阳池 | | 心包曲泽 | 三焦关冲 |
| 无值日经 | | 后溪、阳池、神门、太溪 | | | 心包曲泽 | 心包中冲 |
| 肾经 | 神门 | 太溪 | | 大陵 | 三焦关冲 | 心包中冲 |

　　无值日经这一特殊区域尽管只有十个时辰，但是处于膀胱经和肾经之间，因此其定界穴位的输穴为后溪、神门，由于三焦经输布肾间原气的特殊功能，故用三焦经和肾经的原穴阳池、太溪。这四个穴位的针刺顺序是后溪、阳池、神门、太溪。经过经的穴位，前为从肺经过膀胱经的心包经合穴曲泽，后为从肾经过胆经的心包经井穴中冲。

　　在十个值日经里，在第三个阳时辰或者阴时辰，时间穴位是输穴时要同时用值日经的原穴。在胆经、肝经、小肠经、心经、胃经、脾经、大肠经、肺经这八条值日经的这个时辰，空间穴位的第一、第二个穴位也是同样的输穴和原穴；在膀胱经、肾经这两条值日经的这个时辰，空间穴位的第一、第二和第三个穴位也是同样的输穴和原穴。这时候不要第二次针刺这两个或者三个穴位，在针柄上运用弹针法行气即可。

　　肾经的值日来经为膀胱经，虽然中间有1个时辰无值日经，但是两经水气遥相呼应，故其定界穴位为膀胱经值日的最后一个穴位三焦经的关冲和肾经值日的最后一个穴位心包经的中冲。

## （二）原气底盘穴位

如上所述，纳甲法是原气在五输穴系统的敏感周期，因此设计了原气底盘穴位以振奋、鼓舞、激励原气。原气底盘穴位由下丹田区域的穴位组成：天枢、气海、关元、气穴。无论值日经还是无值日经都要用该组穴位。

接气定界和原气底盘这两组穴位，丝丝紧扣纳甲法布穴原理，即时间敏感周期结构的核心要素，把时间穴位同使它得以具有时穴功能的根基连接在一起，因此它们具有与时间穴位协调一致的同构功能。它们在多层次上发挥着一种组场增效作用，与时间穴位共同调动了纳甲法深层次的潜在功能。

## （三）空间穴位的针刺顺序

首先确定时穴所在的值日经的接气定界穴位，按照以下顺序针刺：①使值日经原穴得以出现的输穴。②值日经原穴。③上经过本经的穴位。④本经过下经的穴位。这四组穴位的针刺顺序，病症无特殊左右特点的，男性先针左侧穴位、女性先针右侧穴位；病症有左右特点的运用巨刺法。⑤针刺原气底盘穴位。原气底盘穴位里的天枢、气穴，也按照男左女右或者巨刺法针刺。

# 四、时空针灸纳甲法的临床运用

临床运用时空针灸纳甲法，应按照以下步骤进行。

## （一）推敲选择时间穴位

本书第一章，专门讨论了时间穴位的五大类别及其记忆功能，在运用时空纳甲法选择时间穴位时，应当参照第一章不拘于就诊时穴，深入追寻原始发病原因的时间、引起病情重大反复因素的时间、直接伤害的时间等，从时间找到适合患者的时穴。这是医者用"意"追寻病本的过程，也是启发患者参与治疗调其神志的过程，需要仔细推敲、反复斟酌之后再做出决定。

时间穴位是进入气场的钥匙，运用时空针灸纳甲法的首要是选择时间穴位，这涉及对患者病史的全面了解、对病情的深入分析和对病机的准确把握，在这个牵动全局的第一步，尤其需要下一番运用"神思"的功夫。值得注意的是，时空针灸选择时间穴位所依据的时间均为当地太阳时，这本身就具有地域空间的意义。

## （二）空间穴位调构气场

纳甲法时穴所在的值日经的空间穴位，在于调构原气根基以利其运行输布，这个气场相对来说是固定的。接气定界穴位和原气底盘穴位在上文已经详述。

## （三）靶向穴位引导原气直趋病所

时空针灸纳甲法将时间穴位和空间穴位紧密结合，与单独运用时间穴位，或者在运用时间穴位时加入同时间穴位没有同构关系的对症穴位相比，三者之间有很大的不同。前者属于同根同系的组合，目的在于调动原气在五输穴的特殊气场，后者则不具备这一功能。尽管如此，时空针灸纳甲法在调构最适宜患者病机状态的气场之后，仍然需要加入有针对性的穴位，引气直驱病所，才能达到最佳治疗效果，这一类穴位称为靶向穴位或者经验穴位。例如：三阴交与阴交组合治疗妇科疾病，肩井、曲池、合谷用于肩臂疼痛，迎香、合谷、冲阳治疗过敏性鼻炎，肿瘤化疗呕吐常用内关、足三里等，此外耳针、头针、腹针、颊针等微针疗法的穴位也可以作为靶向增效穴位选择运用。时空针灸纳甲法在临床比较适合妇科和男科由于原气虚损或运行不畅的多种病症，例如月经不调、痛经、孕晚期腰骶疼痛、前列腺肥大、性功能低下等。此外对自身免疫性疾病例如甲状腺疾病、1型糖尿病，以及过度应激引起的精神紧张、焦虑、失眠、疲劳综合征等都有很好的疗效。由于时空纳甲法构建气场调动原气的特别功能，在临床运用其他时空针灸方法疗效不理想的病例，按照同病情相关的值日经预约患者运用本法，常可获得满意疗效。

从调构气场的意义而论，时空针灸纳甲法的穴位组合存在中药方剂组合里"君臣佐使"类似的原则。"君"是值日经的原穴和原气底盘穴位，"臣"是"经过经"的三焦经和心包经的穴位，"佐"是靶向穴位或经验穴位，"使"是时间穴位和值日经第三个阳时辰或者阴时辰的输穴。时空针灸纳甲法的时空穴位组合在临床的得气反应主要有以下几大类：首先是得气快且气感舒适，通常是温热的气流感或气雾感出现于局部或全身；第二是心身放松，浅睡或深沉入睡；第三是小溲通畅；第四是上下排气症状；第五是时或会出现局部疼痛或紧滞等不适感，甚至有症状加重的假象，但是随着这种假象的消失，主要症状也会随之缓解或者消退。这些得气反应带来的得气效应有以下特点：第一，症状消失快，在留针期间、取针后或者针后几小时主症和伴随症状即明显改善或消失，出现即时效应或后续效应；第二，疲劳呈持续性缓解；第三，心身状态逐渐优化，转为正常。有关得气反应和得气效应的类别和机制，将在本书第五章专门讨论。

## 时空针灸子午流注纳甲法歌诀

子午纳甲十日周，
原气应时过五洲。
返本还原知根底，
阴阳转换有机杼。
水火既济底盘筑，
无中生有建中轴。
时空同构气转动，
天人相应显神功。

## 附1  阎明广养子时刻流注法外行经脉表

| 日甲子 | 时辰 | 时刻 24分 | 穴位 | | | |
|---|---|---|---|---|---|---|
| | | | 名称 | 穴与经 五行同性 | 阴阳经 经生经 | 五输穴 穴生穴 |
| 甲日 | 甲子 | 23：00–23：24 | 足窍阴 | 井木 | 胆木 | 井金 |
| | | 23：24–23：48 | 前谷 | 荥火 | 小肠火 | 荥水 |
| | | 23：48–00：12 | 陷谷 | 输土 | 胃土 | 输木 |
| | | | 丘墟 | 原 | 胆木 | 原 |
| | | 00：12–00：36 | 阳溪 | 经金 | 大肠金 | 经火 |
| | | 00：36–01：00 | 委中 | 合水 | 膀胱水 | 合土 |
| | 乙丑 | 01：00–01：24 | 大敦 | 井木 | 肝木 | 井木 |
| | | 01：24–01：48 | 少府 | 荥火 | 心火 | 荥火 |
| | | 01：48–02：12 | 太白 | 输土 | 脾土 | 输土 |
| | | 02：12–02：36 | 经渠 | 经金 | 肺金 | 经金 |
| | | 02：36–03：00 | 阴谷 | 合水 | 肾水 | 合水 |
| | 丙寅 | 03：00–03：24 | 少泽 | 井火 | 小肠火 | 井金 |
| | | 03：24–03：48 | 内庭 | 荥土 | 胃土 | 荥水 |
| | | 03：48–04：12 | 三间 | 输金 | 大肠金 | 输木 |
| | | | 腕骨 | 原 | 小肠火 | 原 |
| | | 04：12–04：36 | 昆仑 | 经水 | 膀胱水 | 经火 |
| | | 04：36–05：00 | 阳陵泉 | 合木 | 胆木 | 合土 |
| | 丁卯 | 05：00–05：24 | 少冲 | 井火 | 心火 | 井木 |
| | | 05：24–05：48 | 大都 | 荥土 | 脾土 | 荥火 |
| | | 05：48–06：12 | 太渊 | 输金 | 肺金 | 输土 |
| | | 06：12–06：36 | 复溜 | 经水 | 肾水 | 经金 |
| | | 06：36–07：00 | 曲泉 | 合木 | 肝木 | 合水 |
| | 戊辰 | 07：00–07：24 | 关冲 | 阳井 | 三焦 阳气之父 | 井金 |
| | | 07：24–07：48 | 液门 | 荥 | | 荥水 |
| | | 07：48–08：12 | 中渚 | 输 | | 输木 |
| | | | 阳池 | 原 | | 原 |
| | | 08：12–08：36 | 支沟 | 经 | | 经火 |
| | | 08：36–09：00 | 天井 | 合 | | 合土 |

续表

| 日甲子 | 时辰 | 时刻<br>24分 | 穴位 | | | |
|---|---|---|---|---|---|---|
| | | | 名称 | 穴与经<br>五行同性 | 阴阳经<br>经生经 | 五输穴<br>穴生穴 |
| 甲日 | 己巳 | 09：00–09：24 | 隐白 | 井土 | 脾土 | 井木 |
| | | 09：24–09：48 | 鱼际 | 荥金 | 肺金 | 荥火 |
| | | 09：48–10：12 | 太溪 | 输水 | 肾水 | 输土 |
| | | 10：12–10：36 | 中封 | 经木 | 肝木 | 经金 |
| | | 10：36–11：00 | 少海 | 合火 | 心火 | 合水 |
| | 庚午 | 11：00–11：24 | 商阳 | 井金 | 大肠金 | 井金 |
| | | 11：24–11：48 | 通谷 | 荥水 | 膀胱水 | 荥水 |
| | | 11：48–12：12 | 临泣 | 输木 | 胆木 | 输木 |
| | | | 合谷 | 原 | 大肠金 | 原 |
| | | 12：12–12：36 | 阳谷 | 经火 | 小肠火 | 经火 |
| | | 12：36–13：00 | 三里 | 合土 | 胃土 | 合土 |
| | 辛未 | 13：00–13：24 | 少商 | 井金 | 肺金 | 井木 |
| | | 13：24–13：48 | 然谷 | 荥水 | 肾水 | 荥火 |
| | | 13：48–14：12 | 太冲 | 输木 | 肝木 | 输土 |
| | | 14：12–14：36 | 灵道 | 经火 | 心火 | 经金 |
| | | 14：36–15：00 | 阴陵泉 | 合土 | 脾土 | 合水 |
| | 壬申 | 15：00–15：24 | 至阴 | 井水 | 膀胱水 | 井金 |
| | | 15：24–15：48 | 侠溪 | 荥木 | 胆木 | 荥水 |
| | | 15：48–16：12 | 后溪 | 输火 | 小肠火 | 输木 |
| | | | 京骨 | 原 | 膀胱水 | 原 |
| | | 16：12–16：36 | 解溪 | 经土 | 胃土 | 经火 |
| | | 16：36–17：00 | 曲池 | 合金 | 大肠金 | 合土 |
| | 癸酉 | 17：00–17：24 | 中冲 | 阴井 | 心包<br>阴血之母 | 井木 |
| | | 17：24–17：48 | 劳宫 | 荥 | | 荥火 |
| | | 17：48–18：12 | 大陵 | 输 | | 输土 |
| | | 18：12–18：36 | 间使 | 经 | | 经金 |
| | | 18：36–19：00 | 曲泽 | 合 | | 合水 |

续表

| 日甲子 | 时辰 | 时刻 24分 | 穴位 | | | |
|---|---|---|---|---|---|---|
| | | | 名称 | 穴与经 五行同性 | 阴阳经 经生经 | 五输穴 穴生穴 |
| 甲日 | 甲戌 | 19：00-19：24 | 足窍阴 | 井木 | 胆木 | 井金 |
| | | 19：24-19：48 | 前谷 | 荥火 | 小肠火 | 荥水 |
| | | 19：48-20：12 | 陷谷 | 输土 | 胃土 | 输木 |
| | | | 丘墟 | 原 | 胆木 | 原 |
| | | 20：12-20：36 | 阳溪 | 经金 | 大肠金 | 经火 |
| | | 20：36-21：00 | 委中 | 合水 | 膀胱水 | 合土 |
| | 乙亥 | 21：00-21：24 | 大敦 | 井木 | 肝木 | 井木 |
| | | 21：24-21：48 | 少府 | 荥火 | 心火 | 荥火 |
| | | 21：48-22：12 | 太白 | 输土 | 脾土 | 输土 |
| | | 22：12-22：36 | 经渠 | 经金 | 肺金 | 经金 |
| | | 22：36-23：00 | 阴谷 | 合水 | 肾水 | 合水 |
| 乙日 | 丙子 | 23：00-23：24 | 少泽 | 井火 | 小肠火 | 井金 |
| | | 23：24-23：48 | 内庭 | 荥土 | 胃土 | 荥水 |
| | | 23：48-00：12 | 三间 | 输金 | 大肠金 | 输木 |
| | | | 腕骨 | 原 | 小肠火 | 原 |
| | | 00：12-00：36 | 昆仑 | 经水 | 膀胱水 | 经火 |
| | | 00：36-01：00 | 阳陵泉 | 合木 | 胆木 | 合土 |
| | 丁丑 | 01：00-01：24 | 少冲 | 井火 | 心火 | 井木 |
| | | 01：24-01：48 | 大都 | 荥土 | 脾土 | 荥火 |
| | | 01：48-02：12 | 太渊 | 输金 | 肺金 | 输土 |
| | | 02：12-02：36 | 复溜 | 经水 | 肾水 | 经金 |
| | | 02：36-03：00 | 曲泉 | 合木 | 肝木 | 合水 |
| | 戊寅 | 03：00-03：24 | 厉兑 | 井土 | 胃土 | 井金 |
| | | 03：24-03：48 | 二间 | 荥金 | 大肠金 | 荥水 |
| | | 03：48-04：12 | 束骨 | 输水 | 膀胱水 | 输木 |
| | | | 冲阳 | 原 | 胃土 | 原 |
| | | 04：12-04：36 | 阳辅 | 经木 | 胆木 | 经火 |
| | | 04：36-05：00 | 小海 | 合火 | 小肠火 | 合土 |

续表

| 日甲子 | 时辰 | 时刻<br>24分 | 穴位 | | | |
|---|---|---|---|---|---|---|
| | | | 名称 | 穴与经<br>五行同性 | 阴阳经<br>经生经 | 五输穴<br>穴生穴 |
| 乙日 | 己卯 | 05：00–05：24 | 中冲 | 阴井 | 心包<br>阴血之母 | 井木 |
| | | 05：24–05：48 | 劳宫 | 荥 | | 荥火 |
| | | 05：48–06：12 | 大陵 | 输 | | 输土 |
| | | 06：12–06：36 | 间使 | 经 | | 经金 |
| | | 06：36–07：00 | 曲泽 | 合 | | 合水 |
| | 庚辰 | 07：00–07：24 | 商阳 | 井金 | 大肠金 | 井金 |
| | | 07：24–07：48 | 通谷 | 荥水 | 膀胱水 | 荥水 |
| | | 07：48–08：12 | 临泣 | 输木 | 胆木 | 输木 |
| | | | 合谷 | 原 | 大肠金 | 原 |
| | | 08：12–08：36 | 阳谷 | 经火 | 小肠火 | 经火 |
| | | 08：36–09：00 | 三里 | 合土 | 胃土 | 合土 |
| | 辛巳 | 09：00–09：24 | 少商 | 井金 | 肺金 | 井木 |
| | | 09：24–09：48 | 然谷 | 荥水 | 肾水 | 荥火 |
| | | 09：48–10：12 | 太冲 | 输木 | 肝木 | 输土 |
| | | 10：12–10：36 | 灵道 | 经火 | 心火 | 经金 |
| | | 10：36–11：00 | 阴陵泉 | 合土 | 脾土 | 合水 |
| | 壬午 | 11：00–11：24 | 至阴 | 井水 | 膀胱水 | 井金 |
| | | 11：24–11：48 | 侠溪 | 荥木 | 胆木 | 荥水 |
| | | 11：48–12：12 | 后溪 | 输火 | 小肠火 | 输木 |
| | | | 京骨 | 原 | 膀胱水 | 原 |
| | | 12：12–12：36 | 解溪 | 经土 | 胃土 | 经火 |
| | | 12：36–13：00 | 曲池 | 合金 | 大肠金 | 合土 |
| | 癸未 | 13：00–13：24 | 涌泉 | 井水 | 肾水 | 井木 |
| | | 13：24–13：48 | 行间 | 荥木 | 肝木 | 荥火 |
| | | 13：48–14：12 | 神门 | 输火 | 心火 | 输土 |
| | | 14：12–14：36 | 商丘 | 经土 | 脾土 | 经金 |
| | | 14：36–15：00 | 尺泽 | 合金 | 肺金 | 合水 |

续表

| 日甲子 | 时辰 | 时刻 24 分 | 穴位 | | | |
|---|---|---|---|---|---|---|
| | | | 名称 | 穴与经 五行同性 | 阴阳经 经生经 | 五输穴 穴生穴 |
| 乙日 | 甲申 | 15：00-15：24 | 关冲 | 阳井 | 三焦 阳气之父 | 井金 |
| | | 15：24-15：48 | 液门 | 荥 | | 荥水 |
| | | 15：48-16：12 | 中渚 | 输 | | 输木 |
| | | | 阳池 | 原 | | 原 |
| | | 16：12-16：36 | 支沟 | 经 | | 经火 |
| | | 16：36-17：00 | 天井 | 合 | | 合土 |
| | 乙酉 | 17：00-17：24 | 大敦 | 井木 | 肝木 | 井木 |
| | | 17：24-17：48 | 少府 | 荥火 | 心火 | 荥火 |
| | | 17：48-18：12 | 太白 | 输土 | 脾土 | 输土 |
| | | 18：12-18：36 | 经渠 | 经金 | 肺金 | 经金 |
| | | 18：36-19：00 | 阴谷 | 合水 | 肾水 | 合水 |
| | 丙戌 | 19：00-19：24 | 少泽 | 井火 | 小肠火 | 井金 |
| | | 19：24-19：48 | 内庭 | 荥土 | 胃土 | 荥水 |
| | | 19：48-20：12 | 三间 | 输金 | 大肠金 | 输木 |
| | | | 腕骨 | 原 | 小肠火 | 原 |
| | | 20：12-20：36 | 昆仑 | 经水 | 膀胱水 | 经火 |
| | | 20：36-21：00 | 阳陵泉 | 合木 | 胆木 | 合土 |
| | 丁亥 | 21：00-21：24 | 少冲 | 井火 | 心火 | 井木 |
| | | 21：24-21：48 | 大都 | 荥土 | 脾土 | 荥火 |
| | | 21：48-22：12 | 太渊 | 输金 | 肺金 | 输土 |
| | | 22：12-22：36 | 复溜 | 经水 | 肾水 | 经金 |
| | | 22：36-23：00 | 曲泉 | 合木 | 肝木 | 合水 |
| 丙日 | 戊子 | 23：00-23：24 | 厉兑 | 井土 | 胃土 | 井金 |
| | | 23：24-23：48 | 二间 | 荥金 | 大肠金 | 荥水 |
| | | 23：48-00：12 | 束骨 | 输水 | 膀胱水 | 输木 |
| | | | 冲阳 | 原 | 胃土 | 原 |
| | | 00：12-00：36 | 阳辅 | 经木 | 胆木 | 经火 |
| | | 00：36-01：00 | 小海 | 合火 | 小肠火 | 合土 |

| 日甲子 | 时辰 | 时刻<br>24分 | 穴位 | | | |
|---|---|---|---|---|---|---|
| | | | 名称 | 穴与经<br>五行同性 | 阴阳经<br>经生经 | 五输穴<br>穴生穴 |
| 丙日 | 己丑 | 01：00-01：24 | 隐白 | 井土 | 脾土 | 井木 |
| | | 01：24-01：48 | 鱼际 | 荥金 | 肺金 | 荥火 |
| | | 01：48-02：12 | 太溪 | 输水 | 肾水 | 输土 |
| | | 02：12-02：36 | 中封 | 经木 | 肝木 | 经金 |
| | | 02：36-03：00 | 少海 | 合火 | 心火 | 合水 |
| | 庚寅 | 03：00-03：24 | 关冲 | 阳井 | | 井金 |
| | | 03：24-03：48 | 液门 | 荥 | 三焦<br>阳气之父 | 荥水 |
| | | 03：48-04：12 | 中渚 | 输 | | 输木 |
| | | | 阳池 | 原 | | 原 |
| | | 04：12-04：36 | 支沟 | 经 | | 经火 |
| | | 04：36-05：00 | 天井 | 合 | | 合土 |
| | 辛卯 | 05：00-05：24 | 少商 | 井金 | 肺金 | 井木 |
| | | 05：24-05：48 | 然谷 | 荥水 | 肾水 | 荥火 |
| | | 05：48-06：12 | 太冲 | 输木 | 肝木 | 输土 |
| | | 06：12-06：36 | 灵道 | 经火 | 心火 | 经金 |
| | | 06：36-07：00 | 阴陵泉 | 合土 | 脾土 | 合水 |
| | 壬辰 | 07：00-07：24 | 至阴 | 井水 | 膀胱水 | 井金 |
| | | 07：24-07：48 | 侠溪 | 荥木 | 胆木 | 荥水 |
| | | 07：48-08：12 | 后溪 | 输火 | 小肠火 | 输木 |
| | | | 京骨 | 原 | 膀胱水 | 原 |
| | | 08：12-08：36 | 解溪 | 经土 | 胃土 | 经火 |
| | | 08：36-09：00 | 曲池 | 合金 | 大肠金 | 合土 |
| | 癸巳 | 09：00-09：24 | 涌泉 | 井水 | 肾水 | 井木 |
| | | 09：24-09：48 | 行间 | 荥木 | 肝木 | 荥火 |
| | | 09：48-10：12 | 神门 | 输火 | 心火 | 输土 |
| | | 10：12-10：36 | 商丘 | 经土 | 脾土 | 经金 |
| | | 10：36-11：00 | 尺泽 | 合金 | 肺金 | 合水 |

续表

| 日甲子 | 时辰 | 时刻 24分 | 穴位 | | | |
|---|---|---|---|---|---|---|
| | | | 名称 | 穴与经 五行同性 | 阴阳经 经生经 | 五输穴 穴生穴 |
| 丙日 | 甲午 | 11：00-11：24 | 足窍阴 | 井木 | 胆木 | 井金 |
| | | 11：24-11：48 | 前谷 | 荥火 | 小肠火 | 荥水 |
| | | 11：48-12：12 | 陷谷 | 输土 | 胃土 | 输木 |
| | | | 丘墟 | 原 | 胆木 | 原 |
| | | 12：12-12：36 | 阳溪 | 经金 | 大肠金 | 经火 |
| | | 12：36-13：00 | 委中 | 合水 | 膀胱水 | 合土 |
| | 乙未 | 13：00-13：24 | 中冲 | 阴井 | 心包 阴血之母 | 井木 |
| | | 13：24-13：48 | 劳宫 | 荥 | | 荥火 |
| | | 13：48-14：12 | 大陵 | 输 | | 输土 |
| | | 14：12-14：36 | 间使 | 经 | | 经金 |
| | | 14：36-15：00 | 曲泽 | 合 | | 合水 |
| | 丙申 | 15：00-15：24 | 少泽 | 井火 | 小肠火 | 井金 |
| | | 15：24-15：48 | 内庭 | 荥土 | 胃土 | 荥水 |
| | | 15：48-16：12 | 三间 | 输金 | 大肠金 | 输木 |
| | | | 腕骨 | 原 | 小肠火 | 原 |
| | | 16：12-16：36 | 昆仑 | 经水 | 膀胱水 | 经火 |
| | | 16：36-17：00 | 阳陵泉 | 合木 | 胆木 | 合土 |
| | 丁酉 | 17：00-17：24 | 少冲 | 井火 | 心火 | 井木 |
| | | 17：24-17：48 | 大都 | 荥土 | 脾土 | 荥火 |
| | | 17：48-18：12 | 太渊 | 输金 | 肺金 | 输土 |
| | | 18：12-18：36 | 复溜 | 经水 | 肾水 | 经金 |
| | | 18：36-19：00 | 曲泉 | 合木 | 肝木 | 合水 |
| | 戊戌 | 19：00-19：24 | 厉兑 | 井土 | 胃土 | 井金 |
| | | 19：24-19：48 | 二间 | 荥金 | 大肠金 | 荥水 |
| | | 19：48-20：12 | 束骨 | 输水 | 膀胱水 | 输木 |
| | | | 冲阳 | 原 | 胃土 | 原 |
| | | 20：12-20：36 | 阳辅 | 经木 | 胆木 | 经火 |
| | | 20：36-21：00 | 小海 | 合火 | 小肠火 | 合土 |

续表

| 日甲子 | 时辰 | 时刻 24分 | 穴位 | | | |
|---|---|---|---|---|---|---|
| | | | 名称 | 穴与经 五行同性 | 阴阳经 经生经 | 五输穴 穴生穴 |
| 丙日 | 己亥 | 21：00-21：24 | 隐白 | 井土 | 脾土 | 井木 |
| | | 21：24-21：48 | 鱼际 | 荥金 | 肺金 | 荥火 |
| | | 21：48-22：12 | 太溪 | 输水 | 肾水 | 输土 |
| | | 22：12-22：36 | 中封 | 经木 | 肝木 | 经金 |
| | | 22：36-23：00 | 少海 | 合火 | 心火 | 合水 |
| 丁日 | 庚子 | 23：00-23：24 | 商阳 | 井金 | 大肠金 | 井金 |
| | | 23：24-23：48 | 通谷 | 荥水 | 膀胱水 | 荥水 |
| | | 23：48-00：12 | 临泣 | 输木 | 胆木 | 输木 |
| | | | 合谷 | 原 | 大肠金 | 原 |
| | | 00：12-00：36 | 阳谷 | 经火 | 小肠火 | 经火 |
| | | 00：36-01：00 | 三里 | 合土 | 胃土 | 合土 |
| | 辛丑 | 01：00-01：24 | 中冲 | 阴井 | 心包 阴血之母 | 井木 |
| | | 01：24-01：48 | 劳宫 | 荥 | | 荥火 |
| | | 01：48-02：12 | 大陵 | 输 | | 输土 |
| | | 02：12-02：36 | 间使 | 经 | | 经金 |
| | | 02：36-03：00 | 曲泽 | 合 | | 合水 |
| | 壬寅 | 03：00-03：24 | 至阴 | 井水 | 膀胱水 | 井金 |
| | | 03：24-03：48 | 侠溪 | 荥木 | 胆木 | 荥水 |
| | | 03：48-04：12 | 后溪 | 输火 | 小肠火 | 输木 |
| | | | 京骨 | 原 | 膀胱水 | 原 |
| | | 04：12-04：36 | 解溪 | 经土 | 胃土 | 经火 |
| | | 04：36-05：00 | 曲池 | 合金 | 大肠金 | 合土 |
| | 癸卯 | 05：00-05：24 | 涌泉 | 井水 | 肾水 | 井木 |
| | | 05：24-05：48 | 行间 | 荥木 | 肝木 | 荥火 |
| | | 05：48-06：12 | 神门 | 输火 | 心火 | 输土 |
| | | 06：12-06：36 | 商丘 | 经土 | 脾土 | 经金 |
| | | 06：36-07：00 | 尺泽 | 合金 | 肺金 | 合水 |

续表

| 日甲子 | 时辰 | 时刻<br>24分 | 穴位 | | | |
|---|---|---|---|---|---|---|
| | | | 名称 | 穴与经<br>五行同性 | 阴阳经<br>经生经 | 五输穴<br>穴生穴 |
| 丁日 | 甲辰 | 07：00-07：24 | 足窍阴 | 井木 | 胆木 | 井金 |
| | | 07：24-07：48 | 前谷 | 荥火 | 小肠火 | 荥水 |
| | | 07：48-08：12 | 陷谷 | 输土 | 胃土 | 输木 |
| | | | 丘墟 | 原 | 胆木 | 原 |
| | | 08：12-08：36 | 阳溪 | 经金 | 大肠金 | 经火 |
| | | 08：36-09：00 | 委中 | 合水 | 膀胱水 | 合土 |
| | 乙巳 | 09：00-09：24 | 大敦 | 井木 | 肝木 | 井木 |
| | | 09：24-09：48 | 少府 | 荥火 | 心火 | 荥火 |
| | | 09：48-10：12 | 太白 | 输土 | 脾土 | 输土 |
| | | 10：12-10：36 | 经渠 | 经金 | 肺金 | 经金 |
| | | 10：36-11：00 | 阴谷 | 合水 | 肾水 | 合水 |
| | 丙午 | 11：00-11：24 | 关冲 | 阳井 | | 井金 |
| | | 11：24-11：48 | 液门 | 荥 | | 荥水 |
| | | 11：48-12：12 | 中渚 | 输 | 三焦<br>阳气之父 | 输木 |
| | | | 阳池 | 原 | | 原 |
| | | 12：12-12：36 | 支沟 | 经 | | 经火 |
| | | 12：36-13：00 | 天井 | 合 | | 合土 |
| | 丁未 | 13：00-13：24 | 少冲 | 井火 | 心火 | 井木 |
| | | 13：24-13：48 | 大都 | 荥土 | 脾土 | 荥火 |
| | | 13：48-14：12 | 太渊 | 输金 | 肺金 | 输土 |
| | | 14：12-14：36 | 复溜 | 经水 | 肾水 | 经金 |
| | | 14：36-15：00 | 曲泉 | 合木 | 肝木 | 合水 |
| | 戊申 | 15：00-15：24 | 厉兑 | 井土 | 胃土 | 井金 |
| | | 15：24-15：48 | 二间 | 荥金 | 大肠金 | 荥水 |
| | | 15：48-16：12 | 束骨 | 输水 | 膀胱水 | 输木 |
| | | | 冲阳 | 原 | 胃土 | 原 |
| | | 16：12-16：36 | 阳辅 | 经木 | 胆木 | 经火 |
| | | 16：36-17：00 | 小海 | 合火 | 小肠火 | 合土 |

续表

| 日甲子 | 时辰 | 时刻<br>24 分 | 穴位 | | | |
|---|---|---|---|---|---|---|
| | | | 名称 | 穴与经<br>五行同性 | 阴阳经<br>经生经 | 五输穴<br>穴生穴 |
| 丁日 | 己酉 | 17：00-17：24 | 隐白 | 井土 | 脾土 | 井木 |
| | | 17：24-17：48 | 鱼际 | 荥金 | 肺金 | 荥火 |
| | | 17：48-18：12 | 太溪 | 输水 | 肾水 | 输土 |
| | | 18：12-18：36 | 中封 | 经木 | 肝木 | 经金 |
| | | 18：36-19：00 | 少海 | 合火 | 心火 | 合水 |
| | 庚戌 | 19：00-19：24 | 商阳 | 井金 | 大肠金 | 井金 |
| | | 19：24-19：48 | 通谷 | 荥水 | 膀胱水 | 荥水 |
| | | 19：48-20：12 | 临泣 | 输木 | 胆木 | 输木 |
| | | | 合谷 | 原 | 大肠金 | 原 |
| | | 20：12-20：36 | 阳谷 | 经火 | 小肠火 | 经火 |
| | | 20：36-21：00 | 三里 | 合土 | 胃土 | 合土 |
| | 辛亥 | 21：00-21：24 | 少商 | 井金 | 肺金 | 井木 |
| | | 21：24-21：48 | 然谷 | 荥水 | 肾水 | 荥火 |
| | | 21：48-22：12 | 太冲 | 输木 | 肝木 | 输土 |
| | | 22：12-22：36 | 灵道 | 经火 | 心火 | 经金 |
| | | 22：36-23：00 | 阴陵泉 | 合土 | 脾土 | 合水 |
| 戊日 | 壬子 | 23：00-23：24 | 关冲 | 阳井 | 三焦<br>阳气之父 | 井金 |
| | | 23：24-23：48 | 液门 | 荥 | | 荥水 |
| | | 23：48-00：12 | 中渚 | 输 | | 输木 |
| | | | 阳池 | 原 | | 原 |
| | | 00：12-00：36 | 支沟 | 经 | | 经火 |
| | | 00：36-01：00 | 天井 | 合 | | 合土 |
| | 癸丑 | 01：00-01：24 | 涌泉 | 井水 | 肾水 | 井木 |
| | | 01：24-01：48 | 行间 | 荥木 | 肝木 | 荥火 |
| | | 01：48-02：12 | 神门 | 输火 | 心火 | 输土 |
| | | 02：12-02：36 | 商丘 | 经土 | 脾土 | 经金 |
| | | 02：36-03：00 | 尺泽 | 合金 | 肺金 | 合水 |

| 日甲子 | 时辰 | 时刻<br>24分 | 穴位 | | | |
|---|---|---|---|---|---|---|
| | | | 名称 | 穴与经<br>五行同性 | 阴阳经<br>经生经 | 五输穴<br>穴生穴 |
| 戊日 | 甲寅 | 03：00-03：24 | 足窍阴 | 井木 | 胆木 | 井金 |
| | | 03：24-03：48 | 前谷 | 荥火 | 小肠火 | 荥水 |
| | | 03：48-04：12 | 陷谷 | 输土 | 胃土 | 输木 |
| | | | 丘墟 | 原 | 胆木 | 原 |
| | | 04：12-04：36 | 阳溪 | 经金 | 大肠金 | 经火 |
| | | 04：36-05：00 | 委中 | 合水 | 膀胱水 | 合土 |
| | 乙卯 | 05：00-05：24 | 大敦 | 井木 | 肝木 | 井木 |
| | | 05：24-05：48 | 少府 | 荥火 | 心火 | 荥火 |
| | | 05：48-06：12 | 太白 | 输土 | 脾土 | 输土 |
| | | 06：12-06：36 | 经渠 | 经金 | 肺金 | 经金 |
| | | 06：36-07：00 | 阴谷 | 合水 | 肾水 | 合水 |
| | 丙辰 | 07：00-07：24 | 少泽 | 井火 | 小肠火 | 井金 |
| | | 07：24-07：48 | 内庭 | 荥土 | 胃土 | 荥水 |
| | | 07：48-08：12 | 三间 | 输金 | 大肠金 | 输木 |
| | | | 腕骨 | 原 | 小肠火 | 原 |
| | | 08：12-08：36 | 昆仑 | 经水 | 膀胱水 | 经火 |
| | | 08：36-09：00 | 阳陵泉 | 合木 | 胆木 | 合土 |
| | 丁巳 | 09：00-09：24 | 中冲 | 阴井 | 心包<br>阴血之母 | 井木 |
| | | 09：24-09：48 | 劳宫 | 荥 | | 荥火 |
| | | 09：48-10：12 | 大陵 | 输 | | 输土 |
| | | 10：12-10：36 | 间使 | 经 | | 经金 |
| | | 10：36-11：00 | 曲泽 | 合 | | 合水 |
| | 戊午 | 11：00-11：24 | 厉兑 | 井土 | 胃土 | 井金 |
| | | 11：24-11：48 | 二间 | 荥金 | 大肠金 | 荥水 |
| | | 11：48-12：12 | 束骨 | 输水 | 膀胱水 | 输木 |
| | | | 冲阳 | 原 | 胃土 | 原 |
| | | 12：12-12：36 | 阳辅 | 经木 | 胆木 | 经火 |
| | | 12：36-13：00 | 小海 | 合火 | 小肠火 | 合土 |

续表

| 日甲子 | 时辰 | 时刻<br>24 分 | 穴位 | | | |
|---|---|---|---|---|---|---|
| | | | 名称 | 穴与经<br>五行同性 | 阴阳经<br>经生经 | 五输穴<br>穴生穴 |
| 戊日 | 己未 | 13：00-13：24 | 隐白 | 井土 | 脾土 | 井木 |
| | | 13：24-13：48 | 鱼际 | 荥金 | 肺金 | 荥火 |
| | | 13：48-14：12 | 太溪 | 输水 | 肾水 | 输土 |
| | | 14：12-14：36 | 中封 | 经木 | 肝木 | 经金 |
| | | 14：36-15：00 | 少海 | 合火 | 心火 | 合水 |
| | 庚申 | 15：00-15：24 | 商阳 | 井金 | 大肠金 | 井金 |
| | | 15：24-15：48 | 通谷 | 荥水 | 膀胱水 | 荥水 |
| | | 15：48-16：12 | 临泣 | 输木 | 胆木 | 输木 |
| | | | 合谷 | 原 | 大肠金 | 原 |
| | | 16：12-16：36 | 阳谷 | 经火 | 小肠火 | 经火 |
| | | 16：36-17：00 | 三里 | 合土 | 胃土 | 合土 |
| | 辛酉 | 17：00-17：24 | 少商 | 井金 | 肺金 | 井木 |
| | | 17：24-17：48 | 然谷 | 荥水 | 肾水 | 荥火 |
| | | 17：48-18：12 | 太冲 | 输木 | 肝木 | 输土 |
| | | 18：12-18：36 | 灵道 | 经火 | 心火 | 经金 |
| | | 18：36-19：00 | 阴陵泉 | 合土 | 脾土 | 合水 |
| | 壬戌 | 19：00-19：24 | 至阴 | 井水 | 膀胱水 | 井金 |
| | | 19：24-19：48 | 侠溪 | 荥木 | 胆木 | 荥水 |
| | | 19：48-20：12 | 后溪 | 输火 | 小肠火 | 输木 |
| | | | 京骨 | 原 | 膀胱水 | 原 |
| | | 20：12-20：36 | 解溪 | 经土 | 胃土 | 经火 |
| | | 20：36-21：00 | 曲池 | 合金 | 大肠金 | 合土 |
| | 癸亥 | 21：00-21：24 | 涌泉 | 井水 | 肾水 | 井木 |
| | | 21：24-21：48 | 行间 | 荥木 | 肝木 | 荥火 |
| | | 21：48-22：12 | 神门 | 输火 | 心火 | 输土 |
| | | 22：12-22：36 | 商丘 | 经土 | 脾土 | 经金 |
| | | 22：36-23：00 | 尺泽 | 合金 | 肺金 | 合水 |

续表

| 日甲子 | 时辰 | 时刻 24分 | 穴位 | | | |
|---|---|---|---|---|---|---|
| | | | 名称 | 穴与经五行同性 | 阴阳经经生经 | 五输穴穴生穴 |
| 己日 | 甲子 | 23：00-23：24 | 足窍阴 | 井木 | 胆木 | 井金 |
| | | 23：24-23：48 | 前谷 | 荥火 | 小肠火 | 荥水 |
| | | 23：48-00：12 | 陷谷 | 输土 | 胃土 | 输木 |
| | | | 丘墟 | 原 | 胆木 | 原 |
| | | 00：12-00：36 | 阳溪 | 经金 | 大肠金 | 经火 |
| | | 00：36-01：00 | 委中 | 合水 | 膀胱水 | 合土 |
| | 乙丑 | 01：00-01：24 | 大敦 | 井木 | 肝木 | 井木 |
| | | 01：24-01：48 | 少府 | 荥火 | 心火 | 荥火 |
| | | 01：48-02：12 | 太白 | 输土 | 脾土 | 输土 |
| | | 02：12-02：36 | 经渠 | 经金 | 肺金 | 经金 |
| | | 02：36-03：00 | 阴谷 | 合水 | 肾水 | 合水 |
| | 丙寅 | 03：00-03：24 | 少泽 | 井火 | 小肠火 | 井金 |
| | | 03：24-03：48 | 内庭 | 荥土 | 胃土 | 荥水 |
| | | 03：48-04：12 | 三间 | 输金 | 大肠金 | 输木 |
| | | | 腕骨 | 原 | 小肠火 | 原 |
| | | 04：12-04：36 | 昆仑 | 经水 | 膀胱水 | 经火 |
| | | 04：36-05：00 | 阳陵泉 | 合木 | 胆木 | 合土 |
| | 丁卯 | 05：00-05：24 | 少冲 | 井火 | 心火 | 井木 |
| | | 05：24-05：48 | 大都 | 荥土 | 脾土 | 荥火 |
| | | 05：48-06：12 | 太渊 | 输金 | 肺金 | 输土 |
| | | 06：12-06：36 | 复溜 | 经水 | 肾水 | 经金 |
| | | 06：36-07：00 | 曲泉 | 合木 | 肝木 | 合水 |
| | 戊辰 | 07：00-07：24 | 关冲 | 阳井 | 三焦阳气之父 | 井金 |
| | | 07：24-07：48 | 液门 | 荥 | | 荥水 |
| | | 07：48-08：12 | 中渚 | 输 | | 输木 |
| | | | 阳池 | 原 | | 原 |
| | | 08：12-08：36 | 支沟 | 经 | | 经火 |
| | | 08：36-09：00 | 天井 | 合 | | 合土 |

续表

| 日甲子 | 时辰 | 时刻 24分 | 穴位 | | | |
| --- | --- | --- | --- | --- | --- | --- |
| | | | 名称 | 穴与经 五行同性 | 阴阳经 经生经 | 五输穴 穴生穴 |
| 己日 | 己巳 | 09：00-09：24 | 隐白 | 井土 | 脾土 | 井木 |
| | | 09：24-09：48 | 鱼际 | 荥金 | 肺金 | 荥火 |
| | | 09：48-10：12 | 太溪 | 输水 | 肾水 | 输土 |
| | | 10：12-10：36 | 中封 | 经木 | 肝木 | 经金 |
| | | 10：36-11：00 | 少海 | 合火 | 心火 | 合水 |
| | 庚午 | 11：00-11：24 | 商阳 | 井金 | 大肠金 | 井金 |
| | | 11：24-11：48 | 通谷 | 荥水 | 膀胱水 | 荥水 |
| | | 11：48-12：12 | 临泣 | 输木 | 胆木 | 输木 |
| | | | 合谷 | 原 | 大肠 | 原 |
| | | 12：12-12：36 | 阳谷 | 经火 | 小肠火 | 经火 |
| | | 12：36-13：00 | 三里 | 合土 | 胃土 | 合土 |
| | 辛未 | 13：00-13：24 | 少商 | 井金 | 肺金 | 井木 |
| | | 13：24-13：48 | 然谷 | 荥水 | 肾水 | 荥火 |
| | | 13：48-14：12 | 太冲 | 输木 | 肝木 | 输土 |
| | | 14：12-14：36 | 灵道 | 经火 | 心火 | 经金 |
| | | 14：36-15：00 | 阴陵泉 | 合土 | 脾土 | 合水 |
| | 壬申 | 15：00-15：24 | 至阴 | 井水 | 膀胱水 | 井金 |
| | | 15：24-15：48 | 侠溪 | 荥木 | 胆木 | 荥水 |
| | | 15：48-16：12 | 后溪 | 输火 | 小肠火 | 输木 |
| | | | 京骨 | 原 | 膀胱 | 原 |
| | | 16：12-16：36 | 解溪 | 经土 | 胃土 | 经火 |
| | | 16：36-17：00 | 曲池 | 合金 | 大肠金 | 合土 |
| | 癸酉 | 17：00-17：24 | 中冲 | 阴井 | 心包 阴血之母 | 井木 |
| | | 17：24-17：48 | 劳宫 | 荥 | | 荥火 |
| | | 17：48-18：12 | 大陵 | 输 | | 输土 |
| | | 18：12-18：36 | 间使 | 经 | | 经金 |
| | | 18：36-19：00 | 曲泽 | 合 | | 合水 |

续表

| 日甲子 | 时辰 | 时刻 24 分 | 穴位 | | | |
|---|---|---|---|---|---|---|
| | | | 名称 | 穴与经 五行同性 | 阴阳经 经生经 | 五输穴 穴生穴 |
| 己日 | 甲戌 | 19：00-19：24 | 足窍阴 | 井木 | 胆木 | 井金 |
| | | 19：24-19：48 | 前谷 | 荥火 | 小肠火 | 荥水 |
| | | 19：48-20：12 | 陷谷 | 输土 | 胃土 | 输木 |
| | | | 丘墟 | 原 | 胆木 | 原 |
| | | 20：12-20：36 | 阳溪 | 经金 | 大肠金 | 经火 |
| | | 20：36-21：00 | 委中 | 合水 | 膀胱水 | 合土 |
| | 乙亥 | 21：00-21：24 | 大敦 | 井木 | 肝木 | 井木 |
| | | 21：24-21：48 | 少府 | 荥火 | 心火 | 荥火 |
| | | 21：48-22：12 | 太白 | 输土 | 脾土 | 输土 |
| | | 22：12-22：36 | 经渠 | 经金 | 肺金 | 经金 |
| | | 22：36-23：00 | 阴谷 | 合水 | 肾水 | 合水 |
| 庚日 | 丙子 | 23：00-23：24 | 少泽 | 井火 | 小肠火 | 井金 |
| | | 23：24-23：48 | 内庭 | 荥土 | 胃土 | 荥水 |
| | | 23：48-00：12 | 三间 | 输金 | 大肠金 | 输木 |
| | | | 腕骨 | 原 | 小肠火 | 原 |
| | | 00：12-00：36 | 昆仑 | 经水 | 膀胱水 | 经火 |
| | | 00：36-01：00 | 阳陵泉 | 合木 | 胆木 | 合土 |
| | 丁丑 | 01：00-01：24 | 少冲 | 井火 | 心火 | 井木 |
| | | 01：24-01：48 | 大都 | 荥土 | 脾土 | 荥火 |
| | | 01：48-02：12 | 太渊 | 输金 | 肺金 | 输土 |
| | | 02：12-02：36 | 复溜 | 经水 | 肾水 | 经金 |
| | | 02：36-03：00 | 曲泉 | 合木 | 肝木 | 合水 |
| | 戊寅 | 03：00-03：24 | 厉兑 | 井土 | 胃土 | 井金 |
| | | 03：24-03：48 | 二间 | 荥金 | 大肠金 | 荥水 |
| | | 03：48-04：12 | 束骨 | 输水 | 膀胱水 | 输木 |
| | | | 冲阳 | 原 | 胃土 | 原 |
| | | 04：12-04：36 | 阳辅 | 经木 | 胆木 | 经火 |
| | | 04：36-05：00 | 小海 | 合火 | 小肠火 | 合土 |

续表

| 日甲子 | 时辰 | 时刻 24分 | 穴位 | | | |
|---|---|---|---|---|---|---|
| | | | 名称 | 穴与经 五行同性 | 阴阳经 经生经 | 五输穴 穴生穴 |
| 庚日 | 己卯 | 05：00-05：24 | 中冲 | 阴井 | 心包 阴血之母 | 井木 |
| | | 05：24-05：48 | 劳宫 | 荥 | | 荥火 |
| | | 05：48-06：12 | 大陵 | 输 | | 输土 |
| | | 06：12-06：36 | 间使 | 经 | | 经金 |
| | | 06：36-07：00 | 曲泽 | 合 | | 合水 |
| | 庚辰 | 07：00-07：24 | 商阳 | 井金 | 大肠金 | 井金 |
| | | 07：24-07：48 | 通谷 | 荥水 | 膀胱水 | 荥水 |
| | | 07：48-08：12 | 临泣 | 输木 | 胆木 | 输木 |
| | | | 合谷 | 原 | 大肠 | 原 |
| | | 08：12-08：36 | 阳谷 | 经火 | 小肠火 | 经火 |
| | | 08：36-09：00 | 三里 | 合土 | 胃土 | 合土 |
| | 辛巳 | 09：00-09：24 | 少商 | 井金 | 肺金 | 井木 |
| | | 09：24-09：48 | 然谷 | 荥水 | 肾水 | 荥火 |
| | | 09：48-10：12 | 太冲 | 输木 | 肝木 | 输土 |
| | | 10：12-10：36 | 灵道 | 经火 | 心火 | 经金 |
| | | 10：36-11：00 | 阴陵泉 | 合土 | 脾土 | 合水 |
| | 壬午 | 11：00-11：24 | 至阴 | 井水 | 膀胱水 | 井金 |
| | | 11：24-11：48 | 侠溪 | 荥木 | 胆木 | 荥水 |
| | | 11：48-12：12 | 后溪 | 输火 | 小肠火 | 输木 |
| | | | 京骨 | 原 | 膀胱 | 原 |
| | | 12：12-12：36 | 解溪 | 经土 | 胃土 | 经火 |
| | | 12：36-13：00 | 曲池 | 合金 | 大肠金 | 合土 |
| | 癸未 | 13：00-13：24 | 涌泉 | 井水 | 肾水 | 井木 |
| | | 13：24-13：48 | 行间 | 荥木 | 肝木 | 荥火 |
| | | 13：48-14：12 | 神门 | 输火 | 心火 | 输土 |
| | | 14：12-14：36 | 商丘 | 经土 | 脾土 | 经金 |
| | | 14：36-15：00 | 尺泽 | 合金 | 肺金 | 合水 |

续表

| 日甲子 | 时辰 | 时刻 24分 | 穴位 | | | |
|---|---|---|---|---|---|---|
| | | | 名称 | 穴与经五行同性 | 阴阳经经生经 | 五输穴穴生穴 |
| 庚日 | 甲申 | 15：00-15：24 | 关冲 | 阳井 | | 井金 |
| | | 15：24-15：48 | 液门 | 荥 | | 荥水 |
| | | 15：48-16：12 | 中渚 | 输 | 三焦阳气之父 | 输木 |
| | | | 阳池 | 原 | | 原 |
| | | 16：12-16：36 | 支沟 | 经 | | 经火 |
| | | 16：36-17：00 | 天井 | 合 | | 合土 |
| | 乙酉 | 17：00-17：24 | 大敦 | 井木 | 肝木 | 井木 |
| | | 17：24-17：48 | 少府 | 荥火 | 心火 | 荥火 |
| | | 17：48-18：12 | 太白 | 输土 | 脾土 | 输土 |
| | | 18：12-18：36 | 经渠 | 经金 | 肺金 | 经金 |
| | | 18：36-19：00 | 阴谷 | 合水 | 肾水 | 合水 |
| | 丙戌 | 19：00-19：24 | 少泽 | 井火 | 小肠火 | 井金 |
| | | 19：24-19：48 | 内庭 | 荥土 | 胃土 | 荥水 |
| | | 19：48-20：12 | 三间 | 输金 | 大肠金 | 输木 |
| | | | 腕骨 | 原 | 小肠火 | 原 |
| | | 20：12-20：36 | 昆仑 | 经水 | 膀胱水 | 经火 |
| | | 20：36-21：00 | 阳陵泉 | 合木 | 胆木 | 合土 |
| | 丁亥 | 21：00-21：24 | 少冲 | 井火 | 心火 | 井木 |
| | | 21：24-21：48 | 大都 | 荥土 | 脾土 | 荥火 |
| | | 21：48-22：12 | 太渊 | 输金 | 肺金 | 输土 |
| | | 22：12-22：36 | 复溜 | 经水 | 肾水 | 经金 |
| | | 22：36-23：00 | 曲泉 | 合木 | 肝木 | 合水 |
| 辛日 | 戊子 | 23：00-23：24 | 厉兑 | 井土 | 胃土 | 井金 |
| | | 23：24-23：48 | 二间 | 荥金 | 大肠金 | 荥水 |
| | | 23：48-00：12 | 束骨 | 输水 | 膀胱水 | 输木 |
| | | | 冲阳 | 原 | 胃土 | 原 |
| | | 00：12-00：36 | 阳辅 | 经木 | 胆木 | 经火 |
| | | 00：36-01：00 | 小海 | 合火 | 小肠火 | 合土 |

续表

| 日甲子 | 时辰 | 时刻 24分 | 穴位 | | | |
|---|---|---|---|---|---|---|
| | | | 名称 | 穴与经 五行同性 | 阴阳经 经生经 | 五输穴 穴生穴 |
| 辛日 | 己丑 | 01：00-01：24 | 隐白 | 井土 | 脾土 | 井木 |
| | | 01：24-01：48 | 鱼际 | 荥金 | 肺金 | 荥火 |
| | | 01：48-02：12 | 太溪 | 输水 | 肾水 | 输土 |
| | | 02：12-02：36 | 中封 | 经木 | 肝木 | 经金 |
| | | 02：36-03：00 | 少海 | 合火 | 心火 | 合水 |
| | 庚寅 | 03：00-03：24 | 关冲 | 阳井 | 三焦 阳气之父 | 井金 |
| | | 03：24-03：48 | 液门 | 荥 | | 荥水 |
| | | 03：48-04：12 | 中渚 | 输 | | 输木 |
| | | | 阳池 | 原 | | 原 |
| | | 04：12-04：36 | 支沟 | 经 | | 经火 |
| | | 04：36-05：00 | 天井 | 合 | | 合土 |
| | 辛卯 | 05：00-05：24 | 少商 | 井金 | 肺金 | 井木 |
| | | 05：24-05：48 | 然谷 | 荥水 | 肾水 | 荥火 |
| | | 05：48-06：12 | 太冲 | 输木 | 肝木 | 输土 |
| | | 06：12-06：36 | 灵道 | 经火 | 心火 | 经金 |
| | | 06：36-07：00 | 阴陵泉 | 合土 | 脾土 | 合水 |
| | 壬辰 | 07：00-07：24 | 至阴 | 井水 | 膀胱水 | 井金 |
| | | 07：24-07：48 | 侠溪 | 荥木 | 胆木 | 荥水 |
| | | 07：48-08：12 | 后溪 | 输火 | 小肠火 | 输木 |
| | | | 京骨 | 原 | 膀胱 | 原 |
| | | 08：12-08：36 | 解溪 | 经土 | 胃土 | 经火 |
| | | 08：36-09：00 | 曲池 | 合金 | 大肠金 | 合土 |
| | 癸巳 | 09：00-09：24 | 涌泉 | 井水 | 肾水 | 井木 |
| | | 09：24-09：48 | 行间 | 荥木 | 肝木 | 荥火 |
| | | 09：48-10：12 | 神门 | 输火 | 心火 | 输土 |
| | | 10：12-10：36 | 商丘 | 经土 | 脾土 | 经金 |
| | | 10：36-11：00 | 尺泽 | 合金 | 肺金 | 合水 |

续表

| 日甲子 | 时辰 | 时刻<br>24 分 | 穴位 | | | |
|---|---|---|---|---|---|---|
| | | | 名称 | 穴与经<br>五行同性 | 阴阳经<br>经生经 | 五输穴<br>穴生穴 |
| | 甲午 | 11：00-11：24 | 足窍阴 | 井木 | 胆木 | 井金 |
| | | 11：24-11：48 | 前谷 | 荥火 | 小肠火 | 荥水 |
| | | 11：48-12：12 | 陷谷 | 输土 | 胃土 | 输木 |
| | | | 丘墟 | 原 | 胆木 | 原 |
| | | 12：12-12：36 | 阳溪 | 经金 | 大肠金 | 经火 |
| | | 12：36-13：00 | 委中 | 合水 | 膀胱水 | 合土 |
| | 乙未 | 13：00-13：24 | 中冲 | 阴井 | 心包<br>阴血之母 | 井木 |
| | | 13：24-13：48 | 劳宫 | 荥 | | 荥火 |
| | | 13：48-14：12 | 大陵 | 输 | | 输土 |
| | | 14：12-14：36 | 间使 | 经 | | 经金 |
| | | 14：36-15：00 | 曲泽 | 合 | | 合水 |
| 辛日 | 丙申 | 15：00-15：24 | 少泽 | 井火 | 小肠火 | 井金 |
| | | 15：24-15：48 | 内庭 | 荥土 | 胃土 | 荥水 |
| | | 15：48-16：12 | 三间 | 输金 | 大肠金 | 输木 |
| | | | 腕骨 | 原 | 小肠火 | 原 |
| | | 16：12-16：36 | 昆仑 | 经水 | 膀胱水 | 经火 |
| | | 16：36-17：00 | 阳陵泉 | 合木 | 胆木 | 合土 |
| | 丁酉 | 17：00-17：24 | 少冲 | 井火 | 心火 | 井木 |
| | | 17：24-17：48 | 大都 | 荥土 | 脾土 | 荥火 |
| | | 17：48-18：12 | 太渊 | 输金 | 肺金 | 输土 |
| | | 18：12-18：36 | 复溜 | 经水 | 肾水 | 经金 |
| | | 18：36-19：00 | 曲泉 | 合木 | 肝木 | 合水 |
| | 戊戌 | 19：00-19：24 | 厉兑 | 井土 | 胃土 | 井金 |
| | | 19：24-19：48 | 二间 | 荥金 | 大肠金 | 荥水 |
| | | 19：48-20：12 | 束骨 | 输水 | 膀胱水 | 输木 |
| | | | 冲阳 | 原 | 胃土 | 原 |
| | | 20：12-20：36 | 阳辅 | 经木 | 胆木 | 经火 |
| | | 20：36-21：00 | 小海 | 合火 | 小肠火 | 合土 |

续表

| 日甲子 | 时辰 | 时刻24分 | 穴位 | | | |
|---|---|---|---|---|---|---|
| | | | 名称 | 穴与经五行同性 | 阴阳经经生经 | 五输穴穴生穴 |
| 辛日 | 己亥 | 21：00-21：24 | 隐白 | 井土 | 脾土 | 井木 |
| | | 21：24-21：48 | 鱼际 | 荥金 | 肺金 | 荥火 |
| | | 21：48-22：12 | 太溪 | 输水 | 肾水 | 输土 |
| | | 22：12-22：36 | 中封 | 经木 | 肝木 | 经金 |
| | | 22：36-23：00 | 少海 | 合火 | 心火 | 合水 |
| 壬日 | 庚子 | 23：00-23：24 | 商阳 | 井金 | 大肠金 | 井金 |
| | | 23：24-23：48 | 通谷 | 荥水 | 膀胱水 | 荥水 |
| | | 23：48-00：12 | 临泣 | 输木 | 胆木 | 输木 |
| | | | 合谷 | 原 | 大肠 | 原 |
| | | 00：12-00：36 | 阳谷 | 经火 | 小肠火 | 经火 |
| | | 00：36-01：00 | 三里 | 合土 | 胃土 | 合土 |
| | 辛丑 | 01：00-01：24 | 中冲 | 阴井 | 心包阴血之母 | 井木 |
| | | 01：24-01：48 | 劳宫 | 荥 | | 荥火 |
| | | 01：48-02：12 | 大陵 | 输 | | 输土 |
| | | 02：12-02：36 | 间使 | 经 | | 经金 |
| | | 02：36-03：00 | 曲泽 | 合 | | 合水 |
| | 壬寅 | 03：00-03：24 | 至阴 | 井水 | 膀胱水 | 井金 |
| | | 03：24-03：48 | 侠溪 | 荥木 | 胆木 | 荥水 |
| | | 03：48-04：12 | 后溪 | 输火 | 小肠火 | 输木 |
| | | | 京骨 | 原 | 膀胱 | 原 |
| | | 04：12-04：36 | 解溪 | 经土 | 胃土 | 经火 |
| | | 04：36-05：00 | 曲池 | 合金 | 大肠金 | 合土 |
| | 癸卯 | 05：00-05：24 | 涌泉 | 井水 | 肾水 | 井木 |
| | | 05：24-05：48 | 行间 | 荥木 | 肝木 | 荥火 |
| | | 05：48-06：12 | 神门 | 输火 | 心火 | 输土 |
| | | 06：12-06：36 | 商丘 | 经土 | 脾土 | 经金 |
| | | 06：36-07：00 | 尺泽 | 合金 | 肺金 | 合水 |

续表

| 日甲子 | 时辰 | 时刻 24 分 | 穴位 | | | |
|---|---|---|---|---|---|---|
| | | | 名称 | 穴与经 五行同性 | 阴阳经 经生经 | 五输穴 穴生穴 |
| 壬日 | 甲辰 | 07：00-07：24 | 足窍阴 | 井木 | 胆木 | 井金 |
| | | 07：24-07：48 | 前谷 | 荥火 | 小肠火 | 荥水 |
| | | 07：48-08：12 | 陷谷 | 输土 | 胃土 | 输木 |
| | | | 丘墟 | 原 | 胆木 | 原 |
| | | 08：12-08：36 | 阳溪 | 经金 | 大肠金 | 经火 |
| | | 08：36-09：00 | 委中 | 合水 | 膀胱水 | 合土 |
| | 乙巳 | 09：00-09：24 | 大敦 | 井木 | 肝木 | 井木 |
| | | 09：24-09：48 | 少府 | 荥火 | 心火 | 荥火 |
| | | 09：48-10：12 | 太白 | 输土 | 脾土 | 输土 |
| | | 10：12-10：36 | 经渠 | 经金 | 肺金 | 经金 |
| | | 10：36-11：00 | 阴谷 | 合水 | 肾水 | 合水 |
| | 丙午 | 11：00-11：24 | 关冲 | 阳井 | | 井金 |
| | | 11：24-11：48 | 液门 | 荥 | | 荥水 |
| | | 11：48-12：12 | 中渚 | 输 | 三焦 阳气之父 | 输木 |
| | | | 阳池 | 原 | | 原 |
| | | 12：12-12：36 | 支沟 | 经 | | 经火 |
| | | 12：36-13：00 | 天井 | 合 | | 合土 |
| | 丁未 | 13：00-13：24 | 少冲 | 井火 | 心火 | 井木 |
| | | 13：24-13：48 | 大都 | 荥土 | 脾土 | 荥火 |
| | | 13：48-14：12 | 太渊 | 输金 | 肺金 | 输土 |
| | | 14：12-14：36 | 复溜 | 经水 | 肾水 | 经金 |
| | | 14：36-15：00 | 曲泉 | 合木 | 肝木 | 合水 |
| | 戊申 | 15：00-15：24 | 厉兑 | 井土 | 胃土 | 井金 |
| | | 15：24-15：48 | 二间 | 荥金 | 大肠金 | 荥水 |
| | | 15：48-16：12 | 束骨 | 输水 | 膀胱水 | 输木 |
| | | | 冲阳 | 原 | 胃土 | 原 |
| | | 16：12-16：36 | 阳辅 | 经木 | 胆木 | 经火 |
| | | 16：36-17：00 | 小海 | 合火 | 小肠火 | 合土 |

续表

| 日甲子 | 时辰 | 时刻 24分 | 穴位 | | | |
|---|---|---|---|---|---|---|
| | | | 名称 | 穴与经五行同性 | 阴阳经经生经 | 五输穴穴生穴 |
| 壬日 | 己酉 | 17：00-17：24 | 隐白 | 井土 | 脾土 | 井木 |
| | | 17：24-17：48 | 鱼际 | 荥金 | 肺金 | 荥火 |
| | | 17：48-18：12 | 太溪 | 输水 | 肾水 | 输土 |
| | | 18：12-18：36 | 中封 | 经木 | 肝木 | 经金 |
| | | 18：36-19：00 | 少海 | 合火 | 心火 | 合水 |
| | 庚戌 | 19：00-19：24 | 商阳 | 井金 | 大肠金 | 井金 |
| | | 19：24-19：48 | 通谷 | 荥水 | 膀胱水 | 荥水 |
| | | 19：48-20：12 | 临泣 | 输木 | 胆木 | 输木 |
| | | | 合谷 | 原 | 大肠 | 原 |
| | | 20：12-20：36 | 阳谷 | 经火 | 小肠火 | 经火 |
| | | 20：36-21：00 | 三里 | 合土 | 胃土 | 合土 |
| | 辛亥 | 21：00-21：24 | 少商 | 井金 | 肺金 | 井木 |
| | | 21：24-21：48 | 然谷 | 荥水 | 肾水 | 荥火 |
| | | 21：48-22：12 | 太冲 | 输木 | 肝木 | 输土 |
| | | 22：12-22：36 | 灵道 | 经火 | 心火 | 经金 |
| | | 22：36-23：00 | 阴陵泉 | 合土 | 脾土 | 合水 |
| 癸日 | 壬子 | 23：00-23：24 | 关冲 | 阳井 | 三焦 阳气之父 | 井金 |
| | | 23：24-23：48 | 液门 | 荥 | | 荥水 |
| | | 23：48-00：12 | 中渚 | 输 | | 输木 |
| | | | 阳池 | 原 | | 原 |
| | | 00：12-00：36 | 支沟 | 经 | | 经火 |
| | | 00：36-01：00 | 天井 | 合 | | 合土 |
| | 癸丑 | 01：00-01：24 | 涌泉 | 井水 | 肾水 | 井木 |
| | | 01：24-01：48 | 行间 | 荥木 | 肝木 | 荥火 |
| | | 01：48-02：12 | 神门 | 输火 | 心火 | 输土 |
| | | 02：12-02：36 | 商丘 | 经土 | 脾土 | 经金 |
| | | 02：36-03：00 | 尺泽 | 合金 | 肺金 | 合水 |

| 日甲子 | 时辰 | 时刻 24分 | 穴位 | | | |
|---|---|---|---|---|---|---|
| | | | 名称 | 穴与经 五行同性 | 阴阳经 经生经 | 五输穴 穴生穴 |
| 癸日 | 甲寅 | 03：00-03：24 | 足窍阴 | 井木 | 胆木 | 井金 |
| | | 03：24-03：48 | 前谷 | 荥火 | 小肠火 | 荥水 |
| | | 03：48-04：12 | 陷谷 | 输土 | 胃土 | 输木 |
| | | | 丘墟 | 原 | 胆木 | 原 |
| | | 04：12-04：36 | 阳溪 | 经金 | 大肠金 | 经火 |
| | | 04：36-05：00 | 委中 | 合水 | 膀胱水 | 合土 |
| | 乙卯 | 05：00-05：24 | 大敦 | 井木 | 肝木 | 井木 |
| | | 05：24-05：48 | 少府 | 荥火 | 心火 | 荥火 |
| | | 05：48-06：12 | 太白 | 输土 | 脾土 | 输土 |
| | | 06：12-06：36 | 经渠 | 经金 | 肺金 | 经金 |
| | | 06：36-07：00 | 阴谷 | 合水 | 肾水 | 合水 |
| | 丙辰 | 07：00-07：24 | 少泽 | 井火 | 小肠火 | 井金 |
| | | 07：24-07：48 | 内庭 | 荥土 | 胃土 | 荥水 |
| | | 07：48-08：12 | 三间 | 输金 | 大肠金 | 输木 |
| | | | 腕骨 | 原 | 小肠火 | 原 |
| | | 08：12-08：36 | 昆仑 | 经水 | 膀胱水 | 经火 |
| | | 08：36-09：00 | 阳陵泉 | 合木 | 胆木 | 合土 |
| | 丁巳 | 09：00-09：24 | 中冲 | 阴井 | 心包 阴血之母 | 井木 |
| | | 09：24-09：48 | 劳宫 | 荥 | | 荥火 |
| | | 09：48-10：12 | 大陵 | 输 | | 输土 |
| | | 10：12-10：36 | 间使 | 经 | | 经金 |
| | | 10：36-11：00 | 曲泽 | 合 | | 合水 |
| | 戊午 | 11：00-11：24 | 厉兑 | 井土 | 胃土 | 井金 |
| | | 11：24-11：48 | 二间 | 荥金 | 大肠金 | 荥水 |
| | | 11：48-12：12 | 束骨 | 输水 | 膀胱水 | 输木 |
| | | | 冲阳 | 原 | 胃土 | 原 |
| | | 12：12-12：36 | 阳辅 | 经木 | 胆木 | 经火 |
| | | 12：36-13：00 | 小海 | 合火 | 小肠火 | 合土 |

| 日甲子 | 时辰 | 时刻 24分 | 穴位 | | | |
|---|---|---|---|---|---|---|
| | | | 名称 | 穴与经 五行同性 | 阴阳经 经生经 | 五输穴 穴生穴 |
| 癸日 | 己未 | 13：00-13：24 | 隐白 | 井土 | 脾土 | 井木 |
| | | 13：24-13：48 | 鱼际 | 荥金 | 肺金 | 荥火 |
| | | 13：48-14：12 | 太溪 | 输水 | 肾水 | 输土 |
| | | 14：12-14：36 | 中封 | 经木 | 肝木 | 经金 |
| | | 14：36-15：00 | 少海 | 合火 | 心火 | 合水 |
| | 庚申 | 15：00-15：24 | 商阳 | 井金 | 大肠金 | 井金 |
| | | 15：24-15：48 | 通谷 | 荥水 | 膀胱水 | 荥水 |
| | | 15：48-16：12 | 临泣 | 输木 | 胆木 | 输木 |
| | | | 合谷 | 原 | 大肠 | 原 |
| | | 16：12-16：36 | 阳谷 | 经火 | 小肠火 | 经火 |
| | | 16：36-17：00 | 三里 | 合土 | 胃土 | 合土 |
| | 辛酉 | 17：00-17：24 | 少商 | 井金 | 肺金 | 井木 |
| | | 17：24-17：48 | 然谷 | 荥水 | 肾水 | 荥火 |
| | | 17：48-18：12 | 太冲 | 输木 | 肝木 | 输土 |
| | | 18：12-18：36 | 灵道 | 经火 | 心火 | 经金 |
| | | 18：36-19：00 | 阴陵泉 | 合土 | 脾土 | 合水 |
| | 壬戌 | 19：00-19：24 | 至阴 | 井水 | 膀胱水 | 井金 |
| | | 19：24-19：48 | 侠溪 | 荥木 | 胆木 | 荥水 |
| | | 19：48-20：12 | 后溪 | 输火 | 小肠火 | 输木 |
| | | | 京骨 | 原 | 膀胱水 | 原 |
| | | 20：12-20：36 | 解溪 | 经土 | 胃土 | 经火 |
| | | 20：36-21：00 | 曲池 | 合金 | 大肠金 | 合土 |
| | 癸亥 | 21：00-21：24 | 涌泉 | 井水 | 肾水 | 井木 |
| | | 21：24-21：48 | 行间 | 荥木 | 肝木 | 荥火 |
| | | 21：48-22：12 | 神门 | 输火 | 心火 | 输土 |
| | | 22：12-22：36 | 商丘 | 经土 | 脾土 | 经金 |
| | | 22：36-23：00 | 尺泽 | 合金 | 肺金 | 合水 |

## 附2　徐凤"子午流注逐日按时定穴歌"[1]

甲日戌时胆窍阴，丙子时中前谷荥，戊寅陷谷阳明输，返本丘墟木在寅，
庚辰经注阳溪穴，壬午膀胱委中寻，甲申时纳三焦水，荥合天干取液门。

乙日酉时肝大敦，丁亥时荥少府心，己丑太白太冲穴，辛卯经渠是肺经，
癸巳肾宫阴谷合，乙未劳宫火穴荥。

丙日申时少泽当，戊戌内庭治胀康，庚子时在三间输，本原腕骨可祛黄，
壬寅经火昆仑上，甲辰阳陵泉合长，丙午时受三焦木，中渚之中仔细详。

丁日未时心少冲，己酉大都脾土逢，辛亥太渊神门穴，癸丑复溜肾水通，
乙卯肝经曲泉合，丁巳包络大陵中。

戊日午时厉兑先，庚申荥穴二间迁，壬戌膀胱寻束骨，冲阳土穴必还原，
甲子胆经阳辅是，丙寅小海穴安然，戊辰气纳三焦脉，经穴支沟刺必瘥。

己日巳时隐白始，辛未时中鱼际取，癸酉太溪太白原，乙亥中封内踝比，
丁丑时合少海心，己卯间使包络止。

庚日辰时商阳居，壬午膀胱通谷之，甲申临泣为输木，合谷金原返本归，
丙戌小肠阳谷火，戊子时居三里宜，庚寅气纳三焦合，天井之中不用疑。

1 明·杨继洲原著，
黄龙祥整理. 针灸大
成. 北京：人民卫
生出版社，2014：
176-178.

辛日卯时少商本，癸巳然谷何须忖，乙未太冲原太渊，丁酉心经灵道引，
己亥脾合阴陵泉，辛丑曲泽包络准。

壬日寅时起至阴，甲辰胆脉侠溪荥，丙午小肠后溪输，返求京骨本原寻，
三焦寄有阳池穴，返本还原似的亲，戊申时注解溪胃，大肠庚戌曲池真，
壬子气纳三焦寄，井穴关冲一片金，关冲属金壬属水，子母相生恩义深。

癸日亥时井涌泉，乙丑行间穴必然，丁卯输穴神门是，本寻肾水太溪原，
包络大陵原并过，己巳商丘内踝边，辛未肺经合尺泽，癸酉中冲包络连，
子午截时安定穴，留传后学莫忘言。

# 附3　徐凤"论子午流注法"[1]

子午流注者，谓刚柔相配，阴阳相合，气血循环，时穴开阖也。何以子午言之？曰："子时一刻，乃一阳之生；至午时一刻，乃一阴之生，故以子午分之而得乎中也。"流者，往也。注者，住也。天干有十，经有十二：甲胆、乙肝、丙小肠、丁心、戊胃、己脾、庚大肠、辛肺、壬膀胱、癸肾，余两经，三焦、包络也。三焦乃阳气之父，包络乃阴血之母，此二经虽寄于壬癸，亦分派于十干，每经之中，有井、荥、输、经、合，以配金、水、木、火、土，是故阴井木而阳井金，阴荥火而阳荥水，阴输土而阳输木，阴经金而阳经火，阴合水而阳合土。经中有返本还元者，乃十二经出入之门也。阳经有原，遇输穴并过之，阴经无原，以输穴即代之，是以甲出丘墟，乙太冲之例。又按《千金》云："六阴经亦有原穴，乙中都，丁通里，己公孙，辛列缺，癸水泉，包络内关是也。"故阳日气先行，而血后随也；阴日血先行，而气后随也。得时为之开，失时为之阖。阳干注腑，甲、丙、戊、庚、壬，而重见者气纳于三焦；阴干注脏，乙、丁、己、辛、癸，而重见者血纳包络。如甲日甲戌时，以开胆井，至戊寅时正当胃输，而又并过胆原，重见甲申时，气纳三焦，荥穴属水，甲属木，是以水生木，谓甲合还元化本。又如乙日乙酉时，以开肝井，至己丑时当脾之输，并过肝原，重见乙未时，血纳包络，荥穴属火，乙属木，是以木生火也。余仿此，具以子午相生，阴阳相济也。阳日无阴时，阴日无阳时，故甲与己合，乙与庚合，丙与辛合，丁与壬合，戊与癸合也。何谓甲与己合？曰："中央戊己属土，畏东方甲乙之木所克，戊乃阳为兄，己属阴为妹，戊兄遂将己妹嫁与木家，与甲为妻，庶得阴阳和合，而不相伤，所以甲与己合。余皆然。"子午之法，尽于此矣。

[1] 明·杨继洲原著，黄龙祥整理. 针灸大成. 北京：人民卫生出版社，2014：183-184.

丁通里，己公孙，辛列缺，癸水泉，包络内关是也。』故

阳日气先行，而血后随也；阴日血先行，而气后随也。得

时为之开，失时为之阖。阳干注腑，甲、丙、戊、庚、

壬，而重见者气纳于三焦；阴干注脏，乙、丁、己、辛、

癸，而重见者血纳包络。如甲日甲戌时，以开胆井，至戊

寅时正当胃输，而又并过胆原，重见甲申时，气纳三焦，

荥穴属水，甲属木，是以水生木，谓甲合还元化本。又如

乙日乙酉时，以开肝井，至己丑时当脾之输，并过肝原，

重见乙未时，血纳包络，荥穴属火，乙属木，是以木生火

也。余仿此，具以子午相生，阴阳相济也。阳日无阴时，

阴日无阳时，故甲与己合，乙与庚合，丙与辛合，丁与壬

合，戊与癸合也。何谓甲与己合？曰：『中央戊己属土，

畏东方甲乙之木所克，戊乃阳为兄，己属阴为妹，戊兄遂

将己妹嫁与木家，与甲为妻，庶得阴阳和合，而不相伤，

所以甲与己合。余皆然。』子午之法，尽于此矣。

# 论子午流注法

子午流注者，谓刚柔相配，阴阳相合，气血循环，时穴开阖也。何以子午言之？曰：『子时一阳之生；至午时一刻，乃一阴之生，故以子午分之而得乎中也。』流者，往也。注者，住也。天干有十，经有十二：甲胆、乙肝、丙小肠、丁心、戊胃、己脾、庚大肠、辛肺、壬膀胱、癸肾，余两经，三焦、包络也。三焦乃阳气之父，包络乃阴血之母，此二经虽寄于壬癸，亦分派于十干，每经之中，有井、荥、输、经、合，以配金、水、木、火、土，是故阴井木而阳井金，阴荥火而阳荥水，阴输土而阳输木，阴经金而阳经火，阴合水而阳合土。阳经有原，遇输穴并过之，阴经无原，以输穴即代之，是以甲出丘墟，乙太冲之例。又按《千金》云：『六阴经亦有原穴，乙中都，乙太

## 一、基本概念辨析

纳子法建立在营气循行二十八脉的基础上，依据"是动病，所生病"分辨经络病症，按照五输穴的五行属性，遵从迎随补泻原理组成一日敏感周期。为了准确理解和把握纳子法，梳理"营气循行二十八脉""是动病，所生病"和"迎随补泻"等理论，是必不可少的前提。

### （一）营气循行二十八脉

纳子法对五输穴的运用不同于纳甲法，它建立在营气运行二十八脉一日五十周的基础上。这一循环见于《灵枢经》"五十营""营气""卫气""卫气行""营卫生会""骨度""经脉"等篇章，其中"营气"篇的记载最为详细："营气之道，内谷为宝。谷入于胃，乃传之肺，流溢于中，布散于外，精专者，行于经隧，常营无已，终而复始，是谓天地之纪。"营气作为一种吸纳了水谷营养的精专之气，输注于脉内，不但是气化为血的基础，而且沿着称之为血之府的精隧脉道循环，"从太阴出注手阳明"，顺序经过足阳明、足太阴、手少阴、手太阳、足太阳、足少阴、手厥阴、手少阳、足少阳至足厥阴，其主干"入缺盆，下注肺中，复出太阴"，这是营气循行十二正经的主干。这种循行遵循"天地之纪"十二时辰应时敏感性，《伤寒论》等中医临床经典都有所应用。明代《针灸大成》将十二正经与十二时辰的对应敏感性归纳为"十二经气血流注纳地支歌"："肺寅大卯胃辰宫，脾巳心午小未中，申膀酉肾心包戌，亥焦子胆丑肝通。"这一部分可以称为营气循行的显系统（图 3-5）。

除了十二正经之外，《灵枢》所称的营气运行"二十八脉"还包括哪些经脉呢？在营气循行到足厥阴肝经时，由于足厥阴"其支别者，上额循巅下项中，循脊入骶，是督脉也"，同时足厥阴"络阴器，上过毛中，入脐中，上循腹里"通于任脉，这就构成了通过足厥阴之脉的联络使任督二脉也都参与营气循环的通道。此外，"五十营"和"骨度"篇在记载"人气"循二十八脉应周天二十八宿的五十周的日周期时，对于如何计算得到二十八脉进行了说明。例如"脉度"篇指出："跷脉有阴阳，何脉当其数？岐伯曰：男子数其阳，女子数

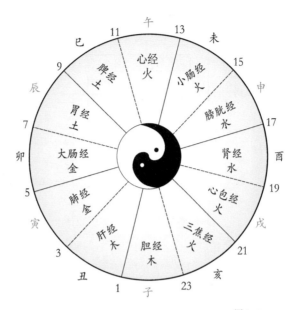

图 3-5
十二经气血流注纳地支图

其阴，当数者为经，其不当数者为络也。"十二正经左右各一为二十四脉，加上任督二脉为二十六脉，再加上男子计阳跷脉左右各一，女子计阴跷脉左右各一，总计为二十八脉，暗合周天二十八宿，这就是"营气"篇所说的"是谓天之际"。因此，营气环周虽然以十二正经为主体，但是任脉、督脉、阴跷脉、阳跷脉的参与也是不可忽略的内容。尽管这四条奇经不像十二正经每一经敏感一个时辰，它们都没有固定的时辰敏感时段，但正是由于它们的"隐性介入"，督脉为阳脉之海，任脉为阴脉之汇，阳跷"桥接"阳经，阴跷"桥接"阴经，使得十二正经的连接不是一个十二正经经过经的简单平面，而是一个具有多重关系的复合结构，而正是这个显性和隐性互动补充的复合结构使得营气得以营周不休，在其循行路径上形成经络敏感依时辰而转移、交接的"五十营"周期[1]（图 3-6）。

## （二）是动病、所生病

《灵枢·经脉》和《难经·二十二难》提出的"是动病、所生病"是针灸临床经络辨证的主要内容，受到历代针灸大家的重视并且衍生出多种诠释。考其源流，是动所生之说滥觞于马王堆汉墓帛书《阴阳十一脉灸经》，文中将十一脉的"循行""病候"与"治疗"联系在一起有特定所指，要点如下：

[1] 有关十二正经应十二时辰、十二消息卦的讨论，见节后"附2"内容。

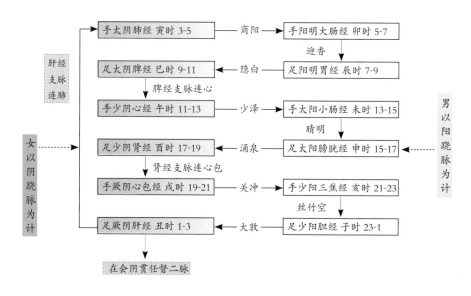

图 3-6
营气流注二十八脉图

1. "是动"的诊断意义　在马王堆汉墓帛书《阴阳十一脉灸经》之前，有马王堆汉墓帛书《足臂十一脉灸经》，二者都是从描述"脉"的"出""上"开始，按照十一脉的循行次第记录"其病"，"足臂十一脉灸经"各脉以"诸病此物者，皆灸 ×× 脉"结尾，而"阴阳十一脉灸经"以统计各脉为病的数目结束[1]。这一先循行后病症再论治的体例，被运用于《灵枢·经脉》和《难经·二十二难》，体现了一定的继承关系，但又发生了重要的演变。首先是《阴阳十一脉灸经》中除了肩脉（今手太阳脉）之外的其他手足阴脉和阳脉，通通"出"于腕踝关节周围，向心性循行，阴脉止于胸腹（舌下、少腹、心中），阳脉止于面部清窍（鼻、目、耳、口），从循行方向而论，这一系统更类似于《内经》的根结、标本、经筋系统，只有肩脉循行方向相反，"起于耳后……乘手北（背）"。而《灵枢·经脉》和《难经·二十二难》的是动所生病症全部都是在十二正经循行基础上提出的，这说明《阴阳十一脉灸经》讨论病症的基础是有别于《灵枢·经脉》和《难经·二十二难》的。明白这一点对于理解"是动则病"的"是"非常重要，即这个"是"不能同十二正经画等号，而是指原文中的十一脉。十一脉的"出""上""下""系""夹"，这些位置就是查动的"是"之所在。"动"又指什么呢？《说文解字》释动为"作也"。段玉裁《说文解字注》："作者，起也。"即动作、动势、动态等，当"动"与"病"组合时，这个"动"就是病理变动的意思。这在与马王堆汉墓同时期的医学文献中可以找到佐证，例如《史记·扁鹊仓公列传》记有："厥阴有过则

● 1 马继兴. 马王堆古医书考释. 长沙: 湖南科学技术出版社, 1992.

脉结动，动则腹肿。""切其脉大而实，其来难，是厥阴之动。"仔细推敲，"动"包含着几层意思，第一层是病变脉象，所谓"结""大而实，其来难"；第二层是变动的脉与一定的症候相关，如"动则腹肿"；第三层指病变原委，即所谓"厥阴之动"。因此，"动"综合了脉诊查动、以脉析症和探求病本等临床诊断审症的过程和内容。应当注意的是，马王堆时代的脉诊是遍诊，甚至也还没有集中到像《黄帝内经》里的广义的三部九候。到底在哪些部位诊脉呢？至今在临床依然运用的触诊可资参考，按照经筋、皮部、根结、经脉循行的部位和区域进行按、切、推、摩，如果发现一些皮下、肌肉、肌腱甚至关节缝隙里深浅不同的结节、沙粒状、线条状或片状阻滞，或者胀满、水肿、虚陷、疼痛，皮肤颜色或者敏感度改变，通过对这些"动"析症求本，在施治之后相应部位的动象也会随之改变。因此，这个"动"是广义脉诊（含触诊）的动，具有在施治前后协助诊断和判断预后的重要意义。

2. "是动则病"和"其所产病"的相互关系　如上所述，"阴阳十一脉灸经"并没有将一组病症命名为"是动病"的意思，而是在"是动则病"后列举出几个病症，最后以"是××脉主治"结束该段文字。下一段"其所产病"中的"其"当指"是动则病"的同一脉，"其所产病"的意思就是该脉异常可能发生的病症。通读上下文，"其所产病"并没有将病症与"是动则病"对待而言的意思，视为对"是动病"的补充更为合理，二者合参对临床理解一脉之"动"有较为复杂的病症表现和变化，而且可以涉及他脉是非常有意义的。

3. 《灵枢·经脉》移用欠妥　《灵枢·经脉》比较系统地整理了十二正经的循行，由此构成了经络学说的十二正经体系。但是《灵枢·经脉》在经络辨证里，将《阴阳十一脉灸经》"是动则病"和"其所生病"的内容加以补充之后，直接移至经脉循行之后，却成为后世对"是动病""所生病"歧见纷纭的根源所在，不能不说是一大遗憾。如上文所述，《阴阳十一脉灸经》里的"是动"和"所生"都不是病症分类的名称，更没有将二者对照比较的意思，仅只是为了表述的方便，将一脉可能出现的病症，一部分置于"是动则病"之下，另一部分置于"其所生病"之下，更何况"是动"的"是"有其特指。忽略原始本意移用引起的混乱，首先反映在《难经·二十二难》里："经言脉有是动，有所生病。一脉辄变为二病者，何也？然：经言是动者，气也，所生病者，血也。邪在气，气为是动，邪在血，血为所生病。"其后还出现了"经络病脏腑病""外感病内伤病""先病后病"之分的辩论，铸成针灸史上的争议话题。其实只要洄溯源头参照临床，答案应当是比较清楚的，其指导意义也是无可厚非的。虽有瑕疵，但是《灵枢·经脉》提出的依据证候虚实施行补泻的原则，大大提升了针灸临床治疗的深度，功不可没。

## （三）迎随补泻

迎，段玉裁《说文解字》："逢也"，《增韵》："逆也"，方向相反的意思。随，《说文解字》："从也"，《广韵》："从也，顺也"，方向相同。《灵枢·终始》有谓："泻者迎之，补者随之，知迎知随，气可令和。"将补泻同迎随联系在一起，迎随补泻遂成为补泻方法的总称，这也就是《灵枢·九针十二原》所说的"逆而夺之，恶得无虚；追（随）而济之，恶得无实。迎之随之，以意和之，针道毕矣"。在针灸临床如何运用这个补虚泻实"以意和之"的总原则呢？《灵枢·小针解》提出"迎而夺之者，泻也；追而济之者，补也"，指出随经脉循行的逆顺为迎随，逆经气运行方向为泻，顺经气运行方向为补。明代《普济方》"针灸类"记载了金代张洁古之子张璧在《云岐子论经络迎随补泻法》中提出的操作方法："凡用针顺经而刺之为之补，迎经而夺之为之泻。故迎而夺之安得无虚，随而取之安得无实，此谓迎随补泻之法。"这是以针刺进针时的方向来确定迎随补泻。明代《针灸大成》收载"三衢杨氏补泻法"与此又有不同："得气，以针头逆其经络之所来，动而伸之即是迎；以针头顺其经脉之所往，推而内之即是随。"这是一种复合迎随补泻法，在针刺得气后，将针头改变到逆经循行的方向再加上提法称"迎"，针头顺从经行方向再加上按法称"随"。后世对迎随补泻的诠释发挥可谓各有不同，但是由于张氏和杨氏的针刺经络迎随说更接近《内经》旨意且便于操作，渐为临床所公认。子午流注纳子法的"补母泻子"是迎随补泻原则在配穴方面的运用，其依据见于《难经·七十九难》："迎而夺之者，泻其子也；随而济之者，补其母也。"这是将迎随补泻同五行生克规律相结合，"虚则补其母""实则泻其子"的五输穴配穴补泻方法，故又称"子母迎随"。在临床可将配穴子母迎随同针刺经络迎随二者结合运用。

## （四）三焦心包的五行属性

关于三焦心包五行属性的问题也值得在此讨论。五脏五腑同五行配对之后剩下三焦和心包，历代对它们的五行属性多有争议。如果依据《内经》三阴三阳的理论，三焦为少阳属阳木，心包为厥阴属阴木，水生木，这恰是纳子法里肾经之后为手厥阴心包经和手少阳三焦经的依据。但是按照《素问·灵兰秘典论》"三焦者，决渎之官，水道出焉"和《灵枢·本输》"少阳属肾，肾上连肺，故将两脏。三焦者，中渎之府也，水道出焉，属膀胱，是孤之府也，是六腑之所与合者"的论述，文中直言"少阳属肾""属膀胱"，认为三焦同肾和膀胱水脏水腑有着非同一般的从属关系，以此而言它们又应该属水，徐凤纳甲法将三焦经、心包经原穴"系于"肾经和膀胱经的道理就在于此。但是纳甲法在一经值日过渡到下一经值日的边界，通通以三焦经、心包经为枢纽，又提示了二者具有"木"的转输功能。三焦经、心包经到底是属火、属水，还是属木？对三焦、心包赋予不同属性且运用有差，道理何在呢？三焦作为无形无质的一腑，比其他所有具备形质的脏腑有着更为奇特的功能。"三焦主通行诸气"，是气道，三焦为决渎之官，是水道，三焦分布命门相火，又是火道。三焦至少是津液、命火、诸气三大类能量流的通道，其内部存在一个自身组合调节的协调机制。同时，由于三大类能量流之间相互补充促进的关系，在不同能量流的运动过程里，涉及三焦的一种或者两种，甚至三种功能都是有可能的，并且也是理所当然的。在纳甲法里复合了三焦为原气之别使，木主转输，寄养于水的多种特性，而纳子法则主要运用了木生于水的特点。统而观之，三焦具有多重属性就如同肾主水，水中孕火，水火互根，"水火不相射"是同样的道理。总而言之，中医的脏腑、经络功能都是多维的，如果脱离一脏腑同其他脏腑的整体关系和具体的运用环境，将其中的一维同另一维对立起来，那就很难得其精髓更不可能在临床中变通运用。

## 二、纳子法的时间穴位敏感周期是如何构成的

如前所述，纳子法是十二正经一经敏感一个时辰的子母迎随配穴补泻法，由于五行机制的参与，同一经或者不同经之间的五输穴发生了五行生克关系。在《子午流注针经》里，阎明广提出"虚则补其母，实则泻其子。假令肝自病，实则泻肝之荥，属火，是子。若虚则补肝之合，属水，是母"，但是他并未将这一原则具体运用于按时选穴。按照时辰，利用生克关系选配五输穴，在历史上出现过三种方法，异时同经补母泻子法、同时异经补母泻子法和同时同经补母泻子法。

有确切文献记载的纳子法首见于明代高武《针灸聚英》的"十二经病井荥输经合补虚泻实"。高武在此书卷二"子午流注穴开阖"引录窦汉卿井荥输经合开穴法之后，对拘泥于某日某时"百病皆针灸此开穴"的方法提出批评，认为这种不辨病症的用法会延误许多病人，因此他非常重视从经络"是动病，所生

病"的虚实来选择适宜的经络穴位，再去找到某日某时适于运用此开穴治病，即按病症选时穴，按时穴选择就诊时间。这无疑在临床对窦氏法作出了重大的补充和发展，并且一直为当今所沿用。在高武创立的纳子法里，他特别指出"手厥阴心包经，配肾属相火"，"手少阳三焦经，配心包属相火"，这一配属也为其后的纳子法认同。高武的补虚泻实配穴法是以当时敏感经为本经，泻当时本经子穴治疗本经实证，在下一时辰用本经的母穴治疗本经虚证，称为异时同经补母泻子法。例如心经实证，心属火其子为土，在心经敏感午时（11：00—13：00）泻本经输土穴神门为同时同经泻子；心经虚证，其母为木，在下一时辰未（13：00—15：00）补心经井木穴少冲，为异时同经补母。也就是说，高武的补母泻子法的穴位都在应时敏感本经的五输穴里选择，只是补母的穴位要在下一个时辰里用，因此称为"异时补母"（表 3-14、图 3-7）。

表 3-14　补母泻子法 1：《针灸聚英》异时同经补母泻子法

| 经络 | 五行 | 当时辰泻本经子穴 | | | | 下一时辰补敏感经的母穴 | | | |
| --- | --- | --- | --- | --- | --- | --- | --- | --- | --- |
| | | 时辰 | 时间 | 穴位 | 属性 | 时辰 | 时间 | 穴位 | 属性 |
| 胆 | 木 | 子 | 23–01 | 阳辅 | 经火 | 丑 | 01–03 | 侠溪 | 荥水 |
| 肝 | 木 | 丑 | 01–03 | 行间 | 荥火 | 寅 | 03–05 | 曲泉 | 合水 |
| 肺 | 金 | 寅 | 03–05 | 尺泽 | 合水 | 卯 | 05–07 | 太渊 | 输土 |
| 大肠 | 金 | 卯 | 05–07 | 二间 | 荥水 | 辰 | 07–09 | 曲池 | 合土 |
| 胃 | 土 | 辰 | 07–09 | 厉兑 | 井金 | 巳 | 09–11 | 解溪 | 经火 |
| 脾 | 土 | 巳 | 09–11 | 商丘 | 经金 | 午 | 11–13 | 大都 | 荥火 |
| 心 | 火 | 午 | 11–13 | 神门 | 输土 | 未 | 13–15 | 少冲 | 井木 |
| 小肠 | 火 | 未 | 13–15 | 小海 | 合土 | 申 | 15–17 | 后溪 | 输木 |
| 膀胱 | 水 | 申 | 15–17 | 束骨 | 输木 | 酉 | 17–19 | 至阴 | 井金 |
| 肾 | 水 | 酉 | 17–19 | 涌泉 | 井木 | 戌 | 19–21 | 复溜 | 经金 |
| 心包 | 相火 | 戌 | 19–21 | 大陵 | 输土 | 亥 | 21–23 | 中冲 | 井木 |
| 三焦 | 相火 | 亥 | 21–23 | 天井 | 合土 | 子 | 23–01 | 中渚 | 输木 |

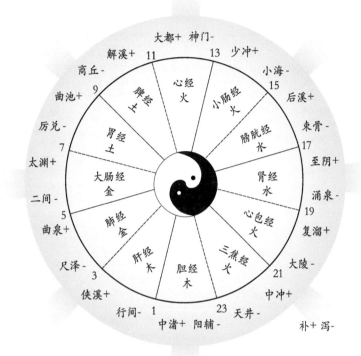

图 3-7
补母泻子法 1：
《针灸聚英》
异时同经补母泻子法

从该表可以看出，只要将补穴提升一个时辰，就显现出了"异时同经"的意义，还可以参见图 3-7。在实际运用时，在子时辰的补穴应当用亥时辰的中渚，在丑时辰的补穴应当用子时辰的侠溪，以此类推。为了便于临床运用，按照时辰对"异时补母"进行统一处理，见表 3-18。

高武讲究辨析病症虚实，然后有针对性地选择开穴的思路，在后世又发展出了两种方法。一种是同时异经补母泻子法，另一种是同时同经补母泻子法。

同时异经补母泻子法是在同一时辰里，补上一时辰对应敏感经的母穴治疗本经虚证，泻本经子穴治疗本经实证。例如在胆经子时辰里，虚证取上一时辰敏感的三焦经的荥水穴液门，所谓"虚则补其母"；实证取胆经经火穴阳辅，所谓"实则泻其子"（表 3-15，图 3-8）。

表 3-15  补母泻子法 2：同时异经补母泻子法

| 时辰 | 时间 | 经络 | 五行 | 补过经与本经的相生穴 | | 泻当时经子穴 | |
|---|---|---|---|---|---|---|---|
| | | | | 穴位 | 属性 | 穴位 | 属性 |
| 子 | 23-01 | 胆 | 木 | 液门 | 荥水 | 阳辅 | 经火 |
| 丑 | 01-03 | 肝 | 木 | 侠溪 | 荥水 | 行间 | 荥火 |
| 寅 | 03-05 | 肺 | 金 | 太冲 | 输土 | 尺泽 | 合水 |
| 卯 | 05-07 | 大肠 | 金 | 太渊 | 输土 | 二间 | 荥水 |
| 辰 | 07-09 | 胃 | 土 | 阳溪 | 经火 | 厉兑 | 井金 |
| 巳 | 09-11 | 脾 | 土 | 解溪 | 经火 | 商丘 | 经金 |
| 午 | 11-13 | 心 | 火 | 隐白 | 井木 | 神门 | 输土 |
| 未 | 13-15 | 小肠 | 火 | 少冲 | 井木 | 小海 | 合土 |
| 申 | 15-17 | 膀胱 | 水 | 少泽 | 井金 | 束骨 | 输木 |
| 酉 | 17-19 | 肾 | 水 | 至阴 | 井金 | 涌泉 | 井木 |
| 戌 | 19-21 | 心包 | 相火 | 涌泉 | 井木 | 大陵 | 输土 |
| 亥 | 21-23 | 三焦 | 相火 | 中冲 | 井木 | 天井 | 合土 |

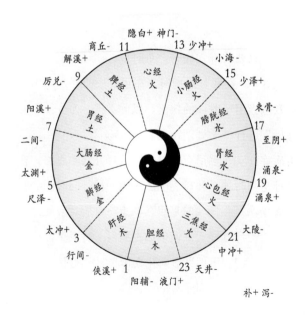

同时同经补母泻子法：在同一时辰补应时敏感本经的母穴治疗本经虚证，泻本经子穴治疗本经实证，例如在脾经巳时辰，用本经荥火穴大都治疗脾经虚证，用本经经金穴商丘治疗脾经实证（表 3-16、图 3-9）。

图 3-8
同时异经补母泻子法图

表 3-16　补母泻子法 3：同时同经补母泻子法

| 时辰 | 时间 | 经络 | 五行 | 补本经母穴 | | 泻本经子穴 | |
|---|---|---|---|---|---|---|---|
| | | | | 穴位 | 属性 | 穴位 | 属性 |
| 子 | 23-01 | 胆 | 木 | 侠溪 | 荥水 | 阳辅 | 经火 |
| 丑 | 01-03 | 肝 | 木 | 曲泉 | 合水 | 行间 | 荥火 |
| 寅 | 03-05 | 肺 | 金 | 太渊 | 输土 | 尺泽 | 合水 |
| 卯 | 05-07 | 大肠 | 金 | 曲池 | 合土 | 二间 | 荥水 |
| 辰 | 07-09 | 胃 | 土 | 解溪 | 经火 | 厉兑 | 井金 |
| 巳 | 09-11 | 脾 | 土 | 大都 | 荥火 | 商丘 | 经金 |
| 午 | 11-13 | 心 | 火 | 少冲 | 井木 | 神门 | 输土 |
| 未 | 13-15 | 小肠 | 火 | 后溪 | 输木 | 小海 | 合土 |
| 申 | 15-17 | 膀胱 | 水 | 至阴 | 井金 | 束骨 | 输木 |
| 酉 | 17-19 | 肾 | 水 | 复溜 | 经金 | 涌泉 | 井木 |
| 戌 | 19-21 | 心包 | 相火 | 中冲 | 井木 | 大陵 | 输土 |
| 亥 | 21-23 | 三焦 | 相火 | 中渚 | 输木 | 天井 | 合土 |

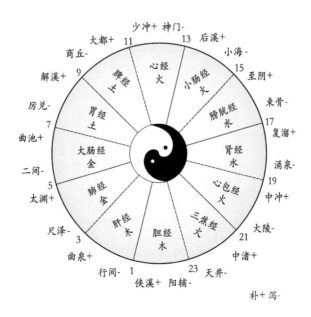

图 3-9
同时同经补母泻子法图

纳子法的三种补母泻子法，泻法都用本经五行属性的子穴，补法则依据经络和五输穴内在的生克机制，扩大了对同一经不同的虚证选用五输穴的范围。例如对于胆的虚证，在本经敏感的子时辰里可以用上一时辰敏感经三焦经输木穴中渚，或者上一时辰敏感经三焦经的荥水穴液门，或者用胆本经荥水穴侠溪，这就给选择对症的时间穴位提供了方便。补母泻子法的穴位应当配合补泻手法。

在纳子法还可以运用原穴和本穴。如前所述，五输穴在三焦原气机制中发挥着载体和通道的作用，原穴是原气能量的集中反应点，具有治疗本经脏腑病变的功能，因此历代医家对按时取用原穴提出了不同的方法。目前，在纳子法里通用的是时辰敏感经络的原穴。本穴指五输穴里同本经五行属性相同的穴位，同气相求，它们能够比较全面地调理本经病证。在一个时辰之内，如果三种补母泻子法的穴位都不对症，就可以考虑选择原穴或者本穴作为开穴来用，这样就进一步扩大了临床选择五输穴（含原穴）的范围和灵活性，例如在胃经敏感的时辰里，就有足三里、冲阳、曲池、阳溪、解溪、厉兑六个穴位可供选择。原穴和本穴一般用平补平泻手法（表 3-17、图 3-10）。

表 3-17　本穴原穴在纳子法的运用

| 时辰 | 时间 | 经络 | 五行 | 本穴 | | 原穴 |
|---|---|---|---|---|---|---|
| | | | | 穴位 | 五行 | |
| 子 | 23-01 | 胆 | 木 | 足临泣 | 输木 | 丘墟 |
| 丑 | 01-03 | 肝 | 木 | 大敦 | 井木 | 太冲 |
| 寅 | 03-05 | 肺 | 金 | 经渠 | 经金 | 太渊 |
| 卯 | 05-07 | 大肠 | 金 | 商阳 | 井金 | 合谷 |
| 辰 | 07-09 | 胃 | 土 | 足三里 | 合土 | 冲阳 |
| 巳 | 09-11 | 脾 | 土 | 太白 | 输土 | 太白 |
| 午 | 11-13 | 心 | 火 | 少府 | 荥火 | 神门 |
| 未 | 13-15 | 小肠 | 火 | 阳谷 | 经火 | 腕骨 |
| 申 | 15-17 | 膀胱 | 水 | 足通谷 | 荥水 | 京骨 |
| 酉 | 17-19 | 肾 | 水 | 阴谷 | 合水 | 太溪 |
| 戌 | 19-21 | 心包 | 相火 | 劳宫 | 荥火 | 大陵 |
| 亥 | 21-23 | 三焦 | 相火 | 支沟 | 经火 | 阳池 |

以下按照时辰将三种补母泻子法和本穴、原穴的运用通列一表以方便临床进行比较选择（表3-18）。

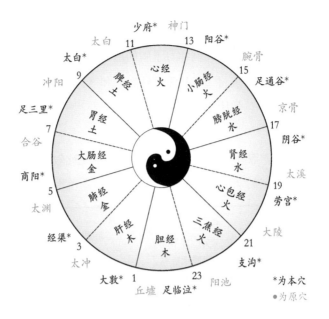

图 3-10
本穴原穴
在纳子法的运用

*为本穴
●为原穴

## 表 3-18 纳子法一览表

| 时辰 | 时间 | 经络 | 五行 | 本穴 | | 原穴 | 补法 | | | 泻法 |
|---|---|---|---|---|---|---|---|---|---|---|
| | | | | 穴位 | 五行 | | 纳子法1 异时同经 | 纳子法2 同时异经 | 纳子法3 同时同经 | |
| 子 | 23-01 | 胆 | 木 | 临泣 | 输木 | 丘墟 | 中渚输木 | 液门荥水 | 侠溪荥水 | 阳辅经火 |
| 丑 | 01-03 | 肝 | 木 | 大敦 | 井木 | 太冲 | 侠溪荥水 | 侠溪荥水 | 曲泉合水 | 行间荥火 |
| 寅 | 03-05 | 肺 | 金 | 经渠 | 经金 | 太渊 | 曲泉合水 | 太冲输土 | 太渊输土 | 尺泽合水 |
| 卯 | 05-07 | 大肠 | 金 | 商阳 | 井金 | 合谷 | 太渊输土 | 太渊输土 | 曲池合土 | 二间荥水 |
| 辰 | 07-09 | 胃 | 土 | 三里 | 合土 | 冲阳 | 曲池合土 | 阳溪经火 | 解溪经火 | 厉兑井金 |
| 巳 | 09-11 | 脾 | 土 | 太白 | 输土 | 太白 | 解溪经火 | 解溪经火 | 大都荥火 | 商丘经金 |
| 午 | 11-13 | 心 | 火 | 少府 | 荥火 | 神门 | 大都荥火 | 隐白井木 | 少冲井木 | 神门输土 |
| 未 | 13-15 | 小肠 | 火 | 阳谷 | 经火 | 腕骨 | 少冲井木 | 少冲井木 | 后溪输木 | 小海合土 |
| 申 | 15-17 | 膀胱 | 水 | 通谷 | 荥水 | 京骨 | 后溪输木 | 少泽井金 | 至阴井金 | 束骨输木 |
| 酉 | 17-19 | 肾 | 水 | 阴谷 | 合水 | 太溪 | 至阴井金 | 至阴井金 | 复溜经金 | 涌泉井木 |
| 戌 | 19-21 | 心包 | 火 | 劳宫 | 荥火 | 大陵 | 复溜经金 | 涌泉井木 | 中冲井木 | 大陵输土 |
| 亥 | 21-23 | 三焦 | 火 | 支沟 | 经火 | 阳池 | 中冲井木 | 中冲井木 | 中渚输木 | 天井合土 |

补母泻子这一总原则在纳子法的运用是灵活变通的，如何在三种纳子法的补泻配穴方法里选择其一，要根据应时敏感经络病证的虚实，结合五输穴的五行属性及主治功能。例如对于胆的虚证，在子时辰用补法可以在中渚、液门、侠溪中选择。现将《子午流注针经》和《针灸聚英》对这三个穴位主治的记载列表如下，以便比较（表 3-19）。

表 3-19　子时辰补母三穴功能之比较

| | 《子午流注针经》 | 《针灸聚英》 |
|---|---|---|
| 中渚 | 中渚为俞节后寻，热病头疼耳不闻。目生翳膜咽喉痛，针入三分时下明。 | 转载《明堂》：主热病汗不出，目眩头痛，耳聋，目生翳膜，久疟，咽肿，肘臂痛，手五指不得屈伸 |
| 液门 | 液门为荥次陷中，惊悸痫热共头痛。目赤齿血出不定，三棱针刺实时灵。 | 主惊悸妄言，咽外肿，寒厥，手臂痛不能自上下，痎疟寒热，目赤涩，头痛，暴得耳聋，齿龈痛 |
| 侠溪 | 侠溪胆荥小节中，胸胁胀满足难行。寒热目赤颈项痛，耳聋一刺便闻声。 | 主胸胁支满，寒热伤寒，热病汗不出，目外眦赤，目眩，颊颔肿，耳聋，胸中痛不可转侧，痛无常处 |

三穴中选择哪一个穴位，关键在对患者病证病机的理解，同时也可以通过备穴、揣穴（见第五章"时空针灸的临床要点"）对同一时辰不同时穴应答性的感觉来进行综合判断。总而言之，纳子法的按时取穴方法是对《灵枢·顺气一日分为四时》"顺天之时，病可与期"有创意的发展。

在临床运用纳子法配穴补泻时，应当加上手法补泻，才能获得更好的临床疗效。

## 三、时空针灸纳子法的空间穴位及其同构功能

时空针灸纳子法的空间穴位由通经十二穴和营气底盘穴位两部分组成。

### （一）通经十二穴及小通经、大通经方法

通经十二穴包括瞳子髎、章门、期门、合谷、迎香、冲阳、大包、少府、大杼、至阴、俞府、天池，它们不同于十二正经的起穴或止穴所具有的连接两经的作用，而是因其特别的疏通经络阻滞或脏腑气血瘀积的功能，以及它们所具有的比较广泛的治疗效用而被筛选出来的。

**瞳子髎**：手足少阳之会穴，能疏通两经，清胆明目、除眩晕、止头痛，又能治疗面肌紧张、面瘫、眼肌痉挛等。

**章门**：足厥阴少阳之会，善治诸种血证和肝胆病证，又是脾募穴和脏会穴，能疏导脏腑气滞血瘀，常用于代谢紊乱综合征、血液病、高血脂和胸腹手术之后的牵拉反应以及胸腹部肿瘤等。

**期门**：足厥阴手太阴之会，《标幽赋》："太阴为始，至厥阴而方终；穴出云门，抵期门而最后。"十二经脉气血流注至此完成一个周期，因以命名"期门"。期门又是肝募穴，能疏导肝气，调理全身气机，尤其对胸胁、乳房固定或游走性疼痛，以及固定或时隐时现的包块结节、妇人经期错乱、肝胃不和所致呕逆、精神紧张、情绪紊乱等具有较为理想的治疗作用。

**合谷**：大肠经原穴，正处于肺经斜向商阳的通道上，为疏通肺和大肠两经气血的虎口要冲，可用于面口诸症，如牙痛、口噤、头痛项强、脊柱紧滞、痿证、痹证、失眠、耳鸣、皮疹、哮喘，还用于各种过敏性疾病（鼻、咽、眼、肠道、皮肤等）、肠激惹综合征、过度应激性失眠、化疗胃肠反应、癔性面瘫、眼肌痉挛、高血压等。在妇科月经不调、不孕症中有通经活血的重要功能。

**迎香**：手足阳明之会，古名冲阳，与足阳明经原穴同名，二者上下呼应，疏导手足阳明，用于鼻渊、失嗅失味、咽颊病症、前额头痛、颈项强痛，还用于各种过敏性疾病（鼻、咽、眼、肠道、皮肤等）、睡眠障碍、精神萎靡等。

**冲阳**：足阳明经原穴，足阳明经从此分出一支走隐白联络脾经，此穴能通治诸多二经病证，如虚羸劳损、久病脾胃虚弱、痿证、口眼歪斜、牙痛颊痛，还用于贫血、五官病症、胃肠道过敏、慢性疲劳综合征、放化疗副反应（如呕吐和红白细胞降低等）。

**大包**：脾募穴，又是脾之大络，因统络阴阳诸经，故名大包。近于心又能直络心经。用于心悸胸闷、胸胁疼痛、咳逆喘息、内脏下垂、全身肌肉疼痛、四肢无力、肩背疼痛等，还用于慢性疲劳综合征、心律不齐、乳腺疾病等。

**少府**：手少阴心经荥穴，本穴属火，与输穴后溪邻近，能转输气血至手太阳小肠经，以鼓舞足太阳经的气化功能。能清心火，用于心悸胸闷、烦闷悲恐、梅核气、胸胁固定或游走性疼痛、手臂麻痛、小指拘挛、小溲不利等。

**大杼**：手足太阳经交会穴，又是骨会穴，还别络督脉，对诸种骨节病症，特别是脊柱扭伤引起的疼痛不能转侧有速效之功，又能治疗脊髓病和放化疗引起的白细胞降低，还用于胸闷咳喘、咽喉异样感、清窍不利、肩肌痉挛等。

**至阴**：足太阳膀胱经从至阴穴出交足少阴肾经，井穴属木，主升发，能够驱动肾经经气上行，能通调脊柱和扭转太阳经气血阻滞产生的拘挛疼痛、急性腰扭伤以及胸胁岔气引起的走窜性疼痛等。能调整腹部丹田区域气机紊乱引起的腹胀腹痛、小溲不利、胎位不正（艾灸），还能疏利清窍，治疗眼目昏花、头痛、眩晕、耳鸣、鼻衄。

**俞府**：肾经的募穴，又名俞中穴，以肾经上行至此转入体内联络本脏得名。肾主水，又是纳气之根，俞府对水液代谢和呼吸吐纳均有调节作用。该穴是肾经将气血传输手厥阴心包经的交接之处，可治疗水湿肿满、胃纳不佳、呼吸不利、咳喘痰嗽、呕吐呃逆、心烦失眠、郁郁寡欢等。

**天池**：手厥阴手少阳之会穴，是气行由手厥阴向手少阳过渡的要冲。能清热除烦降湿浊，治疗心痛心悸、心烦胸闷、胁肋疼痛、乳痛瘰疬、咳嗽痰喘、呃逆呕吐等。

第三章 时空针灸纳甲法与纳子法     181

这十二个通经穴都位于前后交接的两条经脉上，因此，它们同十二经脉的
敏感时辰有着比较密切的关系。瞳子髎是手足少阳之会位于子时段，章门是足
少阳足厥阴之会通于丑时段，期门是足厥阴手太阴之会在寅时，合谷位于手太
阴同手阳明交通要冲通于卯时，迎香是手足阳明之会通于辰时，冲阳联络足阳
明足太阴应于巳时，大包连接足太阴手少阴应于午时，少府邻近足太阳与未时
相通，大杼为手足太阳经交会敏感于申时，至阴从足太阳膀胱经出走足少阴肾
经应于酉时，俞府为肾经所终与手厥阴相交通于戌时，天池为手厥阴走于手少
阳的要冲通于亥时（表 3-20、图 3-11）。

表 3-20 　通经十二穴与十二时辰的关系

| 子 | 丑 | 寅 | 卯 | 辰 | 巳 | 午 | 未 | 申 | 酉 | 戌 | 亥 |
|---|---|---|---|---|---|---|---|---|---|---|---|
| 23 | 01 | 03 | 05 | 07 | 09 | 11 | 13 | 15 | 17 | 19 | 21 |
| – | – | – | – | – | – | – | – | – | – | – | – |
| 01 | 03 | 05 | 07 | 09 | 11 | 13 | 15 | 17 | 19 | 21 | 23 |
| 瞳子髎 | 章门 | 期门 | 合谷 | 迎香 | 冲阳 | 大包 | 少府 | 大杼 | 至阴 | 俞府 | 天池 |

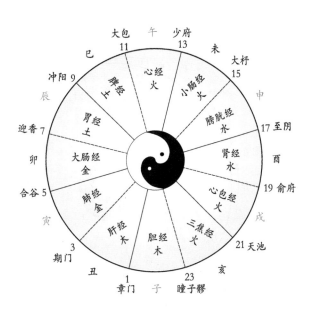

图 3-11
十二通经穴应时交接图

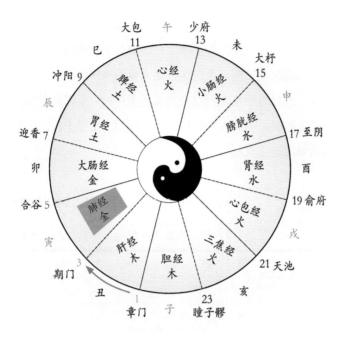

图 3-12
小通经用法

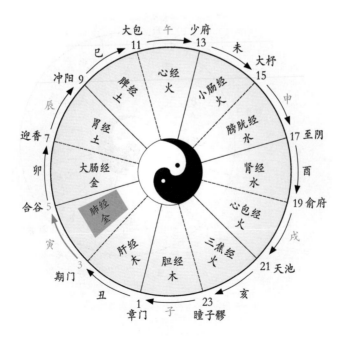

图 3-13
大通经用法

通经十二穴的第一个功能，是联结时间穴位和空间穴位。在运用通经十二穴时，要参照两经交接的时辰，选择一个穴位，将其作为空间穴位的第一穴，通过它把空间穴位同时间穴位紧密结合在一起。通经十二穴的第二个功能，是将十二正经这个纳子法的基础，按照不同的症情灵活运用，有小通经和大通经两种用法。

1. 小通经法　小通经法要针刺衔接两经的通经穴位，先刺来经通经穴位，后刺当时经通经穴位。子时用天池、瞳子髎；丑时用瞳子髎、章门；寅时用章门、期门；卯时用期门、合谷；辰时用合谷、迎香；巳时用迎香、冲阳；午时用冲阳、大包；未时用大包、少府；申时用少府、大杼；酉时用大杼、至阴；戌时用至阴、俞府；亥时用俞府、天池（图 3-12）。

2. 大通经法　从当时经对应的通经穴开始，顺序针刺十二通经穴。例如，子时辰先刺瞳子髎，接着顺序针刺章门、期门、合谷、迎香、冲阳、大包、少府、大杼、至阴、俞府、天池十一穴。丑时辰先刺章门，接着顺序针刺期门、合谷、迎香、冲阳、大包、少府、大杼、至阴、俞府、天池、瞳子髎十一穴。寅时辰先刺期门，接着顺序针刺合谷、迎香、冲阳、大包、少府、大杼、至阴、俞府、天池、瞳子髎、章门十一穴（图 3-13）。

## （二）临床如何选择小通经法或者大通经法

小通经法适用于各种时空纳子法的适应病症，两个通经穴位的作用首先是联结时间穴位与空间穴位，其次是疏通经络阻滞。从气血流注的惯性作用来看，当时经的阻滞与来时经阻滞有着更为直接的关系，因此用来时经通经穴为第一穴，当时经通经穴为第二穴，所谓疏其来以通其去，以母助子疏源导流，这样能够加强打通当时经的力度以利营气周行。在临床上这种用法比单独运用当时经通经穴一个穴位或者先用当时经通经穴再用过时经通经穴的效果更好。小通经法常常用于手术前心身紧张疲惫、月经不调、中轻度过度应激反应、中轻度肠激惹综合征和一般的痛症。

大通经法适用于经络阻滞日久、病情较重而且涉及多脏腑的疑难杂症、沉疴痼疾，例如癌症疼痛、严重的抑郁症、焦虑症、陈旧性关节病、不明原因持续日久的痛症或者身体异样感、多发性神经性皮炎、顽固性睡眠障碍、不孕症、重度过度应激反应、重度肠激惹综合征、克罗恩病等。特别是在癌症手术前后和放化疗引起的不良反应，例如乳腺癌手术后上肢水肿、化疗后手足皮肤溃疡疼痛等，疗效都比较突出。

通经穴的针刺顺序，可以用巨刺法或者缪刺法，也可以男性先针左侧穴位、后针右侧穴位，女性先针右侧穴位、后针左侧穴位，然后在进针得气之后调转针尖方向运用逆顺补泻手法。

### （三）营气底盘穴位及其运用方法

营气底盘穴位由参与营气循行二十八脉的阴跷脉、阳跷脉交会穴，和任脉、督脉的关键穴位组成。以阴跷脉、阳跷脉而言，男子用阳跷申脉（图 3-14），女子用阴跷照海（图 3-15）。以任督二脉而言，男女通用手足阳经交会的督脉大椎穴，手足阴经交会的任脉天突穴。按照男女的不同，运用以上三个穴位协助营气通行二十八脉。由于营出中焦，所以还要加上任脉上的中脘、气海激励营气生化之源。以上这 5 个穴位都作用于营气的生成和循环，所以统称为"营气底盘五穴"。

在针刺完小通经或者大通经穴位之后，继而针刺男女有别的营气底盘穴位，使时间穴位和空间穴位最终合成完璧。在时空针灸纳子法里，由于选择时间穴位的"时间"是当地真太阳时，这本身就包含了因时因地的重要内容；而且时间穴位的选择必须针对病情，又包含了因人因病而宜的特点。空间穴位的设置，符合时间穴位获得时辰敏感性的基本条件，尤其是空间穴位的第一个穴位，无论大通经或者小通经，都同应时敏感经络相联系。这种时间穴位与空间穴位的同构组合，全面调动营气周行二十八脉的自愈功能，发挥出一种"综合场"的治疗效应，而不是靠"散兵游勇"的单打独斗去获得疗效。

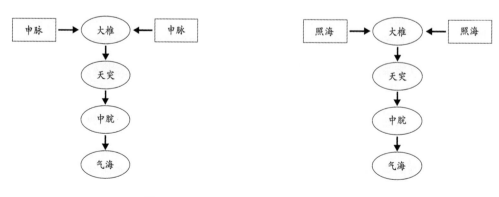

图 3-14
男子营气底盘及针刺次序

图 3-15
女子营气底盘及针刺次序

在临床先用通经穴或者先用营气底盘穴位,还可以根据患者症情灵活选择。一般而论,经络阻滞为急为重者,先用通经穴;正气虚弱为主者,先用营气底盘穴位。

### (四)靶向穴位引导营气直趋病所

在将营气气场调动起来之后,为了使其更有效精准地治疗特殊的病症,有必要加入一些针对病症的靶向穴位,引导营气直趋病所取得更好更快的疗效。所谓靶向穴位,是指对病证针对性强的穴位。例如肝气郁结、胸胁疼痛用内关配公孙。内分泌疾病,为了调节激素紊乱,可以运用三阴交、足三里、阴交。在癌症治疗里,患者精神紧张引起的睡眠障碍,用神庭、头维、四神聪。腹部手术后的牵拉反应,足三里同内关合用。靶向穴位的参与,对整个气场功能起到一种引导和增效的作用,也为吸纳整合各家各派的可贵经验、提高疗效提供了可能性,所以这一部分也属于时空针灸纳子法的组穴内容之一。

## 四、时空针灸纳子法的临床运用

### (一)推敲选择时间穴位——"四两拨千斤"

时间穴位是时空针灸的第一针刺穴位。时空针灸里的时间穴位不仅是就诊时穴,还包括记忆时穴。所谓记忆时穴,是指患者曾经受到过的精神情志、意外事故、医疗事故、自然灾害等刺激或者损伤,它们是现有病症的原始发病原因,或者反复发作的主要诱因,或者病情加重的深层根源。位于这些刺激损伤时间段的时间敏感穴位,都会调动人体不同的气机对病因的识记功能,利用它们的识记功能,在临床获得清除原创损伤的特殊疗效。

如上所述,在同一时辰里纳子法补母泻子有四个穴位,如果再加上当时经的本穴和原穴,一共有六个穴位可供选择。例如,在辰时辰里,补法有 3 个穴位:曲池、阳池、解溪;泻法是厉兑;本穴是足三里;原穴是冲阳。在这六个穴位里,只能选择一个穴位作为进入营气运行二十八脉这个气场的钥匙,否则将自乱阵脚。如何选择这个时间穴位呢?关键是对患者的患病历史、症状演变和现时症状进行全面分析,抓住病因病机的要点,反复比较不同穴位的功能和特点,才能确定一个有针对性的穴位。

## （二）空间穴位调构气场

时空纳子法调构气场主要是在小通经和大通经里进行比较选择，二者的区别已经在上文论述，一般而言，小通经的气场力度比较温和，大通经的气场能量比较强大。其次，还要区别男女，男取申脉、女取照海进入营气底盘。

## （三）靶向穴位引导营气直趋病所

时间穴位和空间穴位的同构组合起到了一种调构营气气场的作用，为了使营气能够发挥出更加准确的治疗作用，在临床还可以加入一些针对病症的靶向穴位，引导营气直趋病所，以期获得更好更快的疗效。

纳子法是营气在五输穴的一日敏感周期，包括三种补母泻子法和原穴、本穴的按时运用。时空针灸纳子法与传统纳子法的不同，首先是在时间穴位里补充了时间穴位记忆功能的运用，使时间穴位具有了针对患者病因病机的个体性。其次是设置了与时间穴位具有同构关系的空间穴位，增强了纳子法运用营气调理病因病机的整体功能，从而将纳子法发展成为具有构建气场和运用能量自愈功能的时空针灸纳子法。再加上靶向穴位的引导作用，将因人、因时、因地、因病治宜的中医治疗原则比较全面地落实到了针灸临床。

从调构气场的意义而论，可以这样来看时空纳子法穴位组合里的"君臣佐使"，"君"是营气底盘里的气海穴，"臣"是营气底盘里的照海（女）、申脉（男）、大椎、天突、中脘穴位，"佐"是大通经或者小通经穴位，以及靶向穴位或经验穴位，"使"是时间穴位，是调构营气气场的开门钥匙。

# 时空针灸子午流注纳子法歌诀

时空纳子营气行，
五十大会日日新，
两跷任督暗相助，
二十八脉应天机。
经经相连有会地，
迎随补泻母子情。
大小通经显神力，
沉疴痼疾连根祛。

## 附1 高武"十二经病井荥输经合补虚泻实"[1]

手太阴肺经属辛金，起中府，终少商。多气少血，寅时注此。

— 是动病 （邪在气，气为是而动）肺胀，膨膨而喘咳，缺盆中痛，甚则交两手而瞀，是谓臂厥。

所生病 （邪在血，血因之而生病）咳嗽上气，喘喝烦心，胸满，臑臂内前廉痛，掌中热。气盛有余，则肩背痛风寒（疑寒字衍），汗出中风，小便数而欠，寸口大三倍于人迎；虚则肩背痛寒，少气不足以息，溺色变，卒遗失无度，寸口反小于人迎也。

补 （虚则补之）用卯时（随而济之）太渊（穴在掌后陷中。为经土[2]，土生金，为母。经曰：虚则补其母）。

泻 （盛则泻之）用寅时（迎而夺之）尺泽（为合水，金生水，实则泻其子。穴在肘中约纹动脉中）。

手阳明大肠经为庚金，起商阳，终迎香。气血俱多，卯时注此。

— 是动病 齿痛颊肿。是主津。

所生病 目黄口干，鼽衄喉痹，肩前臑痛，大指次指不用。气有余，则当脉所过者热肿，人迎大三倍于寸口；虚则寒栗不复，人迎反小于寸口也。

补 用辰时 曲池（穴在肘外辅骨，屈肘曲骨之中，拱胸取之。为合土，土生金，虚则补其母）。

泻 用卯时 二间（穴在食指本节前内侧陷中。为荥水，金生水，为子，实则泻其子）。

● 1 明·高武纂集，黄龙祥整理．针灸聚英．北京：人民卫生出版社，2006。此处引文将原文小字注置于括号内以便区分，在句末加句号。
● 2 文中的"经"应为输穴。

一　是动病　洒洒然振寒，善伸数欠，颜黑，病至恶人与火，闻木音则惕然而惊，心动欲独闭户牖而处，甚则欲上高而歌，弃衣而走，贲响腹胀，是谓骭厥。主血。

所生病　狂疟温淫，汗出鼽衄，口喎唇胗，喉痹，大腹水肿，膝膑肿痛，循胸乳气街股伏兔骭外廉足跗上皆痛，中指不用。气盛则身以前皆热，其有余于胃，则消谷善饥，溺色黄，人迎大三倍于寸口；气不足，则身以前皆寒栗，胃中寒则胀满，人迎反小于寸口也。

补　用巳时　解溪（穴在冲阳后一寸五分腕上陷中。为经火，火生土。经曰：虚则补其母）。

泻　用辰时　厉兑（穴在足大指次指去甲如韭叶。为金井，土生金。经曰：实则泻其子）。

足阳明胃经属戊土，起承泣，终厉兑。气血俱多，辰时气血注此。

一　是动病　舌本强，食则呕，胃脘痛，腹胀善噫，得后出与气，则快然如衰，身体皆重。是主脾。

所生病　舌本痛，体不能动摇，食不下，烦心，心下急痛，寒疟，溏瘕泄，水闭，黄疸，不能卧，强立。膝股内肿厥，足大指不用。盛者，寸口大三倍于人迎；虚者，寸口小三倍于人迎也。

补　用午时　大都（穴在足大指本节后陷中。为荥火，火生土，为母，虚则补其母）。

泻　用巳时　商丘（穴在足内踝下微前陷中。为经金，土生金，实则泻其子）。

足太阴脾经属己土，起隐白，终周荣[1]。多气少血，巳时气血注此。

1　杨继洲《针灸大成》为"终于大包"，为后世公用。

一　是动病　嗌干心痛，渴而欲饮，是为臂厥。主心。

所生病　目黄胁痛，臑臂内后廉痛厥，掌中热。盛者，寸口大再倍于人迎；虚者，寸口反小于人迎也。

补　用未时　少冲（穴在手小指内廉端，去爪甲如韭叶。为井木，木生火，为母。经曰：虚则补其母）。

泻　用午时　灵道（穴在掌后一寸五分。为经金；土生金，为子，实则泻其子）。●[1]

手少阴心经属丁火，
起极泉，
终少冲。
多血少气，
午时注此。

一　是动病　嗌痛颔肿，不可回顾，肩似拔，臑似折。是主液。

所生病　耳聋目黄，颊肿，颈颔肩臑肘臂外后廉痛。盛者，人迎大再倍于寸口；虚者，人迎反小于寸口也。

补　用申时　后溪（穴在手小指外侧本节后陷中。为输木，木生火，虚则补其母）。

泻　用未时　小海（穴在肘内，大骨外，肘端五分陷中。为合土，火生土，为子，实则泻其子）。

手太阳小肠经属丙火，
起少泽，
终听宫。
多血少气。
未时注此。

一　是动病　头痛，目似脱，项似拔，脊痛，腰似折，髀不可以曲，腘如结，腨似裂，是为踝厥。是主筋。

所生病　痔疟狂癫，头囟顶痛，目黄泪出，鼽衄，项背腰尻腘腨脚皆痛，小指不用。盛者，人迎大再倍于气口；虚者，人迎反小于气口也。

补　用酉时　至阴（穴在足小指外侧去爪甲角如韭叶。为井金，金生水，为母，虚则补其母）。

泻　用申时　束骨（穴在足小指外侧本节后陷中，为输木，水生木，为子，实则泻其子）。

足太阳膀胱经属壬水，
起睛明，
终至阴。
多血少气，
申时注此。

● 1 应为神门，输土穴。

一

是动病　饥不欲食，面黑如炭色，咳唾则有血，喝喝而喘，坐而欲起，目䀮䀮然如无所见，心如悬饥状，气不足则善恐，心惕然如人将捕之，是谓骨厥。是主肾。

所生病　口热舌干咽肿，上气嗌干及痛，烦心心痛，黄疸肠澼，脊股内后廉痛，痿厥，嗜卧，足下热而痛。盛者，寸口大再倍于人迎；虚者，寸口反小于人迎也。

补　用戌时　复溜（穴在足内踝上二寸动脉陷中。为经金，金生水，虚则补其母）。

泻　用酉时　涌泉（穴在足心陷中，为井水[1]，水生木，木为水之子，实则泻其子）。

足少阴肾经属癸水，起涌泉，终俞府。多血少气，酉时注此。

一

是动病　手心热，臂肘挛痛，腋肿，甚则胸胁支满，心中澹澹大动，面赤目黄，善笑不休，是主心包络。

所生病　烦心心痛，掌中热。盛者，寸口大三倍于人迎；虚者，寸口反小于人迎。

补　用亥时　中冲（穴在手中指端去爪甲如韭叶。为井木，木生火，为母，虚则补其母。滑氏曰：井者，肌肉浅薄不足为使也。补井者，当补合）。

泻　用戌时　大陵（穴在掌后两筋间陷中。为输土，火生土，为子，实则泻其子）。

手厥阴心包络经配肾（相火），起天池，终中冲。多血少气，戌时注此。

一

是动病　耳聋浑浑焞焞，咽肿喉痹。是主气。

所生病　汗出，目锐眦痛，颊痛，耳后肩臑肘臂外皆痛，小指次指不用。盛者，人迎大一倍于寸口；虚者，人迎反小于气口也。

补　用子时　中渚（穴在手小指次指本节后陷间。为输木，木生火，为母，虚则补其母）。

泻　用亥时　天井（穴在肘外大骨后上一寸，两筋间陷中，屈肘得之。甄权云：屈肘一寸。又：手按膝头，取之两筋骨罅。为合土，火生土，为子，实则泻其子）。

手少阳三焦经（属相火配心包），起关冲，终丝竹。多气少血，亥时注此。

● 1　文中为"水"，应为木。

是动病　口苦善太息，心胁痛，不能转侧，甚则面微有尘，体无膏泽，足外反热，是为阳厥。是主骨。

所生病　头角颔痛，目锐眦痛，缺盆中肿痛，腋下肿，马刀夹瘿，汗出振寒，疟，胸中胁肋髀膝外，至胫绝骨外踝前及诸节皆痛，小指次指不用。盛者，人迎大三倍于寸口；虚者，人迎反小于寸口也。

补　用丑时　侠溪（穴在足小指次指岐骨间，本节前陷中。为荥水，水生木，为母，虚则补母）。

泻　用子时　阳辅（穴在足外踝上四寸，辅前骨绝骨端，去丘墟七寸。为经火，木生火，为子，实则泻子）。

足少阳胆经属甲木，起瞳子髎，终窍阴。多气少血，子时注此。

是动病　腰痛不可俯仰，丈夫㿗疝，妇人小腹肿，甚则嗌干，面尘脱色。是主肝。

所生病　胸满呕逆，洞泄，狐疝，遗溺癃闭。盛者，寸口大一倍于人迎；虚者，寸口反小于人迎也。

补　用寅时　曲泉（穴在膝内辅骨下，大筋上、小筋下陷中，屈膝得之，在膝横纹头是。为合水，水生木，为母，虚则补其母）。

泻　用丑时　行间（穴在足大指间，动脉应手。为荥火，木生火，为子，实则泻其子）。

足厥阴肝经属乙木，起大敦，终期门。多血少气，丑时注此。

## 附2  十二正经应十二地支、十二辟卦的讨论

十二正经应十二地支和十二时辰,有一个天文背景,就是十二地支所对应的十二辟卦。

古人在观象授时的实践里,已经懂得由于太阳光的直射或者斜射,引起阴阳的消长变化,发生出了四季风、寒、暑、湿、燥、热、火等不同的气候现象,和生、长、化、收、藏的物化规律,于是将太阳在黄道上的位置均等分为二十四段,每一个月两段,成为十二月和二十四节气所依据的天文背景(具体内容可参见表0-3)。在《易经》里,将这种阴阳消长变化用通俗易懂的十二消息卦来表示。"消息卦"的命名来源于《象传·丰卦》的"天地盈虚,与时消息",后人对"消息"做了如下解释:"阳盈为息,阴虚为消。"这里应当特别注意的是因为阴阳是互根的,"阳盈为息,阴虚为消"里"阳盈"的同时就是"阴消",其实说的是一回事,所以应当界定这里的"消"和"息"都是指的阳气。阳气的增长为"息",阳气的消退为"消",否则就难免出现"消""息"混乱的情况。"消息卦"又称"辟卦",辟是什么意思?《说文解字》:"法也。"《尔雅·释诂》:"辟者法也,为下所法则也。""……辟……君也。"可知用"辟"命名十二卦,意在表明它们是《易经》卦系统的统领、主旨、法度,这十二卦的核心是乾、坤两卦中阴阳爻的爻位。十二辟卦分为乾卦组和坤卦组,各包括六个卦。从复卦开始,一阳爻在下逐渐增长,经过临卦、泰卦、大壮卦、夬卦至乾卦的六卦,表示阳气渐盈,故称"息卦";从姤卦开始,一阴爻在下逐渐增长,经过遁卦、否卦、观卦、剥卦至坤卦的六卦,表示阳气渐消,恰与乾所统领的息卦相反,故称"消卦"。这十二个卦的有序排列不仅反映了二十四节气、十二个月、十二时辰里阴阳气的消长变化,并且同十二地支产生了对应的关系(表3-21)。

表 3-21 十二辟卦、十二地支、十二月、二十四节气、十二时辰对应表

| 十二辟卦卦符 | | | | | | | | | | | |
|---|---|---|---|---|---|---|---|---|---|---|---|
| **十二辟卦卦名** | 复卦 | 临卦 | 泰卦 | 大壮 | 夬卦 | 乾卦 | 姤卦 | 遁卦 | 否卦 | 观卦 | 剥卦 | 坤卦 |
| **消息卦** | 六息卦 | | | | | 六消卦 | | | | | | |
| **十二地支** | 子 | 丑 | 寅 | 卯 | 辰 | 巳 | 午 | 未 | 申 | 酉 | 戌 | 亥 |
| **十二月** | 十一月 | 十二月 | 正月 | 二月 | 三月 | 四月 | 五月 | 六月 | 七月 | 八月 | 九月 | 十月 |
| **二十四节气** | 大雪冬至 | 小寒大寒 | 立春雨水 | 惊蛰春分 | 清明谷雨 | 立夏小满 | 芒种夏至 | 小暑大暑 | 立秋处暑 | 白露秋分 | 寒露霜降 | 立冬小雪 |
| **十二时辰** | 23-01 | 01-03 | 03-05 | 05-07 | 07-09 | 09-11 | 11-13 | 13-15 | 15-17 | 17-19 | 19-21 | 21-23 |

十二地支属于天道六经六气的生化运行，天气下降于地，故用"地支"命名；十天干属于地道五方五行的生化收藏，地气上升于天，故用"天干"命名。地支所描述的天气和天干所描述的地气的运行规律是不同的。但是天气要下降交于地气、地气要上升交于天气，升降和合才能生养万物，因此为了比较全面地描述天地气交的规律，就要将天干、地支进行组合。十二正经，阳经下行、阴经上行，反映了十二正经是一个人体适应天地之气升降运动的通道和载体，表述着天地气交的不同动向，因此在每一条经络里的能量流都是复合的、多层次的，而不是单一的、平面的，其中既有以十天干归类的五行属性，也有以十二地支应十二辟卦归类的五行属性。十二辟卦、十二地支同十二正经的对应，正是从天地阴阳气消长的层面强调了十二正经按时辰敏感的外在根源（表 3-22）。

表 3-22　十二辟卦十二正经的五行对应关系

| 十二辟卦卦符 | | | | | | | | | | | |
|---|---|---|---|---|---|---|---|---|---|---|---|
| 十二辟卦卦名 | 复卦 | 临卦 | 泰卦 | 大壮 | 夬卦 | 乾卦 | 姤卦 | 遁卦 | 否卦 | 观卦 | 剥卦 | 坤卦 |
| 十二地支 | 子 | 丑 | 寅 | 卯 | 辰 | 巳 | 午 | 未 | 申 | 酉 | 戌 | 亥 |
| 十二地支五行属性 | 水 | 土 | 木 | 木 | 土 | 火 | 火 | 土 | 金 | 金 | 土 | 水 |
| 十二正经五行属性 | 胆 阳木 | 肝 阴木 | 肺 阴金 | 大肠 阳金 | 胃 阳土 | 脾 阴土 | 心 阴火 | 小肠 阳火 | 膀胱 阳水 | 肾 阴水 | 心包 阴木 | 三焦 阳木 |

以下用一副十二辟卦应二十四节气、十二正经、十二时辰的图来综合描述这些关系（图 3-16）。

在运用纳子法的三种补母泻子方法时，要考虑到十二辟卦阴阳气消长背景所赋予十二正经的能量信息特点。例如子时辰应复卦地支属水，子时辰胆经敏感，胆经为木，用补母法尤其能够发挥水母养木子的功效。丑时辰肝经敏感，肝经为木，丑时辰应临卦地支属土，木能克土，用泻子法治疗土性壅滞的病症功效为优。其他依此类推。这一部分内容属于时空针灸纳子法的高级针法。

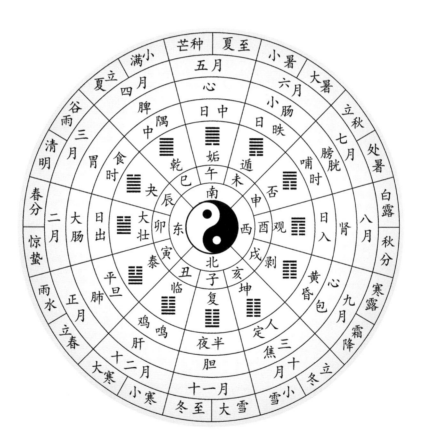

图 3–16
十二辟卦应二十四节气、
十二正经、十二时辰图

四—法—篇

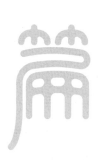

Four Methods
of ATAS

Chapter 4

*Ling gui ba fa* ATAS
and
*Fei teng ba fa* ATAS

●●●●●●

# 第四章
# 时空针灸灵龟八法
# 与飞腾八法

灵龟八法和飞腾八法是奇经八脉交会穴同先天八卦或后天八卦相配而成，统称"奇经纳卦法"或"奇经纳卦配穴法"。在将八脉交会穴同八卦组配时，运用了干支学说、易数和九宫数理，或推理或计算，从而构成卦、数、穴三位一体的按时取穴方法。深入解析灵龟八法和飞腾八法的时空结构、奇经八脉的特点和二法的布穴原理，是理解和掌握时空针灸灵龟八法和飞腾八法的前提。本章将分六节对二法进行论述。

在本书总论部分对洛书、河图已有较为详细的论述，本节集中讨论灵龟、飞腾二法运用的后天八卦和先天八卦。

## 一、八卦基础

卦的基本元素是爻，八卦以及由八卦两两重叠组合成的六十四卦的象意义统统取决于爻的位置，即《易经·系辞下》所谓"道有变动，故曰爻"，因此，为了理解卦，首先要知道爻。

什么是"爻"？《说文解字》"爻，交也"，含有交错、交替、交叉、交会等意思，它们是引起变化、变动的原因。爻，又有日月光的意思，所谓"爻，皎也"，其来源是太阳和月亮光的盈缩变化。太阳光的刚健，用连续的一划━"阳爻"表示，月亮光的柔弱用横断的两划╍"阴爻"表示，《周易·说卦》："发挥于刚柔而生爻"，说明《易经》的创始是从日光的"刚"和月光的"柔"，以及它们的变化规律得到启发，引申而得到了"爻"。月为日镜，月亮的光影是太阳在日月地三者不同的空间位置投射到月球表面的影像，因此，说到底月亮的光线还是来源于太阳这个能量燃烧体，这正是八卦阴阳学说以阳气为主导的象渊源。

如何从爻演化为卦呢？《周易·说卦》："观变于阴阳而立卦"，一阴一阳为二，阴爻阳爻的两两交会和变化首先构成四象：少阳、老阳、少阴、老阴，在四象基础上分别再加一个阴爻或一个阳爻，"叠之为三"，就成了八卦。为何以三为叠呢？"三"代表天地人三才。初爻在下为地，指大地万物生长化收藏的规律和能量特点。二爻在中为人，指顺应天时地利的人事以中和为准则。三爻在上为天，指天体运行带来的气象和能量变化。"爻"见于日月光影，"卦"是从日月影像的变化归纳出来的时空图像和能量表述，因此八卦是一个纵论天地人的时空象系统和能量模式，由八卦演变成的六十四卦也以两个经卦相重叠的方式述说着这个原理，这就是《易经·系辞》所说的："六爻之动，三极之道也。"

八卦有卦符、卦名、卦象、卦序、卦数、卦位等要素。卦符指爻位的不同，八卦的卦符是☰、☷、☳、☶、☲、☵、☱、☴。卦名是依据卦符给予的名称，宋代朱熹《周易本义》"八卦取象歌"确定了卦符的名称："乾三连、坤六断、震仰盂、艮覆碗、离中虚、坎中满、兑上缺、巽下断。"卦象指八卦的主要象征：乾象天，坤象地，震象雷，艮象山，离象火，坎象水，兑象泽，巽象风。这里的"象"尽管从直观而言包含着天、地、雷、山、火、水、泽、风等自然物象，但更重要的是从这些自然物象中抽取出来的八大类"风""气"，即今天所称的能量。八卦代表的八种能量具有不同的特点："雷以动之"，震代表"象"雷那样的振聋发聩、鼓舞振奋、启动万物的能量；"风以散之"，巽代表"象"风那样轻盈飘逸、无孔不入、散发淤滞、流通布散的能量；"雨以润之"，坎代表"象"水那样渗透濡养、润物无声、深沉潜伏的能量；"日以烜之"，离代表"象"火那样热烈温煦、发射光明、干燥焦灼的能量；"艮以止之"，艮代表"象"山那样沉着稳健、遏制阻拦、有形聚集的能量；"兑以说之"，兑代表"象"泽那样喜逢甘露、欣悦收获的能量；"乾以君之"，乾代表"象"天那样居高临下、统领全局、驾驭动势的能量；"坤以藏之"，坤代表"象"地那样甘居于下、承载藏储、慷慨赋予的能量。在《太平御览》里对八卦表达的能量概念有非常清楚的说明："伏羲坐于方坛之上，听八风之气，乃画八卦。"《文选·宋玉赋》有谓："夫风者，天地之气。"这都说明"风"和"气"是等同的概念。明代李贽撰写的《史纲评要·太昊伏羲氏》有谓："帝生于成纪，以木德继天而王，故姓风。"要表述这样的"风"和"气"，就需要一套特殊的符号系统，这就是有别于文字的"卦系统"。"卦"是由下而上"画"出来的，它大不同于按照笔画顺序"写"出来的文字，因此"卦"的意义应当于文字之外求之。事实上在孔子"作易"之前，《易经》都是以"卦"的形式传承的。

《周易·说卦》按照以"象"推理、顺"法"适"宜"的原则，将八卦的卦象推衍到了天文、地理、自然物候、社会结构、战事政变、人体构象、生老病死、祸福灾异等广阔领域，构成了以八卦为纲领的象学体系。八卦囊括的主要象类见下表（表4-1）。

表 4-1　八卦象类表

| 卦名 | 乾 | 坤 | 震 | 巽 | 坎 | 离 | 艮 | 兑 |
|---|---|---|---|---|---|---|---|---|
| 自然 | 天 | 地 | 雷 | 风 | 水 | 火 | 山 | 泽 |
| 动性 | 健 | 顺 | 动 | 入 | 陷 | 丽 | 止 | 悦 |
|  | 君之 | 藏之 | 动之 | 散之 | 润之 | 煦之 | 止之 | 说之 |
| 五行 | 金 | 土 | 木 | 木 | 水 | 火 | 土 | 金 |
| 动物 | 马 | 牛 | 龙 | 雏 | 猪 | 佳 | 狗 | 羊 |
| 人体 | 首 | 腹 | 足 | 股 | 耳齿 | 目舌 | 手 | 口 |
| 脏腑 | 大肠 | 脾 | 胆 | 肝 | 肾膀胱 | 心小肠 | 胃 | 肺 |
| 家庭 | 父 | 母 | 长男 | 长女 | 中男 | 中女 | 少男 | 少女 |
| 方位 | 先天八卦 | | | | | | | |
|  | 南 | 北 | 东北 | 西南 | 西 | 东 | 西北 | 东南 |
|  | 后天八卦 | | | | | | | |
|  | 西北 | 西南 | 东 | 东南 | 北 | 南 | 东北 | 西 |
| 季节 | 先天八卦 | | | | | | | |
|  | 夏至 | 冬至 | | | 秋分 | 春分 | | |
|  | 后天八卦 | | | | | | | |
|  | 秋冬间 | 夏秋间 | 春 | 春夏间 | 冬 | 夏 | 冬春间 | 秋 |

## 二、先天八卦与后天八卦

八卦的卦序、卦位有两种排列，构成了伏羲先天八卦和文王后天八卦。

### （一）伏羲先天八卦

1. 卦序和卦数　邵雍在《皇极经世》中说："一分为二，二分为四，四分为八，是为八卦。"八卦是阳爻和阴爻由下而上三次生成的，由此得到先天八卦次序图，它反映了卦符和阴阳学说的关系，以阳爻为首爻的乾兑离震为阳卦组，以阴爻为首爻的巽坎艮坤为阴卦组。八经卦的排列从右到左，就是先天八卦的卦数："乾一，兑二，离三，震四，巽五，坎六，艮七，坤八"（《皇极经世》）。这个数称为"易数"（图 4-1）。

太极是一浑圆，按照伏羲八卦的生成次序，经过三次一分为二，生成八经卦；再经过三次一分为二，生成伏羲六十四卦圆图（图 4-2，原图见于《类经图翼》）。

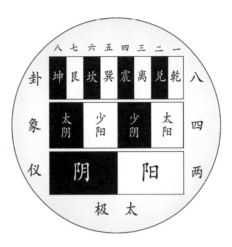

图 4-1
伏羲八卦次序图

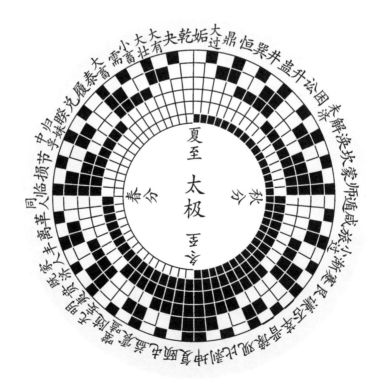

图 4-2
伏羲六十四卦圆图

2.卦位 《周易·说卦》对伏羲八卦的卦位做如下说："天地定位，山泽通气，雷风相薄，水火不相射，八卦相错。""八卦相错"指位于相反方向的两个卦符是相反的，这是伏羲八卦定位的关键，即邵雍《皇极经世》所谓的在四个正方向是"乾南坤北，离东坎西"，在四个隅方向是"兑东南，巽西南，震东北，艮西北"，从一至四，乾兑离震四个阳卦在左；从五至八，巽坎艮坤四个阴卦在右，从而构成伏羲八卦方位图（图4-3）。这个结构反映了道家"反者道之动"、相反者相成的理念。

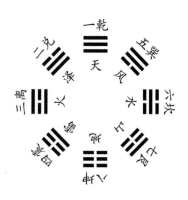

图4-3
伏羲八卦方位图

在先天八卦图里，易数（卦数）的排列，从乾一正南经东南、正东至东北，从左而下从一至四，即"天道左旋"；从巽五西南经正西、西北至正北，从右而下从五至八，即"地道右旋"。左右两半的数字排列顺序是相逆的，所以《周易·说卦》说："数往者顺，知来者逆，是故易逆数也。"这个逆数图构成一副旋转的"S"线，相对的两数相加均为九，九是三个阳生数（一、三、五）的和数，为老阳之数，所以先天八卦所注重的是阳气生机，道家气功修炼用的就是这个逆转图（图4-4）。

先天八卦图可以视为以伏羲氏为代表的远古道家对宇宙能量的感应、体验的结晶，它所描绘的易数逆转图，同现代天文物理学拍摄到的宇宙星系图的逆时针旋转是一致的（图4-5）。

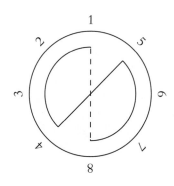

图4-4
先天八卦逆数图

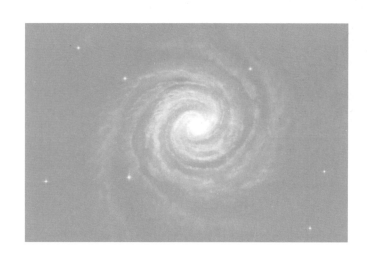

图4-5
宇宙星系逆时针旋转图

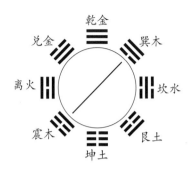

图 4-6
先天八卦的风木中轴

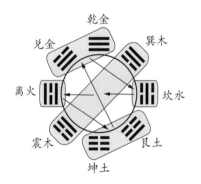

图 4-7
先天八卦的五行相生

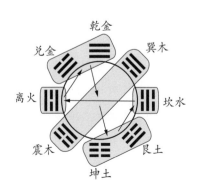

图 4-8
先天八卦的五行相克

八卦有五行属性，乾为天，"天行健"以刚健主宰之性属金。坤为地，艮为山，坤艮二卦皆属土。兑上缺如削，削之性属金。离中虚为火象，坎中实为水象。震为一阳生为雷，巽为一阴生为风，震巽为雷风主生，故震巽两卦在五行都属木，雷风相薄是木气相求。先天八卦图包含着以风木的生发为轴，协调五行相生相克的道理，这与伏羲姓"风"创造先天八卦是暗相呼应的（图 4-6）。

先天八卦里包含着五行相生相克的两重关系。以相生而言，天地定位和山泽通气是艮坤土生乾兑金的关系；坎水经过中轴木到离火，是水生木、木生火；离与艮是火生土（图4-7）。

以相克而言，乾兑金过中轴木到坤艮土，是金克木、木克土；巽震木与艮坤是木克土；离与兑乾是火克金；坎对离是水克火的关系（图 4-8）。

关于先天八卦的时空背景，数千年来无数研究者尝试着做出不同的解释，其中最有代表性的是"纳甲法"。这一方法起源于西汉京房，经东汉魏伯阳的《周易参同契》和三国虞翻注解《周易》形成纳甲法学派。纳甲法的核心是用月相解释十天干同八经卦的关系，以此来说明先天八卦的时空内涵。

京房在《京房易传》里首先提出了八卦同十天干的配属关系："分天地乾坤之象益之以甲乙壬癸。震巽之象配庚辛，坎离之象配戊己，艮兑之象配丙丁。"在他之后，最有影响的莫过于东汉魏伯阳。他在《周易参同契》里系统地论述了纳甲法的天文背景。魏伯阳的纳甲月相说，建立在中国古代对月相观察的基础上，这个月相称为朔望月，包括朔、上弦、望、下弦，一个周期大约为29.5天。每个月的朔日，月球位于地球和太阳之间，由于日月地三者位于同一经度看不到月亮，这天的月亮称为朔月或者新月。上弦月是月球在日地连线东面90°时的月相，明亮的圆边向西，比太阳推迟大约 6 小时升起来，上半夜见于西天，从中午到子夜一直在天空中。望日，地球位于太阳和月球之间，太阳和月球的位置相差180°，太阳西下时，满月正好从东面

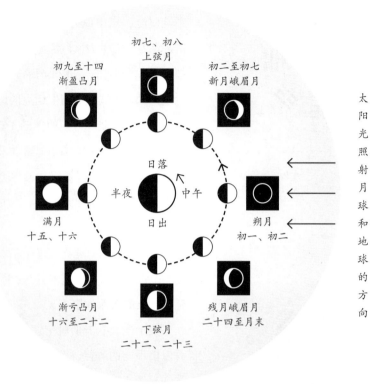

初九至十四
渐盈凸月

初七、初八
上弦月

初二至初七
新月峨眉月

日落

半夜　　中午

日出

满月
十五、十六

朔月
初一、初二

太阳光照射月球和地球的方向

渐亏凸月
十六至二十二

下弦月
二十二、二十三

残月峨眉月
二十四至月末

图 4-9
日地月位置与朔望月相
和农历的关系

升起来，整夜可见到，次日黎明才渐渐消失，这天的月亮称为望月或者满月。下弦月是月球在日地连线西边 90° 时的月相，明亮的圆边向东，比太阳提前大约 6 小时升起来，下半夜见于东部天空，从子夜到第二天中午一直在天空中。朔望月是确定中国农历月份的依据，每个月的朔日是农历月份的初一，上弦月一般在农历的初七或者初八，望月为第十五或者第十六天，下弦月一般在农历的二十二或者二十三。为了更准确地描述月相变化，在朔月和上弦月之间 45° 左右，上弦月和满月之间 45° 左右，满月和下弦月之间 45° 左右，下弦月和新月之间 45° 左右，又加入了明亮的圆边向西的两个峨眉月相和明亮的圆边向东的两个凸月月相。有一首月相歌简约地概括了朔望月的月相变化顺序："初一星月不可见，只缘身陷日地中。初七初八上弦月，半轮明月面朝西。满月出在十五六，地球一肩挑日月。二十二三下弦月，月面朝东下半夜。"（图 4-9）

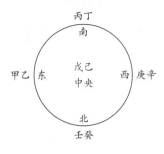

图 4-10
十天干五方位图

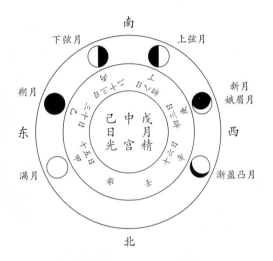

图 4-11
月相空间方位
同十天干关系图

图中的中心圆圈表示地球自西向东自转一天，中间一圈表示月球环绕地球自西向东旋转二十九天，外圈是日地月特定关系位置上的朔望月的八个月相。由于朔望月是人站在地球上所观察到的太阳投射到月球上的光亮形象，是日月地三个天体运动关系的"著明悬象"，而人站在地球上观察这种日月视运动，需要以空间方位作为依据才不会错乱，因此古人采用了十天干来标记朔望月八大月相的空间方位，这个空间方位是按照十天干一阴一阳与五行相配的相生顺序排列构成的（图 4-10）。

对于在北半球观月的人来说，他所看到的是在东、南、西天际运行的月相，因此位于北方的壬癸两个天干，同甲乙重合相配，壬为阳干配甲，癸为阴干配乙，这样就构成了八大月相同十天干的组合。将朔望月八大月相出现的机制同天干相配，即可得到月相方位同十天干关系图。以中央戊己作为地上观月者的位置，肉眼观察到的月相的空间位置见图（图 4-11）。

将朔望月的月相盈缺满消同八卦的"象"对应起来，就得到八卦与六大月相的对应关系。乾卦☰，三爻皆阳应于满月；坤卦☷，三爻皆阴应于晦月；震卦☳，一阳在二阴之下应于新月峨眉月；巽卦☴，一阴在二阳之下应于渐亏凸月；兑卦☱，二阳在一阴之下应于上弦月；艮卦☶，二阴在一阳之下应于下弦月；离卦☲，一阴在二阳之间为日之正体；坎卦☵，一阳在二阴之间为月之正体。

以太阳西下和太阳东升作为观察月相的时间点，朔望月的六大月相的出现呈现如下规律。

黄昏，当太阳从西方落下时，从西而南至东，我们依次看到上半月阳气渐生至满的三个月相（图4-12）。

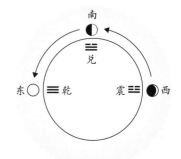

图4-12
朔望月上半月月相
应卦图

● 新月峨眉月出现在西方，月相应于震卦（☳）

◐ 上弦月出现在南方，月相应于兑卦（☱）

○ 满月出现在东方，月相应于乾卦（☰）

清晨，当太阳升起在东方时，从西至南而东，我们依次看到阴气渐生至极的三个月相（图4-13）。

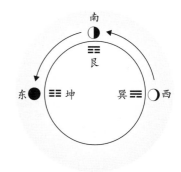

图4-13
朔望月下半月月相
应卦图

◗ 渐亏凸月出现在西方，应于巽卦（☴）

◑ 下弦月出现在南方，应于艮卦（☶）

● 朔月（晦月）消失在东方，应于坤卦（☷）

从这两张图可以看出，上半月出现在太阳西下时的月相和下半月出现在太阳东升时的月相，在同一个方位上是相反的，月相所对应的卦符也是相反的。这同先天八卦对向卦符相反是完全一致的，也就是说，先天八卦对向卦排列的时空背景是朔望月的月相（图4-14）。

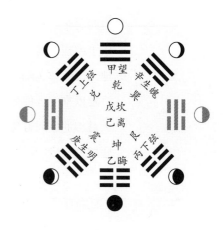

图4-14
月相阴阳消长应先天
八卦图

　　把朔望月月相同十天干方位和先天八卦组合起来，也就是魏伯阳《周易参同契》提出的"月休纳甲说"。其文如下："三日出为爽，震庚受西方。八日兑受丁，上弦平如绳。十五乾体就，盛满甲东方。蟾蜍与兔魄，日月炁双明。蟾蜍视卦节，兔者吐生光。七八道已讫，屈折低下降。十六转受统，巽辛见平明。艮直于丙南，下弦二十三。坤乙三十日，东北丧其明。节尽相禅与，继体复生龙。壬癸配甲乙，乾坤括始终。七八数十五，九六亦相应，四者合三十，阳气索灭藏。""八卦布列曜，运移不失中。"具体而言，每月朔后第三日，刚刚生成的上弦月发射着微弱的光亮，在入夜时分出现在西方庚位至夜深消失不见，这个月相犹如震卦一阳生于二阴之下，因此震纳庚。至初八日，月相变成满弓的上弦月，上面缺了一半，"上弦平如绳"，这个"月明之半"的月相，在卦象就如震卦的二爻被阳爻代替变成了兑卦，上弦月在入夜时出现在南方丁位半夜之后消失，因此兑纳丁。到了十五日，满月在入夜时出现在东方甲位，到黎明时才消失在西方，满月的月相在卦象如同兑卦的三爻被阳爻代替成为乾卦，这就是乾纳甲。"七八"指十五日，这时的月相已经达到全阳充满的乾卦之象。阳极生阴，满月逐渐向缺月变化，所以说"七八道已讫，屈折低下降"。震卦、兑卦、乾卦描述了初三、初八、十五阳气由初、渐、至旺的朔望月上半月的月相。到了第十六日，阳气开始消退，阴气逐渐上升，即阴进阳退。十五之日，天亮时月亮已经西落，到了十六天明之后，月亮出现在西边，要略微推后一段时间才落到地平线下，十六日月亮退现在西方辛位。这时的月相由十五满月出现亏虚，如同巽卦一阴初生于下，巽纳辛，这也就是"十六转受统，巽辛见平明"。到了二十三日，月相下半亏缺成为下弦月，就像拉开的满弓，与初八的月相正好相反，如同艮卦二阴生于一阳之下，并且出现在南方丙位，艮纳丙，这就是所谓"艮直于丙南，下弦二十三"。从十五之后，月亮每天在夜空出现的时间越来越晚，从十五的刚入夜，到深夜，渐次到快天亮才出现，三十日就根本不会出现了，因此丧明于东方乙位。这时的"月丧明"，如同坤三爻均为阴，阴极之象，坤纳乙。这就是"坤乙三十日，东方丧其明"。这是将月相的初出（出月、明生）、上弦（见月）、望（盈月、满月）、初亏（魄生、退月）、下弦（消月）、晦月（没月）六大月相配以除坎离之外的六经卦，坎为月之正体本相，离为日之正体本相，故位于东西水平线上，合于居中的戊己。《四库全书》"星历考原"对此也有说明："坤宫月相为亏于三十日，震宫起初三日生明，至兑宫初八日间去上弦，乾宫月相为盈于十五日，巽宫起十八日生魄，至艮宫廿八日间去下弦，周而复始，离属火为日之本体，坎属水为月之本体。"在《钦定四库全书》的《周易启蒙翼传外篇》里记载了一副"纳甲法"图，是

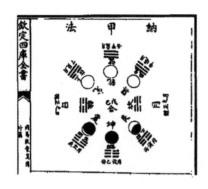

图 4-15
纳甲法图

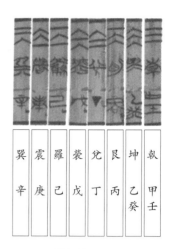

图 4-16
楚竹简天干与卦图

以伏羲八卦的卦象同一月之中的月相匹配而成（图 4-15）。

清华大学保存的战国中期的楚竹简在《筮法》第二十五节 "天干与卦" 中，天干与卦的搭配同京房、魏伯阳完全一致，说明纳甲法的渊源其实是早于汉代的（图 4-16），图中軓即是乾，褰即是坎，羅即是离。

"纳甲法" 的卦符是从外向内读，本书所有的卦图统一从内向外读，据此将 "纳甲法" 修改，得到下图（图 4-17）。

先天八卦的排列也提示着天体移动带来的年、月、日变化的三大周期。年周期由初爻组成，从震卦东北开始，经离卦、兑卦至乾卦正南表示一阳初生至极，由寒转暖；从巽卦开始，经坎卦、艮卦，至坤卦表示一阴初生至极，由暑转寒，表示了太阳运行的年周期。日周期由卦的中爻组成，兑卦、乾卦、巽卦、坎卦的中爻阳爻表示太阳从东南方升起，经南天向西北方下降的过程；艮卦、坤卦、震卦、离卦的中爻阴爻表示太阳从西北方下降转东北方上升的运动，记载了太阳运行的日周期。月周期以坎离二卦为界，上为上弦、望、生魄这三个朔望月的上半月的月相，应于兑卦、乾卦、巽卦。下为下弦、晦、生明这三个朔望月下半月的月相，应于艮卦、坤卦、震卦。

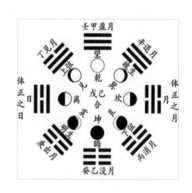

图 4-17
纳甲法新图

总而言之，纳甲法图以朔望月相配十天干配先天八卦，是古代描述日、地、月位置移动引起的时间流程的重要模式，是一个 "由空验时、时空合一" 的时空模式图，其中包含着能量运动变化的深刻意蕴。

## （二）文王后天八卦

1. 卦序 乾卦是阳卦总领为父，按照阳爻的位置确定震、坎、艮，为长男、中男、次男。坤卦是阴卦总领为母，按照阴爻的位置确定巽、离、兑，为长女、中女、次女，这就是文王八卦的卦序（图 4-18）。

2. 卦位 《易传》记载："帝出乎震，齐乎巽，相见乎离，致役乎坤，说言乎兑，战乎乾，劳乎坎，成言乎艮。"正东为"出"，按照四正四隅将八卦顺序排列，就构成了后天八卦方位图（图 4-19）。

后天八卦的时空背景：《易传》文中的"帝"指太阳，后天八卦表述了盖天论观察到的太阳的视运动，包括周日视运动和周年视运动，以周年视运动为主。太阳每天东升西落，由于日地关系的变动，太阳光直射在地球上的纬度在南北半球上也随之移动，当太阳光直射北半球时，太阳从东北方升起、从西北方落下，当太阳光直射南半球时，太阳从东南方升起、从西南方落下，因此一年之间太阳光照射在同一纬度的范围和时间也是变动的。古人用十二地支将太阳在天穹上的轨道黄道划分为十二等分，来描记太阳的周年视运动。《周髀算经》记录了这一变化："冬至昼极短，日出辰而入申，阳照三不复九……夏至昼极长，日出寅而入戌，阳照九不复三。日出左而入右南北行，故冬至从坎阳在子，日出巽而如坤，见日光少故曰寒。夏至从离阴在午，日出艮而入乾，见日光多故曰暑。"这就说明了文王八卦的太阳视周年运动背景，换一句话说，后天八卦是太阳视周年运动的时空模式图。我们将太极图二十四节气背景同后天八卦结合可以看到二者之间的关系。《灵枢·九宫八风》对这个模式的表述在总论已有详述，可以参考互鉴。

后天八卦的卦位排列不同于先天八卦，它以震为首，是从横向的正东开始，按照木生火，火生土，土生金，金生水，水生木顺时针方向排列，而不是像先天八卦那样以乾坤垂直定位来决定其他卦符相反的六卦位置。后天八卦里包含着以土为中轴五行相生相克的道理，坤土与艮土同气相求构

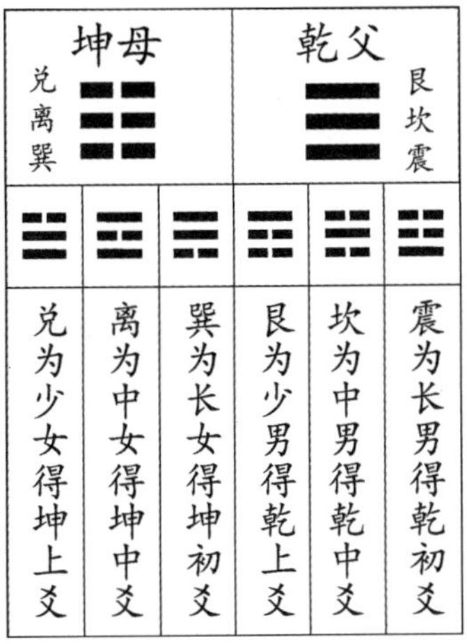

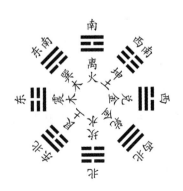

图 4-18
文王八卦次序图

图 4-19
文王八卦方位图

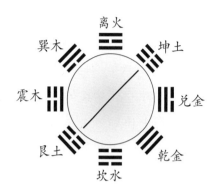

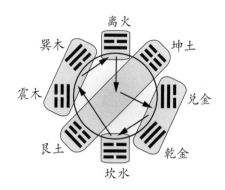

图 4-20
后天八卦土为中轴图

图 4-21
后天八卦五行相生图

成中轴（图 4-20）。

八卦的相生关系是：水生木（过中央土）、木生火（直接生）、火生土（到中央）、土生金（中央到金）、金生水（直接生），见图 4-21。

八卦的相克关系是：水克火（过中央克）、火克金（过中央克）、金克木（过中央克）、木克土（到中央）、土克水（中央到水），见图 4-22。

对于九宫数同十天干以及后天八卦的组合，宋代陈抟在《河洛理数》的"八字天干配卦例"里进行了说明："壬甲从乾数，乾之数六，壬甲属乾，故亦下六数。乙癸向坤求，坤之数二，乙癸属坤，故亦下二数。庚来震上立，庚之数三，庚属震，故亦下三数。辛在巽方游，巽之数四，辛属巽，故亦下四数。丙于艮门立，艮之数八，丙属艮，故亦下八数。己以离为头，离之数九，己属离，故亦下九数。戊须坎处出，坎之数一，戊属坎，故亦下一数。丁向兑家流，兑之数七，丁属兑，故亦下七数。"五数居中在后天八卦里不配以卦，因此没有论及。应当注意，这里同卦对应的数不是易数，即它们不是先天八卦的卦数，而是九宫数（图 4-23）。

先天八卦和后天八卦的卦位排列，都是上南下北，但是卦符的组配却是不同的。先天八卦乾在上南、坤在下北；后天八卦离在上南、坎在下北。先天八卦以月相变化为依据，而后天八卦则是以日光盈缩为依据，这是不可不知的。

我们在这一节里，再次探讨了同灵龟八法和飞腾八法布穴最有关联的先后天八卦的时空模式，强调它们是时空能量的载体模式。有了这个铺垫，不仅可以对灵龟、飞腾二法的本质有更深入的理解，而且也为创构二法空间穴位的方法及其意义打下基础。

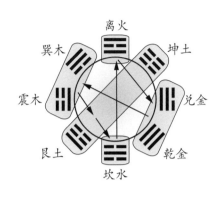

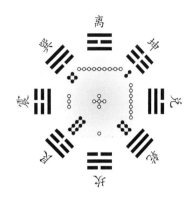

图 4-22
后天八卦五行相克图

图 4-23
后天八卦与九宫数对应图

## 三、月相导引功

月球是地球的卫星，围绕着地球进行自转，同时月球又伴随着地球围绕太阳进行公转，这样就产生了恒星月和朔望月。恒星月是指以星空作为背景观测到的月球围绕地球运行一周的时间，大约为 27.322 天。朔望月是指我们从地球上看到的月相圆缺变化的平均周期，大约为 29.5 天。天文学上"朔"指太阳、月亮、地球依次排成一条直线的情况。由于月球绕太阳公转的轨道面（白道面）与地球围绕太阳公转的轨道面（赤道面）之间有一个 5°的夹角，因此月亮在地球、太阳之间的连线上每一天会发生移动。由于月亮位置的移动，月亮在经过 28 天之后，还没有回到太阳、月亮、地球的一条直线上，需要再经过大约 2 天才能达到"朔"，因此朔望月比恒星月要长出将近 2 天的时间。

朔望月里能够看见月亮的是 28 天，之后要经过 1～2 天才能看见下一轮的新月，因此在朔望月里月亮有 28 个显日，其后还有 1～2 日的隐日。朔望月把完全见不到月亮的 1 或 2 天称为"朔日"，定为阴历的每月初一或初二；把月亮最圆的一天称"望日"，定为阴历的每月十五或十六。从朔到望，是朔望月的上半月；从望到朔，是朔望月的下半月。

天文学里以日月黄经差度数确定月相，将朔望月的月相划分为八种，朔月（新月）和晦日是交叉的（图 4-2，表 4-2）。

表4-2　朔望月八大月相出现的机制

| 日月黄经差 | 日地月位置 | 月相 | 方位 | 农历 |
|---|---|---|---|---|
| 0° | 月球位于太阳、地球之间 | 朔月、新月 | 暮在西 | 三十或初一朔日 |
| 0°～90° | 月球位于太阳偏东 | 峨眉月 | 暮在西南 | 初二至初七 |
| 90° | 月球位于太阳东边 | 上弦月 | 暮在南 | 初八前后 |
| 90°～180° | 月球位于太阳东边 | 渐盈凸月 | 暮在东南 | 约初九至十四 |
| 180° | 月球位于太阳相对方向地球在太阳、月球之间 | 满月、望月、望日 | 暮在东 | 十五或十六 |
| 180°～270° | 月球位于太阳偏西地球在太阳、月球之间 | 渐亏凸月 | 晨在西 | 约十六至二十三 |
| 270° | 月球位于太阳、地球连线西边 | 下弦月 | 晨在南 | 二十三前后 |
| 270°～360° | 月球位于太阳西边 | 峨眉月残月 | 晨在东南 | 二十四至月末 |
| 360° | 月球位于太阳、地球之间 | 晦日 | 不可见 | 三十 |

从朔至望，上半月日落黄昏后的上半夜，月面朝西的月亮出现在天空的西半边。从望至朔，下半月的下半夜至日出清晨，月面朝东的月亮出现在天空的东半边。朔望月每一个月相出现的农历日期和时辰，可参考"朔望月出没歌"："三辰五巳八午真，初十出未十三申。十五酉上十八戌，二十亥上记斜神。二十三日子时出，二十六日丑时行。二十八日寅时正，三十加来卯上轮。"文中的三、五等是农历日期，日期后的辰、巳等是十二时辰。

## （一）月相导引基础功

1.方位 → 2.步法 → 3.手型 →

**1.方位**

以自身为中央，左东右西，前南后北。

**2.步法**

右足代表西方，右足向右后方45°开步，重心在右足，表示太阳西下，月相出现在天空的西半边。

随月相掌的移动，重心从右足逐渐转移至左足。

左足代表东方，左足向左前方45°开步，重心在左足，表示太阳东升，月相出现在天空的东半边。

随月相掌的移动，重心从左足逐渐转移至右足。

当重心移动经过两足中间时，左足收回或者右足收回成并步站立式。

**3.手型**

（1）采气掌：

采气掌的背面像月相的拱形面。右手掌背面成拱形，拱形向着西方，表示上半月从初一至十四的月相出现于天空西半边；左手掌背面成拱形，拱形向着东方，表示下半月从十六至二十九的月相出现于天空东半边；双手掌背面成拱形如抱球，为满月相采气掌；双手掌背面均平直，为朔月相采气掌。

（2）采气掌的变化：

从朔月相采气掌开始，历经新月峨眉月、上弦月、渐盈凸月，转变成满月采气掌，表示由新月经过峨眉月、上弦月、渐盈凸月转变成满月。从满月相采气掌，历经渐亏凸月、下弦月、残月，转变成朔月采气掌，表示由满月经过渐亏凸月、下弦月、残月变成朔月（图4-9）。

双手采气掌如抱太极在左肩前，像十五的满月，在右肩侧前像十六、十七的月相。双手平掌在身体左侧前下降经过小腹前，像二十九、三十的朔月月相。

### 4.动作

并步站立,调整身形、呼吸和意念。身正体松,用自然呼吸或者踵息法,意守丹田。

(1) 右足向右后 45° 出步,身体微微右转,重心转移到右足,微微转头眼视右侧,双手成残月月相采气掌。眼随掌动。

吸气时,右手残月月相采气掌从身体右侧上升至头前方,新月月相逐渐变成上弦月相。重心转移至两足之间。眼视前方。

(2) 呼气时,右手采气掌向身体左侧下降至左肩前方成满月掌式。重心转移至左足。

(3) 吸气时,满月掌式从左肩前上升至头顶前,重心转移到两足之间,将右足回收成并步站立式。眼随掌动。

(4) 呼气时,满月掌式向右侧下降至右肩前。

(5) 吸气时,左足向左前方 45° 出步,身体微微左转,重心转移到左足,满月掌式从右肩前上升至头前方成下弦月相。重心随掌从左足移动到两足之间。眼随掌动。

(6) 呼气时,下弦月相从身体左侧下降至左肩前成左采气掌残月月相,重心转移至左足。

(7) 吸气时,左采气掌残月月相经过小腹,重心转移至两足之间。

(8) 呼气时,在残月月相到达小腹前时,重心转移至两足之间,将左足回收成并步站立式。眼视前方。

接做 (1) 式,右手采气掌从身体右侧上升至头前方成上弦月式。

连续做 (1) 至 (8) 式数次后,在第 (8) 式末,左足收回成并步站立式之后,两臂松垂体侧,双掌收回至小腹,轻轻抚按丹田,男性左手在下,女性右手在下,稍停片刻,缓缓收功。

在熟练上述功法之后,可以进入意想与默念结合的阶段。左开步做朔望月上半月月相时,依次默念上半月四大月相:峨眉月、上弦月、渐盈凸月、满月。右开步做朔望月下半月月相时,依次默念下半月四大月相:渐亏凸月、下弦月、峨眉月、朔月。

月相导引基础功通过形体语言将月相这一复杂的时空现象解析得简单明了,在农历的上半月,当太阳落山时,月面(凸出的一面)朝西,新月出现于西半天空,上弦月出现在南天际,满月出现在东天际。在农历的下半月,当太阳出山时,月面(凸出的一面)朝东,渐亏满月出现于西天际,下弦月出现于南天际,晦月出现于东天际。只要认真练习月相导引基础功,对这些月相变化的时空关系就很容易掌握和记忆。月相导引基础功提供了一个理解和体验月相变化的方便法门。

## （二）月相导引提高功

1. 默念方位天干　　　　2. 默念天干卦名

在熟练掌握月相导引基础功之后，就可以进入月相导引提高功的练习和体验。主要是在基础功的第 4 部分，随月相默念方位天干和卦名。

出右足，身体微微右转，重心转移到右足，转头眼视右侧，眼随掌动。

(1) 吸气时，右手采气掌在身体右侧成新月时，默念西庚；上升至头前方成上弦月式重心转移至两足之间，眼视前方时默念南丙。

(2) 呼气时，右手采气掌从身体左侧下降至左肩前方成满月式时默念东甲，重心转移至左足，满月掌式经头顶前至右肩前，重心转移至右足；在满月式经过头顶前时默念北壬，将左足回收成并步站立式，重心回到两足之间。眼随掌动。

(3) 吸气时，出左足，重心转移到左足，满月渐亏式在身体右侧时，默念西辛；上升至头前方成下弦月象，重心随掌从右足移动到两足之间时默念南丁。

(4) 呼气时，下弦月象从身体左侧下降至左胯骨前成左采气掌残月月相，重心转移至左足时，默念东乙；左采气掌残月月相经耻骨前时，默念北癸；至右胯骨前转变为右采气掌残月月相时，默念西辛，眼随掌动；在残月月相经过耻骨前时，将右足回收成并步站立式，重心转移至两足之间。眼视前方。

(5) 吸气时，接做 (1) 式，右手采气掌从身体右侧上升至头前方成上弦月式。

出右足，身体微微右转，重心转移到右足，转头眼视右侧，眼随掌动。

(1) 吸气时，右手采气掌在身体右侧成新月时，默念庚震；上升至头前方成上弦月式重心转移至两足之间，眼视前方时默念丙兑。

(2) 呼气时，右手采气掌从身体左侧下降至左肩前方成满月式时默念甲乾，重心转移至左足，满月掌式头顶前至右肩前，重心转移至右足；在满月式经过头顶前时默念北壬，将左足回收成并步站立式，重心回到两足之间。眼随掌动。

# 四、月相纳甲返观内视功

(3) 吸气时，出左足，重心转移到右足，满月减亏式在右肩侧时，默念辛巽；上升至头前方成下弦月象，重心随掌从右足移动到两足之间时默念丁艮。

(4) 呼气时，下弦月象从身体左侧下降至左肩前成左采气掌残月月相，重心转移至左足时，默念乙坤。左采气掌残月月相经小腹前时，默念北癸；至右胯骨前转变为右采气掌残月月相时，默念辛震。在残月月相经过小腹前时，将右足回收成并步站立式，重心转移至两足之间。眼视前方。

(5) 吸气时，接做 (1) 式，右手采气掌从身体右侧上升至头前方成上弦月式。连续做 (3) (4) 式。重复数遍后，在 (4) 式"在残月月相经过小腹前时，右足回收成并步站立式，重心转移至两足之间。眼视前方"之后，双掌回收小腹轻按丹田，男性左掌在下，女性右掌在下，引气归根。停留数分钟后，双臂垂放体侧，缓缓收功。

月相纳甲又称"纳甲法"，出于魏伯阳的《周易参同契》。纳甲法是以朔望月的月相同十天干和卦符的关系为基础，按照先天八卦方位把月相和十天干组合进去构成。返观内视月相纳甲，首先要返观内视先天八卦，将卦符、卦名、卦象、卦数、卦位熟记在心，然后再将天干同月相、卦符的关系组合进去，就得到了纳甲月相返观内视的图景（图 4-3）。正坐放松，双掌轻轻覆盖丹田，左手在下。自然呼吸，深沉细匀。返观内视丹田。

默念"天地定位，山泽通气，雷风相薄，水火不相射"，内视丹田周围布列一幅先天八卦方位图。熟记八大卦符、卦名、表象能量：☰，乾为天；☷，坤为地；☳，震为雷；☴，巽为风；☵，坎为水；☲，离为火；☶，艮为山；☱，兑为泽。

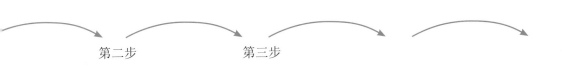

**第二步**      **第三步**

从震卦开始，从左上升，顺序内视离卦、兑卦、乾卦。随内视，顺序默念：生明震庚、离日戊中、上弦兑丁、望月乾甲。从巽卦开始，从右下降，顺序内视巽卦、坎卦、艮卦、坤卦。随内视默念生魄巽辛、坎月己中、下弦艮丙、晦月坤乙。

默念卦数"乾一、兑二、离三、震四、巽五、坎六、艮七、坤八"，引导意念从乾卦位开始，按照卦数顺序内视先天八卦。乾甲一、兑丁二、离戊三、震庚四、巽辛五、坎己六、艮丙七、坤乙八。

月相纳甲法返观内视功，可以先练习第一步，在熟练之后增加练习第二步，然后再增加练习第三步。在三个部分都熟悉之后，将整部功法一气呵成。练习时间的长短根据个人情况灵活掌握。

月相导引功和月相纳甲法返观内视功，是为了理解先天八卦的时空背景而设计的。主旨是通过形体导引和返观内视等道家功法，从心而身、从身而心，理解其中不容易掌握的月相基本知识，进而融会贯通它们同十天干、先天八卦的关系，为学习、掌握、运用时空针灸飞腾八法打下一个扎实的基础。在学习运用时空针灸飞腾八法的全过程中，都要反复练习这两套功法，通过体验不断提高医家自身的心身修养水平，进而将自身修养的功力运用到临床实践中，以优质的疗效为患者服务。

## 附1  《灵枢·九宫八风》节选

太一常以冬至之日，居叶蛰之宫四十六日，明日居天留四十六日，明日居仓门四十六日，明日居阴洛四十五日，明日居天宫四十六日，明日居玄委四十六日，明日居仓果四十六日，明日居新洛四十五日，明日复居叶蛰之宫，日冬至矣。

太一日游，以冬至之日，居叶蛰之宫，数所在，日从一处至九日，复反于一。常如是无已，终而复始。

太一移日，天必应之以风雨，以其日风雨则吉，岁美民安少病矣。先之则多雨，后之则多旱。太一在冬至之日有变，占在君；太一在春分之日有变，占在相；太一在中宫之日有变，占在吏；太一在秋分之日有变，占在将；太一在夏至之日有变，占在百姓。所谓有变者，太一居五宫之日，病风折树木，扬沙石，各以其所主，占贵贱。因视风所从来而占之，风从其所居之乡来为实风，主生，长养万物；从其冲后来为虚风，伤人者也，主杀，主害者。谨候虚风而避之，故圣人日避虚邪之道，如避矢石然，邪弗能害，此之谓也。

是故太一入徙立于中宫，乃朝八风，以占吉凶也。风从南方来，名曰大弱风，其伤人也，内舍于心，外在于脉，气主热。风从西南方来，名曰谋风，其伤人也，内舍于脾，外在于肌，其气主为弱。风从西方来，名曰刚风，其伤人也，内舍于肺，外在于皮肤，其气主为燥。风从西北方来，名曰折风，其伤人也，内舍于小肠，外在于手太阳脉，脉绝则溢，脉闭则结不通，善暴死。风从北方来，名曰大刚风，其伤人也，内舍于肾，外在于骨与肩背之膂筋，其气主为寒也。风从东北方来，名曰凶风，其伤人也，内舍于大肠，外在于两胁腋骨下及肢节。风从东方来，名曰婴儿风，其伤人也，内舍于肝，外在于筋纽，其气主为身湿。风从东南方来，名曰弱风，其伤人也，内舍于胃，外在肌肉，其气主体重。

此八风皆从其虚之乡来，乃能病人。三虚相抟，则为暴病卒死。两实一虚，病则为淋露寒热。犯其两湿之地，则为痿。故圣人避风，如避矢石焉。其有三虚而偏中于邪风，则为击仆偏枯矣。

## 附2 《灵枢·九针论》节选

帝曰："愿闻身形应九野奈何？"岐伯曰："请言身形之应九野也。左足应立春，其日戊寅己丑；左胁应春分，其日乙卯；左手应立夏，其日戊辰己巳；膺喉首头应夏至，其日丙午；右手应立秋，其日戊申己未；右胁应秋分，其日辛酉；右足应立冬，其日戊戌己亥；腰尻下窍应冬至，其日壬子。六腑膈下三脏应中州，其大禁，大禁太一所在之日及诸戊己。凡此九者，善候八正所在之处，所主左右上下，身体有痈肿者，欲治之，无以其所直之日溃治之，是谓天忌日也。"（注：天忌日指太一所值之日和戊己日，是四时交换八节的立春、立夏、立秋、立冬、春分、秋分、夏至、冬至之日和太乙还居中宫的戊己日）

奇经八脉指任脉、督脉、冲脉、阴维脉、阳维脉、阴跷脉、阳跷脉、带脉八条经脉。以"奇"冠名这八条经脉，因奇字两个发音而包含不同的意思。发音为奇 jī，指单数或者不配对；发音为 qí 指奇特、奇异。这两层意思都是与十二正经相比较而言的。李时珍在《奇经八脉考》指出："奇经凡八脉，不拘制于十二正经，无表里配合，故谓之奇。"奇经八脉里任督二脉、阴阳维脉、阴阳跷脉虽有阴阳之属性或称谓，但都不是阳经连于腑、阴经连于脏的表里配对关系，在带脉和冲脉之间则既无阴阳关联，又无匹配联系，因此称之为"jī"。以"qí"而言，至少包含以下几方面的内容，首先奇经八脉的循行络属、穴位分布均不同于十二正经，构成了一个具有特殊功能的体系；第二，奇经八脉所主病症与十二正经所主病症大不一样；第三，以应时敏感特定穴而言，八脉交会穴的定位和运用独辟蹊径，不同于十二正经的五输穴。除此之外，感受、体验进而领悟、运用奇经八脉体系的方法和途径，与研习十二正经也是大不相同的，同道家返观内修有着更为深邃的渊源关系。以上决定了探讨奇经八脉之奇，尤其是奇经八脉在时空针灸学的运用，如果仅仅局限于医学范围是很难得其真全的。

## 一、奇经八脉的结构和功能之奇

本节重点讨论奇经八脉的结构和功能之奇，为时空针灸学的灵龟八法、飞腾八法做铺垫，因此有关奇经八脉的循行路线仅作为论据引用要点，这样的论证或许比逐条经脉平铺直叙更有临床指导意义。

### （一）任督冲带将奇脏奇腑同命门连为一体

督脉出于胞中，其主干贯脊，过髓，连脑；一条别络出脑下项，循肩胛，过骨会穴大杼，夹脊抵腰中，循膂络肾，这一循行路线将"伎巧出焉"的奇脏肾同奇恒之腑中的女子胞（男子为下丹田区域）、脑、髓、骨（脊）连接到一起成为体系。

任脉亦起于胞中，上行至龈交，与督脉交会，又与督脉前行的一支相连于目，任督二脉因此构成了起于、终于丹田，贯通骶腔、体腔、颅腔前后正中的环圈。

冲脉出胞中，过会阴分为五支，前行的两支沿肾经上行至幽门后，向两侧略微分开继续上行过下颌，与任脉共同环绕唇口，止于目下承泣；后行的一支贯脊，沿督脉上行止于大杼；下行的两支沿肾经而下，经过然谷、照海，延续到公孙、太冲。这提示了冲脉同任督二脉和肾经之间非同一般的联系。

关于带脉，《灵枢·经别》指出带脉横行绕季胁一周，是为"足少阴之正，至于腘中，别走太阳而合，上至肾，当十四椎，出属带脉"。金代张从正在《儒门事亲》里指出"冲、任、督三脉同起而异行，一源而三歧，皆络带脉"。这里的"皆络带脉"应当作为关键词来理解。通常认为带脉的主要功能是维系躯干部上下循行的经脉，其实它还有另外一个更为重要的功能，就是带脉"当十四椎"，为督脉命门穴所在，带脉的中心点是命门。正是通过带脉将任督冲三条奇经同命门直接连接起来。除此之外，带脉上还有胆经的带脉、五枢、维道穴，带脉的交会穴是胆经的丘墟穴，胆经为少阳，主生发，这样带脉就将胆经的生发之气同命门连接在一起，发挥推助命门温煦功能的作用，并且将它们布散到全身所有的经脉，这是带脉不可忽视的重要功能。以上可见，任、督、冲、带这四条奇经将奇脏肾和奇腑中的女子胞（男子下丹田区域）、脑、髓、骨（脊）、胆联结为一个同命门紧密相关的生机勃勃的特殊系统，这个系统涵括了以下功能。

1. 大小周天的主干

（1）小周天：小周天上的三关九窍是原气运行的重要关隘。原气周行小周天的起点和终点都在"胞中"下丹田，原气在出下丹田之后，下行经过海底会阴，贯尾闾关（长强）进入脊髓，沿督脉上行过夹脊关、玉枕关和九窍中的肾堂（命门）、悬枢、陶道、泥丸（髓海、百会），下行经过明堂（素髎）进入任脉，然后下行过九窍中的绛宫（膻中）、中脘、神阙、气海，经过会阴返回胞中。这条路径上的三关（尾闾关、夹脊关、玉枕关）和肾堂（命门）、悬枢、陶道、泥丸（髓海、百会），都是道家内丹修炼的干道"天河"上的重要关隘。从"胞中"下丹田这个储蓄原气的下气海而出的原气沿"河车道路"（天河）上行，经过髓海而下，经任脉返回下丹田。

（2）大周天：大周天有多种方法，其中最主要的是在小周天基础上加入借肾经反道而行的冲脉循行路径。原气从任脉下行,在小腹部经过气冲之后沿着肾经下行过然谷、照海至太冲,再沿肾经上行过海底,返回丹田。由此可知,奇经八脉中的任督冲脉构成了原气循行大小周天的主要路径,离开了奇经八脉,大小周天就失去了原气循行的依托。

2. 中脉聚气汇能在体表的水平标志 中脉是一条从颅腔、胸腔、腹腔和骶腔的中央贯通而下的内行脉道,是道家养生修炼术中采气归根、聚气汇能的重要通道。在中脉上有道家称为"九窍"的九个环圈,《内经图》和《修真图》以器物、"楼台"、宫阙、自然景观等标示它们的位置,因此这里的"窍"实际上是一个区域,而不是一个穴位或者一个孔窍。第一窍"顶窍"或"灵窍"(百会区域)、第二窍"总窍"(泥丸中央)、第三窍 "悬膺"(即悬雍垂)、第四窍"十二重楼"(即咽喉部至胸腔的食管和气管)、第五窍"绛宫"(位于胸腔正中膻中水平)、第六窍"黄庭"(位于上腹部中间中脘水平)、第七窍"炁穴"(下腹中央气海水平)、第八窍"玄关"(下腹中央关元水平)、第九窍"阴窍"又称"牝门"(海底中央的会阴区域)。中脉上的绛宫、黄庭、炁穴即是上、中、下三气海所在,它们具有非同一般的聚气功能;泥丸、绛宫、玄关即是上、中、下三丹田的位置,它们是精气神藏蓄和转化的要冲。由于具有这些功能,中脉在道家丹书被称为"冲脉",即汇聚能量的关键脉道,而中脉的不同圈区被命名为"窍",则意在强调它们是道家内修的机关窍门。当然这里的"冲脉"是不同于奇经八脉里的冲脉的,而中脉上的九窍也不同于小周天上分布于体表的九窍,除了顶窍和阴窍之外,其他七个窍都在体腔的正中。

任督两脉环绕躯干相互贯通的竖立环圈,不同于十二正经连接五脏六腑、四肢孔窍的复杂路径,这一简约通道使得任督两脉上的一些前后对称的穴位构成了不同水平的横向环圈,成为人体气场在体表的水平标志。首先是百会、会阴。百会又称顶窍,会阴又称阴窍,它们是采聚天地之气的重要"窍门",位居中脉两端的顶窍和阴窍搭建起了采气归根汇入丹田的最短通道。任督两脉上其他几组一前一后互相对应的穴位,标志出了中脉在颅腔、胸腔、腹腔和骶腔的六个气场水平:素髎对玉枕、天突对大椎、膻中对至阳、神阙对命门、关元对腰阳关、会阴对长强。其中神阙、命门,是先后天的中心点,贯通着脾肾先后天水土两线[1];会阴、长强是冲任督三脉交贯下鹊桥的关隘。因此,三气海的聚气汇能和三丹田精气神的流转变化,与任督二脉的参与有着不可分割的关系。换句话说,通过刺激中脉在体表水平的穴位可以直驱中脉和三丹田、三气海,发挥调气、行气、养气的功能。

● 1 在本人创编的《藏气法时功》里,划定脾土线由大横、天枢、神阙构成,肾水线由志室、肾俞、命门构成;前南为后天土线,后北为先天水线,两线相连构成将人体划分为上部应天、下部应地的横圈,与时空相应的人体气机运动的左右前后升降均受到这两条横线的调节。

3. 构成肾命三焦自产内药之丹鼎　任督冲带脉均以腹腔和骶腔为基地，其中带脉的作用值得一提。带脉的循行在脐下描绘出一个环圈，在前环绕小腹，在后是"十四椎下"的两肾命门，因此，带脉不仅约束着躯体上下循行的经脉，还直接参与了下丹田的划定和对其功能的疏导协调。两肾之间为原气所系，命门为相火宅居，"三焦者即命门之用"（《奇经八脉考》），三焦又是原气之别使，它主导着原气、相火的疏导分布。在腰骶和小腹之间的下丹田，任督冲带与三焦、命门结合在一起，共同构成了道家内修自产内药的丹鼎。

## （二）独立守神的气机支架

人区别于动物能够直立的条件，首先是在于足踵落地给予脊柱足够的由下而上的垂直支撑，而这个骨支撑的气机支架就是奇经八脉。任督两脉发于胞中，主干沿前后正中线上行会于龈交，构成支撑体腔、颅腔的上行支架。冲脉的"冲"具有汇聚能量和聚气上冲的意义。冲脉上循脊柱，连接骨会穴大杼，又伴任脉上行，给二脉相助之力，所谓"冲脉起于气冲，冲直而通，故谓之冲"（《素问·水热穴论》王冰注）。冲脉并肾脉下行则经过足踵，"循足合而盛大，故曰太冲"（《素问·水热穴论》王冰注）。冲脉又称太冲脉，肝经原穴名"太冲"，也在提示冲脉具有类似肝木的生发上升的提领功能。总而言之，冲脉和督脉连接了从足踵过脊柱到巅顶的直立系统。阴阳维、阴阳跷四条起于足踵、足胫周围的奇经，上行至头面，对冲督二脉的这一功能发挥着促动和维系作用，其中尤其是阴阳两跷起于跟中，对足踵落地支撑直立是至关重要的。由此，可以理解奇经八脉的循行为何不过上肢，即便是在手三阳经上借用的穴位也都止于肩部而不到手臂，这或许是在强调一旦人体足踵落地，脊柱直立，两臂就可以自然下垂，奇经八脉这一支撑直立的气机路径就不必上循手臂了。此外，平视是人体得以直立的又一条件，阴阳跷脉从足上头之后，会聚于睛明穴。督脉穿过眉心两睛明穴之间，其别络自长强走任脉上行，系目下。任脉行于面部的分支止于目下承泣，冲脉结于目下承泣，足临泣、外关作为带脉、阳维脉的交会穴，通过手足少阳经合于目锐眦。几乎所有的奇经八脉都同人体直立不可或缺的条件——"两眼平视"发生了关联。一些探讨奇经功能的论著对奇经八脉支撑人体直立这个重要功能少有论述，例如陈鼎之在《医学探源》提出："督在背，总统诸阳，属先天；任在腹，总统诸阴，属后天；冲脉隶于阳明而通于胞宫，由后天以交于先天肾也；带脉出于肾，中以周行脾位，由先天以交于后天脾者也。四者互为功用，不可不详究。"这类解释，都没有提到正是由于奇经八脉立体型的气机联络和动力体系才使人体得以鼎立天地之间。此外，在《黄帝内经》里五次提到命门均为睛明穴，二者之间有何关联呢？命门两旁的肾俞、志室同睛明穴都是膀胱经上的穴位，命门是下丹田的上限，是道家意守丹田的部位，所谓目不乱视乃得静根，这个"静根"即是下丹田，这正是将睛明称为命门的原委之一。总而言之，奇经八脉可以称为道家"人体学问"的基础，《黄帝内经·素问》在开篇第一论"上古天真论"即将"独立守神"作为道家认识人体和内修的核心，"独立"与"守神"恰恰是借助奇经八脉才得以天成的。

## （三）经络兼具、划分性别

奇经又一奇，是冲脉和跷脉具有经和络的双重特点，并且都是经络系统中划分性别的奇经。如上所述，冲脉下行的一支"注肾之大络"，可以视为肾的络脉的组成部分，冲为血海，下行为女子月经，上行为男子胡须，成为区别男女的标志。对于跷脉，《灵枢·脉度》提出："跷脉有阴阳，何脉当其数？岐伯曰：男子数其阳，女子数其阴，当数者为经，其不当数者为络。"男子以阳跷脉为经、阴跷脉为络，女子以阴跷脉为经、阳跷脉为络。经络系统里划分男女的标志，都集中在冲脉、阴跷脉、阳跷脉这三条"经""络"同兼的奇经上了。

## （四）气行多向且单道双行

督脉在身后沿脊柱上行，任脉在身前沿腹中线上行，从而构成气行的竖立环圈，冲脉则与二脉相伴，给予加持助力。然而其中的气机运行，在任脉却由上而下，自目下回归胞中，否则非但不能构成小周天循环，而且会成为临床所称的"奔豚气"或"梅核气"等气逆病症，这一气行走向同任脉的主干起于胞宫、穿过海底会阴、沿前正中线而上的循行方向正好相反。此外，冲脉在出海底之后，沿肾经反向下行至足踵和大足趾，然后借助大足趾和足踵抓地的冲力返回胞中，这就使得在下肢内侧的肾经成为气机的双行道。督脉为阳经总督，从脊柱上行，这与膀胱经在背部的两条下行循行线的气行相反相成，具有互为调节的功能。这些"奇特现象"提示经络系统的结构是多层面、多方向的，否则将不足以承担沟通天人、疏导能量转换的功能。参见本书"论五输穴和原穴"的相关论述，可以对此有更全面的理解。

## （五）连接整合、疏导调节

任为阴脉之海，督为阳脉之海，冲为十二经脉之海，维脉者维系联结也，跷脉者"桥梁"促动也，带脉者约束制约也，这些讲的都是奇经八脉对十二正经的气血流注分布具有的连接整合和疏导调节功能。在营气昼夜循行五十营的机制里，任督二脉和阴阳二跷的"隐性介入"是必不可少的环节。在卫气随目开阖行于阳或行于阴的流注中，阴阳二跷具有钥匙的启动功能。

综上所述，奇经八脉的特殊循行与功能描述了道家传统的身中造化真机，指示着岐黄医学人体观的要诀，它不仅被尊为道家内丹修炼的关键——"仙不知此，难安炉鼎"（《奇经八脉考》），而且对中医诊断具有提纲挈领的指导意义——"医不知此，罔探病机"（《奇经八脉考》）。此外，李时珍还特别指出对于奇经八脉的认识方法在于"内景隧道，唯返观者能照察之"，强调返观内视等道家修炼是体验并理解、进而运用奇经八脉的不二法门，这些也应当属于奇经称"奇"的原因和重要内容。

# 二、奇经八脉穴位之奇[1]

奇经八脉里除了任脉、督脉有特属的穴位之外，其他六条经都是借用十二正经的穴位来构成其路线。任督二脉五十二穴的特殊性，首先在于它们具有明显的时空特点。以太阳视周年运动为依据的二十四节气与任脉二十四穴同数，同月相变化密切相关的二十八宿恰与督脉二十八穴数目相合。"任督二脉，人身之子午"（《奇经八脉考》），在这条人身子午线上分布着小周天的三关九窍，它们与十二消息卦十二时辰相对应，标志着气机运行的时空特点。此外，督脉百会穴和任脉上的会阴穴是贯通颅腔、胸腔、腹腔、骶腔的中脉的起点和终点，而中脉上的七个聚能气场的体表定位标志也都在任督二脉上。这就一而再，再而三地强调了任督二脉所具有的非同一般的聚气汇能功能（表4-3、表4-4）。

1 中华人民共和国国家标准《腧穴名称与定位》（GB/T 12346—2006）将印堂归入督脉。此处取印堂为经外奇穴说。

表4-3　任脉聚集能量穴位表

| 任脉 | | | |
|---|---|---|---|
| 穴位 | 奇经八脉交会 | 十二正经交会穴 | 其他特性 |
| 会阴 | 任督冲三脉交会穴 | 足厥阴交会穴 | 小周天下鹊桥所在 |
| 曲骨 | | | 任脉与肝经交会穴 |
| 中极 | | 足三阴经交会穴 | 膀胱募穴<br>足三阴与任脉交会穴 |
| 关元 | | 足三阴经交会穴 | 小肠募穴<br>足三阴经与任脉交会穴<br>下丹田体表标志 |
| 石门 | | | 三焦募穴 |
| 气海 | | | 下气海体表标志<br>小周天九窍之九 |
| 阴交 | 冲脉交会穴 | | |
| 神阙 | | | 小周天九窍之八 |
| 下脘 | | 足太阴交会穴 | |
| 中脘 | | 手太阳、少阳、足阳明交会穴 | 胃募穴<br>中气海体表标志<br>小周天九窍之七 |
| 上脘 | | 手阳明、手太阳交会穴 | |
| 巨阙 | | | 心募穴 |
| 鸠尾 | 任脉络穴 | | |
| 膻中 | | | 心包募穴<br>上气海和中丹田体表标志<br>小周天九窍之六 |
| 天突 | 阴维脉交会穴 | 阴经所会 | |
| 廉泉 | 阴维脉交会穴 | | |
| 承浆 | 冲脉交会穴 | 同足阳明会 | |

表 4-4　督脉聚集能量穴位表

| 督脉 | | | |
|---|---|---|---|
| 穴位 | 奇经八脉交会或所过 | 十二正经交会穴 | 其他特性 |
| 长强 | 任督冲三脉所过<br>督脉络穴 | | 小周天三关之一 |
| 命门 | 带脉所过 | | 小周天九窍之一 |
| 悬枢 | | | 小周天九窍之二 |
| 至阳 | | | 小周天三关之二 |
| 陶道 | | 足太阳经交会穴 | 小周天九窍之三 |
| 大椎 | | 手足三阳经交会穴 | |
| 哑门 | 阳维脉交会穴 | | |
| 风府 | 阳维脉会穴 | | |
| 脑户 | | 足太阳经交会穴 | 小周天三关之三 |
| 百会 | | 足太阳经交会穴 | 小周天九窍之四<br>上丹田体表标志 |
| 神庭 | | 足太阳足阳明经交会穴 | |
| 素髎 | | | 小周天九窍之五 |
| 人中 | | 手足阳明经交会穴 | |
| 龈交 | 任脉交会穴 | | 小周天上鹊桥 |

对任督之外六条奇经的穴位历代多有歧义，主要集中在是否将经脉"所出""所过""所止"的某些穴位也作为该经的穴位。本书以《灵枢》《素问》《针灸甲乙经》以及李时珍《奇经八脉考》为主要依据，参照王罗珍《〈奇经八脉考〉校注》，将奇经八脉穴位整理如下（表 4-5）。

表 4-5　奇经八脉穴位总表

| | 穴位 | | | | | | 其他重要相关穴 |
|---|---|---|---|---|---|---|---|
| 任脉 24 穴 | 会阴 | 曲骨 | 中极 | 关元 | 石门 | 气海 | 承泣 |
| | 阴交 | 神阙 | 水分 | 下脘 | 建里 | 中脘 | |
| | 上脘 | 巨阙 | 鸠尾 | 中庭 | 膻中 | 玉堂 | |
| | 紫宫 | 华盖 | 璇玑 | 天突 | 廉泉 | 承浆 | |
| 督脉 28 穴 | 长强 | 腰俞 | 腰阳关 | 命门 | 悬枢 | 脊中 | 会阴 |
| | 中枢 | 筋缩 | 至阳 | 灵台 | 神道 | 身柱 | |
| | 陶道 | 大椎 | 哑门 | 风府 | 脑户 | 强间 | |
| | 后顶 | 百会 | 前顶 | 囟会 | 上星 | 神庭 | |
| | 素髎 | 人中 | 兑端 | 龈交 | | | |
| 冲脉 左右共 26 穴 | 会阴 | 气冲 | 横骨 | 大赫 | 气穴 | 四满 | 关元　然谷　照海 公孙　冲阳　太冲　大杼 上巨虚　下巨虚　承泣 |
| | 中注 | 阴交 | 肓俞 | 商曲 | 石关 | 阴都 | |
| | 腹通谷 | 幽门 | | | | | |
| 带脉 左右共 6 穴， 加命门总共 7 穴 | 命门 | 带脉 | 五枢 | 维道 | | | 章门 |
| 阴维脉 左右共 14 穴 | 筑宾 | 府舍 | 冲门 | 大横 | 腹哀 | 期门 | |
| | 天突 | 廉泉 | | | | | |
| 阳维脉 左右共 30 穴 | 金门 | 阳交 | 天髎 | 肩井 | 臑俞 | 风池 | |
| | 脑空 | 承灵 | 正营 | 目窗 | 头临泣 | 阳白 | |
| | 本神 | 风府 | 哑门 | 承泣 | | | |
| 阴跷脉 左右共 8 穴 | 然谷 | 照海 | 交信 | 睛明 | | | |
| 阳跷脉 左右共 24 穴 | 申脉 | 仆参 | 跗阳 | 臑俞 | 巨骨 | 肩髃 | |
| | 地仓 | 巨髎 | 居髎 | 承泣 | 睛明 | 风池 | |

总计 100 个穴位

其中 10 个穴位运用两次：会阴　阴交　天突　廉泉　哑门　风府

风池　承泣　睛明　臑俞

# 三、奇经八脉主病之奇

督脉为病主要是督脉连接的奇脏、奇腑包括命门的病症，如腰背强痛不得俯仰（《脉经·平奇经八脉病》）、脊强反折（《素问·骨空论》）、骨骼变形、骨质改变（脆化或增生）、女子不孕、男子不育、男女性欲低下、性生活不和谐、小儿五迟、老年痴呆、头脑虚空或沉重、脑转耳鸣、眩晕目无所见、懈怠嗜卧、癫痫、劳损虚赢、精不化血、遗溺癃闭，等等。

任脉为病主要表现为循行路径上的"内苦结"，即男子内结七疝、女子带下瘕聚（《素问·骨空论》《难经·二十八难》），或苦腹中有气上抢心、胸、咽喉，躯体拘急不得俯仰、嗌干等梅核气或者奔豚气病症，以及女子月经不调、更年期综合征、阴冷等。

冲脉为病主要是逆气里急，或逆气上行、妄闻妄见，或恍惚若痴，或膻中疼痛、喘呕吞酸，或腹中刺痛，或里急膈咽不通、大便不行，或苦少腹痛上抢心，有瘕疝遗溺、胁支满烦、女子不孕、女性胡须浓密、男性乳房发育等。

带脉为病，"腹苦满，腰溶溶如坐水中"（《难经·二十九难》）、左右绕脐腰脊痛冲阴股（《脉经·平奇经八脉》），苦少腹痛引命门、足痿不用、女子带下、月经不调、阴挺、不孕，男子苦少腹拘急、白淫遗精或阳痿等。

由于任、督、冲、带四脉之间的多重联系，病变时容易出现交叉，一经为病涉及他经或者多经病症复合发作。例如，逆气冲心可以是冲脉为主兼有任脉、督脉不调和；带下病不仅以带脉为主，也可涉及任督冲三脉失调，等等，临症需要综合辨析。

阴维脉为病，主要见苦心痛（《难经·二十九难》）。《脉经》还记载有胸胁支满、失音、癫痫、女子阴中痛如有疮状、男子两胁实满或腰中痛，等等。

阳维脉为病，腰痛郁肿（《素问·刺腰痛》）、苦寒热（《难经》第二十八难、二十九难）。《脉经》还记载有癫痫、失音等。阴阳维脉分主下肢和躯体的阴阳两面，但互为维系，故二经病症多有相通，例如《太平圣惠方》记载："阴阳不能相维，则怅然失志，溶溶不能自收持。夫怅然者，其人惊，惊即病。维脉缓，故令人不能自收持。惊即失志，喜忘恍惚也。"阴阳维脉病症不仅是躯体病症，同现代心身疾病如抑郁症、惊恐症、健忘症等均有重要关联。

阴跷脉为病，目中刺痛、癃闭（《灵枢·热病》）。阳缓而阴急的肌肉拘挛或抽搐（《难经》第二十八难、二十九难）。《脉经》还记载有寒热、皮肤强痹、苦少腹痛、里急、腰及髋关节疼痛相连阴中。男子阴疝，女子漏下不止等。

阳跷脉为病，目痛从内眦始（《素问·缪刺论》）、阴缓而阳急的肌肉拘挛或抽搐（《难经》第二十八难、二十九难）。《脉经》还记载有苦腰背痛、癫痫、僵仆、偏枯、皮肤身体强痹等。二跷之气相互周旋，在一些病症也互为影响，如张介宾在《类经》里指出："目之瞑与不瞑，皆跷脉为之主也。"总而言之，阴阳跷脉对于皮肤、肌肉、肌腱、大小关节、脊柱各水平病变所引起的拘挛、疼痛、僵滞有着非常明显的快速止痛疗效，在治疗睡眠障碍、男科妇科以及眼科病症里也发挥着特殊作用。

　　奇经八脉病症可称为奇病杂症，在当今疾病谱里属于多系统病变、交叉杂见的难治之症。任督二脉是奇经八脉的总纲，冲脉、带脉与它们直接相连，阴阳跷脉和阴阳维脉是对在任督的统领之下、协调阴阳的第二级功能层次的描述，奇经八脉之间存在着多层面、多渠道的交会，因此对奇经病症的审辨，除了考量一经病症之外，尤其要从各经之间的关联进行综合分析，才能准确把握病机和选穴配穴，获得疗效。

## 四、八脉交会穴之奇

　　八脉交会穴指奇经八脉在十二正经上的交会穴，即督脉交会穴后溪，任脉交会穴列缺，冲脉交会穴公孙，带脉交会穴足临泣，阴跷脉交会穴照海，阳跷脉交会穴申脉，阴维脉交会穴内关，阳维脉交会穴外关。此八穴最早见于金代窦汉卿《针经指南》的"流注八穴"，又名"交经八穴"，之后经徐凤《针灸大全》才定名为"八脉交会穴"，并为业内公认至今。

　　八脉交会穴是如何同奇经八脉相交的，这是不能不明白的问题。照海、申脉为阴阳跷脉"所生"，公孙在冲脉循行线上，此三穴可以用循行交会解释，可是其他五个交会穴即便借用它们所在正经的循行也难以解释清楚。例如，足临泣为带脉交会穴而带脉不下足，任督阴阳维四条奇经的交会穴在手腕附近而奇经八脉循行不过肩臂，因此八脉交会穴的"交会"含有别样深意，需要发挥一点奇思方可得知。首先，列缺、公孙、内关、外关均为络穴，络穴是从本经走向配对经络的出发点，加强阴阳配对两经的协同作用。手太阴肺经属肺主肃降，肺经络穴列缺联络大肠经，合力推动下行清肃之功，这一功能对于任脉之气以下行为顺是最好的扶持调节，因此列缺为任脉交会穴。足太阴脾经络穴公孙联合胃经，借地气升腾动势，协助反肾经下行的冲脉之气调转锋头上行归入丹田，这是选其作为冲脉交会穴的缘由。内关手厥阴心包络穴通手少阳三焦，外关手少阳络穴连手厥阴心包，手少阳为阳气之父、手厥阴为阴血之母，且少阳为三阳之枢、厥阴为三阴之枢，阴阳维的"维"，指维系、维护、协助，此两络穴在后溪、列缺附近，加强了阴维脉、阳维脉协助任督统领阴阳的功用，因此委以阴阳维脉交会穴之重任。在八脉交会穴里用了两个输穴后溪和足临泣。"所注为输"（《灵枢·九针十二原》），经脉之气至输穴由细微而粗壮、由弱小而强盛，蓄积了足够的力量向深处转输。太阳主开，手太阳小肠经过阳经之会大椎通足太阳膀胱经，手太阳经输穴后溪将手足太阳经主开的性能组合在一起，支持督脉的上升气动，后溪因此成为督脉的交会穴。足临泣为足少阳胆经输穴，其性属木，带脉的约束作用依靠"木曰曲直"的柔韧之性，并且带脉上有三个穴位均为胆经穴位，有同气相求互助之功，因此足临泣成为带脉交会穴。两个在足少阴肾经和足太阳膀胱经上的交会穴照海、申脉，它们接近原穴而非原穴，这应当是一种别有用心的选择，似乎在强调奇经八脉支撑人体直立行走和讲究两肾命门的功能，有别于肾经和膀胱经在十二正经里阴水经、阳水经的关联。综上所述，八脉交会穴同奇经八脉"交会"的特点和功能可以概括为："输络为主体，功力在斡旋。近原而非原，气动腕踝间。足踵见根底，无中生机玄。大道归至简，气化在丹田。"多渠道的气机交会使八穴获得了统领周身穴位的特别能力，因此李梴在《医学入门》里将其概括为："人身三百六十五穴统于手足六十六穴，六十六穴统于八穴。"八脉交会穴的这种功能确实需要另样的思考和体验才能领悟和把握。

那么，为什么八脉交会穴被选择作为飞腾八法和灵龟八法的应时敏感穴位呢？如上所述，一方面由于它们同奇经八脉的特殊交会具有比较宽泛而特别的治疗范围和功效，另一方面它们都集中在腕踝关节周围，非常接近于五输穴里的输穴或者原穴。以输穴而论，有后溪和足临泣，以原穴而论，列缺、公孙、申脉、照海、外关、内关都邻近原穴，在阴经里原穴就是输穴，因此列缺、公孙、照海、内关也都邻近输穴。输穴在纳甲法里是连接原穴的过道，可见八脉交会穴虽然都不是原穴和输穴，但是却同原穴和输穴有着"近而有别"的关联，在原气的运行疏导中具有别样的功能。原气之根在下丹田，在道家看来自然界的原气就是太阳的光气，它同人体的原气之间存在同气相求的关联，八脉交会穴处于活动灵便的腕踝关节周围，正好便于原气的运行流转和内外原气的交流，而且对外时空变化的敏感性比较强，如果对这些穴位运用得当，就可以通过采气和聚气给人体的原气加力，通过行气引导，使原气直驱病所，有效提高治病防病的能力。这都是八脉交会穴成为飞腾八法和灵龟八法时间敏感穴位的重要原因。

## 五、八脉交会穴主治

窦汉卿作为金元时期的针灸大家，在《针经指南》里称交经八穴"一一精捷，疾莫不瘳"，并在"八脉交会"里首次提出了以上下两经会合部位为依据的阴经穴配阴经穴、阳经穴配阳经穴的特殊组合：公孙内关合于胸、心、胃相配；足临泣外关合于目锐眦（通耳后、颊、颈、肩、缺盆、胸膈）相配；后溪申脉合于目内眦、颈（通项、耳、肩膊、小肠、膀胱）相配；列缺照海合于肺系、喉咙、胸膈相配。窦氏还将这种相配以家庭、人际关系加以解释：公孙、内关为父母相配，足临泣、外关为男女相配，后溪、申脉为夫妻相配，列缺、照海为主客相配。这种配穴称谓的理由主要是：公孙古为黄帝别称，天子为父；内关在手厥阴心包经，心包为阴血之母，所以公孙内关为父母相配。临泣主带下为女子独有，外关在手少阳三焦统领诸气为男，所以临泣外关为男女相配。后溪通督脉为夫，申脉阳跷助督故为妻。列缺通任脉为主，照海通阴跷为客，二者成为主客关系。窦氏并且提出了八脉交会穴的两种用法：先取主穴后取配穴（主穴为公孙、内关、足临泣、外关、后溪、申脉、照海、列缺，配穴依次为内关、公孙、外关、足临泣、申脉、后溪、列缺、照海）；或者只取主穴不用配穴（例如主穴内关、外关，都不用配穴）。窦氏还列出了八穴主治的213种病症。窦氏所述成为运用八脉交会穴的源头，也为八脉交会穴运用于飞腾八法和灵龟八法奠定了基础。至明代，徐凤在《针灸大全》里将八穴主治调整为207症，只取主穴不取配穴，但是在每症下补充了应穴。明代杨继洲的《针灸大成》将八穴主治增加为244症，又在徐凤的基础上补充了应穴的主治功能，而且对八穴上下组合的运用更趋灵活，成为八脉交会穴主治病症及八脉交会穴的应穴运用的集大成者。值得一提的是，徐凤引录和杨继洲最后补充完备的应穴，将金元至明代江南一带针灸临床经验同八脉交会穴相结合，不仅扩大了适用范围，而且极大地方便了八穴的运用（表4-6）。以上均属于八脉交会穴的随症运用，包括只用主穴的截法、主客同用的担法、主穴应穴同用法和主客应穴同用法（表4-7）。

表4-6　八脉交会穴主治病症

| 出处 | 称谓 | 八脉交会穴 | | | | | | | | 总计 |
| --- | --- | --- | --- | --- | --- | --- | --- | --- | --- | --- |
| | | 公孙 | 内关 | 足临泣 | 外关 | 后溪 | 申脉 | 列缺 | 照海 | |
| 《针经指南》 | 八穴主治症 | 27症 | 25症 | 25症 | 27症 | 24症 | 25症 | 31症 | 29症 | 213症 |
| 《针灸大全》 | 八法主治病症 | 31症 | 25症 | 24症 | 36症 | 14症 | 16症 | 33症 | 28症 | 207症 |
| 《针灸大成》 | 八脉图并治症歌 | 徐氏+5 | 徐氏25症 | 徐氏+6 | 徐氏+1 | 徐氏+6 | 徐氏+6 | 徐氏+7 | 徐氏+6 | 244症 |

表 4-7　八脉交会穴主治病症及应穴用法

| 出处 | 称谓 | 八脉交会穴 | | | | | | | | 总计 |
| | | 公孙 | 内关 | 足临泣 | 外关 | 后溪 | 申脉 | 列缺 | 照海 | |
| --- | --- | --- | --- | --- | --- | --- | --- | --- | --- | --- |
| 《针经指南》 | 八穴主治症 | 先取主穴后取配对穴，无应穴 | | | | | | | | |
| 《针灸大全》 | 八法主治病症 | 先取主穴，次取应穴，不取配对合穴 | | | | | | | | |
| | | 31组 | 25组 | 24组 | 36组 | 14组 | 16组 | 33组 | 28组 | 207组 |
| 《针灸大成》 | 八脉图并治症歌 | 先刺主症之穴，次取应穴，如病未已必求合穴 | | | | | | | | |
| | | 徐氏+5 | 徐氏25 | 徐氏+6 | 徐氏+1 | 徐氏+6 | 徐氏+6 | 徐氏+7 | 徐氏+6 | 244组 |

可以看出，自从《针经指南》以下数百年间，八脉交会穴的运用形成了多种方法，其特点总括有三：首先是主治范围逐渐扩大，第二是配对穴（又称"合穴"）可用、也可不用，第三是应穴的运用渐趋成熟完备，某些医家将其作为必选内容（详见"附　杨继洲《针灸大成》'八脉图并治症穴'"）。这些用法为时空针灸选择针对病症的时间穴位和组合空间穴位，提供了不可或缺的参考。例如，治疗抑郁症引起的胸胁疼痛，在选择公孙为时间穴位时，参考"九种心疼，一切冷气：大陵、中脘、隐白；痰膈涎闷，胸中隐痛：劳宫、膻中、间使"，在九宫或者八卦的中轴穴位里，可以选择膻中、中脘，在两侧穴位里可以选择大陵、间使、隐白。又如，治疗带状疱疹，在选择足临泣为时间穴位时，参考"胁下肝积，气块刺痛：章门、支沟、中脘、大陵、阳陵泉"，在九宫或者八卦的中轴穴位里，可以选择中脘，在两侧穴位里可以选择支沟、大陵、章门、阳陵泉。又如，在治疗各种腰脊疼痛选择申脉为时间穴位时，可以参考"腰脊项背疼痛：肾俞、人中、肩井、委中"，将人中作为中轴上的穴位，肩井、肾俞、委中作为两侧的穴位。

# 附 杨继洲《针灸大成》"八脉图并治症穴"

## 冲脉

考穴：公孙二穴，脾经。足大趾内侧，本节后一寸陷中，举足，两足掌相对取之。针一寸，主心腹五脏病，与内关主客相应。

治病：[西江月] 九种心疼延闷，结胸翻胃难停，酒食积聚胃肠鸣，水食气疾膈病。脐痛腹疼胁胀，肠风疟疾心疼，胎衣不下血迷心，泄泻公孙立应。

凡治后症，必先取公孙为主，次取各穴应之。

徐氏：

九种心疼，一切冷气：大陵、中脘、隐白。

痰膈涎闷，胸中隐痛：劳宫、膻中、间使。

气膈五噎，饮食不下：膻中、三里、太白。

脐腹胀满，食不消化：天枢、水分、内庭。

胁肋下痛，起止艰难：支沟、章门、阳陵泉。

泄泻不止，里急后重：下脘、天枢、照海。

胸中刺痛，隐隐不乐：内关、大陵、彧中。

两胁胀满，气攻疼痛：绝骨、章门、阳陵泉。

中满不快，翻胃吐食：中脘、太白、中魁。

胃脘停痰，口吐清水：巨阙、中脘、厉兑。

胃脘停食，疼刺不已：中脘、三里、解溪。

呕吐痰涎，眩晕不已：膻中、中魁、丰隆。

心疟，令人心内怔忡：神门、心俞、百劳。

脾疟，令人怕寒腹痛：商丘、脾俞、三里。

肝疟，令人气色苍，恶寒发热：中封、肝俞、绝骨。

肺疟，令人心寒怕惊：列缺、肺俞、合谷。

肾疟，令人洒热，腰脊强痛：大钟、肾俞、申脉。

疟疾大热不退：间使、百劳、绝骨。

疟疾先寒后热：后溪、曲池、劳宫。

疟疾先热后寒：曲池、百劳、绝骨。

疟疾心胸疼痛：内关、上脘、大陵。

疟疾头痛眩晕，吐痰不已：合谷、中脘、列缺。

疟疾骨节疼痛：魄户、百劳、然谷。

疟疾口渴不已：关冲、人中、间使。

胃疟，令人善饥，不能食：厉兑、胃俞、大都。

胆疟，令人恶寒怕惊，睡卧不安：足临泣、胆俞、期门。

黄疸，四肢俱肿，汗出染衣：至阳、百劳、腕骨、中脘、三里。

黄疸，遍身皮肤、面目、小便俱黄：脾俞、隐白、百劳、至阳、三里、腕骨。

谷疸，食毕则心眩，心中拂郁，遍体发黄：胃俞、内庭、至阳、三里、腕骨、阴谷。

酒疸，身目俱黄，心中痛，面发赤斑，小便赤黄：胆俞、至阳、委中、腕骨。

女痨疸，身目俱黄，发热恶寒，小便不利：关元、肾俞、至阳、然谷。


杨氏治症：

月事不调：关元、气海、天枢、三阴交。

胸中满痛：劳宫、通里、大陵、膻中。

痰热结胸：列缺、大陵、涌泉。

四肢风痛：曲池、风市、外关、阳陵泉、三阴交、手三里。

咽喉闭塞：少商、风池、照海、颊车。

## 阴维脉

考穴：内关二穴，心包经。去掌二寸两筋间，紧握拳取之。针一寸二分，主心胆脾胃之病，与公孙二穴，主客相应。

治病：[西江月] 中满心胸痞胀，肠鸣泄泻脱肛，食难下膈酒来伤，积块坚横胁抢。妇女胁疼心痛，结胸里急难当，伤寒不解结胸膛，疟疾内关独当。

凡治后症，必先取内关为主，次取各穴应之。

徐氏：

中满不快，胃脘伤寒：中脘、大陵、三里、膻中。

中焦痞满，两胁刺痛：支沟、章门、膻中。

脾胃虚冷，呕吐不已：内庭、中脘、气海、公孙。

脾胃气虚，心腹胀满：太白、三里、气海、水分。

胁肋下疼，心脘刺痛：气海、行间、阳陵泉。

痞块不散，心中闷痛：大陵、中脘、三阴交。

食癥不散，人渐羸瘦：腕骨、脾俞、公孙。

食积血瘕，腹中隐痛：胃俞、行间、气海。

五积气块，血积血癖：膈俞、肝俞、大敦、照海。

脏腑虚冷，两胁痛疼：支沟、通里、章门、阳陵泉。

风壅气滞，心腹刺痛：风门、膻中、劳宫、三里。

大肠虚冷，脱肛不收：百会、命门、长强、承山。

大便艰难，用力脱肛：照海、百会、支沟。

脏毒肿痛，便血不止：承山、肝俞、膈俞、长强。

五种痔疾，攻痛不已：合阳、长强、承山。

五痫等症，口中吐沫：后溪、神门、心俞、鬼眼。

心性呆痴，悲泣不已：通里、后溪、神门、大钟。

心惊发狂，不识亲疏：少冲、心俞、中脘、十宣。

健忘易失，言语不纪：心俞、通里、少冲。

心气虚损，或歌或笑：灵道、心俞、通里。

心中惊悸，言语错乱：少海、少府、心俞、后溪。

心中虚惕，神思不安：乳根、通里、胆俞、心俞。

心惊中风，不省人事：中冲、百会、大敦。

心脏诸虚，怔忡惊悸：阴郄、心俞、通里。

心虚胆寒，四体颤掉：胆俞、通里、临泣。

## 督脉

考穴：后溪二穴，小肠经。小指本节后外侧骨缝中，紧握拳尖上。针一寸，主头面项颈病，与申脉主客相应。

治病：[西江月] 手足拘挛战掉，中风不语痫癫，头疼眼肿泪涟涟，腿膝背腰痛遍。项强伤寒不解，牙齿腮肿喉咽，手麻足麻破伤牵，盗汗后溪先砭。

凡治后症，必先取后溪为主，次取各穴应之。

徐氏：

手足挛急，屈伸艰难：三里、曲池、尺泽、合谷、行间、阳陵泉。

手足俱颤，不能行步握物：阳溪、曲池、腕骨、太冲、绝骨、公孙、阳陵泉。

颈项强痛，不能回顾：承浆、风池、风府。

两腮颊痛红肿：大迎、颊车、合谷。

咽喉闭塞，水粒不下：天突、商阳、照海、十宣。

双蛾风，喉闭不通：少商、金津、玉液、十宣。

单蛾风，喉中肿痛：关冲、天突、合谷。

偏正头风及两额角痛：列缺、合谷、太阳紫脉、头临泣、丝竹空。

两眉角痛不已：攒竹、阳白、印堂、合谷、头维。

头目昏沉，太阳痛：合谷、太阳紫脉、头维。

头项拘急，引肩背痛：承浆、百会、肩井、中渚。

醉头风，呕吐不止，恶闻人言：涌泉、列缺、百劳、合谷。

眼赤肿，冲风泪下不已：攒竹、合谷、小骨空、临泣。

破伤风，因他事搐发、浑身发热癫强：大敦、合谷、行间、十宣、太阳紫脉（宜锋针出血）。

### 杨氏治症：

咳嗽寒痰：列缺、涌泉、申脉、肺俞、天突、丝竹空。

头目眩晕：风池、命门、合谷。

头项强硬：承浆、风府、风池、合谷。

牙齿疼痛：列缺、人中、颊车、吕细、太渊、合谷。

耳不闻声：听会、商阳、少冲、中冲。

破伤风症：承浆、合谷、八邪、后溪、外关、四关。

# 阳跻脉

考穴：申脉二穴，膀胱经。足外踝下陷中，赤白肉际，直立取之。针一寸，主四肢风邪及痈毒病，与后溪主客相应。

治病：[西江月]腰背屈强腿肿，恶风自汗头疼，雷头赤目痛眉棱，手足麻挛臂冷。吹乳耳聋鼻衄，痫癫肢节烦憎，遍身肿满汗头淋，申脉先针有应。

凡治后症，必先取申脉为主，次取各穴应之。

徐氏：

腰背强不可俯仰：腰俞、膏肓、委中（刺紫脉出血）。

肢节烦痛，牵引腰脚疼：肩髃、曲池、昆仑、阳陵。

中风不省人事：中冲、百会、大敦、印堂、合谷。

中风不语：少商、前顶、人中、膻中、合谷、哑门。

中风半身瘫痪：手三里、腕骨、合谷、绝骨、行间、风市、三阴交。

中风偏枯，疼痛无时：绝骨、太渊、曲池、肩髃、三里、昆仑。

中风四肢麻痹不仁：肘髎、上廉、鱼际、风市、膝关、三阴交。

中风手足瘙痒，不能握物：臑会、腕骨、合谷、行间、风市、阳陵泉。

中风口眼㖞斜，牵连不已：人中、合谷、太渊、十宣、瞳子髎、颊车（此穴针入一分，沿皮向下透地仓穴。㖞左泻右，㖞右泻左，可灸二七壮）。

中风角弓反张，眼目盲视：百会、百劳、合谷、曲池、行间、十宣、阳陵泉。

中风口噤不开，言语謇涩：地仓（宜针透）、颊车、人中、合谷。

腰脊项背疼痛：肾俞、人中、肩井、委中。

腰痛，起止艰难：然谷、膏肓、委中、肾俞。

足背生毒，名曰发背：内庭、侠溪、行间、委中。

手背生毒，名附筋发背：液门、中渚、合谷、外关。

手臂背生毒，名曰附骨疽：天府、曲池、委中。

### 杨氏治症：

背胛生痈：委中、侠溪、十宣、曲池、液门、内关、外关。

遍体疼痛：太渊、三里、曲池。

鬓髭发毒：太阳、申脉、太溪、合谷、外关。

项脑攻疮：百劳、合谷、申脉、强间、委中。

头痛难低：申脉、金门、承浆。

颈项难转：后溪、合谷、承浆。

## 带脉

考穴：临泣二穴，胆经。足小趾次趾外侧，本节中筋骨缝内，去一寸是。针五分，放水随皮过一寸，主四肢病，与外关主客相应。

治病：[西江月] 手足中风不举，痛麻发热拘挛，头风痛肿项腮连，眼肿赤疼头旋。齿痛耳聋咽肿，浮风瘙痒筋牵，腿疼胁胀肋肢偏，临泣针时有验。

凡治后症，必先取临泣为主，次取各穴应之。

徐氏：

足跗肿痛，久不能消：行间、申脉。

手足麻痹，不知痒痛：太冲、曲池、大陵、合谷、三里、中渚。

两足颤掉，不能移步：太冲、昆仑、阳陵泉。

两手颤掉，不能握物：曲泽、腕骨、合谷、中渚。

足趾拘挛，筋紧不开：足十指节握拳指尖（小麦炷，灸五壮）、丘墟、公孙、阳陵泉。

手指拘挛，伸缩疼痛：手十指节握拳指尖（小麦炷，灸五壮）、尺泽、阳溪、中渚、五虎。

足底发热，名曰湿热：涌泉、京骨、合谷。

足外踝红肿，名曰穿踝风：昆仑、丘墟、照海。

足跗发热，五指节痛：冲阳、侠溪、足十宣。

两手发热，五指疼痛：阳池、液门、合谷。

两膝红肿疼痛，名曰鹤膝风：膝关、行间、风市、阳陵泉。

手腕起骨痛，名曰绕踝风：太渊、腕骨、大陵。

腰胯疼痛，名曰寒疝：五枢、委中、三阴交。

臂膊痛连肩背：肩井、曲池、中渚。

腿胯疼痛，名曰腿叉风：环跳、委中、阳陵泉。

白虎历节风疼痛：肩井、三里、曲池、委中、合谷、行间、天应（遇痛处针，强针出血）。

走注风游走，四肢疼痛：天应、曲池、三里、委中。

浮风，浑身瘙痒：百会、百劳、命门、太阳紫脉、风市、绝骨、水分、气海、血海、委中、曲池。

头项红肿强痛：承浆、风池、肩井、风府。

肾虚腰痛，行动艰难：肾俞、脊中、委中。

闪挫腰痛，起止艰难：脊中、腰俞、肾俞、委中。

虚损湿滞腰痛，行动无力：脊中、腰俞、肾俞、委中。

诸虚百损，四肢无力：百劳、心俞、三里、关元、膏肓。

胁下肝积，气块刺痛：章门、支沟、中脘、大陵、阳陵泉。

杨氏治症：

手足拘挛：中渚、尺泽、绝骨、八邪、阳溪、阳陵泉。

四肢走注：三里、委中、命门、天应、曲池、外关。

膝胫酸痛：行间、绝骨、太冲、膝眼、三里、阳陵泉。

腿寒痹痛：四关、绝骨、风市、环跳、三阴交。

臂冷痹痛：肩井、曲池、外关、三里。

百节酸痛：魂门、绝骨、命门、外关。

## 阳维脉

考穴：外关二穴，三焦经。掌背去腕二寸，骨缝两筋陷中，伏手取之。针一寸二分，主风寒经络皮肤病，与临泣主客相应。

治病：[ 西江月 ] 肢节肿疼膝冷，四肢不遂头风，背胯内外骨筋攻，头项眉棱皆痛。手足热麻盗汗，破伤眼肿睛红，伤寒自汗表烘烘，独会外关为重。

凡治后症，必先取外关为主，次取各穴应之。

徐氏：

臂膊红肿，肢节疼痛：肘髎、肩髃、腕骨。

足内踝红肿痛，名曰绕踝风：太溪、丘墟、临泣、昆仑。

手指节痛，不能伸屈：阳谷、五虎、腕骨、合谷。

足趾节痛，不能行步：内庭、太冲、昆仑。

五脏结热，吐血不已，取五脏俞穴，并血会治之：心俞、肺俞、脾俞、肝俞、肾俞、膈俞。

六腑结热，血妄行不已，取六腑俞，并血会治之：胆俞、胃俞、小肠俞、大肠俞、膀胱俞、三焦俞、膈俞。

鼻衄不止，名血妄行：少泽、心俞、膈俞、涌泉。

吐血昏晕，不省人事：肝俞、膈俞、通里、大敦。

虚损气逆，吐血不已：膏肓、膈俞、丹田、肝俞。

吐血衄血，阳乘于阴，血热妄行：中冲、肝俞、膈俞、三里、三阴交。

血寒亦吐，阴乘于阳，名心肺二经呕血：少商、心俞、神门、肺俞、膈俞、三阴交。

舌强难言及生白苔：关冲、中冲、承浆、聚泉。

重舌肿胀，热极难言：十宣、海泉、金津、玉液。

口内生疮，名枯曹风：兑端、支沟、承浆、十宣。

舌吐不收，名曰阳强：涌泉、兑端、少冲、神门。

舌缩难言，名曰阴强：心俞、膻中、海泉。

唇吻裂破，血出干痛：承浆、少商、关冲。

项生瘰疬，绕颈起核，名曰蟠蛇疬：天井、风池、肘尖、缺盆、十宣。

瘰疬延生胸前，连腋下者，名曰瓜藤疬：肩井、膻中、大陵、支沟、阳陵泉。

左耳根肿核者，名曰惠袋疬：翳风、后溪、肘尖。

右耳根肿核者，名曰蜂窝疬：翳风、颊车、后溪、合谷。

耳根红肿痛：合谷、翳风、颊车。

颈项红肿不消，名曰项疽：风府、肩井、承浆。

目生翳膜，隐涩难开：睛明、合谷、肝俞、鱼尾。

风沿烂眼，迎风冷泪：攒竹、丝竹、二间、小骨空。

目风肿痛，胬肉攀睛：和髎、睛明、攒竹、肝俞、委中、合谷、肘尖、照海、列缺、十宣。

牙齿两颔肿痛：人中、合谷、吕细。

上片牙痛及牙关不开：太渊、颊车、合谷、吕细。

下片牙疼，颊项红肿痛：阳溪、承浆、颊车、太溪。

耳聋，气痞疼痛：听会、肾俞、三里、翳风。

耳内或鸣、或痒、或痛：客主人、合谷、听会。

雷头风晕，呕吐痰涎：百会、中脘、太渊、风门。

肾虚头痛，头重不举：肾俞、百会、太溪、列缺。

痰厥头晕，头目昏沉：大敦、肝俞、百会。

头顶痛，名曰正头风：上星、百会、脑空、涌泉、合谷。

目暴赤肿疼痛：攒竹、合谷、迎香。


**杨氏治症：**

**中风拘挛：中渚、阳池、曲池、八邪。**


# 任脉

考穴：列缺二穴，肺经。手腕内侧一寸五分，手交叉盐指尽处骨间是。针八分，主心腹胁肋五脏病，与照海主客相应。

治病：[西江月]痔疟便肿泄痢，唾红溺血咳痰，牙疼喉肿小便难，心胸腹疼噎咽。产后发强不语，腰痛血疾脐寒，死胎不下膈中寒，列缺乳痈多散。

凡治后症，必先取列缺为主，次取各穴应之。

徐氏：

鼻流涕臭，名曰鼻渊：曲差、上星、百会、风门、迎香。

鼻生息肉，闭塞不通：印堂、迎香、上星、风门。

伤风，面赤，发热头痛：通里、曲池、绝骨、合谷。

伤风，感寒，咳嗽咳满：膻中、风门、合谷、风府。

伤风，四肢烦热，头痛：经渠、曲池、合谷、委中。

腹中肠痛，下利不已：内庭、天枢、三阴交。

赤白痢疾，腹中冷痛：水道、气海、外陵、天枢、三阴交、三里。

胸前两乳红肿痛：少泽、大陵、膻中。

乳痈肿痛，小儿吹乳：中府、膻中、少泽、大敦。

腹中寒痛，泄泻不止：天枢、中脘、关元、三阴交。

妇人血积痛，败血不止：肝俞、肾俞、膈俞、三阴交。

咳嗽寒痰，胸膈闭痛：肺俞、膻中、三里。

久嗽不愈，咳唾血痰：风门、太渊、膻中。

哮喘气促，痰气壅盛：丰隆、俞府、膻中、三里。

吼喘胸膈急痛：彧中、天突、肺俞、三里。

吼喘气满，肺胀不得卧：俞府、风门、太渊、中府、三里、膻中。

鼻塞不知香臭：迎香、上星、风门。

鼻流清涕，腠理不密，喷嚏不止：神庭、肺俞、太渊、三里。

妇人血沥，乳汁不通：少泽、大陵、膻中、关冲。

乳头生疮，名曰妒乳：乳根、少泽、肩井、膻中。

胸中噎塞痛：大陵、内关、膻中、三里。

五瘿等症。项瘿之症有五：一曰石瘿，如石之硬；二曰气瘿，如绵之软；三曰血瘿，如赤脉细丝；四曰筋瘿，如无骨；五曰肉瘿，如袋之状，此乃五瘿之形也：扶突、天突、天窗、缺盆、俞府、膺俞（喉上）、膻中、合谷、十宣（出血）。

口内生疮，臭秽不可近：十宣、人中、金津、玉液、承浆、合谷。

三焦极热，舌上生疮：关冲、外关、人中、迎香、金津、玉液、地仓。

口气冲人，臭不可近：少冲、通里、人中、十宣、金津、玉液。

冒暑大热，霍乱吐泻：委中、百劳、中脘、曲池、十宣、三里、合谷。

中暑自热，小便不利：阴谷、百劳、中脘、委中、气海、阴陵泉。

小儿急惊风，手足搐搦：印堂、百会、人中、中冲、大敦、太冲、合谷。

小儿慢脾风，目直视，手足搐，口吐沫：大敦、脾俞、百会、上星、人中。

消渴等症，三消其症不同，消脾、消中、消肾。《素问》云："胃府虚，食斗不能充饥。肾脏渴，饮百杯不能止渴；及房劳不称心意，此为三消也。"乃土燥承渴，不能克化，故成此病。人中、公孙、脾俞、中脘、关冲、照海（治饮不止渴）、太溪（治房不称心）、三里（治食不充饥）。

黑痧，腹痛头疼，发热恶寒，腰背强痛，不能睡卧：百劳、天府、委中、十宣。

白痧，腹痛吐泻，四肢厥冷，十指甲黑，不得睡卧：大陵、百劳、大敦、十宣。

黑白痧，头疼发汗，口渴，大肠泄泻，恶寒，四肢厥冷，不得睡卧，名曰绞肠痧。或肠鸣腹响：委中、膻中、百会、丹田、大敦、窍阴、十宣。

　　　杨氏治症：

　　　血迷血晕：人中。

　　　胸膈痞结：涌泉、少商、膻中、内关。

　　　脐腹疼痛：膻中、大敦、中府、少泽、太渊、三阴交。

　　　心中烦闷：阴陵泉、内关。

　　　耳内蝉鸣：少冲、听会、中冲、商阳。

　　　鼻流浊污：上星、内关、列缺、曲池、合谷。

　　　伤寒发热：曲差、内关、列缺、经渠、合谷。

## 阴跷脉

考穴：照海二穴，肾经。足内踝下陷中，令人稳坐，两足底相合取之。针一寸二分，主脏腑病，与列缺主客相应。

治病：[西江月]喉塞小便淋涩，膀胱气痛肠鸣，食黄酒积腹脐并，呕泻胃翻便紧。难产昏迷积块，肠风下血常频，膈中快气气核侵，照海有功必定。

凡治后症，必先取照海为主，次取各穴应之。

徐氏：

小便淋涩不通：阴陵泉、三阴交、关冲、合谷。

小腹冷痛，小便频数：气海、关元、肾俞、三阴交。

膀胱七疝、奔豚等症：大敦、阑门、丹田、三阴交、涌泉、章门、大陵。

偏坠水肾，肿大如升：大敦、曲泉、然谷、三阴交、归来、阑门、膀胱俞、肾俞（横纹可灸七壮）。

乳疹疝气，发时冲心痛：带脉、涌泉、太溪、大敦。

小便淋血不止，阴器痛：阴谷、涌泉、三阴交。

遗精白浊，小便频数：关元、白环俞、太溪、三阴交。

夜梦鬼交，遗精不禁：中极、膏肓、心俞、然谷、肾俞。

妇人难产，子掬母心不能下，胎衣不去：巨阙、合谷、三阴交、至阴（灸效）。

女人大便不通：申脉、阴陵泉、三阴交、太溪。

妇人产后脐腹痛，恶露不已：水分、关元、膏肓、三阴交。

妇人脾气、血蛊、水蛊、气蛊、石蛊：膻中、水分（治水）、关元、气海、三里、行间（治血）、公孙（治气）、内庭（治石）、支沟、三阴交。

女人血分单腹气喘：下脘、膻中、气海、三里、行间。

女人血气劳倦，五心烦热，肢体皆痛，头目昏沉：肾俞、百会、膏肓、曲池、合谷、绝骨。

老人虚损，手足转筋，不能举动：承山、阳陵泉、临泣、太冲、尺泽、合谷。

霍乱吐泻，手足转筋：京骨、三里、承山、曲池、腕骨、尺泽、阳陵泉。

寒湿脚气，发热大痛：太冲、委中、三阴交。

肾虚脚气红肿，大热不退：气冲、太溪、公孙、三阴交、血海、委中。

干脚气，膝头并内踝及五指疼痛：膝关、昆仑、绝骨、委中、阳陵泉、三阴交。

浑身胀满，浮肿生水：气海、三里、曲池、合谷、内庭、行间、三阴交。

单腹蛊胀，气喘不息：膻中、气海、水分、三里、行间、三阴交。

心腹胀大如盆：中脘、膻中、水分、三阴交。

四肢、面目浮肿大不退：人中、合谷、三里、临泣、曲池、三阴交。

妇人虚损形瘦，赤白带下：百劳、肾俞、关元、三阴交。

女人子宫久冷，不受胎孕：中极、三阴交、子宫。

女人经水正行，头晕小腹痛：阳交、内庭、合谷。

室女月水不调，脐腹痛疼：肾俞、三阴交、关元。

妇人产难，不能分娩：合谷、三阴交、独阴。


**杨氏治症：**

**气血两蛊：**行间、关元、水分、公孙、气海、临泣。

**五心烦热：**内关、涌泉、十宣、大陵、合谷、四花。

**气攻胸痛：**通里、大陵。

**心内怔忡：**心俞、内关、神门。

**咽喉闭塞：**少商、风池、照海。

**虚阳自脱：**心俞、然谷、肾俞、中极、三阴交。

上八法，先刺主症之穴，随病左右上下所在，取诸应穴，仍循扪导引，按法祛除。如病未已，必求合穴，须要停针待气，使上下相接，快然无所苦，而后出针。或用艾灸亦可。在乎临时机变，不可专拘于针也。

## 一、灵龟八法和飞腾八法源流探析

八脉交会穴在临床有按病证取穴和按时辰取穴的不同。按病证取穴见前，按时辰取穴即灵龟八法和飞腾八法。灵龟飞腾都是八脉交会穴同八经卦组合相配而成，统称奇经纳卦法或奇经纳卦配穴法。由于八经卦有先天八卦和后天八卦的不同，再加上后天八卦与洛书九宫的组合、先天八卦与卦数的关系，就形成了灵龟八法和飞腾八法两种不同的奇经纳卦配穴法，并且在历史上曾经有过不同的版本。综观历史，最有代表性的是王国瑞的飞腾八法和徐凤的灵龟八法、飞腾八法。

王国瑞（公元 1279—1368 年），明代著名针灸医生王敬泽的儿子。王敬泽曾经师从窦汉卿习医，继承了自阎明广至窦氏师传两代的《子午流注针经》针术。在 1329 年刊行的王国瑞《扁鹊神应针灸玉龙经》里，"子午流注心要秘诀""六十六穴治症"诸篇反映了王国瑞在子午流注方法的传承脉络，而"注解标幽赋"等更多继承了窦汉卿《针经指南》"流注八穴""交经八穴"的学术思想。"飞腾八法起例"则是王国瑞的独创，是奇经纳卦法的开山。

在"飞腾八法起例"中，王氏第一次提出了"卦数穴"三位一体的取穴方法，"卦"用文王后天八卦，"数"用九宫数，穴用八脉交会穴。其中数与卦的关系是："一坎，二坤，三震，四巽，五中（男寄坤，女寄艮），六乾，七兑，八艮，九离。" 卦与穴的组合是："乾属公孙艮内关，震宫居外巽溪间（外指外关、溪指后溪）。离居列缺坤申脉，照海临泣兑坎观（照海应于兑、临泣应于坎）。"

王国瑞是如何将三者合为一体的呢？他在"飞腾八法起例"和"八卦例数里"提出了日时干支的代数和计算方法，计算结果的数字合于卦，就得到相对应的穴位。王国瑞运用了甲子代数的计算方法求得穴位，因此"算穴"也是他的一大发明，被称为"合卦定穴"。王国瑞的日和时的天干地支的配数，通通以"甲己子午九，乙庚丑未八，丙辛寅申七，丁壬卯酉六，戊癸辰戌五，巳亥

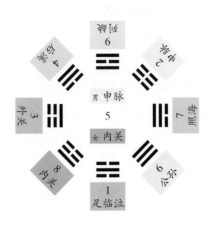

图 4-24
王国瑞飞腾八法图

属之四"为准,将日干支和时干支的四个代数之和通通用九来除,得到余数,它们就是九宫数,代进九宫就可以得到相应的穴位。当余数是五,应于中宫时没有卦,男子就用坤卦的申脉,女子就用艮卦的内关。如果数字除尽没有余数,就用九数。例如戊辛日丁卯时辰,戊的代数是五,辛的代数是七,丁的代数是六,卯的代数是六,四数相加得二十四,用九除余数得六,代进第六宫就得到公孙穴。又如甲子日、甲子时辰,甲的代数是九,子的代数是九,四数相加为三十六,用九除无余数用九,代进第九宫就得到列缺穴。再如乙午日辛未时,乙的代数是八,午的代数是九,辛的代数是七,未的代数是八,四数总和是三十二,用九除余数为五,男性用申脉,女性用内关。现将王国瑞飞腾八法绘图如上(图 4-24)。

王国瑞的计算布穴方法,不区别日和时的干支代数,四数的总和也不分阴日、阳日,统统都用九除,存在明显的缺陷而不为后世所认同。因此,徐凤在《针灸大全》里提出了另外一种被他称为"明师所授"的方法。此法的关键首先是要区别日和时的天干和地支的代数,其次是四个数字的和数也要区别阳日和阴日,阳日用九除、阴日用六除。这些经过计算得到的数字都是九宫数,由于九宫历来同"神龟负图"的传说相关联,遂将这一方法命名为灵龟八法。这样一来,徐凤就从布穴方法和命名两方面都同王国瑞的飞腾八法区别开来了。此后,徐凤又创立了完全不同于王国瑞的飞腾八法。经过徐凤改造王国瑞飞腾八法而成的灵龟八法和徐凤独创的飞腾八法,二者在理、法两方面各有特色,既大相径庭,又互为羽翼,而且非常方便临床运用,逐渐代替了王国瑞法。王国瑞的飞腾八法反而鲜为人知,很少被临床运用了。时空针灸灵龟八法、飞腾八法运用的八脉交会穴敏感周期均以徐凤法为依据。

## 二、徐凤灵龟八法的六十日敏感周期

徐凤灵龟八法的应时敏感穴位是如何产生的？八脉交会穴是怎样构成了一个六十日的敏感周期？

灵龟八法是"卦数穴"三者合成的体系，包括卦与数、穴与数、卦与穴的三重关系，搞清楚这三重关系，上述两个问题就能够迎刃而解。

### （一）卦与数的关系

在本书总论时空模式的洛书部分，我们已经详尽分析了九宫的布数原理，论证了这个数图描述了太阳的视运动，尤其反映了太阳视周年运动里太阳所携带的原气的运动变化周期。在第四章第一节里对后天八卦时空模式进行了解析，说明后天八卦通过卦符排列所表达的也是太阳视运动以视周年为主的原气消长规律。由于具有太阳视周年运动这样一个共同的基础，将九宫和后天八卦重叠在一起就成为综合表述太阳视运动原气运动规律的复合模式（图4-25）。这个能量学的时空模式早在汉代就被引进中医经典《黄帝内经》，在专门讨论针灸的典籍《灵枢·九宫八风》，建立起了针灸学最核心的能量模式。值得注意的是，九宫同后天八卦的复合模式也为中国古代科学的许多分支广为运用，成为中国古代科学里重要的时空框架。

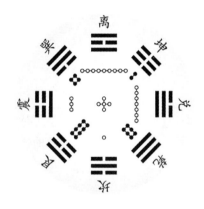

图 4-25
后天八卦与
九宫数对应图

### （二）穴与数对应的计算模式

如何将八脉交会穴同九宫数结合起来呢？徐凤在《针灸大全》记载了计算时穴的方法，它是将日和时干支的四个代数相加得到一个总数，阳日用九来除，阴日用六来除。如果除尽，阳日用九数在洛书里找穴位，阴日用六数在洛书里找穴位。如果除不尽，余数就是洛书里的数字。灵龟八法的计算模式，建立在天干地支代数和《周易》原理的基础之上，是我们需要了解的内容。

1. 日天干地支的代数字

（1）日天干代数字：灵龟八法日天干的代数字是将五行生成数里的成数与天干结合而成的。五行生成数的概念，来源于《周易·系辞》："天一，地二，天三，地四，天五，地六，天七，地八，天九，地十。天数五、地数五，五位相得而各有合，天数二十五，地数三十，凡天地之数五十有五，此所以成变化而行鬼神也。"《周易·系辞》将十个数字同天地相配，奇数应天，偶数应地，用以计算天地生化大道。根据天地相合，奇偶相配，有生方有成的原则，将十个数字从中间裁断，前五个数字一，二，三，四，五为生数，后五个数字六，七，八，九，十为成数。生数用以解释万物发生的次序，成数用以说明孤阴不生、独阳不长的道理。以生数而言，《易经》认为上善若水，水是万物发生之源，所以一为水。水之所以有生机活力，是因为火蕴涵其中，发挥蒸腾气化的作用，故二为火。水火既济，生化伊始，应万物生发之象者木也，故三为木。有生升，则必有杀降制之，方能周而复始，金主收杀沉降，故四为金。以上水火木金的生化制约，需要一个负载调节的中心点，生长化收藏最后的归宿以土为安，土承载藏蓄万物居中，故五为土。成数用以说明孤阴不生、独阳不长的道理，其中奇数为阳，健行不已，需得偶数之配，偶数为阴，含敛内向，需得奇数之合。成数的奇偶结合化生，经过土的中介作用，因此土的生数五，成为所有成数的中介：天一生水，加上土的生数五，则水的成数为地六；地二生火，加上土的生数五，则火的成数为天七；天三生木，加上土的生数五，则木的成数为地八；地四生金，加上土的生数五，则金的成数为天数九；天五生地，加上土的生数五，则土的成数为地十。这就是张景岳在《类经图翼》里说的："天五生土，地十成之。五为全数之中，中者言土之不偏而总统乎四方。四方者，东方木，南方火，西方金，北方水。木非土不长，火非土不荣，金非土不生，水非土不蓄，故万物生成，无不赖土。"这里五行生成数的五行排列顺序，既不是五行之间的相生序列，也不是五行之间相克序列（表4-8）。

表 4-8　五行生成数

| 生数 | 天一 | 地二 | 天三 | 地四 | 天五 |
|------|------|------|------|------|------|
| 成数 | 地六 | 天七 | 地八 | 天九 | 地十 |
| 五行 | 水 | 火 | 木 | 金 | 土 |

五行生成数与十天干的配合。以十天干与五行生成数相配称为五门十变。称其为五门，是指十天干隔五相合成五对组合；称其为十变，是指十天干不再是邻近的阴阳干相配，不是甲配乙，丙配丁，戊配己，庚配辛，壬配癸，而是按照五行生成数序列发生了变化：甲一与己六合，乙二与庚七合，丙三与辛八合，丁四与壬九合，戊五与癸十合（表4-9）。

表4-9　五门十变表

| 十天干 | 甲 | 乙 | 丙 | 丁 | 戊 |
|---|---|---|---|---|---|
| 生数 | 天一 | 地二 | 天三 | 地四 | 天五 |
| 十天干 | 己 | 庚 | 辛 | 壬 | 癸 |
| 成数 | 地六 | 天七 | 地八 | 天九 | 地十 |

这一变化同时引起了十天干与五行配合的改变，不再是甲配乙为木，丙配丁为火，戊配己为土，庚配辛为金，壬配癸为水，而变化为以土为首，五行以相生排列：甲己化土，乙庚化金，丙辛化水，丁壬化木，戊癸化火。至于为何以土为首，是根源于五行生成数的数学模式，以土数为中介衍展而成；为何以五行相生排列，则根据十天干系列是以自然界物候生长次序为参照的。这里的天干数一概用五行成数而不用五行生数，因为天生而地化，天以气、地以形，与阴阳概念相比较，五行相对而言具有更多的物指性，所以用成数。

此外还可以参照月建规律，每一年的正月都是寅，由此而开始一年的变化。天干化五运意在"生化""变化"，因此应当回到每一年的正月考察五运的变化之始。甲己两年的正月都是丙寅，丙为火，火生土，因此甲己化土。乙庚两年的正月都是戊寅，戊为土，土生金，因此乙庚化金。丙辛两年的正月都是庚寅月，庚为金，金生水，因此丙辛化水。丁壬两年的正月都是壬寅，壬为水，水生木，因此丁壬化木。戊癸两年的正月都是甲寅，甲为木，木生火，因此戊癸化火。

为何水的成数不用六而用火的成数七来代替，是根据《易经》"水生而火成"的意义来用的（表4-10）。

### 表 4-10　日天干代数表

| 十天干 | 甲 | 乙 | 丙 | 丁 | 戊 |
|---|---|---|---|---|---|
|  | 己 | 庚 | 辛 | 壬 | 癸 |
| 五行相生序列 | 土 | 金 | 水 | 木 | 火 |
| 五行成数 | 十 | 九 | 用火数七 | 八 | 七 |

（2）日地支代数：十二地支阴阳相错配十二月，十二月有五行属性。寅为每一年正月属阳木，依次二月卯为阴木，木之后为火，但是按照"土旺于四季"的原则，每一季的最后一个月属土，所以三月辰为阳土。四月巳为阴火，五月午为阳火，六月未，春季最后一个月为阴土。秋为金，七月申为阳金，八月酉为阴金，九月戌为秋季最后一个月属阳土。冬为水，十月亥为阴水，十一月子为阳水，十二月丑为冬季最后一个月，属阴土（表 4-11）。

### 表 4-11　十二地支应十二月的阴阳五行属性

| 十二地支 | 子 | 丑 | 寅 | 卯 | 辰 | 巳 | 午 | 未 | 申 | 酉 | 戌 | 亥 |
|---|---|---|---|---|---|---|---|---|---|---|---|---|
| 十二月 | 十一月 | 十二月 | 一月 | 二月 | 三月 | 四月 | 五月 | 六月 | 七月 | 八月 | 九月 | 十月 |
| 阴阳 | 阳 | 阴 | 阳 | 阴 | 阳 | 阴 | 阳 | 阴 | 阳 | 阴 | 阳 | 阴 |
| 五行 | 水 | 土 | 木 | 木 | 土 | 火 | 火 | 土 | 金 | 金 | 土 | 水 |

将十二地支与五行相配的关系同上述十天干同五行成数相配，就得到了十二地支的相应数字（表 4-12）。

### 表 4-12　十二地支日代数表

| 十天干 | 甲 | 乙 | 丙 | 丁 | 戊 |
|---|---|---|---|---|---|
|  | 己 | 庚 | 辛 | 壬 | 癸 |
| 五行相生序列 | 土 | 金 | 水 | 木 | 火 |
| 五行成数 | 十 | 九 | 七 | 八 | 七 |
| 十二地支 | 丑辰未戌 | 申酉 | 子亥 | 寅卯 | 巳午 |

将以上日天干和日地支代数加以整合，就得到了日干支的代数表（表4-13）。

### 表4-13　日干支代数表

| 十天干 | 甲己 | 乙庚 | 丁壬 | 戊癸丙辛 |
|---|---|---|---|---|
| 十二地支 | 丑辰未戌 | 申酉 | 寅卯 | 巳午子亥 |
| 五行成数 | 十 | 九 | 八 | 七 |

徐凤在《针灸大全》用一首"八法逐日干支歌"对日干支的代数进行了概括："甲己辰戌丑未十，乙庚申酉九为期，丁壬寅卯八成数，戊癸巳午七相宜，丙辛亥子亦七数，逐日干支即得知。"

2. 时天干地支代数

首先十天干和十二地支的阴阳组合遵循特定的原则。十天干和十二地支一分为二，位于单数者为阳，位于偶数者为阴。根据一阴一阳相合化生的原则，十天干"逢五相合"即得：甲己、乙庚、丙辛、丁壬、戊癸；十二地支"逢六必冲"即得：子午、丑未、寅申、卯酉、辰戌、巳亥。

一、三、五、七、九为奇数阳数，阳数终于九，故称九为"老阳之数"，把老阳之数九所对应的干支作为赋予其他干支数字的参照。也就是十天干以壬为九计，十二地支以申为九计，以壬和申倒推到第一甲子，作为计算干支代数的依据。

以天干而言，从甲至壬为九，甲为九，甲己相合故而甲己为九。从乙至壬为八，故而乙为八，乙庚相合故而乙庚为八。从丙至壬为七，故而丙为七，丙辛相合故而丙辛为七。从丁至壬为六，故丁为六，丁壬相合故而丁壬为六。从戊至壬为五，戊为五，戊癸相合故而戊癸为五。

以地支而言，子午相冲，从子到申为九，子午以九数计。丑未相冲，从丑到申为八，丑未以八数计。寅申相冲，从寅到申为七，寅申以七数计。卯酉相冲，从卯到酉为六，卯酉以六数计。辰戌相冲，从辰到申为五，辰戌以五数计。巳亥相冲，从巳到申为四，巳亥以四数计（表4-14）。

### 表4-14　时干支代数表

| 十天干 | 甲己 | 乙庚 | 丙辛 | 丁壬 | 戊癸 | |
|---|---|---|---|---|---|---|
| 十二地支 | 子午 | 丑未 | 寅申 | 卯酉 | 辰戌 | 巳亥 |
| 代数 | 九 | 八 | 七 | 六 | 五 | 四 |

这就是徐凤《针灸大全》里的"八法临时干支歌"："甲己子午九宜用，乙庚丑未八无疑，丙辛寅申七作数，丁壬卯酉六须知，戊癸辰戌各有五，巳亥单加四共齐。"

3. 时间穴位的计算方法

灵龟八法又称作奇经纳干支法，徐凤在"八法临时干支歌"里对灵龟八法的计算方法进行了说明。为了求得穴位，必须将日干支和时干支的四个代数通通计算在内，所得总数阳日要用九来除，阴日要用六来除，如果除尽，阳日用九数，阴日用六数。如果除不尽，余数为在洛书里的数字。按照洛书数字与八卦、八卦与八脉交会穴的对应关系，自然就得到该日时的穴位。

例如甲子日，戊辰时，以日天干计数甲得十数，子得七数。以时干支计数，戊得五数，辰得五数，总共二十七数。甲子为阳日，总数除九，除尽用九，离卦列缺穴。

又如己卯日，庚午时，以日天干计数己得十数，卯得八数。以时干支计数，庚得八数，午得九数，总共三十五数。己卯为阴日，总数除六，余数为五，中宫照海穴。

为什么用九用六作为除数？我们知道阳数阴数各有逻辑，一、三、五、七、九，九是最大的阳数，称为"老阳""至阳"，九之后归一，所谓"九九归一"；二、四、六、八、十，六是居于中间的阴数，通过六，阴数得以连续，所谓"六六大顺"。《易经》以六爻成一卦，六是最高位的阴数。这里用阴阳的"至数"作为除数，有穷根究底的意思。此外，在五行的生成数里，生数中的三个阳数一、三、五相加得九，生数中的两个阴数二、四相加得六，因此九和六可以视为生生不息的代表数字，这同《易经》阳爻用九计位，阴爻用六计位的道理有异曲同工之妙。灵龟八法日时干支总和数用九用六作为除数，蕴含着这种计算方法所要表达的生生不息的意义。

总而言之，经过日的十天干、十二地支代数和时辰的十天干、十二地支代数的叠加，总数用九用六去除计算，得到了灵龟八法八脉交会穴敏感的六十日周期，六十日含 720 个时辰，按照时辰敏感的八脉交会穴总共出现了 720 次。

## （三）八穴纳文王八卦的道理

如上所述，通过特定的方法计算得到的九宫数字有相对应的八卦，每一卦有相对应的八脉交会穴，这样就完成了徐凤卦数穴一体的灵龟八法六十日周期。徐凤在"八脉配八卦歌"这样写道："乾属公孙艮内关，巽临震位外关还。离居列缺坤照海，后溪兑坎申脉联。补泻浮沉分逆顺，随时呼吸不为难。仙传秘诀神针法，万病如拈立便安。"八脉交会穴同文王八卦组合的道理何在呢？以下按照后天八卦起于震、终于艮为序进行解析。

震处正东，春雷生发之气所从出，三焦输布少阳生机，为诸阳气之父，故用三焦络穴外关作为维系诸阳的阳维脉的启动关口。巽在东南，春风杨柳万千条，需要带脉的管束约制才能不过不乱，胆应于春，足临泣是其输木穴，具有疏导协调之功，因此用作带脉的钥匙。离火正南，以降为用，气行方向由正中下行，同任脉相合。列缺是肺经的络穴，通于大肠，肺主肃降，大肠为其合，一脏一腑合力通降，正好与任脉相携互助，故将气行任脉、以降为用的机关配给列缺。坤在西南，为土，土在中央协调升降，西南为土降之初。阴跷脉发挥着在任督统领之下疏导激励一身之阴的功用，"阴跷散气于丹田"（《奇经八脉考》），同肾命密切相关；田者土也，故以肾经上的照海应阴跷，既符合土的中五位置，又同西南坤土相应。阴维脉同阴跷脉一样，具有在任督统领之下第二级的激励、维系一身之阴的功用，心包为阴血之母，内关是其络穴，所以将内关用作维系诸阴的阴维脉的交会穴，这也恰合东北艮山与西南坤土同气相求，阴跷阴维相携为用的原理。兑在正西，兑者泽也悦也，以滋助为悦。小肠为阳火之经，后溪为其输穴，后溪有输送转达火力之功；后溪又属木，木能生火，可以助长阳气及其转输。由于后溪在助力和发布阳气火力里的这种双重功用，所以将后溪作为主身之阳脉的督脉的钥匙。乾在西北，阴气大盛，与太阴脾土息息相通。地气上升，应当借助冲脉由下返上的功力，公孙是脾经的络穴，通于胃经，脾胃相携克服重阴能够鼓动冲脉上冲，所以将公孙选为冲脉之交会穴。坎水正北，以升为用，膀胱是藏津液、蒸水化气之腑，由下而上布达津气，申脉在膀胱经上，申者长也张也，能协助和鼓动膀胱由下而上布达气化功力的作用，阳跷脉从下而上直达目内眦，"申脉为阳跷所生也"（《针灸甲乙经》），故将申脉作为阳跷脉的根基和机关所在。艮在东北，艮止为山。阴维脉同任脉、阴跷脉共同维系阴脉的稳定，心包为一身阴血之主，恰是阴脉的基础。内关在心包经上，而且又是络穴，能够"历络三焦"（《灵枢·经脉》），作为原气之别使的三焦能够开通阻滞发挥气行则血行的功用，通过心包经有助于阴维脉维系阴经。因此，内关成为阴维脉的交会穴。中五无卦相应，在本章第一节分析了中五在后天八卦里处于坤卦和艮卦这个土中轴的中心，坤位在艮位之先，故用坤位的照海穴应中央五宫。

### （四）徐凤灵龟八法的特点

**1. 激励原气，鼓舞肾命**　洛书九宫的中心五宫是土心。在后天八卦里，东北位的艮土同西南位的坤土相连构成了土的中轴，这个中轴的中心同九宫的五宫位是重合的。这就提示我们对这个"土"究竟包含着什么意义，需要进行一番思考。在"藏气法时功"里，我将人体躯干由一个环圈分为上下两半，这个环圈由前面的脾土线和后面的肾水线连接而成。脾土线的中心是神阙，两侧是天枢、大横；肾水线的中心是命门，两侧是肾俞、志室。脾为后天之本，肾为先天之本，因此，这个位于躯体垂直正中位的横圈实际上将先后天连接起来了，而它恰好又是下丹田的上界所在。丹田为原气之根基、命火之居宅，命门在两肾之间。灵龟八法在坤土卦位用肾经上的阴跷脉交会穴照海，和在"中"位再用照海的深意，意在强调激励原气和肾命在本法位于主干地位，而"丹田"命名以"田"，也寓意着此处宜下扎实功夫，精耕细作。

**2. 六十环周甲子备具**　灵龟八法是一个八脉交会穴的六十日敏感周期，六十是一个甲子的备数，这个数字寓意灵龟八法的时空覆盖能力是完备的。三十多年本人在临床上运用最多的恰是此法。

## 三、徐凤飞腾八法的五日敏感周期

何谓"飞腾"？晋代葛洪《抱朴子·内篇》中讲述了一个"仙人""逾坑越谷，有如飞腾"的故事，录以供参考："汉成帝时，猎者于终南山中，见一人无衣服，身生黑毛，猎人见之，欲逐取之，而其人逾坑越谷，有如飞腾，不可逮及。于是乃密伺候其所在，合围得之，定是妇人。问之，言我本是秦之宫人也，闻关东贼至，秦王出降，宫室烧燔，惊走入山，饥无所食，垂饿死，有一老翁教我食松叶松实，当时苦涩，后稍便之，遂使不饥不渴，冬不寒，夏不热。计此女定是秦王子婴宫人，至成帝之世，二百许岁。乃将归，以谷食之，初闻谷臭呕吐，累日乃安。如是二年许，身毛乃脱落，转老而死。向使不为人所得，便成仙人矣。"从文中"食松叶松实"推测，传授此法的"老翁"似为道家隐士，而此女经数年辟谷方法的修炼居然获得"不饥不渴，冬不寒，夏不热"等非常功能，以至活命"二百许岁"。对于"飞腾"，《楚辞·离骚》有关于"凤鸟"的记载："吾令凤鸟飞腾兮，继之以日夜。"前一则故事用飞腾来形容经过道家修炼的人身体变得矫健轻盈，以至奔跑跳跃无障碍，获得常人不可追及的功能；后一则故事则是诗人对凤鸟快速飞升，夜以继日、翱翔不息的神奇想象。用"飞腾"命名针法，一方面指推导穴位的方法简便快捷，也蕴含着效验神奇迅速的意思，即《针灸大成·刺法启玄歌》所谓"八法神针妙，飞腾法最奇"。

徐凤在《针灸大全》里写道："愚谓奇经八脉之法，各有不相同。前灵龟八法，有阳九阴六、十干十变开阖之理，用之得时，无不捷效。后飞腾八法，亦明师所授，故不敢弃，亦载于此，以示后之学人。"徐凤得"明师所授"的飞腾八法一反王国瑞法，用伏羲先天八卦，而不用文王后天八卦，用卦数而不用洛书九宫数，在计算方法上不用日和时的甲子代数叠加，只取时的天干，将时天干直接带入伏羲八卦，通过伏羲八卦同八脉交会穴的对应关系就得到此时辰的开穴，因此这一方法被称为"奇经纳干法"。徐凤在《针灸大全》"窦文真公八法流注"里，用一首"飞腾八法歌"来说明时天干、先天八卦、八脉交会穴三者之间的关系："壬甲公孙即是乾，丙居艮上内关然。戊为临泣生坎水，庚属外关震相连。辛上后溪装巽卦，乙癸申脉到坤传。己土列缺南离上，丁居照海兑金全。"对这首歌诀里重叠着的天干、八卦、八脉交会穴之间的关系，需要逐层弄清楚。

## （一）十天干同八经卦的匹配关系

这种配法被称为"纳甲法"，起源于西汉京房，之后东汉魏伯阳的《周易参同契》和三国虞翻注解《周易》均遵而从之，并且一直沿用至今，即"乾配甲壬，坤配乙癸，艮兑配丙丁，坎离配戊己，震巽配庚辛，此纳甲法也"。宋代陈抟在《河洛理数》的"八字天干配卦例"里，进而将十天干与八卦的关系，以及它们与数的组合进行了说明，成为天干配卦求数的重要依据。"壬甲从乾数，乾之数六，壬甲属乾，故亦下六数。乙癸向坤求，坤之数二，乙癸属坤，故亦下二数。庚来震上立，震之数三，庚属震，故亦下三数。辛在巽方游，巽之数四，辛属巽，故亦下四数。丙于艮门立，艮之数八，丙属艮，故亦下八数。己以离为头，离之数九，己属离，故亦下九数。戊须坎处出，坎之数一，戊属坎，故亦下一数。丁向兑家流，兑之数七，丁属兑，故亦下七数。"对纳甲法有多种解释，按照《易经》以日月运动变化总括天地万物规律，即《系辞》"天地设位，而易行乎其中"的原理，魏伯阳的月体纳甲法做出的解释比较合理。这一解释见于《周易参同契》，其文如下："三日出为爽，震庚受西方。八日兑受丁，上弦平如绳。十五乾体就，盛满甲东方。蟾蜍与兔魄，日月炁双明。蟾蜍视卦节，兔者吐生光。七八道已讫，屈伸低下降。十六转受统，巽辛见平明。艮直于丙南，下弦二十三。坤乙三十日，东北丧其朋。节尽相禅与，继体复生龙。壬癸配甲乙，乾坤括始终。七八数十五，九六亦相应，四者合三十，阳气索灭藏，八卦布列曜，运移不失中。"

纳甲法以先天八卦同十天干顺序相配。乾卦为天为父、坤卦为地为母，乾坤是万物生育之根本和原始，所以乾坤配以甲乙，余下的八个天干同六个经卦相配后，还剩下壬癸两个天干，将它们配给乾坤两卦，乾纳甲、壬，坤纳乙、癸，形成天地环抱其他六个经卦的布局，以此来强调天地定位的重要。对先天八卦同十天干的配法还有另外一种解释，以坎卦为"月之正体"、离卦为"日之正体"置于上下六卦之间，因其与地平行配以戊己。地平上下六卦的依据是月相的变化。在《四库全书》"星历考原"对此加以说明："坤宫月相为亏于三十日，震宫起初三日生明，至兑宫初八日间去上弦，乾宫月相为盈于十五日，巽宫起十八日生魄，至艮宫廿八日间去下弦，周而复始，离属火为日之本体，坎属水为月之本体。"在本章第一节对这个八卦的卦象同一月之中的月相匹配，进而同十天干匹配构成的象数体例做了详细的分析，可以合参。

### （二）伏羲先天八卦与八脉交会穴的关系

先天八卦同八脉交会穴的搭配，需要回到《易经》对伏羲八卦的说明才能得到比较合理的解释。《周易·说卦》："天地定位，山泽通气，雷风相薄，水火不相射，八卦相错。"这一段文字提纲挈领地说明了，先天八卦的卦位结构关系是以对待而言，"对待"并非对立，其中包含着互相沟通、协作、补充、提领等意义。八穴纳八卦也反映了这种对待关系。

**1. 公孙申脉配乾坤**　在飞腾八法里，八脉交会穴与时天干组合的循环次序是公孙、申脉、内关、照海、足临泣、列缺、外关、后溪、公孙、申脉。起于公孙、申脉，又终于公孙、申脉，这两个穴位配应的乾坤二卦是先天八卦天地定位的"定锤之音"，因此八脉交会穴配先天八卦也要从公孙、申脉开始。公孙何以配乾？公孙是黄帝的别称，居高临下正当处于乾位，所谓"乾以君之"。公孙何以配冲脉？公孙是脾经络穴，通于胃经，冲脉下行至大足趾，要依凭脾土升清的功力才能返回丹田，公孙配乾卦高高在上即有助于冲脉上行返回丹田。申脉何以配坤卦？申脉为阳跷脉钥匙，助阳气蒸腾气化，不但对"坤以藏之"发挥着调节的功能，而且是地气得以上升同天气交会的动力。乾与坤上下相望，乾卦的健运不息对坤土的收纳储藏是一种调节。坤为土、乾为金，金气敛纳下行，对乾卦的健运不息，也发挥着相反相成的作用。公孙配乾卦，申脉配坤卦，上下呼应，阴阳交错，先后天水土互动，完全符合先天八卦乾坤"天地定位"的布卦原理。在飞腾八法里，八脉交会穴同十天干组合必有两个穴位要重复，这两个穴位就是同乾坤二卦匹配的公孙、申脉，以此构成了飞腾八法定位的中轴线。

　　**2. 照海内关配兑艮**　兑卦为泽，其性属金，能生水；兑为高原湖泊或湿地，养育功能非同一般，所谓"兑以说之"。　阴跷脉是整合阴经的"桥接"动力，

"桥"因水而设，水根在肾故用照海。照海的滋润之功有同于兑，故配以兑卦。艮卦厚土为山，"艮以止之"，阴维脉交会穴内关是心包经络穴，通三焦能疏导厚土的阻遏，助土生机，故与艮卦相配。阴跷脉具有"桥梁"沟通诸阴经的功能，阴维脉是维系阴经的"联络员"，照海、内关作为二经的交会穴，以对持和补充的不同方式对阴经进行调节，结合卦位排列就是"山泽通气"。

**3. 后溪外关配巽震**　震卦为雷属木，阳维脉交会穴外关又是三焦经络穴，最能催发春生萌动之气，与"雷以动之"相当。巽卦为风木功在散发宣导，督脉交会穴后溪又是手太阳经输穴，太阳主开，输穴主输，与巽卦携带的能量特点"风以散之"同气相求，故配以巽卦。督脉统领诸阳经，大椎为诸阳之会，手太阳输穴后溪通于大椎，是同督脉功能最适当的匹配。阳维脉是维系阳经的"联络员"，三焦为调节诸阳气之父，其输穴外关，对阳维脉维系诸阳具有疏导之功。后溪与外关相配，使得对全身阳脉发挥"总督"和"维系"作用的两条奇经得以互相支撑，这就是"雷风相薄"。

**4. 列缺临泣配离坎**　日为天火卦为离，列缺古为雷公，主司天火的闪烁，以应离卦"日以烜之"的能量特点。坎卦为水，临泣通带脉围绕腰身，主水湿不漏不泻，发挥正常滋润功能，此即"雨以润之"，足临泣配坎卦是为同气相求。任脉为阴经总领，输导下行功在列缺，带脉维系水湿代谢，以足临泣为交会穴，两者纵横对待，互通信息，又相互制约，成就了离坎的"水火不相射"。

　　"雷以动之，风以散之，雨以润之，日以烜之，艮以止之，兑以说之，乾以君之，坤以藏之"，是对先天八卦里各卦携带的能量特征的说明。伏羲八卦以对待言，飞腾八法纳八穴也以对待关系排列。奇经八脉交会穴同先天八卦的组合，形成了一种开放性的天人相应的两两对待、相互补充的能量结构。因此，八脉交会穴同先天八卦的组合，不能简单地用八脉交会穴的主治功能去分而论之，相反需要参考道家内修的"炉鼎"说，从八种能量的复合场功能去思考，才能接近要领。尤其是其中的"日以烜之"，《集韵》谓"烜日气也"，烜指太阳的"气"，就是燃烧着的火球太阳携带着的光明、温暖的能量，这种能量是天地之间其他能量的总源头，认识这一点对于在临床运用飞腾八法是很重要的。

## （三）十天干与八脉交会穴的关系

　　在六十甲子里仅用天干计时是一个五日的循环。这个六十时辰的五日循环，也就是飞腾八法以时干计时构成五日周期的根源。这个方法是完全不考虑日的干支和时辰地支的。以十天干为计，奇经八脉的八个交会穴必定有两个要重复才能合成完璧，徐凤选择了天地定位的乾卦和坤卦上的公孙和申脉作为这一循环的起点和终点，公孙在第一时辰甲和第九时辰壬运用两次"壬甲公孙即是乾"，申脉在第二时辰乙和第十时辰癸运用两次"乙癸申脉到坤传"。第三时辰丙用内关"丙居艮上内关然"。第四时辰丁用照海"丁居照海兑金全"。第五时辰戊用足临泣"戊为临泣生坎水"。第六时辰己用列缺"己土列缺南离上"。第七时辰庚用外关"庚属外关震相连"。第八时辰辛用后溪"辛上后溪装巽卦"。这样的组合就构成了一个起于公孙、申脉，终于公孙、申脉的五日周期。

## （四）徐凤飞腾八法的特点

**1. 冲脉阳跷互为邻，原气运行有动力** 飞腾八法五日敏感周期以六十甲子第一时辰的天干甲，和它所对应的冲脉交会穴公孙为起点，以第六十时辰的天干癸，和阳跷脉交会穴申脉为终点。公孙、申脉不仅是五日周期的首尾，并且相伴而行，穿插在五日六十时辰里成为飞腾八法的中轴。公孙、申脉这一组合总共运用了 24 次，运用频率为全部八脉交会穴的五分之二。在《黄帝内经》里将人生划分为男子以八数和女子以七数的不同阶段，其标志均来源于天癸，而天癸的"至"与"竭"，又是同肾气密切相关的，天癸和肾气二者都是原气的组成部分。天癸和肾气通过冲脉表现为重要的生命体征，在女子，太冲脉的盛衰是生殖功能的标志，在男子则与筋骨精气生育功能有关。如前所述，冲脉参与了奇脏肾与奇腑脑、髓、骨、女子胞的连接，因此，冲脉的交会穴公孙是直通肾间原气的。依此可以说，以公孙为引领，飞腾八法是一个以原气为基础和动力的八脉交会穴的五日敏感周期。此外，公孙是脾经络穴，是脾阴土经的穴位，申脉是膀胱阳水经的穴位，公孙、申脉的相伴而行同时提示了水土先后天的依存关系。

**2. 任督交会用开穴，提领原气行周身** 列缺是任脉交会穴，在手太阴经，手太阴经与足太阴经同名，在三阴主开；后溪是督脉交会穴，在手太阳经，手太阳经与足太阳经同名，在三阳主开，列缺和后溪的运用频率都是 12 次，处于八脉交会穴运用频率的第二位。以运用频率而言，在飞腾八法里，列缺在太阴主开和后溪在太阳主开的作用，对公孙、申脉贯穿通盘、斡旋原气的功能，无疑发挥出一种相辅相助的作用。

3. **水木两经等频率，上善若水有生机** 水经和木经的八脉交会穴运用次数相等。以水经穴位的运用而言，申脉是阳跷脉交会穴，运用 24 次，照海是阴跷脉交会穴，运用 12 次，总计 36 次。以木经穴位的运用而言，内关是阴维脉交会穴，运用 12 次，足临泣是带脉交会穴，运用 12 次，外关是阳维脉交会穴，运用 12 次，总计 36 次。水生木，木主生发，提示了飞腾八法重视"生生"的原则。

通而观之，伏羲八卦以对待言，飞腾八法纳八穴也是以对待而言：乾坤"天地定位"，乾为天，其性刚健，同冲脉上行动势一致配以公孙；坤为地，需要阳跷脉的动力作为生机配以申脉。坎离"水火不相射"，离为火，需要任脉协助下行配以列缺；坎为水，带脉横行绕身，调节水湿郁滞配以足临泣。兑艮"山泽通气"，兑为泽，照海是阴跷脉交会穴，助其滋养之功；艮为山，内关是阴维脉交会穴，以木能输土之功为助。巽震"雷风相薄"，"雷以动之"，外关是阳维脉交会穴，在三焦主发动。"风以散之"，后溪是督脉交会穴，为输，具有转动枢纽之功。八脉交会穴配合先天八卦的逻辑，是不同于列缺配照海、公孙配内关、申脉配后溪、外关配足临泣的。飞腾八法的五日敏感周期所表达的能量动态系统是与时间空间紧密相关的，这再一次提示，以时空模式为依凭的古代按时取穴方法，是中国针灸的精髓内核。

## 四、徐凤灵龟八法和飞腾八法之比较

通过对徐凤灵龟八法和飞腾八法的解析，我们得知，虽然同样是运用八脉交会穴，由于所参照的时空模式不同，发生出了六十日的敏感周期和五日的敏感周期。这两个周期之间有何异同呢？

第一，灵龟八法和飞腾八法中八卦配八穴有四同和四不同，离、乾、震、艮这四个阳卦都是配以任脉、冲脉、阳维脉、阴维脉的交会穴列缺、公孙、外关、内关，而兑、巽、坎、坤这四个阴卦则出现了同后溪、足临泣、申脉、照海的不同组合。这似乎提示了二法都在强调以阳为主的道家理念（表 4-15）。

第二，在灵龟八法和飞腾八法中，八脉交会穴所配的"方位"和"数"也存在着相同和不同两个方面。以"方位"而言，申脉在两法均居于正北，而其他八脉交会穴的方位都不一样。正北为水位，水域包括了两肾和两肾之间的命门，是道家生命的根基所在，阳跷脉交会穴申脉所蕴含的协助肾命蒸水化气的功能，赫赫然显示在其方位正北之上，说明了二法重视肾水气化，即人体原气功能的共性。以数与穴的关系而言，仅有照海在二法中均配以"二"。照海在灵龟八法里还配以五数（表 4-16）。

表 4-15　灵龟八法和飞腾八法八穴配八卦之比较

| 八卦 | 灵龟八法后天八卦 | 飞腾八法先天八卦 | 八脉交会穴 | 奇经八脉 |
|---|---|---|---|---|
| 离卦 | | | 列缺 | 任脉 |
| 乾卦 | 四阳卦 | 相同 | 公孙 | 冲脉 |
| 震卦 | | | 外关 | 阳维脉 |
| 艮卦 | | | 内关 | 阴维脉 |
| 兑卦 | | | 后溪 | 督脉 |
| 巽卦 | 四阴卦 | 不同 | 足临泣 | 带脉 |
| 坎卦 | | | 申脉 | 阳跷脉 |
| 坤卦 | | | 照海 | 阴跷脉 |

表 4-16　灵龟八法和飞腾八法八穴配方位和数之比较

| 八脉交会穴 | 灵龟八法 | | 飞腾八法 | |
|---|---|---|---|---|
| | 方位 | 九宫数 | 方位 | 八卦数 |
| 列缺 | 正南 | 九 | 正东 | 三 |
| 公孙 | 西北 | 六 | 正南 | 一 |
| 外关 | 正东 | 三 | 东北 | 四 |
| 内关 | 东北 | 八 | 西北 | 七 |
| 后溪 | 正西 | 七 | 西南 | 五 |
| 足临泣 | 东南 | 四 | 正西 | 六 |
| 申脉 | 正北 | 一 | 正北 | 八 |
| 照海 | 西南 | 二 | 东南 | 二 |
| 照海 | 正中 | 五 | | |

第三，由于上述"卦"和"数"的不同，产生出了二法运用八脉交会穴的不同频率。灵龟八法依次为照海、外关、足临泣、申脉、公孙、内关、列缺、后溪，提示了阴跷脉、阳维脉、带脉、阳跷脉四脉交会穴的重要。飞腾八法依次为公孙、申脉，余下的照海、外关、足临泣、内关、列缺、后溪运用次数相同，提示了冲脉和阳跷脉的重要性。这些对于临床按照病症特点在二法之中进行对比选择都具有参考意义（表 4-17、表 4-18）。

表 4-17　八脉交会穴在灵龟八法 60 日 720 时辰里的运用频率

| 穴位 | 运用次数 | % |
|---|---|---|
| 照海 | 220 | 31 |
| 外关 | 107 | 15 |
| 临泣 | 106 | 15 |
| 申脉 | 98 | 14 |
| 公孙 | 96 | 13 |
| 内关 | 32 | 4 |
| 列缺 | 31 | 4 |
| 后溪 | 30 | 4 |
| 总计 | 720 | 100 |

表 4-18　八脉交会穴在飞腾八法 5 日 60 时辰的运用频率

| 穴位 | 次数 | % |
|---|---|---|
| 公孙 | 12 | 20 |
| 申脉 | 12 | 20 |
| 后溪 | 6 | 10 |
| 临泣 | 6 | 10 |
| 外关 | 6 | 10 |
| 内关 | 6 | 10 |
| 照海 | 6 | 10 |
| 列缺 | 6 | 10 |
| 总计 | 60 | 100 |

以上徐凤飞腾八法和灵龟八法的比较，说明在同样一个时间流程里，由于时空参照系统的不同，同类特定穴的时间敏感性随之发生出了不同的节律，八脉交会穴在各法的位置也随之不同，从而构成了不同的应时反应网络。也就是说，构建时空场的元素和方法不同，是飞腾八法和灵龟八法敏感周期之所以不同的根源，而这些也正是将二法提升为时空针灸灵龟八法和时空针灸飞腾八法的依据。

## 第四节 时空针灸灵龟八法、飞腾八法的时间穴位和针刺方法

　　时空针灸灵龟八法、飞腾八法的时间穴位包括就诊时间穴位和具有记忆功能的时间穴位,有关时间穴位的论述和针刺顺序详见本书第一章第一节。

　　八脉交会穴的主穴与合穴的运用,历代有不同的方法。《针经指南》中是广义的用法,不局限于灵龟八法或者飞腾八法,该书在"八穴主治症"提出"先取主穴,后取合穴",合穴指同主穴配合的八脉交会穴,即主合穴区别先后,都要运用。徐凤在《针灸大全》的"八法主治病症"里提出"仅取主穴,不取合穴",用于灵龟和飞腾二法。杨继洲在《针灸大成》里则认为:"八法先刺主证之穴,随病左右上下所在,取诸应穴……如病未已,必求合穴,须停针待气,使上下相接,快然无所苦,而后出针。"先针主穴,次针应穴,然后视病情变化再决定是否用合穴,充分体现了临床观察的细腻和随机变化的灵活性。杨氏对八脉交会穴的运用不拘于灵龟飞腾二法。以上各家用法的不同见表4-19。

　　时空针灸的灵龟、飞腾二法在运用八脉交会穴时,无论就诊时穴或者五大类记忆时穴都以地方时为依据。在选定时间穴位之后,按照男女有别或者病情左右来决定应时主穴针刺的先后。应时主穴单用或者与合穴同用,则根据病情和患者耐受能力来决定。在灵龟、飞腾二法中,也会将合穴组配到九宫穴位或者八卦穴位里,虽然在这种情况下它们已经不具有在时间上同时穴相配的意义,但是同其他空间穴位相比,它们对应时主穴还是能够发挥出特别的辅助作用。

表 4-19  八脉交会穴主穴和合穴的用法

| 书名 | 篇名 | 八脉交会穴 | | | | | | | |
|---|---|---|---|---|---|---|---|---|---|
| | | 公孙主<br>内关合 | 内关主<br>公孙合 | 足临泣主<br>外关合 | 外关主<br>足临泣合 | 后溪主<br>申脉合 | 申脉主<br>后溪合 | 列缺主<br>照海合 | 照海主<br>列缺合 |
| 《针经指南》 | 八穴<br>主治症 | 先取主穴，后取合穴 | | | | | | | |
| 《针灸大全》 | 八法<br>主治病症 | 仅取主穴，不取合穴 | | | | | | | |
| 《针灸大成》 | 八脉图<br>并治症歌 | 先刺主症之八脉交会穴，如病未已，必求合穴 | | | | | | | |

## 第五节　时空针灸灵龟八法、飞腾八法的空间穴位和针刺方法

奇经八脉交会穴一穴单用或者配对运用,在临床的疗效是不容置疑的。把奇经八脉交会穴按照先后天八卦、九宫、六十甲子等时空模式规划成为飞腾八法、灵龟八法,给八脉交会穴赋予了按时敏感的功能,应当说是遵循针灸原创的重要进步。时代在前进,疾病谱和人类对针灸的需求在改变,飞腾八法和灵龟八法还有没有更加深层的功能,可以为治疗当今疑难和重大疾病服务,为针灸国际化提供忠实于针灸原创的理论和方法呢? 这就是时空针灸想要回答的问题,为此本书在第一章讨论了时间穴位的记忆功能和空间穴位的同构功能,本节集中论述飞腾八法和灵龟八法的空间穴位及其针刺方法。

八脉交会穴以先天八卦和卦数为时空坐标,产生了飞腾八法的 5 日敏感周期,以后天八卦、九宫、六十甲子为时空坐标,产生了灵龟八法的 60 日敏感周期,二者统称为纳卦法。既然以"卦"为核心元素,组合空间穴位的原理就要首先遵循先天八卦和后天八卦之理。伏羲八卦即先天八卦,排列的依据是:"天地定位,山泽通气,雷风相薄,水火不相射",相对的两卦的卦象是相反的,但是从易理上来说是相交相成的,也就是说,伏羲八卦描述的是宇宙自然的阴阳对待关系,这就是《皇极经世》的解释:"先天乃对待之体:乾南坤北为天地定位,离东坎西为水火不相射;兑居东南,艮居西北,为山泽通气;震居东北,巽居西南,为雷风相薄;阴阳老少以类合,此伏羲八卦方位图,易之本也。"文王八卦即后天八卦,布卦原理如《说卦传》指出:"万物出乎震,震,东方也;齐乎巽,巽,东南方也,齐也者,言万物之洁齐也;离也者,明也;万物皆相见,南方之卦也……坤也者,地也,万物皆致养焉;故曰致役乎坤;兑,正秋也,万物之所说也;故说言乎兑;战乎乾,乾,西北之卦也,言阴阳相薄也;坎者,水也,正北方之卦也,劳卦也,万物之所归也,故曰劳乎坎;艮,东北方之卦也,万物之所成终而所成始也,故曰成言乎艮。"后天八卦描述了万物顺应四时八方演变的流程、顺序,以及由此所产生的生长化收藏规律。与伏羲八卦"对待之体"相对,文王八卦为易之用,所以在古代,风水、医学、地理具有实用性的自然科学等主要用的是文王八卦,通常又是同九宫结合在一起的。

灵龟八法和飞腾八法的"卦数穴"三位一体组合是非常不同的，其根本原因就在于先后天八卦、九宫、易数的时空内涵以及二法对它们的运用方法是不同的（表4-20）。

表4-20 灵龟八法、飞腾八法卦数穴组合比较

| 八脉交会穴 | 卦 | | 数 | |
| --- | --- | --- | --- | --- |
| | 灵龟八法 | 飞腾八法 | 灵龟八法 | 飞腾八法 |
| 公孙 | 乾 | 乾 | 六 | 一 |
| 照海 | 坤 | 兑 | 二，五 | 二 |
| 申脉 | 坎 | 坤 | 一 | 八 |
| 列缺 | 离 | 离 | 九 | 三 |
| 内关 | 艮 | 艮 | 八 | 七 |
| 后溪 | 兑 | 巽 | 七 | 五 |
| 外关 | 震 | 震 | 三 | 四 |
| 临泣 | 巽 | 坎 | 四 | 六 |

## 一、选择空间穴位的原则

构建空间穴位的要点是必须遵循构建时间穴位的原理，通过空间穴位与时间穴位的同构关系，将二者连接在一起；其次，空间穴位要按照调节患者病机的需要灵活组构，才能激活人体的自我康复能力，进而获得"不药而治"的功效。这两个要点决定了选择空间穴位应当以"调构个性化气场"为根本原则。

哪些穴位是时空针灸飞腾八法、灵龟八法空间穴位的主要选项呢？

### （一）奇经八脉穴位

飞腾八法和灵龟八法都是奇经纳卦法，由于二法与奇经八脉交会穴的特殊关联，而八脉交会穴同奇经上的穴位是穴脉相系的，因此奇经八脉上的穴位是时空飞腾八法、灵龟八法空间穴位的首选。经常选用的奇经八脉穴位如下（表4-21）。

表 4-21　灵飞二法空间穴位主要选用的奇经八脉穴位

| 奇经八脉 | 穴位 | | | | | | | | 占比 |
|---|---|---|---|---|---|---|---|---|---|
| 督脉 | 长强　腰俞　腰阳关　命门　筋缩　至阳　灵台　神道<br>身柱　陶道　大椎　风府　后顶　百会　上星　神庭　人中 | | | | | | | | 17/28 |
| 任脉 | 关元　气海　阴交　水分　中脘　膻中　天突　廉泉 | | | | | | | | 8/24 |
| 冲脉 | 关元　阴交　气穴　气冲　大杼　然谷　照海　太冲　公孙 | | | | | | | | 9/17 |
| 带脉 | 命门 | | | | | | | | 1/3 |
| 阴跷脉 | 睛明　照海 | | | | | | | | 2/3 |
| 阳跷脉 | 睛明　肩髃　臑俞　地仓　承泣　居髎　风池 | | | | | | | | 7/13 |
| 阴维脉 | 天突　廉泉　期门　大横　居髎　筑宾 | | | | | | | | 6/7 |
| 阳维脉 | 肩井　本神　臑俞　承灵　头足　临泣　风府　头维　风池 | | | | | | | | 8/17 |

其中，任督二脉上的穴位都可以选作灵龟八法九宫穴位或者飞腾八法八卦穴位中轴上的穴位，搭构起原气循行小周天的路径，对整个气场发挥平衡定中的功能。尤其是任督二脉在同一横圈水平上的穴位联合运用，有更为直接的调整和调动三丹田和三气海的功能。例如，会阴区域古称海底，这里是下气海、中气海、上气海共同的"底盘"或基础，曲骨与长强联合对海底发挥疏导之功；关元与腰阳关，内通下丹田和下气海；中脘与中枢，内连中丹田和中气海；膻中与神道，内连上气海；印堂与强间，内连上丹田，等等。此外，天突与大椎具有疏导全身手足十二正经的作用，也是经常选用的配对。在任督二脉上的选穴，同时要考虑到针对病因病机，以保证对原气运行产生一种定向引导，起到调动原气直趋病所的作用，如乳腺癌选择治疗乳腺疾病的要穴膻中即为例证。任督以外其他六条奇经上的穴位，可以依据病因病机选择运用于九宫或者八卦穴位的两翼，因为它们同属奇经八脉，可以从两方面发挥协同中轴上的任督穴位的作用：首先是帮助原气循行，其次是进一步增强对原气的导向治病作用。例如，肾阳虚损的腰痛畏寒，选用督脉上的命门、腰阳关、长强和任脉上的关元作为中轴上的穴位，配以阳跷脉的睛明穴疏通膀胱经脉；颈椎骨质增生引起的肩颈疼痛，选用大椎、命门作为中轴上的穴位，配以阳维脉肩井、冲脉大杼、阳跷脉风池就近止痛；宫寒不孕，选用督脉上的命门、任脉上的阴交、关元，配以冲脉气穴、公孙，和阴跷脉照海调理胞宫气血，等等。如果参考传统的中药配方"君臣佐使"关系说，任督二脉在九宫穴阵和八卦穴阵里位于中轴上的主要穴位可以视为"君"（例如命门于肾虚腰痛，命门于宫寒不孕，大椎于骨

质增生肩颈疼痛）；次要穴位可以视为"臣"（例如长强、腰阳关、关元于肾虚腰痛，大椎于骨质增生引起的肩颈疼痛，关元于宫寒不孕）。位于九宫穴位和八卦穴位两翼任督以外六条奇经八脉的穴位为"佐"（例如睛明于肾虚腰痛，肩井、大杼、风池于骨质增生肩颈疼痛，气穴、公孙、照海于宫寒不孕）。本书"克难篇"里，针对早期乳腺癌手术后辅助化疗疲劳的基本病机肝脾气虚，按照补益肝脾的治疗原则设计了基础空间穴位如下。

| 颈背九宫穴位 | | |
|---|---|---|
| 左 ———— 右 | | |
| ④ 天宗 | ⑨ 大椎 | ② 天宗 |
| ③ 肝俞 | ⑤ 命门 | ⑦ 肝俞 |
| ⑧ 脾俞 | ① 长强 | ⑥ 脾俞 |

| 头面上肢九宫穴位 | | |
|---|---|---|
| 右 ———— 左 | | |
| ④ 头维 | ⑨ 百会 | ② 头维 |
| ③ 太阳 | ⑤ 上星 | ⑦ 太阳 |
| ⑧ 合谷 | ① 印堂 | ⑥ 合谷 |

| 胸腹下肢九宫穴位 | | |
|---|---|---|
| 右 ———— 左 | | |
| ④ 期门 | ⑨ 膻中 | ② 期门 |
| ③ 天枢 | ⑤ 阴交 | ⑦ 天枢 |
| ⑧ 足三里 | ① 关元 | ⑥ 足三里 |

在三组九宫穴位里，选择了任督二脉里九个穴位作为中轴上的穴位，其中命门是全方之"君"，关元是全方之"臣"，发挥着采气归根、补益原气的作用。大椎、长强、百会、上星、印堂、膻中、阴交疏通任督，有助原气周流小周天，也具有"臣"的作用，膻中位于两乳房之间，起到引导原气趋向病所兼具"佐使"之功。头维辅助百会安神、期门协同膻中导向，也属于奇经八脉穴位在九宫两翼发挥的"佐使"功能。

## （二）特定穴

特定穴主要运用于九宫穴位或者八卦穴位的两翼。同一脏腑的背俞穴、募穴联合运用，发挥对调整脏腑失调和调动脏腑之气的协同作用，类似于方剂配伍的"相须"。络穴联络表里阴阳配对的两条经络，针刺一个穴位可以作用于两条经络，是打通结滞、疏通配对经络的重要方法。如果将络穴同相应脏腑的背俞穴、募穴联合运用在九宫穴位或者八卦穴位里，或者将八会穴同背俞穴、募穴、络穴同用，则类似于方剂配伍的"相使"，即作用相近的穴位组合达到增强同一个功效的目的。这样的组合在九宫穴位或八卦穴位中具有"佐"的功能。对于八会穴同八脉交会穴的关系，元代窦汉卿在《标幽赋》里特别指出：

"八脉始终连八会，本是纲纪。"在灵龟八法、飞腾八法里，将八会穴组合到空间穴位里是值得重视的（表 4-22）。

表 4-22 特定穴表

| 特定穴 | 穴位 | | | | | | | | | | |
|---|---|---|---|---|---|---|---|---|---|---|---|
| 背俞穴 | 肺俞 | 心俞 | 厥阴俞 | 脾俞 | 肾俞 | 肝俞 | 大肠俞 | 小肠俞 | 胆俞 | 胃俞 | 三焦俞 |
| 募穴 | 中府 | 期门 | 日月 | 京门 | 章门 | 石门 | 关元 | 天枢 | 膻中 | 巨阙 | 中脘 | 中极 |
| 络穴 | 列缺 | 通里 | 内关 | 公孙 | 大钟 | 蠡沟 | 偏历 | 支正 | 外关 | 丰隆 | 飞扬 | 鸠尾 |
| | 长强 | 大包 | | | | | | | | | | |
| 八会穴 | 膻中 | 膈俞 | 章门 | 中脘 | 太渊 | 阳陵泉 | 悬钟 | 大杼 | | | | |
| 五输穴 | 具体见表 3-3 五输穴表 | | | | | | | | | | | |

仍以乳腺癌上方为例，在九宫两翼宫位的穴位里，肝俞与期门属于肝经俞募穴同用，气会穴膻中与肝俞同用，它们直指乳腺癌受病之所；合谷、足三里是手足阳明经合穴同用，能够在补益脾胃之气的同时疏导气机。以上组合均可视为全方之"佐"。

哪些穴位具有"使"的功能呢？应时敏感的主穴和它所在的九宫或者八卦位置上的空间穴位，是将时空穴位连接起来的关键，它们就是时空全方的"使"。例如上方时间穴位是公孙，位于九宫的第六宫，那么公孙和上方第六宫位置上的脾俞、合谷、足三里就都属于时空组合的"使"。在三个九宫穴位里，如果首先针刺背九宫，背九宫第六宫上的脾俞就是空间穴位全方之"使"，同公孙一起成为开启全方时空穴位的钥匙。如果仅用头手九宫和胸腹下肢九宫，那么公孙和首先针刺的头面上肢九宫穴位里的合谷就是时空组合全方的"使"。

## （三）靶向穴位和经验穴位

靶向穴位指对病机或者病位具有特殊针对性的穴位，例如三阴交对妇女不孕、月经不调，以及内分泌失调如甲状腺疾病、糖尿病均有特殊疗效，可以作为靶向穴位组合到九宫穴位或者八卦穴位里。又如在上述干预乳腺癌化疗副反应基础方里，膻中、天宗均可视为九宫穴位里的靶向穴位。经验穴位指一些医家在长期临床实践中总结出来的有效穴位，最有代表性的是杨继洲《针灸大成》记载的"八脉图并治症穴"，即八脉交会穴的应穴。例如冲脉交会穴公孙的应穴治症里有"两胁胀满气攻疼痛；绝骨、章门、阳陵泉"，当运用公孙作为时间穴位时，可以将绝骨、章门、阳陵泉作为靶向／经验穴位组织到九宫穴位或者八卦穴位里。又如，阴跷脉交会穴照海的应穴治症里有"乳痃气发时冲心痛：带脉、涌泉、太溪、大敦"，当运用照海为时间穴位时，可以将带脉、涌泉、太溪、大敦作为靶向或者经验穴位，组织到九宫穴位或者八卦穴位里。

总而言之，在"调构气场"理论的指导下，时空针灸灵龟八法和飞腾八法的空间穴位首先选择具有携带能量优势的穴位组成方阵的中轴，它们是全方的"君"和"臣"，其中注意到了在中轴上配置针对病机的穴位引导原气直驱病所。九宫八卦两翼的穴位对中轴发挥辅助的作用，属于"佐"。很显然，这种配备九宫、八卦穴位的理念是不同于一般所说的本经配穴法或者表里经配穴法的。尽管其中运用了本经配穴法里的原合配穴（例如太渊配尺泽同用、太冲配曲泉）、郄合配穴（例如孔最配尺泽、阴陵泉配地机）、原郄配穴（例如太白配地机）、合井配穴（例如曲泉配大敦、曲池配商阳），也运用了表里经配穴法里的原合配穴（例如太白配足三里、太冲配阳陵泉）、原络配穴（例如太白配丰隆、合谷配列缺）、合井配穴（例如曲池配少商）等多种配穴方法，但在整体上是服务于调构一个同时间穴位相关联的、时空穴位同根同构的气场，而不是将这些穴位组合仅作为一个单独的功效来运用。此外，为了分析灵龟八法和飞腾八法空间穴位的组合，借用了方剂"君臣佐使"的配伍原则，然而时空针灸同方剂治病最大的不同之处，是时空针灸选择和组配空间穴位的目的在于调构人体同自然界相通的气场，通过气场激发人体的自愈功能，也就是在调构能量场概念指导下，统筹安排各穴在全方的位置和作用，因此这里借用的"君臣佐使"的含义同方剂学里通过药物四气五味的组合达到用药治病是有所不同的。然而在临床上，时空针灸治疗许多疾病尤其是脏腑病症时经常针药同用，例如肾阳虚损的腰痛配合金匮肾气丸，骨质增生的肩颈疼痛配合六味地黄丸，心脾两虚的失眠配合归脾丸等。对时空针灸穴位组方"君臣佐使"的分析，不仅可以深化对时空阵穴组合的理解，而且对于选择针药联合的最佳组合和时机，使针药更好地发挥协同作用都是有意义的。

## 二、时空针灸灵龟八法的九宫穴位和针刺方法

九宫穴位出现的重要条件是"数"。这个"数"经过日天干地支代数和时辰天干地支代数相加得到一个和数，将这个和数阳日除以九、阴日除以六，除尽得到一个商数或者除不尽得到一个余数，这个数就是九宫数。九宫数是同后天八卦和八脉交会穴相对应的，从而使得后天八卦、九宫数和八脉交会穴联合

在一起构成了"卦数穴"三位一体的灵龟八法系统。因此，九宫穴位的配置，除了要考虑上述"君臣佐使"的原理之外，还需要将八脉交会穴同后天八卦的关系结合在一起，才能够更好地组合立体化的、具有能量场意义的穴位群阵。例如，同一宫相应的是坎水卦，配置补水益肾的穴位最为适宜，可以在长强、腰俞、人中、水分、阴交、曲骨等穴位中选择；同二宫相应的是坤土卦，可以在胃俞、脾俞、胃仓、幽门、腹通谷、梁门、太乙、滑肉门、天枢、腹哀、四满、足三里等穴位中选择；同三宫相应的是震雷卦，可以在三焦俞、胆俞、肝俞、厥阴俞、风池、头维、头临泣、足临泣、丝竹空、肩井、日月、期门、阳陵泉、头临泣、足临泣等穴位中选择；同四宫相应的是巽风卦，可以在应于震卦的穴位中选择；五宫无卦相应，在任督二脉上根据病情选择；同六宫相应的是乾天卦，可以在会阳、关元俞、气海俞、肾俞、大杼、通天、阳白、气户、气穴、气冲、太溪等穴位中选择；同七宫相应的是兑泽卦，可以在同"水"和"窍"的穴位中选择，例如膀胱俞、三焦俞、天冲、承泣、耳门、攒竹、天池、中注、水道、阴陵泉、照海、足窍阴等；同八宫相应的是艮山卦，可以在同"阻滞"相关的穴位中选择，例如八髎、膈关、期门、不容、石关、大横、腹结、横骨、急脉、髀关、丰隆、三阴交等；同九宫相应的是离火卦，可以在同"火"相关的穴位中选择，例如命门、至阳、百会、紫宫、鸠尾、中极等。从总体上看，后天八卦的中轴是水火交媾的道路，中间有中土协调升降。两翼从左上升向右旋下降是五行相生，这些因素也可以作为选择空间穴位的参考。有一点需要注意的是，在从病症病机出发选择适当的病症应穴之后，九宫穴位两侧同一水平的穴位应当相同，例如乳腺癌疲劳，在腹下肢九宫的四宫和二宫同选期门，三宫和七宫同选天枢，八宫和六宫同选足三里，一般不要将不同的穴位配进同一水平的两个宫位上，避免配方繁杂，在临床难于操作执行。在组配好空间穴位之后，需要知道哪一组空间穴位是首刺者。在三组九宫穴位里，先针背九宫，如果患者不便或者病情不需要针刺背九宫，则以头面上肢九宫为第一组空间穴位。根据病情也可以只针头面上肢九宫或者胸腹下肢九宫。那么第一组空间穴位的首刺穴位是哪一个呢？是时间穴位在九宫宫位上的那一个空间穴位。例如，时间穴位的主穴是外关，它在九宫的三宫位置上，就要先针三宫上的这个空间穴位，然后顺序针刺四宫、五宫、六宫、七宫、八宫、九宫、一宫、二宫上的空间穴位，称为"巡行九宫一周"。在针刺九宫穴位第一穴位之前，要先针刺时间穴位。在选定用就诊时穴或者记忆时穴之后，要区别男女针刺时间穴位，男性先针左侧、女性先针右侧；或者病症有左右特征的用巨刺法先针病症对侧，再针同侧。空间穴位的针刺顺序则按照"巡行九宫一周"进行。由于时空穴位这种特殊的针刺顺序，使得具有个体化特性的时间穴位与空间穴位，同构有机地结合在一起，不再是分离无关的碎片。

## 时空针灸灵龟八法歌诀

北斗步天连宇宙，后天八卦绘时空。

九野数字合五行，六九商除易经嘱。

八脉交会动有时，六十循环建奇功。

巡行九宫善变通，真元药力效无穷。

## 三、时空针灸飞腾八法的八卦穴位和针刺方法

飞腾八法是以先天八卦及其卦数为时空背景的八脉交会穴的五日敏感周期。八卦穴位出现的关键是卦数，找到八脉交会穴同卦数的关系，就可以完成针刺飞腾八法"卦数穴"三位一体的系统。八脉交会穴同卦数的关系由时辰的天干"数"决定。例如时辰甲和壬，它们的天干数是一，卦数一对应乾卦，乾卦对应公孙，甲时辰和壬时辰的时间穴位就是公孙。时辰巳，它的天干数是三，卦数三对应着列缺，时辰巳的时间穴位就是列缺。这里描述的时间穴位同卦数的关系，也就是从时间穴位进入八卦空间穴位的关系。至于八卦空间穴位的构成，还要从解析先天八卦开始。先天八卦是以天地定位作为中轴垂直而下，两翼的三组卦斜向相对，所谓"山泽通气，雷风相薄，水火不相射"，它们的卦符从内向外是相反的。这三组对卦同时从三个水平维系着天地二卦的平衡，从水平来读卦符，兑卦与巽卦、离卦与坎卦、震卦与艮卦的卦符也是相反的，它们从水平位说明另外一种与"山泽通气，雷风相薄，水火不相射"相反相成的道理。在配置八卦穴位时，应当主要考虑这三个水平位同中轴的协调关系。例如卦乾应天、坤卦应地，交通天地为中轴，可以将百会同长强分别置于卦数一和卦数八上。在兑卦与巽卦、离卦与坎卦、震卦与艮卦的同一水平卦位上，宜予配置相同的穴位，以期达到气场的"以平为期"。例如命门火衰的不育症，背八卦用命门、长强在乾卦和坤卦位，用关元俞在震卦与艮卦位，用肾俞在离卦与坎卦位，用肝俞在兑卦与巽卦位，这样就能够更好地调动飞腾八法天地定位"卦数穴"一体的能量场的功能。针刺八卦穴位，要从同时间穴位相应的那

一个空间穴位开始，按照卦数顺序针刺八卦穴位一周，称为"飞八卦"。例如时间穴位为外关，它在第四卦，针刺空间穴位就要从第四卦上的空间穴位开始，顺序针刺第五卦、第六卦、第七卦、第八卦、第一卦、第二卦、第三卦上的穴位。现以本书第一章第一节"因宠物癌症死亡引起心身失衡案"第三诊的时空针灸飞腾八法处方为例。

三诊：2012年3月1日13：20（-1），辛酉日（58）甲午时辰（31）。自述疲惫不堪已经不复存在。梦见同狗在郊外观看演出后非常平静地离开演出场地，去找牵狗的带子，但是狗已经在不知不觉之中走开消失了。选择时空飞腾八法，用就诊时间穴位公孙，乾卦先天第一卦位，配内关，先左后右。空间穴位从第一卦位开始顺序针刺两组八卦穴位，先刺颈背八卦穴位，后刺胸腹八卦穴位。

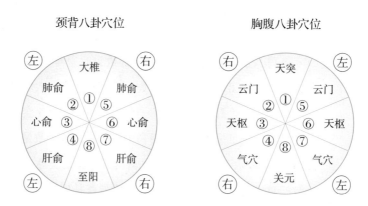

颈背八卦穴位　　　　　胸腹八卦穴位

靶向穴位用百神通（百会、神庭、通天）、太溪、神门。留针30分钟。

在开始针刺第一组八卦穴位之前，先针刺时间穴位。针刺时间穴位的原则同上。通过这种特殊的针刺时空穴位的顺序，使得时空飞腾八法具有个体化特性的时间穴位与空间穴位同构有机地结合在一起，发挥出一种采气、调气、用气的治疗功能。

## 时空针灸飞腾八法歌诀

观象授时起八卦，乾坤定位水火媾。
山泽通气雷风荡，气机斡旋寰宇功。
奇经八脉铸炉鼎，嘘唏元气五日周。
太极滋养有隧道，飞腾启动天人通。

第六节 时空针灸灵龟八法与飞腾八法的『原气归根』

如前所述，灵龟八法和飞腾八法是原气在八脉交会穴的敏感周期，在激发原气巡行九宫穴位或者八卦穴位发挥治疗作用之后，要引导原气归根。这里的"根"有三层含意，首先是时空之根，第二是病人之根，第三是病症之根。时空之根指时间敏感穴位所在的卦位，称为"时卦"，病人之根指患者在社会、家庭环境中的卦位，也就是"人卦"，病症之根指患者病症诸象对应的卦位，故可称为"病卦"。按照时卦、人卦、病卦的顺序针刺这三类卦位上的穴位，可以将原气更加精准地汇聚到"人"和"病，提升其修复治疗功能，也可以对原气本身起到滋养呵护的作用。经过对多年临床经验的总结，可以用"原气归根"代替胸腹下肢的九宫穴位或者八卦穴位。这组空间穴位与胸腹下肢的九宫穴位或者八卦穴位不同，是要求依照《易经》的象方法，对"人"和"病"做出更高水平的归纳概括，选穴更加精准简约，这是在熟练运用胸腹部或者腹部下肢部的灵龟八法九宫穴位或飞腾八法八卦穴位基础上的提炼升华，属于时空针灸高级针法的内容。在运用原气归根时，不宜在胸腹下肢的九宫穴位或者八卦穴位之上叠屋重架，只用原气归根定穴位即可，达到"静以归根，归根养静"的目的。

原气归根的穴位，主要是肚脐周围和下丹田区域的穴位，如水分、肓俞、天枢、阴交、中注、关元、气海、气穴、水道等，按照时卦、人卦、病卦的顺序选择卦位后，将这些穴位分布到九宫或者先天八卦上依次进行针刺。其中，时卦和人卦各选一个穴位，病卦可以选择一至两个，穴位总数最多不宜超过四个，过多则不利于原气归根。由于时间穴位有就诊时穴和记忆时穴的不同，因此时卦有当时之卦和过时之卦的差异，人卦因患者所处具体环境、人文关系等进行选择，病卦因病情改变而变换，所以原气归根是一个"用意"的过程，是"医者意也"在时空针灸临床的实际运用。

在时卦、人卦和病卦三者之中，根据时穴就可以找到时卦，因此，时卦是不难确定的，如何选择人卦和病卦是"用意"的关键，这正是本章讨论的重点。为了选择人卦和病卦，需要对卦与人、卦与病有比较深入的理解。《易经·系辞》有谓："……仰则观象于天，俯则观法于地，观鸟兽之文，与地之宜，近取诸身，远取诸物，于是始作八卦。"这里指出卦的初始来源是自然界的物象和现象，但是要将这些物象、现象提炼为"卦"，却不是一件简单的事情，而必须经过一番处理，这个处理的诀窍是什么呢？《周易正义》魏王弼、晋韩康伯注，唐孔颖达疏有谓："卦者挂也，言悬挂物象以示于人，谓之卦。"句中的"悬挂"强调的是一种方法，它含有"悬而空之"的意思，也就是不要被物象或者现象所拘制，要从具物、具象这些象的载体中超脱出来，即所谓的"用意抽象"。这个方法，是从"象"水平提升为"卦"水平的关键。《易经》之所以独创一套卦符号系统，正是为了凸显"抽象"这一方法学的精髓，强调摆脱文字描述的局限。所以，这套符号系统在伏羲至周文王的几千年里，都没有文字的解释，仅仅以卦符的形式流传。到周文王才作了卦象系辞，运用文字来说明卦符的意义。至孔子作《易传》，提出"书不尽言，言不尽意，圣人以象尽意"，"八卦成列，象在其中矣"，"是故易者象也"，才正式通过文字将象在卦系统的核心地位明示出来，同时又一再强调这是一个"言不尽意""以象尽意"的系统，最终要得意而忘象才能够得其精髓。总而言之，在《易经》里处于第一位的是卦符，其后才是卦象和卦名。从生成解释学上看，卦符、卦象、卦名，虽然三者一体相连，但却是大有区别的。例如卦符☰，卦符的三个阳爻表达一种刚健有力、自动不息、统领万物的能量，这种能量的卦象为天、卦名为乾。卦符☰处于第一位，卦象天在卦名乾之前，是从卦符☰到"天"象，最后命名以"乾"的，三者显然不处于同等水平，也就是说乾卦的意义与天这一自然现象有关系，但却不能被天所局限，最终要回到卦符去寻找原始意蕴。既然《易经》的"象"是一种从卦符开始抽象归类的方法，是用来"类万物之情"的，那么卦符的象所要悬示的是什么呢？

《周易·说卦》对八卦的本象和从本象扩充出来的广象进行了很多说明，是研习《易经》象方法的基础。八卦的本象主要源于观天察地的自然物象和现象：☰，乾为天；☷，坤为地；☳，震为雷；☴，巽为风；☵，坎为水；☲，离为火；☶，艮为山；☱，兑为泽。这八大本象概括了八大类自然现象的特性。☰乾，由三个阳爻组成为纯阳卦，表示阳刚之气的健运，并且它是自动自强的，就像太阳朝起暮落运转不息，四时随之更迭周而复始，所以"乾健也"。☷坤，由三个阴爻组成为纯阴卦，表示与天相反的大地的阴柔承载，主动在天、随动在地，所以"坤顺也"。☳震，由初爻的阳爻和二三两个阴爻组成，一阳奋发于二阴之下，能量的激荡、摩擦引起震动，在天象是雷，所以"震动也"。☴巽，由初爻的阴爻和二三两个阳爻组成，一阴俯伏于二阳之下，这是不同于震的另外一类能量的激荡、摩擦，引起气流加速变化，在天象是风，具有渗透穿越的能力，所以"巽入也"。☵坎，由初爻、三爻的阴爻和中间阳爻构成，阴静为外、阳动为内，正是水体质阴但却善于流动的征象，这种在外可见的阴同在内潜伏的阳的综合态势需要进行深入甄别审核，所以说"坎陷也"。☲离，由初爻、三爻的阳爻和中间的阴爻构成，外阳内阴，如同太阳的亮丽光辉依附着实质的可燃物体，因此"离丽也""离附"。☶艮，由初、二两个阴爻和三爻的阳爻构成，阴象土、阳象高，高土为山阻挡着道路、气流，并且也改变着水势和风向，所以"艮止也"。☱兑，由初、二两个阳爻和三爻的阴爻构成，积土高处有水犹如高原上的湖泊，难得之物见之有喜，所以"兑悦也"。八卦本象的特性亦即是伏羲所称的"八风之气"，即天地之间的八种能量，《周易·说卦》对"八风之气"的能量特性进行了这样描述："雷以动之，风以散之，雨以润之，日以烜之，艮以止之，兑以说之，乾以君之，坤以藏之。"不同卦符携带着不同的能量，这些在时空针灸灵龟八法和飞腾八法选择时间穴位和原气归根穴位里都是重要的参考内容。

八卦的部分本象同自查身形有关，所谓"近取诸身"。这里的"身"，除了《周易·说卦》里的"乾为首，坤为腹，震为足，巽为股，坎为耳，离为目，艮为手，兑为口"之外，还推衍到了人在社会、家庭中的关系和地位："乾天也，故称父；坤地也，故称母；震一索而得男，故谓之长男；巽一索而得女，故谓之长女；坎再索而男，故谓之中男；离再索而得女，故谓之中女；艮三索而得男，故谓之少男；兑三索而得女，故谓之少女。"

八卦的广象，是依从八卦本象推广演绎而来，在《周易·说卦》里涉及的八卦本象和推衍出的广象总计有二百余种，提示了以卦符立象是不拘于物象的，是通过"悬象"达到"以通神明之德，以类万物之情"。易卦在流传过程中遗失，经汉代以后的学者补充称为"逸象"，其范围更为广泛，不在此引录。现将《周易·说卦》八卦本象和广象的主要内容归纳为三大类：自然类象（表4-23）、社会人文类象（表4-24）、身形类象（表4-25）。其中身形类象表补充了《灵枢经》等文献的相关内容。表4-26则是临床观察运用八卦归类病症的总结。

表4-23 八卦自然类象表

| 卦符 | 卦象 | 卦名 | 德性 | 气象 | 五行 | 方位 先天八卦 | 方位 后天八卦 | 数 易卦数 | 数 九宫数 | 先天八卦纳甲月相 | 后天八卦太阳年视运动 | 其他类象 | 动物 |
|---|---|---|---|---|---|---|---|---|---|---|---|---|---|
| ☰ | 天 | 乾 | 健 | 晴 | 金 | 正南 | 西北 | 一 | 六 | 望月 | 立冬 小雪 大雪 | 为圜、为金、为玉、为寒、为冰、为大赤、为良马、为瘠马、为驳马、为木果 | 马 |
| ☷ | 地 | 坤 | 顺 | 云 | 土 | 正北 | 西南 | 八 | 二 | 晦月 | 立秋 处暑 白露 | 为地、为布、为釜、为吝啬、为均、为子母牛、为大舆、为文、为众、为柄、为黑地 | 牛 |
| ☶ | 山 | 艮 | 止 | 雾 | 土 | 西北 | 东北 | 七 | 八 | 下弦 | 立春 雨水 惊蛰 | 为山、为径路、为小石、为门阙、为果蓏、为阍寺、为指、为狗、为鼠、黔喙之属。其于木也,为坚多节 | 狗 |
| ☱ | 泽 | 兑 | 悦 | 雨 | 金 | 东北 | 正西 | 二 | 七 | 上弦 | 秋分 寒露 霜降 | 为口舌、为毁折、为附决。其于地也,为刚卤,为羔 | 羊 |
| ☳ | 雷 | 震 | 动 | 雷 | 木 | 西北 | 正东 | 四 | 三 | 生明 | 春分 清明 谷雨 | 为玄黄、为敷、为大涂、为决躁、为苍莨竹、为萑苇。其于马也,为善鸣、为馵,为马足、为的颡。其于稼也,为反生,为蕃鲜 | 龙 |
| ☴ | 风 | 巽 | 入 | 风 | 木 | 东南 | 东南 | 五 | 四 | 生魄 | 立夏 小满 芒种 | 为绳直、为工、为白、为长、为高、为进退、为不果、为臭。其于人也,为寡发、为广颡、为多白眼、为近利市三倍。其究为躁卦 | 鸡 |
| ☲ | 火 | 离 | 附 | 晴 | 火 | 正东 | 正南 | 三 | 九 | 日本体 | 夏至 小暑 大暑 | 为电、为甲胄、为戈兵。其于人也,为大腹,为乾卦。为鳖、为蟹、为蠃、为蚌、为龟。其于木也,为科上槁 | 雉 |
| ☵ | 水 | 坎 | 陷 | 雨 | 水 | 正西 | 正北 | 六 | 一 | 月本体 | 冬至 小寒 大寒 | 为沟渎、为隐伏、为矫輮、为弓轮。其于人也,为加忧、为心病、为耳痛、为血卦、为赤。其于马也,为美脊、为亟心、为下首、为薄蹄、为曳。其于舆也,为多眚。为通、为月、为盗。其于木也,为坚多心 | 猪 |

表 4-24 八卦社会人文类象表

| 卦符 | 卦象 | 卦名 | 社会地位 | 家庭成员 | 推衍社会人文类象 | 推衍性格特征类象 |
|---|---|---|---|---|---|---|
| ☰ | 天 | 乾 | 君尊 | 父 | 皇帝、王侯、父亲、家长、领导、长官、总裁、头目、师父、决策人 | 自强不息、有定见、有决断、积极进取、有领导能力 |
| ☷ | 地 | 坤 | 卑 | 母 | 丞相、大臣、助手、徒弟、慈善团体、领养小孩者、承担重任者、团伙协从者 | 厚德载物、慷慨大方、乐于辅助他人、顺从服从 |
| ☶ | 山 | 艮 | | 少男 | 警察、管理人员、执法人员、督察人员、裁判、自闭者 | 监察管理、判断能力强、个性强 |
| ☱ | 泽 | 兑 | | 少女 | 律师、教师、说客、媒人、媒体人士 | 善表达、善言辞、善说服、善沟通、絮叨者 |
| ☳ | 雷 | 震 | | 长男 | 善于行动者、运动员、旅行家、鼓动者 | 喜迁徙、容易改变主意、易为他人操纵、不易控制感情、易发怒、缺乏定见 |
| ☴ | 风 | 巽 | 巫、妾 | 长女 | 钻研学术者、技艺精巧者、工程师、无孔不入的钻营者、经营好利者 | 善变、善于发现机遇、应变能力强 |
| ☲ | 火 | 离 | | 次女 | 依附他人者、借他人炫耀者、张扬表白者 | 内虚外厉、张扬外露、有攻击性 |
| ☵ | 水 | 坎 | | 次男 | 暗地策划者、阴谋者、谎言者 | 以弱示人、背后钻营、表里不一、言行相悖 |

表 4-25 八卦身形类象表

| 符 | 卦象 | 卦名 | 脏腑和身形部位 | | |
|---|---|---|---|---|---|
| | | | 《灵枢·九宫八风》"所伤" | 《灵枢·九针论》"身形应九野" | 《易·说卦》 |
| ☰ | 天 | 乾 | 小肠、手太阳脉 | 右足 | 首 |
| ☷ | 地 | 坤 | 脾、肌肉 | 右手 | 腹 |
| ☶ | 山 | 艮 | 大肠、两胁腋骨下及肢节 | 左足 | 手 |
| ☱ | 泽 | 兑 | 肺、皮肤 | 右胁 | 口 |
| ☳ | 雷 | 震 | 肝、筋纽 | 左胁 | 足 |
| ☴ | 风 | 巽 | 胃、肌肉 | 左手 | 股 |
| ☲ | 火 | 离 | 心、脉 | 膺、喉、首、头 | 目 |
| ☵ | 水 | 坎 | 肾、骨与肩背之膂筋 | 腰、尻、下窍 | 耳 |

六腑、膈下三脏应中州

表 4-26　八卦象类推衍病症表

| 卦符 | 卦象 | 卦名 | 脏腑 | 人体部位 | 象类推衍病症 | |
|---|---|---|---|---|---|---|
| | | | | | 形体病症 | 心神病症 |
| ☰ | 天 | 乾 | 大肠 | 首 | 大脑病症（痴呆、脑瘫、认知障碍、语言障碍、骨质增生、骨质疏松、骨关节病、多动症）、髓海病变（帕金森综合征、慢性脑病、造血障碍）、脊髓炎、白血病、神经系统病、骨系统病、强直性脊柱炎、慢性脑病、克罗恩病、先天性疾病 | 精神系统病症（忧郁症、恐惧症、自闭症）、自我认知缺失、上下级关系紧张或家族关系或男系关系不和（父子、昆弟、各孙、舅叔伯、父女、丈夫）、肠激惹综合征 |
| ☷ | 地 | 坤 | 脾 | 腹 | 腹部病症（腹部肿瘤、腹部炎症、腹痛、胀气反逆）、消化不良、水肿、浮肿、皮肤病（皮疹、痘疮）、肌肉萎缩、肌无力、消瘦、慢性病、妇科病、不孕症、疲劳性综合征、血液病、先天性疾病 | 焦虑症、家族中女关系不和（母女、姐妹、奶奶、外婆、姨妈、舅妈、伯母、婆子、妻子） |
| ☶ | 山 | 艮 | 胃 | 手 | 胃病（胃炎、胃溃疡、反胃）、消渴病、肿瘤、肌瘤（结节、肌瘤、癌症）、结石症（胆、肝、肾）、感觉障碍、自主震颤、手足掌病症（关节、肌肉、经筋、不足）、过敏性疾病、过敏反应、性功能障碍、下肢病症、淋巴炎或癌、肠癌、过敏性疾病、口腔科病症、乳腺病 | 自闭症、心理障碍、表述障碍、抓握失控 |
| ☱ | 泽 | 兑 | 肺 | 口 | 肺系统病症（肺炎、气管病、咳嗽、哮喘）、口腔、肠道、肠道病变、皮肤）、肛门病症（炎症、肿瘤、感觉异常）、便秘、腹泻、排便障碍、口腔科病症、过敏性疾病 | 磨齿、食手指 |
| ☳ | 雷 | 震 | 肝 | 足 | 肝病（肝炎、脂肪肝、肝癌）、胆病（胆囊炎、胆结石）、膝关节病、妇科病（月经病、子宫肌瘤、卵巢病变、输卵管病变、不孕症）、突发性皮炎、神经性皮炎、男性不育症、下肢病症（感觉异常、坐骨神经痛、更年期综合征、解毒功能障碍、小儿五迟 | 忧郁症、焦虑症、狂躁症、恐惧症、多动症、情绪不稳定症、肠易激综合征、神经衰弱（失眠、神经过敏）、睡眠障碍、噩梦纷纭 |
| ☴ | 风 | 巽 | 胆 | 股 | 胆病（炎症、结石、囊肿）、下肢病症（疼痛、拘挛、行走不正）、男女阴器病症、性功能异常 | 烦躁易怒、无决断、犹豫、胆怯、担忧、睡眠障碍 |
| ☲ | 火 | 心小肠 | | 目 | 智力障碍、辨别障碍、睡眠障碍（失眠症、飞蚊症）、视物昏花）、失眠症、小肠病症、血液病、血管性病变、心脏病、微循环障碍、眼病（近视、远视、视力减退、老年斑、面部斑点、青春痘、发热性病症（高热、低热、烘热、潮热） | 情绪障碍、感情障碍、抑郁症、焦虑症 |
| ☵ | 水 | 坎 | 肾膀胱 | 耳 | 气血津液病变、泌尿生殖系统病变、遗尿、不育症、不孕症、水肿病、血液病、听力下降、视物障碍、小肠病症、潮热）、遗精、崩漏、带下病、疲劳、耳鸣、免疫功能下降、老年痴呆、骨病 | 自闭症、恐惧症、谎言、健忘 |

　　《易经》的卦象方法在时空针灸学的飞腾八法和灵龟八法里，是必须牢固掌握和熟练运用的基础知识。打好这个基础，才能够运用《易经》的象方法，在高水平的"意象"思维方法指导下，灵活变通，获得卓越的临床效验，逐渐达到医者的"得意"境界。

　　以下通过案例说明原气归根的临床运用。

### 例1：严重睡眠障碍伴巨大子宫肌瘤案

　　女性，出生日期：1956年7月13日，出生地点：巴黎12区。初诊：2016年4月11日11：00（-2），癸亥日（60）丁巳时辰（54）。主述：心身疲劳，严重睡眠障碍。缘于1年前家婆患乳腺癌，手术后住在家中，本人尽心照顾但得不到家婆认可。后发现家婆在店铺私拿钱款，引起情绪波动难于入眠，眠则噩梦纷纭。既往巨大型子宫肌瘤如拳头大，已经8年，近期小腹疼痛有沉重紧缩感。触诊：右下腹触及肿块约10cm×8cm，质地较坚硬，边界清晰，重压时疼痛明显。脉诊见肝脾脉弦，心脉细弦。舌胖大，边尖红，苔白薄腻。此为肝经气血瘀滞，扰乱心神，久而伤脾，引起心身劳倦。治宜疏肝解郁活血、补脾益心安神。治疗选择时空针灸灵龟八法，用就诊时穴公孙，针对婆媳矛盾所引起的睡眠障碍和心身疲劳，通调冲脉，针对腹部肿块；配内关疏导厥阴，调解阴维。因肿块在右下腹，用巨刺法，先针应时主穴左公孙、后针右公孙，先针合穴左内关、后针右内关。空间穴位从公孙所在第六宫开始，顺序针刺三组九宫穴位。

| 颈背九宫穴位 | | | 头面上肢九宫穴位 | | | 胸腹下肢九宫穴位 | | |
|---|---|---|---|---|---|---|---|---|
| ④风池 | ⑨大椎 | ②风池 | ④头维 | ⑨百会 | ②头维 | ④期门 | ⑨膻中 | ②期门 |
| ③心俞 | ⑤神道 | ⑦心俞 | ③太阳 | ⑤上星 | ⑦太阳 | ③天枢 | ⑤阴交 | ⑦天枢 |
| ⑧肝俞 | ①筋缩 | ⑥肝俞 | ⑧合谷 | ①印堂 | ⑥合谷 | ⑧太冲 | ①关元 | ⑥太冲 |

经验穴位用神门、足三里、三阴交。

留针30分钟，留针期间患者深沉入睡，取针时患者自述持续1年多的心身疲倦得到极大缓解。

三组九宫穴位的关键，首先要确立中轴上任督二脉的九个穴位，它们虽有前后之别，却不同于一般的前后配穴。大椎、神道、筋缩针对患者心身劳顿的原因：肝气不舒、阳气受制、影响心神，用百会、上星、印堂提领原气上行，有安定心神之功。膻中是手厥阴心包经募穴，膻中与神道相携，增强调解心结安神之功，又同足厥阴肝经同气相求，开通厥阴气机结滞。阴交是治疗妇科的要穴，针对子宫肌瘤，关元补益元气。任督二脉上的这九个纵向穴位是一线贯通，针对病因病机的。从横向分析，风池协助大椎开通原气升降道路，且有安神之功，合谷配太冲从远端加力疏导气机；心俞配神道、肝俞配筋缩、期门配膻中、天枢配阴交，既有局部作用，更以合力起到综合调理肝、心、脾、胃的作用。头维配百会、太阳配上星，同经验穴位神门共同达到安神改善睡眠的作用。"肚腹三里留"，足三里同阴交、天枢相配，可以对子宫肌瘤起到较好的治疗作用。

二诊：2016 年 5 月 6 日 15：10（-2），戊子日（25）己未时辰（56）。自述上次针后心身轻松，小腹不再紧缩疼痛，可以正常入睡，但仍时有噩梦，梦中总是因为见到家婆发怒的模样而惊醒。脉舌同前。继续用时空灵龟八法，就诊时穴用足临泣配外关。

妇女病症，时间穴位先针右侧、后针左侧。空间穴位从足临泣所在第四宫位开始，顺序针刺两组九宫穴位。原气归根按照时卦、人卦和病卦 1、病卦 2 的顺序针刺，针刺方向朝向神阙。

| 颈背腰九宫穴位 | | | 头面上肢九宫穴位 | | | 原气归根穴位 | | |
|---|---|---|---|---|---|---|---|---|
| 左 | — | 右 | 右 | — | 左 | 右 | — | 左 |
| ④ 风池 | ⑨ 大椎 | ② 风池 | ④ 头维 | ⑨ 百会 | ② 头维 | ④ 时卦巽 肓俞 | ⑨ | ② 人卦坤 天枢 |
| ③ 心俞 | ⑤ 至阳 | ⑦ 心俞 | ③ 攒竹 | ⑤ 上星 | ⑦ 攒竹 | ③ | ⑤ | ⑦ |
| ⑧ 肝俞 | ① 筋缩 | ⑥ 肝俞 | ⑧ 神门 | ① 印堂 | ⑥ 神门 | ⑧ 病卦2艮 右子宫 | ① 病卦1坎 阴交 | ⑥ |

留针 30 分钟，患者深沉入睡。取针后患者手抚小腹子宫肌瘤处，惊讶地说："这块大东西变小了一半，还变软了。"

足临泣是胆经输木穴，在九宫第四宫巽卦位，巽卦为风，梦中惊恐同肝胆木动生风有密切关系，故对噩梦惊恐有很好的疏导作用；足临泣通带脉，可以治疗诸种妇科病症。外关是阳维脉交会穴，在手少阳三焦经，同足少阳胆经足临泣，共同发挥调节肝胆气机瘀滞之功。

原气归根的时穴在巽卦位用肓俞，肓俞为冲脉与足少阴经之会穴，在巽卦位善治妇科病症。人卦在坤卦位用天枢，天枢调理阴阳升降。病卦有两个：在坎卦位用阴交，阴交主理妇科病症；在艮卦位用右子宫，艮卦专治肿物包块，就近直攻病所。右子宫同阴交协同，增强治疗子宫肌瘤的疗效。

三诊：2016 年 6 月 3 日 11：15（–2），丙辰日（53）癸巳时辰（30）。自述睡眠大为好转，几乎不再出现噩梦，而且疲劳缓解了百分之五十以上。腹部没有不适感，包块继续缩小变软。舌体胖大，边有齿痕，脉象缓和，尤其肝部弦脉明显变缓。选用时空灵龟八法就诊时穴内关配公孙。先针内关、后针公孙，先针左侧穴位、后针右侧穴位。空间穴位两组九宫穴位从第四宫开始顺序针刺。原气归根的穴位，按照时卦、人卦、病卦的顺序针刺，针刺方向朝向神阙。

| 背腰九宫穴位 | | | | 头面上肢九宫穴位 | | | | 原气归根穴位 | | |
|---|---|---|---|---|---|---|---|---|---|---|
| 左 | — | 右 | | 右 | — | 左 | | 右 | — | 左 |
| ④ 肝俞 | ⑨ 筋缩 | ② 肝俞 | | ④ 头维 | ⑨ 百会 | ② 头维 | | ④ | ⑨ | ② |
| ③ 三焦俞 | ⑤ 命门 | ⑦ 三焦俞 | | ③ 攒竹 | ⑤ 上星 | ⑦ 攒竹 | | ③ | ⑤ 病卦坤阴交 | ⑦ |
| ⑧ 大肠俞 | ① 长强 | ⑥ 大肠俞 | | ⑧ 神门 | ① 印堂 | ⑥ 神门 | | ⑧ 时卦艮肓俞 | | ⑥ 人卦乾肓俞 |

留针 30 分钟，患者安静入睡。取针时患者一再感谢，针灸治疗使她的情绪得到明显缓解。触诊腹部包块变软。

背腰九宫穴位作用于背腰部，针对子宫肌瘤。头面上肢九宫穴位继续改善睡眠障碍。原气归根的时穴在艮卦位用右肓俞，人卦在乾卦位用左肓俞，病卦在坤卦位用阴交。人卦由二诊的坤卦位改为乾位，是因为丈夫碍于同家婆的关系对本人批评，言辞过激，引起情绪不安，故用男性乾卦为人际关系不和的卦位。病卦上的阴交，同时卦艮卦上的右肓俞、人卦上的左肓俞共同作用于子宫肌瘤。

四诊：2016 年 9 月 12 日 12：20（–2），丁酉日（34）乙巳时辰（42）。自述睡眠障碍明显改善，心身疲劳缓解，子宫肌瘤继续缩小。脉舌同前。选择时空灵龟八法就诊时穴照海，配列缺。两组九宫穴位和原气归根穴位见下。照海在五宫，既是阴跷脉交会穴，主治妇科病症，又在中土位置，可以改善土的凝滞，使其布达四方。空间穴位的两组九宫穴位，从第五宫开始顺序针刺。原气归根穴位按照时卦、人卦、病卦 1 和病卦 2 的顺序针刺，针刺方向朝向神阙。

| 背腰九宫穴位 | 头面上肢九宫穴位 | 原气归根穴位 |
| --- | --- | --- |

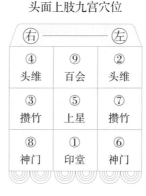
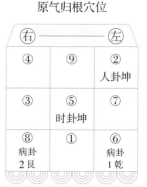

留针 30 分钟，留针期间患者沉睡。取针后，患者述说有一种重生的感觉。触诊腹部包块变软，大小改变为初诊时的一半。

原气归根穴位，时卦坤位用阴交，阴交为足三阴经交会、妇科要穴，又是冲脉与足少阴经之会，子宫肌瘤属冲脉病症，故用之。人卦坤卦位用左肓俞，是因夫妻关系和好，由三诊的乾卦位改为坤卦位，病卦 1 乾卦位用左子宫、病卦 2 艮卦位用右子宫。

此后患者坚持每月就诊一次调整心身，巩固疗效。但是该患者坚持不愿意做子宫B 超检查，肌瘤改变情况未获得 B 超资料。

## 例 2：男友离弃致偏头痛案

女，出生日期：1994 年 6 月 9 日，出生地点波尔多。初诊：2018 年 2 月 9 日 10：

15（−1），壬申日（9）乙巳时辰（42）。主述：2 年前男友无任何解释离开后发生严重偏头痛，疼痛从眼底开始向眼眶周围放射，伴眩晕呕吐，每月发作 1 至 4 次不等，发作与情绪有关，必须静卧休息 1 天左右才慢慢缓解。曾经服用止痛药和抗忧郁药，无明显效果。因止痛药引起胃痛未继续服用。感觉疲劳，长期肝区不适，消化缓慢。月经不调。左膝疼痛，检查无异常，曾经局部封闭注射止痛药，疼痛暂时缓解而后随即复发。面色青黯无华，口臭。肝脉沉细弦，脾脉沉弱。舌体胖大色黯，边有齿痕，舌苔白腻浮黄。此为情志伤肝、胆气郁滞，在上部集中表现在肝窍（偏头痛以眼部为主），在下部反应在肝主经筋的膝关节，在妇女表现为月经失调。肝胆之气横犯脾胃，呕吐消化缓慢，疲劳。昨日偏头痛发作，现以治疗偏头痛为急。治宜疏解肝胆止痛。选择时空灵龟八法就诊时穴照海配列缺。照海是阴跷脉交会穴，在肾经上，二宫坤卦位，与该女子所受情志损伤相关；列缺是任脉交会穴，有下降之功，主治妇人气血逆乱。女子先针左侧，后针右侧。空间穴位从第二宫穴位开始，顺序针刺三组九宫穴位。

| 颈背九宫穴位 | | | 头面上肢九宫穴位 | | | 胸腹下肢九宫穴位 | | |
|---|---|---|---|---|---|---|---|---|
| 左 — — 右 | | | 右 — — 左 | | | 右 — — 左 | | |
| ④ 风池 | ⑨ 大椎 | ② 风池 | ④ 攒竹 | ⑨ 百会 | ② 攒竹 | ④ 日月 | ⑨ 中脘 | ② 日月 |
| ③ 肝俞 | ⑤ 筋缩 | ⑦ 肝俞 | ③ 角孙 | ⑤ 上星 | ⑦ 角孙 | ③ 天枢 | ⑤ 阴交 | ⑦ 天枢 |
| ⑧ 胆俞 | ① 中枢 | ⑥ 胆俞 | ⑧ 合谷 | ① 印堂 | ⑥ 合谷 | ⑧ 太冲 | ① 气海 | ⑥ 太冲 |

留针 30 分钟，取针后患者表述：在留针过程中，开始是一股凉气在眉眼之间转动，然后集中到胃脘变成一种温热感，使心身得到深度放松，很快入睡，不知身在何处。

二诊：2018 年 3 月 5 日 11：20（−1），丙申日（33）癸巳时辰（30）。自述：上次针后当晚深度入睡 8 小时，醒来头脑清爽，疲劳消除。将近 1 个月偏头痛未再发作，对疗效深感吃惊。脉象变缓，舌苔转薄。选择时空飞腾八法就诊时穴申脉配后溪，先针右侧再针左侧。两组八卦穴位，从第八卦的穴位开始，顺序针刺。原气归根穴位按照时卦、人卦、病卦 1 和病卦 2 的顺序针刺穴位，针刺方向朝向神阙。

颈背八卦穴位　　　　　　头面上肢八卦穴位　　　　　　原气归根穴位

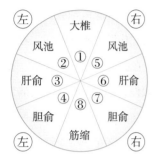 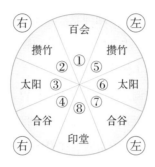 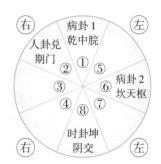

原气归根穴位，时卦坤位用阴交，人卦兑位用右期门，病卦 1 乾位用中脘，病卦 2 坎位用左天枢。阴交为足三阴经交会，又是冲脉与足少阴经之会，在坤位，对妇女因精神刺激造成的肝经深度损伤有很突出的治疗作用。人卦兑卦位用右期门，病卦 2 坎卦位用左天枢，调肝解郁，扭转肝胆的气机逆乱。

5 月份预约诊治，患者因临时有出国任务取消预约，电话中自述：经过两次治疗，偏头痛未再发作，左膝不再疼痛。胃肠功能改善，疲劳大大缓解。

# 四法篇 小结

　　金代以降至明，阎明广《子午流注针经》开山，徐凤《针灸大全》继后，高武《针灸聚英》完善，历经四百余年的临床锤炼和理论升华，形成了古代的四种按时取穴方法，奠定了将天人相应理论系统化地运用于中国针灸的基础。"按时取穴"是中国针灸医生把握和运用针灸原创的"钥匙"，也可以将它视为在针灸国际化大业中为世界人民造福的"宝器"。本人在欧洲高等医学教育和医学领域里工作三十余年，特殊文化、医学环境里的新鲜理论和经验滋润着古老的经典，人文和病种的不同催动着传统的延伸。正是以解决临床之所需、患者之所急为目的，在忠实守护原创的基础上，将按时取穴方法延伸为时空针灸，获得了满意的疗效。现从古代四法的比较和时空针灸对四法的延伸做一小结，以利于对古今方法的理解和运用。

# 一、古代四种按时敏感周期之比较

## 穴位和时空模式之比较

古代的四种按时取穴方法，运用了特定穴中的五输穴和八脉交会穴。以五输穴而言，有十日周期的子午流注纳甲法和一日周期的子午流注纳子法。以八脉交会穴而言，有五日周期的飞腾八法和六十日周期的灵龟八法。子午流注纳甲法运用了十二正经的 60 个五输穴，加上手足三阳经的 6 个原穴，总计 66 个穴位；子午流注纳子法运用了 60 个五输穴。灵龟八法和飞腾八法运用了奇经八脉的八个交会穴，其中有两个与五输穴重复（临泣、后溪），所以四法总计运用了 72 个穴位，恰与一年二十四节气七十二候同数。

特定穴不限于五输穴和八脉交会穴，为什么系统化的按时取穴方法要选择这两类特定穴而不选择其他穴位呢？这涉及天人相应的气路通道，即道家所说的"采气""聚气""归气"的路径，和人在天地之间"顶天立地"的气机构架问题。有关八脉交会穴支撑人体"顶天立地"气机构架的作用，详见前"八脉交会穴之奇"。关于五输穴，本书第三章第二节已有专论，在此回溯《内经》的"根结标本"理论加以补充说明。根结标本的起源可以追溯到马王堆医书的《足臂十一脉灸经》。文献中记述了足太阳、足少阳、足阳明、足少阴、足太阴、足厥阴、臂太阴、臂少阴、臂太阳、臂少阳、臂阳明等十一脉从四肢末端开始，向躯体中心或头面循行，呈现向心性循行的规律。在《灵枢·根结》和《灵枢·卫气》对这种向心性循行用"根结""标本"等形象化的语汇进行了总结，"根"比喻大树的根脉，"结"比喻树枝延伸的末端，"本"与"根"同"标"与"结"的相互对照意义是相同的。现将《灵枢·根结》内容整理如下（表 4-27）。

表 4-27 《灵枢·根结》之"根结"内容

| 根结名称 | 根 | | 结 | | |
| --- | --- | --- | --- | --- | --- |
| | 穴位名称 | 流注顺序 | 部位 | 穴位名称 | 参考穴位 |
| 足太阳 | 至阴 | 溜于京骨，注于昆仑，入于天柱、飞扬 | 命门者，目也 | | 睛明 |
| 足阳明 | 厉兑 | 溜于冲阳，注于大陵，入于人迎、丰隆 | 颡大者，钳耳也 | | 迎香人迎 |
| 足少阳 | 窍阴 | 溜于丘墟，注于阳辅，入于天容、光明 | 窗笼者，耳中也 | | 天容 |
| 足太阴 | 隐白 | | 太仓（胃） | | 中脘 |
| 足少阴 | 涌泉 | | | 廉泉 | |
| 足厥阴 | 大敦 | | 结于玉英，络于膻中 | 膻中 | |
| 手太阳 | 少泽 | 溜于阳谷，注于小海，入于天窗、支正 | | | 天窗 |
| 手少阳 | 关冲 | 溜于阳池，注于支沟，入于天髎、外关 | | | 天髎 |
| 手阳明 | 商阳 | 溜于合谷，注于阳溪，入于扶突、偏历 | | | 扶突 |

以上九条经脉的根结，起始均在井穴；手足三阳经的根结循行，在肘膝以下同五输穴基本一致，其中也包含了该经的部分五输穴。《灵枢·根结》没有手三阴经的根结，后世参考上述记载将手三阴的根结补充如下（表 4-28）。

表 4-28 手三阴之根结

| 根结名称 | 根 | 结 | |
| --- | --- | --- | --- |
| | 穴位 | 部位 | 参考穴位 |
| 手太阴 | 少商 | 胸中、肺 | 中府 |
| 手少阴 | 少冲 | 心 | 巨阙 |
| 手厥阴 | 中冲 | 心包 | 膻中 |

元代窦汉卿在《标幽赋》里曾经将这一系统统称为"四根三结"，即四肢末端为十二经脉之根，称"四根"，以头、胸、腹三部为结，称"三结"。总而言之，尽管"三结"不同，但是根结理论从"根"起至肘膝的循行走向，同五输穴存在一种内在关联。标本又是什么样子呢？《灵枢·卫气》记载了十二正经的标本部位："足太阳之本，在跟以上五寸中，标在两络命门。命门者，目也。足少阳之本，在窍阴之间，标在窗笼之前。窗笼者，耳也。足少阴之本，在内踝下上三寸中，标在背腧与舌下两脉也。足厥阴之本，在行间上五寸所，标在背腧也。足阳明之本，在厉兑，标在人迎，颊挟颃颡也。足太阴之本，在中封前上四寸之中，标在背腧与舌本也。手太阳之本，在外踝之后，标在命门之上一寸也。手少阳之本，在小指次指之间上二寸，标在耳后上角下外眦也。手阳明之本，在肘骨中，上至别阳，标在颜下合钳上也。手太阴之本，在寸口之中，标在腋内动也。手少阴之本，在锐骨之端，标在背腧也。手心主之本，在掌后两筋之间二寸中，标在腋下下三寸也。"文中"本"虽然仅提到了"窍阴""厉兑"两个井穴，但是从"本"的位置来看，都是在手足腕踝关节五输穴附近，而"标"则在目（命门）、耳、喉、舌或同名经络的背俞穴。这也是一个从四肢远端向胸背头面流注，以四肢为"本"的体系。故《素问·阳明脉解》有言"四肢者，诸阳之本"，这个"本"同"根结"的"根"具有类似的意义。"根结""标本"在肘膝远端处于"根""本"位置的穴位，在临床具有像井穴一样的从远端激活经气、开窍醒神、治疗脏腑危急和处置疑难病症的重要作用。因此，"根""本"同"井"一样，都在强调滋养和调节人气的重要穴位都集中在四肢之末的敏感部位，三者是互为羽翼的，这些对于理解五输穴作为子午流注的特定穴无疑是有参考意义的。

那么同一类别的特定穴，为什么会出现不同的按时敏感周期呢？这是因为构成特定穴敏感周期所选择的古代时空模式和运用这些模式的方法是不同的（表 4-29）。

表 4-29　古代四种按时取穴方法运用的时空模式及方法

| 特定穴敏感周期 | 古代时空模式的选择 | | | | 运用古代时空模式的方法 |
|---|---|---|---|---|---|
| | 六十甲子 | 五行 | 数图 | 八卦 | |
| 纳甲法 | 日时甲子同用 | 五行相生 | | | 推理 |
| 灵龟八法 | 日时甲子同用 | | 九宫数 | 后天八卦 | 代数计算 |
| 纳子法 | 仅用时地支 | 五行生克 | | | 推理 |
| 飞腾八法 | 仅用时天干 | | 易数 | 先天八卦 | 推理 |

## 二、时空针灸四法之比较

时空针灸的立足点是调构个体性的内外相通的气场，无论四法中的哪一种方法，进入气场的钥匙是时间穴位，完成气场构建的是空间穴位，引导气动走向的是靶向穴位，辅助或者增强治疗作用的是经验穴位。

1. 时空针灸四法中，时间穴位和空间穴位的异同比较，详见表 4-30。

表 4-30 时空针灸四法中时间穴位和空间穴位的异同比较

| 时间穴位 | | 空间穴位 | | | |
|---|---|---|---|---|---|
| | | 纳甲法 | 纳子法 | 飞腾八法 | 灵龟八法 |
| 共性 | 就诊时穴 | 接气定界、经过经、原气底盘 | 营气底盘后四穴 | 八卦穴位模式 | 九宫穴位模式 |
| 个性 | 五大类记忆时穴 | 靶向穴位、经验穴位 | 营气底盘第一穴、大通经、小通经 | 具体组合 | |
| | | | | 靶向穴位经验穴位 | |

2. 时空针灸四法针刺顺序一览　由于布场的需要，时空针灸的针刺讲究先后次序，在针刺时间穴位方面，四法的针刺顺序遵循同样的原则，在针刺空间穴位方面，四法是各不相同的，详见表 4-31。

表 4-31 时空针灸四法针刺顺序一览

| 时间穴位 | | 空间穴位 | | | |
|---|---|---|---|---|---|
| | | 纳甲法 | 纳子法 | 飞腾八法 | 灵龟八法 |
| 男先左、女先右，或者巨刺法 | ① | 过输转原的两个穴位，前经来穴、过经去穴 | 大通经 / 小通经 | 首刺八卦时穴应卦之穴 | 首刺九宫时穴应宫之穴 |
| | ② | 原气底盘，男先左、女先右 | 男刺申脉，女刺照海 | 顺序继续飞先天八卦穴位一周 | 顺序继续飞九宫穴位一周 |
| | ③ | 靶向穴位、经验穴位，男先右或巨刺法 | 营气底盘大椎、天突、中脘、气海 | 靶向穴位 / 经验穴位，男先左、女先右或巨刺法 | |
| | ④ | | 靶向穴位、经验穴位，男先左、女先右或巨刺法 | | |

3. 时空针灸四法适应病症之比较　时空针灸四法适应病症之比较，包含了普适性和特适性两方面的内容。以普适性而言，需要对中医在世界范围内的适宜病症有一个全局眼光。2019 年 5 月 20 日在日内瓦第七十二届世界卫生大会上审议通过了《疾病和有关健康问题的国际统计分类第十一次修订本》（通称《国际疾病分类第十一次修订本》，缩写为 ICD-11），于 2019 年 5 月投入使用。《国际疾病分类》是一部跨领域的死亡和发病统计的全球标准分类，ICD-11 是在 1990 年世界卫生大会通过、1993 年 1 月 1 日生效的第十次修订本（ICD-10）基础上，对二十多年医学实践里多种医学疾病的病名证候的筛选梳理。ICD-11 第一次将中医病名和证候分类纳入其中，以病名而言，纳入了 47 个脏腑疾病、19 个皮肤黏膜疾病、24 个妇科疾病、7 个骨关节肌肉病、13 个五官疾病、11 个脑疾病、3 个气血津液疾病、8 个精神情志疾病、9 个外感疾病、12 个儿科疾病，总计 150 个中医病名。以证候分类而言，纳入了 11 个八纲证候、7 个外感证候、17 个气血津液证候、104 个脏腑证候、29 个经络证候、11 个卫气营血证候、18 个四象（太阳、少阳、太阴、少阴）医学证候，总计 196 个证候。例如，在肝胆疾病中，列入了胁痛、黄疸、肝著、鼓胀、肝痈等五个病名。在肝胆疾病证候中，列入了肝阴虚证、肝阳虚证、肝阳上亢证、肝气虚证、肝血虚证、肝郁血瘀证、肝风内动证、肝气化火证、肝火上炎证、肝热动风证、肝胆湿热证、肝经湿热证、寒滞肝脉证、胆气虚证、胆郁痰扰证、胆热证、胆寒证等 17 个证候。这种高度符合中医专业的分类，证明在世界卫生组织框架内，中医疾病和证候分类得到了认可。时空针灸三十多年在国外临床实践中，始终遵循按照中医疾病分类和分型进行治疗的原则，这是时空针灸在不同地域、不同人种的常见病和疑难病获得满意疗效的根源，即时空针灸普适性的根源。

时空针灸四法的特适性是什么呢？统而言之，时空针灸的特适性来源于对古代四个特定穴时间敏感周期的延伸和发展。基于"时间穴位的记忆功能"，时空针灸对精神心理因素为原创因素或复发因素的心身疾病，或者具有时间特点的疾病具有特殊疗效；基于"空间穴位的同构功能"，时空针灸具有调动个体能量自愈能力的作用。时间穴位和空间穴位的结合，建立在内外时空相通的基础上，其所发挥的是一种"个体自愈，以平为期"的功能。分而言之，由于四法所运用的时空模式在组合上的个同，决定了四法的适应病症也有一定的特适性。

时空针灸纳子法的主要功能是打通营气运行的通道，小通经法适用于经络阻滞比较轻微或者患者心身比较脆弱敏感、体力比较羸弱，或者对针灸抱有怀疑心理的患者。通常用于手术前心身紧张疲惫、月经不调、中轻度的过度应激反应、中轻度的肠易激综合征和一般的痛症。大通经法适用于经络阻滞日久、病情较重而且涉及多脏腑的疑难杂症、沉疴痼疾，例如癌症疼痛、严重的抑郁症、焦虑症、陈旧性关节病、偏瘫、不明原因旷日持久的痛症或者身体异样感、多发性神经性皮炎、顽固性睡眠障碍、不孕症、重度的过度应激反应、重度的肠易激综合征、克罗恩病、自闭症，等等。特别是对癌症手术前后和放化疗引起的副反应，例如化疗手足皮肤溃疡、末梢神经疼痛、乳腺癌手术后上肢水肿等，疗效都比较突出。

时空针灸纳甲法、灵龟八法和飞腾八法都主要作用于原气不足或者由于原气不足引起的经络阻滞的病症，例如忧郁症、焦虑症、睡眠障碍、精神因素引起的皮肤病（如神经性皮炎、陈旧性皮疹等）、慢性疲劳综合征、心脑血管病、半身不遂、免疫性疾病如过敏（过敏原为食物、粉尘、昆虫毒液、特定接触物、药物等）、糖尿病、癌症、莱姆病、高血铁症、贫血，等等。这些病症中属于原气不足、经络阻滞者，主要选择时空纳甲法，例如偏瘫；属于脏腑原气受损比较严重者，可以在时空灵龟八法和飞腾八法之间选择，例如癌症放化疗患者等。临床上，四种时空针灸方法可以依据病情交替使用，避免因反复针刺相同穴位引起的针刺耐受（或称"适针性"）。在运用时空针灸四法时，需要首先确定病名，然后确定证型。证型一方面有益于选择针刺方法，尤其对组合时空灵龟八法九宫穴位和飞腾八法八卦穴位，对选择时空纳甲法、纳子法的靶向穴位和经验穴位都是至关重要的，参见本书克难篇的九宫穴位解析。

时空针灸还可以运用于巩固疗效、预防复发和保健养生。法国有不少患者在体验到时空针灸的治病疗效之后，坚持每年季节转变，或者将有重大任务或者事件（如出国远行、谈判、诉讼等）、工作转换、人际关系改变（如结婚、离婚、亲人分离等）之前进行针灸，逐渐养成了一种习惯。这就开辟了时空针灸不仅用于治疗疾病，而且为广义的心身健康服务的新领域。时空针灸四法的效验机制可用小诗一首概括：

选穴如选兵，
下针如布阵。
气随场转动，
效从气动生。

践行篇

践行篇

Practice

Chapter 5

Key clinical points
for ATAS

●●●

中医诊断学和针灸学对针灸诊断所包括的疾病病名、疾病分期、辨证分型、归经辨证，以及常规针法等均已详论，在此不赘述。本章所要阐述的是时空针灸学在诊断、针灸施术上的特色要点，并专列一节讨论针灸得气的问题。

　　《素问·宝命全形论》有谓："针有悬布天下者五，黔首共余食，莫知之也""一曰治神"。为什么将"治神"放到"一"的特别位置？"治神"又包括哪些内容呢？首先要了解这里"治神"的治，不仅仅限于治疗，而且包括治理、调理、修养等更为广泛的意思。而"神"也不局限于精神、情志的"神"，还囊括了整体生命表象和功能的意义。"治神"涉及医者和患者两方面多层次的内容，既有医者本身的人格修养、调心运思，和诊断、处置疾病时的高明应对，也包括对患者精神情志的纾解调理和引导。也就是说，"治神"是一个具有高度综合性、概括性的命题，它既有"虚"的一面，也有"实"的一面，贯穿在医者的修养作为和诊治疾病的全过程，最集中地反映了针灸临证所要求的上工守神，医患同心获取疗效的特点，因此《素问·宝命全形论》再三强调："凡刺之真，必先治神。"

## 第一节　时空针灸四诊要诀

《难经·六十一难》有谓："望而知之谓之神，闻而知之谓之圣，问而知之谓之工，切而知之谓之巧。"神、圣、工、巧自此成为四诊的高标准。这里的四个标准是从"术"的角度提出的，其中的"神"仅限于"望"，但是如果从"上工守神"的"神"进行考量，则"神"应当为四诊的统领，尤其与"凡刺之真，必先治神"合参，则"神"在诊断、治疗中是贯穿始终、提纲挈领的，因此时空针灸的望、闻、问、切虽然包括各法的具体内容，但均以"神"作为统领。

### 望

"望"不是单方面的，有医者对患者的望，也有患者对医者的望，相对观望形成一种镜面影响。就医者而言，应当具有"大医精诚"里提出的仁爱平等之心："不得问其贵贱贫富，长幼妍媸，怨亲善友，华夷愚智，普同一等，皆如至亲之想。亦不得瞻前顾后，自虑吉凶，护惜身命。"修养一种心定气静、恬淡从容、稳重灵通的大医做派。医者给予患者这样的"望象"，无疑会给患者一种信任和信心，使其愿意坦诚而言，配合治疗，而这也就是"治神"的开始。就患者而言，注重对其精神、情志、心态和肢体语言的观察，一个眼神、一个动作常常会透露出重要的信息，不可掉以轻心，如同《灵枢·本神》所云："是故用针者，察观病人之态，以知精神魂魄之存亡得失之意。"

### 闻

"闻"，注意患者的气息、语音、语调，分析患者的语言表述方式和词汇的选择运用，辨析其所述的真实性、可靠性，从而对其宗气、心气、神思、情绪等做出判断。医者的言辞语调同样影响着患者，态度和蔼亲切，运用简单朴素，既有专业性又易理解的词语同患者交谈，是建立良好医患关系、让患者获得安全感和信任感的条件之一。

**问** ——

　　"问"，时空针灸学的问诊讲究思路和技巧，不是平铺直叙、按部就班地问，而是紧紧抓住主症，围绕其发生的时间、情景、引起的心身反应及其演变过程进行询问，由当下追寻既往，再从既往返回到当下，反复推敲病机关键之所在。尤其是沉疴痼疾、疑难杂病，通常有深远复杂的历史原因，不把这个"本"追找出来，治疗就只能"隔靴搔痒"。在"问"的过程里，要引导患者提问或者同患者讨论，这不仅对判断病因病机有帮助，同时也是引导患者自明病根，调动其自我康复机制的重要方法。在临床上，很多记忆时穴就是通过双方合作共同找到的，事实上这个寻找原创损伤事件和时间的过程已经进入了"治神"的范畴。例如，曾经治疗一位因眩晕不能出门、长期病休的女士，经过询问，眩晕的出现与她的儿子在运动场被刺杀身亡相关,在同她一起核对事发时间之后，向她说明要选择事故时穴进行治疗清除原创，她表示认可。治疗后回到家中，她的心情改变，开始唱歌，眩晕大大缓减，经过数次治疗后恢复正常工作。

**切** ——

　　"切"包括切脉和全身触诊。寸口脉诊要求双手同时切脉，就医者而言，双手诊脉便于比较诸部脉象确定病情，就患者而言，可以使其获得医生"全力以赴"处理其病症的感觉。许多患者在医生把持其双手诊脉时，会自然而然地说："哎呀医生，你把我的病情拿在手里了啊。"向患者解释其脉象，解除患者对脉诊的神秘感，也可以使患者更加主动地参与治疗。此外，在留针期间或者针刺之后进行诊脉，并且对患者解释脉象变化，对患者来说也都是很重要的"治神"方式。对有典型症状的部位，运用摸、揉、循、按、推等手法进行触诊也至关重要，这是医者确定施治手法、验证疗效的依据，通过这些触诊也有利于患者感受即时效应，对于提高双方的治疗信心均发挥着"治神"的作用。在触诊中，尤其不可忽略一些关键性的气机汇聚的部位,例如诊太溪以查先天之气；诊解溪、冲阳、颊车以查后天阳明之气；诊太冲以查肝气；诊耳前、耳后以查少阳之气；诊背俞穴以查脏腑之气，等等。其中尤为重要的是诊"肾间动气"，即触诊神阙。神阙为原气出入之门户，守邪之神，《难经·八难》有谓："所谓生气之原者，谓十二经之根本也，谓肾间动气也，此五脏六腑之本，十二经脉之根，呼吸之门，三焦之原，一名守邪之神。"在神阙穴切诊肾间动气时，先用指腹揉按、推摸肚脐周围，再将手掌劳宫穴覆盖其上缓缓施加压力，若发现有松软提示原气虚弱，结节提示原气运行阻滞。以上遍身触诊，对医者判断病情、确定治疗和调动患者的参与，都是非常重要的。

**第二节　准备与针刺**

　　时空针灸旨在通过具有个体针对性的时间穴位和空间穴位的有序组合获得"场效应"，然而，再好的穴位组合是否能够获得满意的疗效全在于施针者的操作。为此，本人在长期临证里总结出一套独特的操作程序和针刺规矩，主要包括以下三方面。

## 一、三调

　　三调指调身、调息、调神。身为神之宅，形为气之载。身正则神安，体松则气顺，神安气顺又推动和促进着形体的深度放松，而放松是调动原气、使针刺效应直达病所的重要条件。因此，调身、调息、调神三者是互相影响、密切关联的。时空针灸在针刺全过程中都非常重视三调，把它们作为获得得气效应的必备条件。

### （一）调身

　　选择舒适自然的仰卧位。这种体位最有利于患者精神放松和全身气血循环，容易获得留针期间带针沉睡的得气反应。此外，时空针灸通常在针刺完背部穴位后要求患者平躺，然后针刺胸腹部的穴位，这种身体前后背腰胸腹两面都要下针、留针的方法称为"双面绣针法"，这种刺法对调整位于同一水平阴阳两面的气机循环，引导气机深入相关脏腑具有特别的功效，"双面绣针法"也需要仰卧位才能完成。此外，仰卧位便于医者观察患者的反应和同患者的交流。因此，除了患者病痛受限等个别情况外，均采用仰卧体位。患者平卧后，要从上向下帮助患者将体形调整到舒适状态：注意枕头高低适当，调整放松颈部；安抚肩部手臂，解除肌肉、肌腱紧张；摇动髋关节，放松小腹盆腔，然后在膝关节下置放一个松软的布袋或者枕头，使全身气行流畅。

## （二）调息

指导患者将呼吸调整到平稳均匀状态，最好用腹式呼吸。吸则气由鼻腔而入经胸腔直到腹腔，呼则气由腹腔经胸腔从口腔吐出，无论呼气或者吸气，均要求节奏均匀、缓慢，绵绵如吐丝、连续似水流，尽量做到用气不用力，避免刻意呼吸引起的膈肌和心身紧张。调息后，指导患者在呼气时咳嗽或者适度吐气，为随咳或随呼施行揣按、进针、出针等做好准备。为什么强调随咳或随呼施用揣按摇动等按跷或者针刺手法？这是因为在呼气和吸气时，百脉开合的情况是不同的，吸气时百脉皆合、呼气时百脉皆开。为了利用呼吸疏通经络气血，宜在呼气百脉皆开时趁势施用手法，以期引气直趋病变部位。随咳或者随呼进针作为复合进针手法在《子午流注针经》里已经提到，后来在《针灸大全》《针方六集》中都有继承、发挥。

## （三）调神

在调身、调息的基础上，引导患者将注意力集中到小腹部丹田区域，为了帮助患者精神内守、感觉丹田，可以让患者将双掌相叠置放到小腹上，在呼气时轻轻施加压力。这种气沉丹田的训练不仅可以安神定志，也有助于在咳嗽或者吐气时进针，获得气有根底的效验。

以上三调的原理和操作流程同导引气功是同出一源的，都属于针灸医师的基本功夫，要求针灸师在长期的道德修养和静坐、导引、气功中获得体验，为临床指导患者和随机灵活运用打下基础。

# 二、揣穴

揣穴是时空针灸施针前、后的重要内容，这里的"穴"虽然用了穴位的名称，实际上是穴位所在的区域。早在《难经》里已经记载了首先在针刺部位运用按压、弹努、爪下等手法，激活穴位所在部位气机的方法。"揣穴"即运用摸、揉、揣、按、循、掐、抖、摇、推、弹拨等多种手法对重点穴位区域施行按跷，这些区域通常是时空针灸的时间穴位，或者空间穴位中与疾病密切相关的穴位，或者经验穴、脏腑疾病相关的靶向穴、阿是穴等所在。首先对时间穴位区域施用按跷手法，不仅可以激活进入所选择的时空系统的气机，尤其是可以帮助获得满意的即时效应。一位肩关节肌肉损伤手术后疼痛不减、外展受限 6 个月的患者，在按摩时间穴位申脉穴区后针刺该穴，疼痛立即减轻一半，再加上空间穴位留针 30 分钟，取针后疼痛减轻七成以上，外展也由 30° 增加到 40°。根据施针穴位和症情，针刺前对腕踝关节施行摇动、牵拉手法，即《内经》所称的"摇而得之""引而得之"，可以起到激活穴位反应、激发经气循环的作用。例如，忧郁症患者用指尖掐按公孙穴并提拉大趾；鼻窦炎或者过敏患者用指尖或指腹掐按冲阳穴、解溪二穴并旋转摇动次趾、三足趾；关节疼痛患者推摩申脉、后溪并摇转足踝、手腕等，均是为了调动穴位和经脉应激的重要准备。在针刺完毕后，也可以在施针部位或者病症反应区域进行牵扯、捻揉，掐井穴或提抖手指、脚趾等进一步加强气行通经的作用。在所有揣穴按跷手法中，嘱咐患者自然呼吸，在其呼气时施行手法。

这里值得一提的是，按跷所运用的是人体的经筋系统，它和针刺所运用的经络系统是有区别的。经筋不是线状的，而是带状的，其分布在四肢和躯体的某些区域类似十二正经的"底板"，但是在经筋上没有穴位只有"结"，其循行也不同脏腑发生直接的关系，因此经筋的命名是没有脏腑称谓的，例如足太阳经筋和足太阳膀胱经，前者是不冠以脏腑名称的。由于经筋的走向一概从指趾端向心而行，似乎同五输穴有某种关联，但是五输穴止于肘膝，而经筋除手太阴、手厥阴止于胸之外，其他止于头、面、孔窍周围。经筋的功能主要是承载着肌腱、筋膜、部分肌肉包裹保护脏腑、关节、孔窍，和维系它们的正常位置，虽然经筋不直接连接脏腑，但是也敏感地反映着脏腑功能的异常，因此是一个特殊的传导系统。以上揣穴均是运用了经筋系统的这些功能。临床证明，联合运用按跷和针灸，综合运用经筋系统和经络系统的功能，再加上导引（呼吸导引、意念导引），可以明显提高针刺疗效。

## 三、针刺

### （一）针具

时空针灸的针具采用一次性不锈钢针，依据患者年龄体质、针刺部位、针刺敏感程度、疾病性质等选择针具型号。一般情况下，婴幼儿、老年体虚、对针刺敏感者、头面部位、胸部穴位采用 0.25mm×25mm 的短针。青中年、针感迟钝者，或者腰背骶胯部位、肌肉骨关节疾病等采用 0.30mm×40mm 的长针。

"以酒养针"是时空针灸备针的一个特点。在进行三调之前，先用70%～90%的酒精浸湿棉球包裹针具，置于器械盘中，然后再使用经过酒精浸润的针具。这并不是对一次性针具的重复消毒，而是利用带着酒精的针具刺入穴位，发挥一种激发穴位应激的作用。这种不同于淬刺的方法，运用于不易接受火针的国外患者，收到了特别疗效。

## （二）手法

清代针灸医师李守先在《针灸易学》自序里着重强调了针刺手法的重要性："难不在穴，在手法耳。明于穴而手法不明，终身不医一病。"手法的要诀是什么呢？《医宗金鉴·正骨心法要旨》有一段关于按摩手法的经典论述："一旦临证，机触于外，巧生于内，手随心转，法从手出。"这段话也点透了针灸手法的关键，即心、手、针三者之间的关系。这里的心不仅指心神、心志，即《灵枢·终始》所谓"必一其神，令志在针"，更包含着"意念"的意思。时空针灸的诸种手法都同呼吸导引相关，而呼吸导引的关键是"用气不用力，用意不用气"，"以意领气，以意行气，意到则气到"，因此意念的修养训练，进而在意念与手、手与针之间建立一种亲密无间的联系，是获得优质针灸疗效的关键。随心意而转动，对"手"提出了更高的要求，手腕必须松活、掌心必须宽空、手指必须有力、指端必须敏锐。全手灵敏巧便而且与呼吸相通，应心而动、随意而作。为了做到手随心意转动，凡是学习时空针灸的医生，都要求进行打坐、吐纳、导引、气功、按跷等基本训练，以符合施针者身正体松、心定神安、气顺从意、手随心动的基本要求。

1. **持针**　持针应注意刺手和押手，二者不可偏废。以刺手而言，一旦接触针具就应当将意念、呼吸通过刺手同针体连接起来，如同《灵枢·邪客》提出的"持针之道，欲端以正，安以静"，《灵枢·九针十二原》还提出"持针之道，坚者为宝"，即握持针柄要坚实而稳定，以便在针刺时做到"正指直刺"。持握针柄坚实、灵活，再加上安静从容的神志，才能够把针灸师调气调神的信息通过针体这个传导的载体，传达给患者，引起患者的得气反应。

2. **押手**　为了引气、行气需要押手相助。例如，当针刺太冲穴需要涌泉相助时，先用刺手和押手相向按摩太冲、涌泉，感觉两穴之间产生应答后，押手不动，刺手顺时针捻转从太冲进针，继续捻转提插直至押手在涌泉穴感受到波动应答感。又如，针刺照海穴需要肾经井穴涌泉应答来增强效力时，也可以运用同样的方法。双手在一动一静之间配合自如，巧妙应答。

3. **进针**　进针之前要按照疾病性质分皮毛、腠理、肌肉、肌腱、骨膜五个层次来决定进针的深度，随患者咳嗽或吐气，以意念引领，运用顺时针方向捻转进针到位。进针动作宜快速轻巧，柔中有刚，分层渐进，速度匀缓，中的即止。如果手下感觉没有到位，或者尚不复合病症气机，进针后应当施行执、按、捻转、提插等手法使其到位。但是运用这些手法的目的并不是寻找酸、麻、胀、重等针刺感觉，而是为"得气"做好准备。

4. **方向** 头面、胸腹及四肢前面的穴位，一般采用直刺。背部和腰部穴位，一律采用针尖向下斜刺 15°～30°，针刺后扶住患者慢慢平躺，让背部压平针柄而卧。邻近病灶处，针刺方向指向病灶。如疼痛、麻痹、皮损等症状呈线状分布，大多沿着症状路径斜向透刺或者围刺。对一些顽固性疼痛，还可以在局部运用鸡爪刺等多向针刺方法。

5. **顺序** 讲究针刺顺序是时空针灸布场的要诀之一。时间穴位遵循男左女右的原则，男性先针左侧穴位，女性先针右侧穴位。但是有一例外，就是对那些症状有左右特征，或者病变脏腑有左右位置特点者，要用巨刺法，先针对侧穴位。例如左侧偏头痛，时间穴位无论男女，都先针右侧。肝病患者先针左侧；心病患者先针右侧。对于空间穴位（九宫穴位、八卦穴位、大通经法、小通经法等），均严格按照时辰穴位所对应的空间穴位作为第一针刺穴位，然后按照空间穴位的布穴原理顺序针刺其他空间穴位。九宫穴位和八卦穴位通常有三组，先针颈背或背腰骶部，再针头面或者头面手部，最后针胸腹或者下肢部的穴位。

## （三）留针

时空针灸一般留针 30 分钟，留针期间一般不行针，嘱咐患者肢体放松，平静呼吸，闭目养神，预先告诉患者如果出现得气感不必惊慌，任其自由来去。病情较重或者针刺过程中患者感觉特别舒服，或者带针沉睡者，可依据实际情况适当延长留针时间。若患者对针刺恐惧、出现异常反应难以留针者，应当及时取针并给予适当处理。

## （四）出针

出针也宜同呼吸配合，嘱咐患者调匀呼吸，呼气或者咳嗽时取针。顺序先取时间穴位上的针，然后按照头面、腹部、下肢部的顺序取针，最后让患者坐起，取颈背腰骶部的针。对运动系统损伤类的疾病，取针后指导患者做一些简单易行、有效的导引动作，这些康复训练也都要同呼吸结合。取针后嘱咐患者适当饮用温开水，以助气血循环，排出体内瘀毒。

## 第三节　针刺感应、得气反应与得气效应

　　针刺感应指通常所说的针感，针感与得气是针灸临床大有区别的两个环节，其中得气又有得气反应和得气效应的不同。目前在理论和临床对三者的划分不甚明晰，影响到对临床现象的细微鉴别和随之采取的应对措施，因此非常有必要对三者加以审辨区别。根据时空针灸临床经验提出以下见解供同道参考。要讨论这个问题，首先需要确定针感的定义。针感应当指患者受到针刺时针刺局部的皮肤肌肉的感觉，也就是通常所说的酸、麻、胀、重、痛、痒、抽搐、蚁行等感觉。有的针灸师把这类针感作为得气的条件，通过各种刺激手法寻找和加强针刺感觉，这种针刺方法在西方医疗环境里是非常不容易被接受的，更重要的是混淆了针刺感应和得气反应二者之间的不同。得气反应包括患者和医者两方面的感觉。

　　以针灸师对患者得气的感觉而言，窦汉卿在《针经指南》的"针经标幽赋"里提出："气之至也，若鱼吞饵之沉浮；气未至也，似闲处幽堂之深邃。"描述了针灸师手下得气时的重滞感、吸纳感，以及不得气时的空虚感。以患者而言，得气反应是多种多样的。患者的得气反应有哪些呢？大致可以归纳为五大类。①皮肤类：点状、片状或者线状的皮肤症状，伴有或不伴有瘙痒、潮红，或者皮疹、皮疹带等。②感觉类：睡意、疲劳或疲惫感，局部或者全身温热感、凉爽感（片状、团状、线状、流动感、弥散感）和轻盈感，即所谓"腾云驾雾"或"身轻如燕"；松弛感、紧缩感、沉坠感、漂浮感、内亮现象（白色或其他颜色的光雾、光圈、光点或形象），全身或局部的气流、气雾、气团感；不知所在的境界，等等。③精神情绪类：梦幻、微笑、轻松愉快、如释重负、沉闷感、忧郁感、哭泣、唱歌等。④症状类：症状出现或加重，症状游走。⑤排泄释放类：鼻涕、眼泪、出汗、呃逆、呕吐、矢气、排便、腹泻、小便等。在这些得气反应中，最为特别而且经常出现的是睡意，尤其是带针沉睡，即道家所说的"小死"现象。得气反应容易出现在一些练习中国传统养生术如导引、气功、太极拳，或者静坐、冥想、瑜伽、跆拳道，或者一些有宗教信仰素有修持的人士，此外舞蹈家、歌唱家、从事按摩或足疗者也非常敏感。研究汉学或者对东方文化感兴趣的人士也比较容易得气。将多种多样的得气反应、相关因素

和针感加以比较，二者显然是不能混为一谈的。《针灸大成》对得气的治疗意义有如下论述："下针，针若得气来速，则病易痊而效亦速；若气来迟，则病难愈而有不治之忧。"显然文中的"气来速"和"气来迟"与针刺感觉是大不一样的。此外应当注意，针灸临床能否"得气"，同"候气"等待"气至"也有密切的关系，吴崐在《针方六集》里就指出"候气不至者，针亦无所用也"，即候气是气至的条件之一。关于审辨气至，窦汉卿在"针经标幽赋"里指出首先"先详多少之宜，次察应至之气"，这里的"多少之宜"指不同经络的气血多少，它们是针刺某经获得该经"气至"感觉的物质基础。《针方六集》还提出，在进针之后，气是否能够回应而至，会在针下出现不同的感觉："轻滑慢而未来，沉紧涩而已至。"徐凤对此进行了中肯的注解和补充："轻浮、滑虚、慢迟也，入针之后值此三者，乃真气之未到也；沉重、涩滞、紧实，入针之后值此三者，乃正气已到也。"这些都提示了医者从针下的感觉可以知道气至或未至，这些都不属于患者的"针感"。"既至也，量寒热而留疾；未至也，拘虚实而候气"，在有了"气至"感之后，依据症情决定留针的时间长短，而在未出现"气至"感之前，要根据症情虚实施用手法等候气至。"针经标幽赋"随后对"气至"进行了至今为止最为生动的描述："气之至也，若鱼吞钩饵之浮沉；气未至也，似闲处幽堂之深邃。"时空针灸在临床强调要区分"针感""候气""得气"，这是调构气场获得"得气效应"的前提。

与得气反应不同，得气效应指患者症状的改变、缓解、消失，即《灵枢·九针十二原》所说的"刺之要，气至而有效，效之信若风吹云"。文中"气至"如同上文的"得气速""得气迟"，都属于得气反应，"如风吹云"则是得气效应，二者之间有因果先后的不同。一般而论，得气反应在先、得气效应在后，也有直接出现得气效应的。得气效应也有三大类：①即时效应：针后立刻出现得气效应；②后续效应：当时没有出现得气效应，过后才出现；③持续效应：得气效应保持一定的延续性，或者维持较长期限。以下通过病案进行说明。

> 男性，带状疱疹 3 天，疼痛剧烈，夜不能寐，疲惫不堪，用时空针灸纳子法大通经，用就诊时穴，留针期间患者感觉疱疹区域似乎有气团包围，异常舒适，疱疹疼痛随之减轻了大半，取针后精神和体力状态完全改变，惊叹疗效之神奇。该例得气反应"气团"带来了即时效应：疼痛减轻，心身状态明显改善。

男性，因鼻腔堵塞不通影响呼吸，经各种治疗方法无效就诊。诊断为鼻窒肺窍不通，运用时空针灸灵龟八法，两小时后患者来电话，陈述离开诊所后恶臭矢气不断排出，无法乘坐公共交通工具，只好在街心花园散步，大约 1 小时后排气结束，返回家中鼻塞消失。此例大肠排气为得气反应，肺窍通畅为得气效应。

女性，绝经 3 年。5 年前出现烘热盗汗等症状，由于乳房结节不能用激素，症状逐年加重，除烘热盗汗之外，睡眠严重障碍引起极度疲劳。敏感体质，曾因工作环境人际关系紧张引起胃痛，改变工作单位后胃痛消失。2 年前锁骨头骨折后引起腰痛，至今身体仍然有僵滞感。此为肝肾阴虚，心火亢盛，宜滋阴降火为治。运用时空针灸灵龟八法，下针时多处穴位疼痛，感觉肢体沉重。留针 5 分钟之后，头部左侧出现一股暖流，渐渐移动到右侧，再蔓延到全身，穴位疼痛感随之消失，心身舒适。取针后说："全身轻松有一种流畅感，身体的紧张僵硬感完全消失了。""暖流"的得气反应带来了身体紧张僵硬感消失的即时效应。

女性，自述 2005 年 9 月 9 日 14 时车祸，驾车冲进一个坟场，全身多处受伤，此后即出现肥胖症、高血压。更年期症状反复加重，睡眠障碍。25 岁时因患子宫癌，行 3 次手术，并接受化学疗法。此为肾虚肝脾不和，治疗以调和肝脾为宜。选择时空针灸灵龟八法，用车祸时穴后溪，配申脉，先右后左。空间穴位从第七宫开始顺序针刺胸腹九宫穴位，经验穴位用神庭、头维、曲池、足三里、三阴交。留针 30 分钟，取针时患者描述身体内有热流上下流动，出现一股柔和的推动力从肩部向手臂延伸，全身有一种特异的舒适感。左手车祸后运动障碍的手指可以适当活动，得气反应带来了即时效应。

女性，自述暑假期间因感情波折引起焦虑，9 月份开学后胸腹胀气严重，感觉在胸胁部位有气走窜不定。暑假期间为了缓解焦虑每日步行 6 小时，之后右腘窝紧张僵滞。月经周期延后。此为情志不和引起肝气郁滞，治当疏肝理气。选择时空针灸灵龟八法，用就诊时穴足临泣，配外关，先右后左。空间穴位用胸腹九宫。留针期间温热气流感从右足开始到腘窝、大腿、腹部，然后延伸到身体其他部分。身体出现失重悬浮感，之后心情平静，全身舒适，安静入睡。经过三次治疗情绪稳定，身体症状基本消失。得气反应带来了即时效应和持续效应。

从医者方面而言，如何才能够在临床获得良好的得气反应和满意的得气效应呢？

首先，时空针灸讲究的是"布场"，是通过布场来获得得气感的，因此选择适合患者心身状态的时空针灸方法是得气的先决条件，而不把强烈的针感作为得气的必备条件。其次，讲究针刺手法，顺时针捻转进针符合时空针灸应时而动的原则，在进针的同时要求患者吐气或者咳嗽，达到缓减针刺感觉和引气至穴的目的，掌握好这些细节都会促进得气。

然而这些都还属于"术"的范畴，从"道"上来讲，针灸师本人的心身修养，这是获得得气反应和得气效应的根基。凡是学习时空针灸者，均必须选择适合自己的静坐和动功。静坐的返观内视，是针灸医生静观体验经络气血运行规律和路径的根本方法，李时珍在《奇经八脉考》里有最准确的概括："内景隧道，唯返观者能照察之。"静坐还能够培养医者的内在定力、感应能力和通灵悟性。动功则在疏通气血经络，以便于采气、行气、聚气和归气。施针者必须具备这些能力，娴熟地运用于临床，才能获得快捷的得气反应和优质的得气效应。

践行篇

Practice

践行篇

Chapter 6

Requirements
for ATAS
practitioners

# 第六章
## 时空针灸对医家修养的要求

针灸医生在临床获得优质疗效的因素是多方面的，对于学习运用时空针灸的医生来说，首先是医者自身的修养，以下分三节论述。

## 第一节 医者三善，以德养术

华岫云是清代温病学大家叶天士的弟子，他收集整理叶氏医案、医论撰编成《临证指南医案》，成为传承叶天士学术思想和临床经验的重要著作。华岫云在序中记录了叶天士提出的医者必须具备的"三善"，它们是"良医处世，不矜名，不计利，此其立德也；挽回造化，立起沉疴，此其立功也；阐发蕴奥，聿著方书，此其立言也"。德、功、言是医家自身修养和立身立业的基本内容，也是鉴别"医工"与"医家"的尺度。医工专注技术的进步足矣，而医家则必须在"三善"所涵括的道、法、术、器不同层面锲而不舍地下苦功夫，时空针灸学所需要的正是这样的医家。

以"三善"的"德"而言，不仅包括道德规矩、医风做派等，还包括更深刻的意义。现在所说的道德，同古代的"道"和"德"是有区别的，老子《道德经》第三十八章有如下一段论述："失道而后德，失德而后仁，失仁而后义，失义而后礼。"此处的"失"作"退一步"讲，按照老子的意思，道先于德，德先于仁，仁先于义，义先于礼，也就是说道高于德、仁、义、礼这些具体的人文范围的道德规范。那么道是什么呢？《道德经》第三十八章有谓："人法地，地法天，天法道，道法自然。"道不受形质体用、名分语言的限制，但却是万事万物发生的自然而然的本源，这就是《道德经》第四十二章所说的"道生一，一生二，二生三，三生万物"。清代经学大家戴震将此概括为："道，独行也，气化流行，生生不息，是故谓之道。"把"道"列为"生生不息"的自然本源。关于"德"，《周易·系辞》将其定义为"天地之大德曰生"。此处的生，作名词用，指生命，是说创造了生命是天地最大的"德"；作动词用，指鼓舞和激励万物的生机就是天地的"大德"。医生的"生"，应当含有以上"道"和"德"不同层次上的意义，即顺从化生万物生生不息的自然而然的道，尊重生命、鼓励生机的德，从某种意义上来说就是"替天地行道德"，医生该是一种何等崇高的职业。《汉书·艺文志》指出："方技者，皆生生之具。"所有的医学知识和技术都是为"生生"服务的工具，这就是为什么自古以来将医学称为"生人之术"的原因。明代太医院医生龚廷贤在《万病回春》里也写道："医道，古称仙道也，原为活人。"金元四大家之一的李东垣在罗天益欲拜入门下时，首先问他："汝来学觅钱医人乎？学传道医人乎？"当得到"只是为了传道医人"的回答，才将其收下。总而言之，"生生不息是故谓之道""生生之为易"这些《道德经》《易经》的核心理念是中医德的最高境界，而这个"德"是统于"道"之下的。中医的医德，还包括儒家"仁"的理念，《孟子·梁惠王上》提出："医者，是乃仁术也。"《孟子·离娄下》对"仁"做出如下解释："仁者爱人。""仁"字左为人字旁，右为"二"，仁是在两个人的对比之中的道德境界，"己所不欲，勿施于人"是一种将心比心的平等的仁爱。由于这种仁爱存在于心，因此儒家非常重视心性的修养："君子所以异于人者，以其存心也。君子以仁存心。"修养仁心是儒家人生四大修养的内容之一："志于道，据于德，依于仁，游于艺[1]。"儒家的"道"和"德"尽管与道家不尽相同，但是儒家的"修心养性"无疑给医德注入了新的内容和方法。此外，佛家慈悲为怀、普度众生等理念，也都是中医医德的组成部分。何谓"慈悲"？慈是给予众生乐，悲是解脱众生苦，慈悲就是帮助众生从苦厄中解脱而获得欢乐。《观无量寿经》有谓："佛心者，大慈悲是，以无缘慈摄诸众生。"无等分的大慈悲需要持有定慧才能正而不偏，因此佛家非常讲究修持慧根定性。总而言之，涉及道、儒、佛的修德、修心、修慧是中医道德修养的基本功。从这些理念出发，可以更深刻地理解孙思邈对"苍生大医"的道德作为的具体描述："凡大医治病，必当安神定志，无欲无求，先发大慈恻隐之心，誓愿普救含灵之苦。若有疾厄来求救者，不得问其贵贱贫富，长幼妍媸，怨亲善友，华夷愚智，普同一等，皆如至亲之想。亦不得瞻前顾后，自虑吉凶，护惜身命。见彼苦恼，若己有之，深心凄怆。勿避险巇、昼夜寒暑、饥渴疲劳，一心赴救，无作功夫形迹之心。"也是从这些医家道德的内核出发，方能够明白张仲景为何在《伤寒杂病论》序言里以极其犀利的言辞，批评那些"竞逐荣势，企踵权豪，孜孜汲汲，惟名利是务"的行医者。

孙思邈曾用"大医精诚"的"诚"来概括医生道德修养的最高境界。何为"诚"？《礼记·中庸》将诚解释为："诚者天之道也，诚之者人之道也。"天的根本属性是诚朴、诚实、诚挚、诚信、忠诚，这也是做人的基本准则。对于医生来说，"诚"还直接关系到施治的效果，"精诚所至，金石为开"，"至诚如神"。医生如果有着最纯净而专注的"诚"，这种诚就可以感动、调节患者之神而获得"神效"，因此，修养"至诚"也应当是从事医生职业者的首要功课之一。

"三善"的"功"指医术和医技，清代王世雄在《回春录》序言中说："医者生人之术也，医而无术则不足生人。"精湛的医术和至诚慈爱的仁心，犹如行路不可或缺的两条腿，是医生获得行医职业全功的保证。此外，孙思邈提倡的"智圆行方"对德与功的关系,从不同的角度进行了诠释:"胆欲大而心欲小,智欲圆而行欲方。《诗》曰'如临深渊,如履薄冰',谓小心也;'赳赳武夫,公侯于城',谓胆大也。'不为利回,不为义疚',行之方也;'见机而作,不俟终日',智之圆也。"(见《新唐书·孙思邈传》)明代裴一中在《言医》序里指出,中医学是一种"神圣之业",医术和医技均以学养为本,"学不贯今古,识不通天人,才不近仙,心不近佛者,宁耕田织布取衣食耳,断不可作医以误世",因此从广义言,"功"应当包括学术根底,而裴一中提出的学、识、才、心所囊括的基本修养、基本知识和基本技能等都属于中医学根底的内容。在这里需要特别强调"通天人"的学问,这是时空针灸学的理论核心。有关"天"的内容在本篇总论已经涉及,有关"人"的部分,将在本章第一节和第二节叙述。

三善的"言"指继承和发扬。中医学的学术发展史是一部回答解决时代健康和疾病问题,伴随时代脚步前进的历史。立言就是将治疗当代疾病的新鲜经验总结提炼,以资后人参考运用,用高品质的疗效为患者服务。这里的"言"与道之间有何关系呢?《道德经》第四十八章有谓:"为学日益,为道日损,损之又损,以至于无为,无为而无不为。"以学术和技艺而言,每一天都要有所进步,有所增加,这就是"为学日益",但是从"为道"而言,却恰恰相反,要"损之又损",即精简提炼回归道根,不因"日益"而失去根本。唐代哲学家刘禹锡有谓:"以不息为体,以日新为用。"日新不息的体用最后要回归于道。用今天的话来说,就是处理好发扬与守护,创新与归根的关系,以至简大道统驭层出不尽的繁花硕果。虽然日日追求学术的精进,但是更着力于"损之又损"、回归大道的功夫,只有这样,积以时日,才会进入"无为而无不为"的自由境界。

第二节　医者意也，独立守神

"意"是中国文化的一个特殊概念，它因运用领域的不同而含义各异。在《易经》的象方法里，要寻求"象外之意"，"意"是高于"象"的，即是《易经·系辞》所谓"圣人立象以尽意"，意在此为"意义"。哲学里的"意"又是什么呢？《礼记·大学疏》："总包万虑谓之心，为情所意念谓之意。"将意用于指情志，不同于主思虑的心。在文学里"情意"指感情，"言外之意""言不尽意"指语言不足以表达的意思。在艺术里有"诗情画意"，意指意境。在佛学里主要指六根中的"意根"，意根是意识的依凭，二者共同构成意识界，是《心经》修空无的主要内容。道家的"意"泛指意识、意念、思想，把对"意"的修养用"守"来表达。《抱朴子内篇·地真》记载了东晋道家炼丹术代表人物葛洪所概括的道家养生修炼的核心："子欲长生，守一当明。"这里的守就是意守，"一"指丹田。并且葛洪对丹田的位置做出了最早的界定："在脐下二寸四分下丹田""在心下绛宫金阙中丹田""在人两眉间，却行一寸为明堂，二寸为洞房，三寸为上丹田"，意守丹田遂成为道家修炼的关键词。

"意"这个在中国文化中涉及儒、道、佛、文化、艺术广袤领域的语汇，同中医有着至深至远、不可分割的关系，将意同医二者并称，谓之"医者意也"。此称首见《后汉书·郭玉传》"医之为言意也"，后经晋代陶弘景、唐代孙思邈等大医引用，至宋代被广而用之遂成定论。最有代表性的见于宋代大型官修方书《太平圣惠方》序言："夫医者意也。疾生于内，药调于外，医明其理，药效如神，触类而生，参详变易，精微之道，用意消停。"金元四大家之一、滋阴派代表人物朱震亨在《局方发挥》里说："古人以神圣工巧言医，又曰：医者意也。"至此"医者意也"涵括了望闻问切和变通用药等多方面内容，成为中医临证思维和临证特色的代名词。

"医者意也"在历史演进过程中曾经吸纳了"意"在不同领域的多种含义，时空针灸学所用的"意"主要指什么？在医生的修为和临床中有何重要性？这是下文要讨论的内容。

"医之为言意也"出自担任汉代太医丞的郭玉，他是程高的弟子，程高学于涪翁，郭玉是涪翁的再传弟子。涪翁是一位下针治病"应时而效"，即今天所说的以即时效应闻名的大医，著有《针经》和《诊脉法》，郭玉所继承的也主要在诊脉和针灸两方面。他在被汉和帝刘肇责问为何治病效果有差别时，道出了针灸医生取效的真谛："医之为言意也。腠理至微，随气用巧，针石之间，毫芒即乖。神存于心手之际，可得解而不可得言也。夫贵者处尊高以临臣，臣怀怖慑以承之。其为疗也，有四难焉；自用意而不任臣，一难也；将身不谨，二难也；骨节不强，不能使药，三难也；好逸恶劳，四难也。针有分寸，时有破漏，重以恐怖之心，加以裁慎之志，臣意且犹不尽，何有于病哉！此其所为不愈也。"在郭玉的这篇言论中，"意"包含了两层意思。第一层意思强调了中医体验医学的特点，针灸医生必须将"神存于心手之际"，才能够体验到那些"可得解而不可得言"的东西。这里所说的运用于"心"和"手"之间的"神"就是意。第二层意思，针灸医生的"意"的水平，直接关系着针灸的疗效，没有意的感觉和体验，就不可能"随气用巧"，正如《灵枢·九针十二原》所说："针以得气，密意守气勿失也"， 将"意"和"气"紧密结合在一起，"以意和之"，是达到"针道毕矣"的不二途径。这些都强调了针灸医生在"意"方面的修养和在临床用"意"的重要性。

为什么用意体验有如此的重要性呢？这涉及中医的生命观和人体观等根本问题。《素问·宝命全形论》提出人是天地合气的产物："人以天地之气生，四时之法成。"这一天地之气交会合成生命的理念在《素问·六微旨大论》也同样得到表述："言天者求之本，言地者求之位，言人者求之气交。帝曰：何谓气交？岐伯曰：上下之位，气交之中，人之居也。"《灵枢·经水》和《素问·六节藏象论》将这种气交会的特点归纳为"应时而动"，由此而构成人体脏腑、经络、气血、津液的生命节律："五脏六腑十二经水者，外有源泉而内有所秉，此皆内外相贯，如环无端，人经亦然。""心者……为阳中之太阳，通于夏气。肺者……为阳中之太阴，通于秋气。肾者……阴中之少阴，通于冬气。肝者……为阳中之少阳，通于春气。脾胃大肠小肠三焦膀胱……此至阴之类，通于土气。"这就是说，人体的能量和生命信息是与天地互相贯通的，那么如何把握这个如环无端、生生不息的庞大系统呢？《易经·系辞》提出了伏羲氏的方法："古者庖牺氏之王天下也，仰则观象于天，俯则观法于地，观鸟兽之文与地之谊，近取诸身，远取诸物，始作八卦，以通神明之德，以类万物之情。"文中提到了运用于外在世界的三方面的"观"，最后落脚到"近取诸身"，是由于"近取诸身"而"始作八卦"，运用这种由外及内的"观通"，才能够弥纶天地之道和万物变化。这里的"近取诸身"就是将外观返回到内观的体验、感觉、归类、概括，从而体会"圣人立象以尽意"的"意"。中医人体观的一个重要内容就是五脏藏神。"肝藏血，血舍魂"，"脾藏营，营舍意"，"心藏脉，脉舍神"，"肺藏气，气舍魄"，"肾藏精，精舍志"。这些精神情志类的正常活动以及在疾病中至精至微的变化，离开了用"意"体会也都是不可能的。在这个意义上，"意"是认识体验生命和感觉人体的基本方法，只有意会到了种种内外贯通的生命现象，才能成为一个会守神的上工。

　　既然"意"如此重要，那么有没有什么方法对"意"进行修养培育呢？要寻找这样的方法还要回到中医的根源"道"。《黄帝内经·素问》开篇"上古天真论"有谓："上古有真人者，提挈天地，把握阴阳，呼吸精气，独立守神，肌肉若一，故能寿敝天地，无有终时，此其道生。"文中提出了一个最简单，也是最有效的贯通天人、体验生命的方法——"独立守神"。立者，立于天地之间也；独者，不依凭他人也。每一个人站立都依靠自己的两条腿而不能依靠他人，这是不言而喻的，那么将"独立"专门提出含有何种深意呢？"独立"在这里指寻找天地之间自我本真的意思，"我是谁？我是怎么样的一个人？我要做什么？"而这些也就是"守神"的内容，独立守神其实是一种个体化的"通天人"的修养功夫，道家又称此为"返观内视"。《养性延命录》记载了最早运用"内视"一词的先秦道家代表人物列子的解说："一体之盈虚消息，皆通于天地，应于物类，和之于始，和之于终，静神灭想，生之道也。"列子之前的庄子在《庄子·大宗师》里，也谈到过这种方法，只不过是运用打坐的姿势："坠肢体，黜聪明，离形去知，同于大通，此谓坐忘。"舍弃已有的知识，甚至自身形体的约束，才能获得天人通应的感觉和体验。这样看来，"独立守神""内视""坐忘"不仅是体验道家"人的学问"的方法，而且也是获得"意"能力的最直接途径。

　　以下介绍一种独立守神的基础功法——"站式中脉采气法"，以资参考。

# 附　站式中脉采气法

　　中脉是一条从正中贯穿人体颅腔、胸腔、腹腔、骶腔的垂直管道，粗细因人而异。在这条管道上分布着九个"窍"，《内经图》和《修真图》以器物、楼台、自然景物等标示它们的位置，因此这里的"窍"实际上是一个区域，而不是一个穴位或者普通所称的孔窍。第一窍称为"顶窍"或"灵窍"，位于百会略微偏前的囟门区域。第二窍称为"总窍"，位于泥丸的中央，在这个区域里两眉中间的印堂，又名为"意窍"或者"慧窍"，它归总窍统管。泥丸之下在天突和大椎之间是第三窍，称为"悬膺"，即悬雍垂所在的部位。第四窍是"十二重楼"，即咽喉部的食管和气管。第五窍是位于胸腔正中膻中水平的绛宫。第六窍是位于上腹部中间中脘水平的黄庭。第七窍是下腹内气海水平的"炁穴"。第八窍是下腹内关元水平的"玄关"。第九窍是"阴窍"，又称"牝门"，即海底中央的会阴穴区域。中脉上的绛宫、黄庭、炁穴就是上、中、下三气海，它们具有非同一般的聚气功能，泥丸、绛宫、玄关就是上、中、下三丹田，它们是精气神藏蓄和转化的要冲。中脉的不同区域之所以被命名为"窍"，在于强调它们是道家修炼的机关窍门，正是由于九窍这些不平常的功能，贯通九窍的中脉在道家丹书被称为"冲脉"，即汇聚和发挥不同类别能量功能的脉道，其中最重要的莫过于下丹田。显然这里所称的"冲脉"，同奇经八脉的冲脉是不一样的。此外，中脉上的九窍也不同于小周天三关九窍上的九窍，除了顶窍（百会）和阴窍（会阴）之外，其他七个窍都不在体表任督二脉的循行线路上。中脉缩短了天人相通的路径，能够最直接地将外气采纳到颅腔、胸腔、腹腔参与精气神的转化，最后归入丹田，因此道家一直把通过中脉采气作为最简单、最有效的采气聚能方法。

　　并步站立，然后左开步站立，两足平行，找到在两足之间、最能放松髋骶和胸肩的距离。调整呼吸，自然匀和。两目微合，心静神怡。

**1. 开阴窍**　松腰塌胯，带动两膝微屈，膝尖微微内收，不超过足尖。松腰和塌胯是相辅而行的，目的是解除腰脊、髋、骶的紧张，运用内视法巡视体腔下关的关隘，也可以运用按摩手法将它们一一疏通：曲骨、横骨、气冲、冲门、髀关、急脉、环跳、长强。通过放松腰骶腹部的这些关键部位，使前后二阴和海底都得到放松，道家称此为"松密处"。

**2. 开上关**　沉肩坠肘，同样运用内视法巡视或者运用按摩手法，顺序将胸腔上关的关隘逐一疏通：天突、俞府、气户、云门、中府、大椎、大杼、肺俞、肩井。

**3. 开顶窍**　将顶窍微微上顶，下颌微微回收，一顶一收的巧妙结合，不仅能够安定心神，而且有助于气沉丹田，一旦气沉丹田就会产生全身轻松、腹中气动的舒适感，顶劲则虚灵，张三丰[1]将此种感觉描绘为"全身轻利顶头悬"，即道家所称的"开天门"。松腰塌胯、沉肩坠肘与顶劲虚灵三者是相辅而行的，腰胯不松、小腹紧滞则肩胛胸背难于放松；上下关不通畅，神思就不可能虚灵。反过来，虚灵顶劲有助于肩胛胸背、膈肌腰部和小腹的放松。

**4. 开总窍**　在将环绕中脉的颅腔、胸腔、腹腔、盆腔放松之后，就可以"开总窍"了。即是把意念集中到泥丸宫的总窍部位，使其慢慢放松。

**5. 光气贯注中脉**　地球上万事万物的能量主要来自太阳，光是太阳所携带的可见能量的主要形式，道家称其为"光气"，到了人体内就是原气，亦称元气，为人体能量的总源头。光气通过返观内视是可以感觉到的，道家将这种感觉称之为"内亮"现象。在意守总窍时，意想太阳光气犹如浅蓝色的光柱，从顶窍（或者意窍、慧窍即印堂穴）慢慢渗入泥丸。运用自然呼吸法，吸气时内视太阳光气沿中脉而下直贯海底，呼气时任其自然；再吸气时，再将采进的太阳光气引导直至海底，呼气任其自然。经过反复练习后，通过意念将太阳光气慢慢汇聚到炁穴、玄关之间，即下丹田部位。

聚光丹田需要知道丹田的位置。丹田区域的高低大小，因人而异，如何感觉这个区域呢？有一种称为"定海神针"的方法，简单有效，即意守海底。当感觉到气聚海底出现一种气动感时，不要对它干扰和勉强引导，让它自然而然地沿着中脉慢慢上升到达下丹田炁穴、玄关区域，然后就意守着这个区域的气感。

在整个练习过程里，意守是关键，通过意守解除颅腔、胸腔、腹腔、骶腔这些中脉所过区域的紧张；通过意守感觉中脉、感觉丹田；通过意守采聚光气将其引入丹田和身体其他部位。

练习 10 ～ 20 分钟之后，睁开双眼，收回左足，缓缓收功。

上述站式原则和方法也可以用于坐式。

**6. 当光气贯注中脉汇聚丹田之后，可能会出现一些得气反应和得气效应，比较常见的如下。**

（1）在下丹田出现舒适的温热感，或者出现一团浅蓝色的光气，即道家所说的"内亮"。温热感和内亮是最上乘的得气反应，光气带来的能量，使内心深处产生一种虚空静笃的定力，思维进入高度清醒敏锐的境界，悟性大大升级，能够直接把握事物的本质，分析入木三分、表述准确细腻。光气还能使眼睛清澈明亮，眼神沉着深邃，发自内心的舒展愉悦浮现于面颊，光彩照人，使人产生一种超凡脱俗的气质和魅力。在极度平静中感觉到一种内在力量的再生复苏，也就是心身自我康复能力的再生。

（2）站位时，全身产生轻灵的感觉——"身空气通"，一种春回大地，阳光明媚，四肢百骸无比舒展的感觉充满全身，这是一种被道家称为"内华"的得气反应，它可以快速解除心身疲劳，带来使身体的疼痛或不适感荡然消失的得气效应。

（3）站位或静坐时，躯体自发地产生一种向上的引力，将头项、脊柱拉直调正，腹腔自动向脊背收缩，丹田部位产生一种开合聚散的感觉。这种绵绵气动的得气反应，可以增强消化吸收能力，疏导排泄系统，提高呼吸循环系统功能，发挥特殊的排出内毒和瘀滞的得气效应，常常可以获得消除胸腹腔结滞的意外效果。在光气贯注中脉法练习到一定程度后，可以用意念将一部分光气引导到脏腑或者身体的不同部位，对它们进行调节和补养，这是一种采光气自养自治的有效方法。

站式中脉采气法对针灸师有双重意义，首先，这是一种针灸师心身修养的方便法门，通过练习获得一种大气、宁静、从容和缓的做派，即便是一个眼神、一个微笑、一个动作，都可以促进医患关系的沟通，从而发挥上工守神的效力。由于气有根底和质量，诊脉行针都会随之而细致精微，大大提高诊断水平和治病效验。明代王绍隆《医灯续焰》有言："医虽小道，实具甚深三昧。须收摄心体，涵泳性灵，动中习存，忙中习定。外则四体常和，内则元神常寂。然后望色、闻声、问病、切脉，自然得其精，而施治得宜也。"其次，站式中脉采气法为针灸师提供了一个指导患者心身同调的工具，可以帮助患者快速获得康复自愈的效果。

## 第三节　天人相应，采气归根

如何将心身调整到与天地同其律，与日月合其光的和谐状态，去采集天地间的正能量流和正信息流，将它们归入体内补养自身原气，进而激发内在潜能，发挥生命的妙用？道家在修炼通天人之术的实践里还总结出了"服气""食气""采气"等方法。马王堆出土的汉墓医书记载有"却谷食气"，不仅提出四季宜食和不宜食的气，并且将"食气"同"食谷"以生动的比喻加以区别："食谷者食方，食气者食员（圆）。"五谷杂粮生长于土地，土为方，因此"食谷者食方"；天为圆，"员（圆）者天也"，所以食气为"食员（圆）"，这个"食气"就是后来所称"采气"的前身。

采气分静式和动式两大类，二者都建立在特定的呼吸方法之上，在此介绍道家呼吸法"踵息法"和动式采气"行步采气法"。

### 一、踵息法

踵息法可以作为一种静式采气单独运用，也可以组合到动式采气中增强采气效果。

踵息法属于道家的长息法、深息法。深息见于《庄子·逍遥游》："古之真人……其息深深。"深到何种程度呢？庄子在"大宗师"篇说："真人之息以踵，常人之息以喉。"他运用排比句式来强调真人的深息直贯至踵，完全不同于常人的呼吸仅仅停留在咽喉。

这里的"踵"是什么意思？

多数养生家将"踵"解为"深"，并指出具体部位是"气穴[1]"或"四会田[2]"，所谓"踵者深至气穴，气穴即呼吸处，又曰'四会田'"，它位于脐后肾前，即下丹田之所在，踵息法以此处为根蒂，因此是一种特殊的腹式呼吸法。

有的养生家认为"踵"就是"足踵"，据此提出练习踵息法一定要懂得冲脉。奇经八脉中的冲脉和任脉、督脉一样，根源于丹田，它与任督二脉从丹田出发下行，至会阴后分为三支，两支伴任督二脉在躯体的前后上行，一支沿肾经逆行而下至足踵，将丹田与足踵连接在一起。踵息法必须深至足踵，才能完

---

[1] 此"气穴"不同于肾经脉上的气穴，它位于小腹内丹田区域，是"踵"的"深度"在体腔的位置。

[2] 四会田指真土，因其能和合四方，故名四会田，又称"十字街""黄庭"，即下丹田。

成丹田原气在三条奇经的运行，这正是以踵命名此呼吸法和在吸气时要在足踵施加压力的道理所在，详见大小周天。

无论哪一种解释，息深入"踵"的先决条件都是一样的。

《庄子》："养志者忘形，养形者忘利，致道者忘心。"调息之前首先要"忘形"。所谓"忘形"，即将全身尤其是胸腹腔彻底放松。如果身体不放松，特别是参与呼吸的肌肉群处于紧张状态，那么不但会影响呼吸的效果，甚至会引起胸闷腹胀等不适反应，所以调整身形将全身内外彻底放松，给呼吸提供一个舒适宽松安逸的条件是练习踵息法的前提。

在"忘形"的基础上逐步做到"意守"。身形放松的过程，即是将神思由外弛逐渐回收集中到丹田部位的准备。当身体内外完全放松之后，就可以"凝神入气穴"意守丹田，即所谓"将神抱住气，意系住息"。在这种"得意忘形"的神息相依之中，把呼吸调整到至细至微、绵绵若存、无声无息，即《道德经》"抟气至柔"若乎婴儿的状态。为了有助于意守丹田，可以运用内视法，观想一团紫气积聚在丹田部位随着呼吸而运转。内视和意守丹田是感应丹田的主要方法，但是这里的"守"应当活润灵通、似守非守，不是专心执意地寻求哪里是丹田，什么是气动，而是自然而然、毫无执念地去体验和感觉丹田原气的状态。无心有意才会慢慢感觉到丹田的气动和热流。

踵息法经过后世发展，有逆式呼吸和顺式呼吸两种。在此介绍逆式腹式呼吸的踵息法。

吸气时收缩肛门会阴，小腹微微向内收缩感觉丹田区域产生一团压力，舌尖轻抵上齿龈内侧中点，它恰恰位于龈交穴在齿龈内侧的对应部位。通过鼻腔吸入空气，将吸入之气纳入腹腔。呼气时舌尖放下，轻抵下齿龈内侧中点，放松肛门会阴，腹部自然膨胀，使小腹丹田区域的气团压力转变为一种柔和均匀的震动，通过口腔呼出气体，将胸腹腔气体尽量排出。无论吸气或者呼气，均要保持细匀柔和、绵绵不断，如春蚕吐丝从容不迫。在开始练习这种呼吸法时，不要急于一次全部做到，可以先做肛门会阴腹部的动作，再加入舌尖起落的配合。为了体验丹田元气在吸气和呼气时的不同状态，可以将两手掌置于丹田，左掌在下，吸气时两掌轻抚丹田，呼气时两掌轻按丹田。这即是道家鼓荡原气体验丹田的基本方法。在踵息法里，可以在吸气末加入呼吸暂停，则更能体验丹田的压力同搭建上下鹊桥的密切关系。

道家养生术为何如此重视踵息法？

首先踵息法所涉及的部位是非常特别的，它们在心身两方面各有不同的作用。

第一是肛门。它在古代有三称。"魄户"说的是同肺的关系。肺主呼吸，藏魄，肺与大肠相表里，大肠的出口肛门被称为魄户，其意甚深：肛门配合呼吸的收缩松弛，不仅有利于呼吸深长至腹骶腔，而且可以帮助与"魄"相系的意念转移到丹田区域。这说明缩肛在踵息法的"神"和"息"两个环节都起着重要作用。"后阴"说的是同肾的关系，肾主摄纳，在下开窍于二阴，肛门收缩产生的内收作用同肾主纳气相配合，将吸入之气摄纳腹骶腔。"谷道"说的是同脾的关系，脾主大腹，通于谷道，"撮谷"刺激腹腔排泄废弃物，为气入丹田腾出空间。

第二是"会阴"。奇经八脉中的任督冲三脉从丹田发出后在这里分流而行，所谓"一源三岐"，此处是连接前后二阴通经贯气的下鹊桥所在，此处通则任督相贯冲脉顺达，滞则丹田元气大小周天不得环周。由于海底收缩舒张与丹田的密切关联，道家又将海底称为"外丹田"。此外，道家称会阴为"海底"，这一称谓有多重含义。首先言其深也。在体腔的不同水平，有上气海、中气海、下气海，海底可视为三气海的共同海底，承受着三海的压力。此外，由于地心引力的作用，垂直位的脏腑一方面加重了骶腹腔脏腑代谢的负荷，使骶腹腔可以成为藏污纳垢之处，而反过来会阴区域的压力也使这里很容易成为气血津液环周的阻滞地带。为了使三海中的气环流自如，为了清排脏腑毒素，疏通郁滞，就需要"疏通海底"。如何疏通？要借助会阴及其周围孔窍、肌肉、肌腱呼松吸缩所产生的冲击力量。实际上，会阴的收缩舒张不可能单独进行，一定要同肛门协同用力，而谷道会阴的运动也自然牵动着前阴。在会阴区域还有古称"肾之外腑"或"外肾"的前阴，肾主水主生育，生育功能又同肝密切相关，所以海底同下焦肝肾也有着密切的关系。

综上所述，肛门会阴小小方寸之间大有一番天地，踵息法的"缩肛撮谷"涉及气血津液环流和多脏腑功能，以现代医学而言，同呼吸系统、消化系统、生殖系统、泌尿系统、内分泌系统、血液循环系统、中枢神经系统等均有关联。以道家修养心身而论，同激发丹田功能和原气周天运行相关。

第三，踵息法绵绵密密、幽幽微微的深度腹式呼吸，大幅度地提高了横膈肌、腹肌以及骶盆腔肌上下前后活动的幅度，对内脏，尤其是骶腹部器官进行深度的内力按摩，提高其活力，改善其新陈代谢水平，周身内外百骸万窍随踵息法吐浊纳清。至今还没有其他方法能够代替这种"秘密的"深度排毒通郁的自调自治方法。

第四，舌尖齿龈。舌为心之窍，齿龈属肾，舌尖上下抵触齿龈构成上鹊桥的起落，与下鹊桥配合使任督二脉气行相贯，这是大周天、小周天的基础。齿

舌的沟通，同时方便了心火下降、肾水上升、交泰既济，使浮越的心神向丹田
收敛，是道家贯通任督、运衡水火、收心定志的至简方法。

丹田者，练内丹之场所，无火则丹不可炼，此火即是藏蓄于两肾肚脐之间的命门火。根于丹田的踵息法如同橐籥（风箱）一样给命门火灌注着活力，在练习踵息法的过程中通常会在小腹部产生温热感，就是肾命温煦功能的表现，显示着命火被激活，发挥着在精气神转化中的活力，道家称此为"火烧脐轮"。这是道家养生重视踵息法的另一缘由。

《素问·上古天真论》有"呼吸精气"一语，指出真人呼吸的关键并不在于内外气的交换，而在于外气进入体内之后的转化和运行，踵息法提供了全面实践、体验这一过程的最佳示范。

"足踵"与呼吸的关系历来是理解踵息法的难点，唐代道家学者成玄英曾经写道："真人心性和缓，智照凝寂。至于气息，亦复徐迟。脚踵中来，明其深静也。"然而对"脚踵中来"却未做任何说明。为了解难释疑，在此对足踵与呼吸之间不同寻常的关系作一剖析。

"足踵"同呼吸的关系首先要从足踵同人的关系讲起。人区别于其他动物的显著标志是人可以直立，直立的主要条件之一是脊柱由平行位转变为垂直位，而脊柱垂立的着力点恰恰就集中在足踵。由于足踵实实在在"入地生根"，才给了脊柱足够的支撑力量，使其能拔地而起，鼎立于天地之间，在这个意义上可以毫不夸张地说，足踵是脊柱直立的根基。这种体位的根本改变，使人的呼吸器官和呼吸肌也都改变为垂直位，呼吸随之与爬行动物大相径庭，在此意义上也可以说，足踵是人体直立呼吸的支点。第二，脊柱要维持全身直立姿势时诸种活动的灵活性和适应性，除了足踵之外还需要足弓和足趾来平衡重力、缓解冲力，中医学将上述足踵、足弓、足趾的气特征用"井、荥、输、经（原）"进行了层段性的分解。其中围绕足踵的原穴是丹田原气在足部最集中的部位。《丹经极论》记载："呼至于根，吸至于蒂，绵绵若存，在守胎中之一息也。"文中的"根""蒂""胎中"均指小腹中丹田的位置，"一"指原气，"守胎中一息"即是要在丹田把原气为动力的呼吸调整到吐唯细细、纳唯绵绵、寂然无声的状态，而其至深至远的回应点正是围绕足踵的原穴。

总而言之，踵息法的练习进程和功能可以简要归纳如下：形松意守气沉丹田，返观内照紫气归原，长息以踵温煦肾命，大小周天内外相衔。踵息法是道家导引术的基础，呼则动起，吸则作止。深柔细长的踵息法，赋予动和作以轻柔缓和如行云、绵绵不断如流水的特点，由于踵息法本身要求凝神丹田意系于息，也使得外在的一招一式与意守丹田的神思相合无间，因此踵息法是形、神、息合为一体的导引术的枢纽和钥匙。

## 二、大小周天

　　"周天"是中国古代天文学对日月运行周期的称谓，太阳一年为一周天，月亮二十八日为一周天。"周天"也用于简称六十甲子的时间循环，"甲子一周天"，指六十年或六十日或六十时辰。大小周天属于道家内丹功法，是一种重视经脉气行与内外时空结合，引导气行经络、激发丹田活力，促进精气神转化的导引气功。小周天气行任督二脉，任脉在前为南午，督脉在后为北子，因此小周天又称子午周天，练习此法以子时为佳。大周天有数种方法。在气行任督的基础上，引导气行奇经八脉任督之外的其他一条或几条奇经，或者引导气行十二经脉的全部或数条经脉均可，没有严格规定。由于有任督以外的十二正经参与，它们循行于手足，与任督行于身躯前后相比加入了东西走向，卯为东、酉为西，因此大周天又称为卯酉周天。引导气行的"钥匙"是踵息法。大小周天以站式为主，也可以用坐式或者卧式。

　　1. 小周天练法　两足分开，平行，与肩同宽。调整身形，意守丹田。随着吸气，收缩谷道会阴，舌尖轻抵上齿龈内侧中点，气从丹田而出下行会阴，过下鹊桥至长强，贯脊过项至百会，沿头顶正中线下行至龈交，过上鹊桥至舌尖。随着呼气，放松谷道、海底，舌尖轻抵下齿龈中点，气行沿任脉下行至会阴返回丹田。气行小周天的关键在于打通三关九窍。三关指尾闾关、夹脊关和玉枕关。九窍指肾堂、悬枢、陶道、泥丸（又名百会、昆仑）、明堂（又名印堂）、绛宫（又名膻中）、中脘、神阙、气海（又一说九窍为明堂、洞房、泥丸、气府、鹊桥、重楼、鸠尾、绛宫、黄庭）。三关九窍总合十二，与十二月、二十四节气、十二时辰、十二消息卦相合，指示出了道家养生术与《易经》时空观的渊源关系（图6-1、图6-2）。清代中医外科名家吴师机在他的外治专书《理瀹骈文》里指出，小周天不仅能够健身，还有防治疾病的功效："修养家有小周天

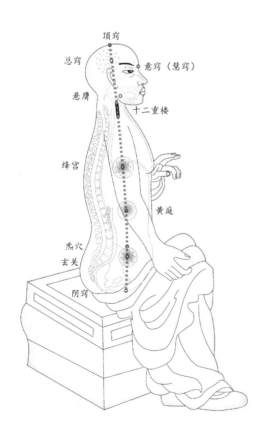

顶窍
总窍
意窍（慧窍）
悬膺
十二重楼
绛宫
黄庭
炁穴
玄关
阴窍

图6-1
中脉图

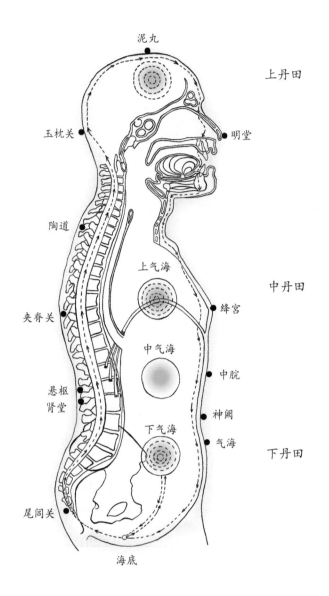

泥丸

上丹田

玉枕关

明堂

陶道

上气海

中丹田

绛宫

夹脊关

中气海

中脘

悬枢
肾堂

神阙

下气海

气海

下丹田

尾闾关

海底

图 6-2
小周天图

法，闭目静坐，鼻吸清气，降至丹田。转过尾闾，随即提起，如忍大便状。自夹脊双关透上，直至泥丸，转下鹊桥，汨然咽下，仍归丹田。患在何处收气即存想其处，放气则归于丹田"，"当分经络，属上属下，运法亦如之，可以却百病"。书中还记载了小周天与按摩、导引同用增强其功效的方法。

**2. 大周天练法** 在小周天基础上，加入一条或者数条任督之外的奇经或者加入十二正经，即成为大周天。以下介绍两种方法。

（1）大周天引导气行冲脉法：随着吸气，足踵足趾抓紧地面，气行沿冲脉上行至会阴入小腹丹田，收缩谷道会阴，舌尖轻抵齿龈穴内侧，气从丹田而出，下行会阴过下鹊桥至长强，贯脊过项至百会，沿头顶正中线下行至龈交，过上鹊桥至舌尖。随着呼气，舌尖轻抵下齿龈中点，松弛谷道会阴，放松足踵足趾，气行沿任脉下行至会阴返回丹田，一支沿冲脉而下至足踵足趾，足厥阴经原穴命名为太冲，即说明了气沿冲脉下行至足趾，而回流上行亦需要足趾足踵的协同合力。

（2）大周天引导气行十二正经法：这里介绍一种最简单的"大周天脉轮行气法"。何为脉轮？肺朝百脉主呼吸，吸则百脉气息汇聚于肺，呼则气息从肺灌注百脉。大肠与肺相表里，协同肺脏共同完成清肃脏腑的功能，肺经和大肠经的井穴可以互相扣合构成"脉轮"，简化气行十二经脉的路径。脉轮由同侧脉轮和全体脉轮两部分构成。同侧脉轮构成方法：两臂环抱胸前，中指无名指小指屈曲，指尖按压掌心，拇指端肺经井穴少商扣压在食指端大肠经井穴商阳之上，两侧的少商和商阳遥遥相对，相距约一拳，这就是同侧脉轮。全体脉轮构成方法：将同侧脉轮接近相抵，使左右拇指和拇指，食指和食指的指端连接在一起，中间构成一个小方形，由于同侧的肺经与大肠经已经联通，再加上两侧的肺经与肺经、大肠经与大肠经连接，通过肺朝百脉的功能，就能够将全身十二经脉沟通构成全体脉轮。全体脉论相交的两食指指端要指向膻中上气海。在构成全体脉轮后，运用踵息法，吸气时以拇指引导同侧脉轮向两侧分开至两臂成一直线与肩平，然后向胸前回抱成全体脉轮；呼气时松腰塌胯，全体脉轮随之下降，食指指向中脘中气海，拇指按压食指。再吸气时百会上顶，全体脉轮随之上升，食指指向膻中上气海，放松拇指食指之间的压力，以拇指引导同侧脉轮向两侧分开至两臂成一直线与肩平，然后向胸前回抱成全体脉轮；呼气时松腰塌胯，全体脉轮随之下降，食指指向中脘中气海，拇指按压食指。三吸气时百会上顶，脉轮随之上升至膻中上气海水平，保持全体脉轮姿势，但放松拇指、食指之间的压力，以拇指引导脉轮向两侧分开至两臂成一直线与肩平，然后向胸前回抱成全体脉轮姿势。呼气时松腰塌胯，全体脉轮随之下降，食指指向中脘中气海，拇指按压食指。连续练习数次后，在呼气时结束练习大周天脉轮行气法，两臂松垂体侧。在大周天脉轮行气法里，可以在吸气末加入呼吸暂停，对胸腹腔进行持续深度的扩张，增强换气深度，焕发全身的生机。

## 三、行步采气

行步采气是道家逍遥于天地之间，养形养神养气的传统方法。行步采气在季节气候、地理环境、修炼者心身状况各方面均有讲究。一般而言，按照季节春宜东行逍遥舒肝，夏宜面南开阔心胸，秋宜西转肃降益肺，冬宜朝北归藏肾府，长夏守中健脾和胃。按照地理环境，宜选择名山大川、高原湖泊、大洋海滩、古迹庙宇、圣人故居等优雅、幽静，有优质气场的地方。按照行步者心身状况，应当结合所弱所盛和脏腑虚实来选择不同的步法。采气在形息神三方面有特定要求，呼吸吐纳宜细缓深匀、绵绵不绝，身形动作宜舒缓连续、飘逸轻柔，心神意境宜内照清明、洒脱通灵。如果能够运用踵息法统领躯体四肢的上下起落，以气动带领体动，使动之所起必有应合、作之所定必见根底，则效果更佳。习练日久结合意念导引，"用意不用气"，更能显现清逸缥缈的道家仙风，感受天人相应的大境界。

这里介绍一种适合于不同季节和人群，简单易行的行步采气法。

### （一）行步采气法

并步站立，运用自然呼吸或者踵息法，将手掌调整为采气掌：采气掌－立掌（图6-3）、采气掌－横掌（图6-4）、采气掌－下采气掌1（图6-5）、采气掌－下采气掌2（图6-6），根据情况选择。整个行步过程意守丹田。

1. 随着吸气，以腕背带动两臂从体侧上升至丹田水平，随着手臂继续上升，百会上顶提起足踵，足踵相抵，指端向上，掌背相向。

2. 随着呼气，以腋下放松带肩带肘下落，两臂下落与肩平时，足踵落地，随着手臂下落体侧，松胯屈膝，两膝相贴。

3. 随着吸气，腕背与左踝背同时提起，足尖稍离地面，以腕背带动两臂向前提起与肩平。

4. 随着呼气，左足踵落地屈腕，足趾与手指同时翘起。

5. 随着吸气，左足掌落地，手掌下按与地面平行，重心前移至左足。百会上顶提起右足踵的同时，以掌根引领两臂向后推出，充分扩展胸部，保持上体正直。

6. 随着呼气，右足向左足并拢，百会上顶，下肢伸直，两臂外旋自然松垂体侧。

重复1～6式，在第3式时，腕背与右踝背同时提起，足尖稍离地面。

左右各一次为一步，根据个人情况决定练习的时间。

最后回到并步站立式采气归根，稍候片刻，缓缓收功。

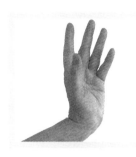
图 6-3
采气掌－立掌

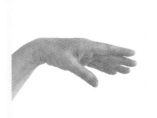
图 6-4
采气掌－横掌

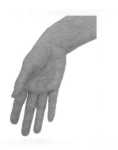
图 6-5
采气掌－下采气掌 1

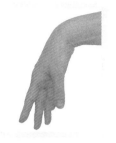
图 6-6
采气掌－下采气掌 2

## （二）气机关键

1. 在开始行步之前的并步站立姿势，宜稍停片刻，体验中脉垂立顶天立地的感觉，随着自然呼吸或者踵息法将天地之气从百会涌泉吸纳归入丹田。意守丹田。

2. 腕踝周围是十二正经原穴所在，吸气时丹田的压力作用于手三阳经原穴，特别是三焦经原穴阳池，以腕背带动手臂上升至丹田水平，然后随着手臂继续上升至百会，上顶，带动足踵上提，上下井穴对拔，犹如上插云霄，下入地心，将井穴采集的天地之气归入丹田。

3. 呼气时丹田压力的松弛带动松腋松肩，继而带动肘关节、腕关节和手掌，节节相随下降。腋下为躯体上关所在，手三阴经所过，松腋使十指井穴采集的天气透过上关顺流而下，归入丹田。足踵落地，松胯屈膝，借助两膝相贴的压力，将涌泉采集的地气归入丹田。腕背与足背同起同落，翘指与翘趾同时完成；手掌下按劳宫采地气，提起足踵涌泉采地气，百会上顶采天气，拉开胸襟扩展上关，使天地之气贯入中脉，汇聚丹田。手掌经过体侧时屈膝，躯体沿中脉下沉，加强对丹田的感觉和采气效应。

4. 在练习行步采气的开始阶段，可以先用自然呼吸法，但是要逐步过渡到踵息法。踵息法根源于下丹田，它统领着手足大小关节周围五输穴的气动环圈。在行步采气中运用踵息法能够激发五输穴随之开阖，疏导全身经络气血的流注循环，协调诸脏腑的平衡，进而发挥出对心身深层次的排毒和养育之功。

克
—
难
—
篇

# 克难篇

Surmounting
Difficulties

ATAS
in international
clinical trials

时空针灸在重大疾病
国际合作临床试验中的运用

近四十年来人类疾病谱发生了重大转变。世界卫生组织2017年5月17日发布的《2017世界卫生统计报告》指出，2015年有大约4000万人死于非传染性疾病（NCD），其中心血管疾病1770万（占45%）、癌症880万（占22%）、慢性呼吸系统疾病390万（占10%）、糖尿病160万（占4%）。这再次表明既往以急性传染病和感染性疾病为主的疾病已经被非感染性、慢性疾病所代替，成为威胁人类健康的重大疾病，其中癌症是重中之重。以妇女癌症而言，目前在世界范围里造成妇女死亡的前五种癌症依次为乳腺癌、肺癌、胃癌、结肠癌和宫颈癌。2015年公布的乳腺癌死亡人数为57.1万例，该病的死亡率以每年14%左右的增长居于妇女癌症之首。2008—2013年，全球乳腺癌发病率以每年超过20%的速度增长，占妇女癌症总数的16%。法国每年有5万余新患者，中国每年有近27万新患者。对于这一国际性的重大疾病，现代医学已经认识到早期发现乳腺癌，并进行充分、合理的治疗是可以治愈的。

早期乳腺癌的主要治疗方法之一是手术后的辅助化学疗法，它是预防复发和转移，延长患者生存期的重要手段。可是辅助化疗会带来许多副反应，如疲劳、恶心、呕吐、厌食、骨髓抑制、睡眠障碍、周围神经病变、脱发、体重变化、焦虑等，其中疲劳是最常见的副作用之一。在辅助化疗期间，疲劳发生的频率高且波动性大，美国国家综合癌症网络（NCCN）报道，癌症患者的疲劳发生率高达 70%～100%。许多患者的疲劳在辅助化疗后延续较长时间，甚至数年。巴黎古斯塔夫·鲁西肿瘤临床研究所 通过对 15000 例接受化疗的乳腺癌患者的调查表明，疲劳不仅同化疗引起的其他不良反应密切相关，直接影响到患者能否坚持治疗和生存质量、生存期，而且是患者重新返回家庭和社会生活的重要障碍。目前西医对化疗所致的疲劳，除了建议做适当运动，例如游泳、散步等外，尚无有效措施。疲劳成为国际肿瘤界化疗治疗早期乳腺癌的聚焦难点。

2017 年在云南省卫计委和云南省科技厅的支持下，由云南省肿瘤医院牵头，同云南省院士（专家）工作站—朱勉生专家工作站合作，设立了云南省重点研发计划项目（国际科技合作）（No.2018IA059）。经过时空针灸研究院、法国巴黎古斯塔夫癌症研究所、美国安德森癌症研究中心西班牙马德里分院、欧洲精准医疗平台的专家反复讨论，确定了一个三国多中心的合作研究题目——"时空针灸预防早期乳腺癌患者化疗后疲劳的随机对照临床试验"。巴黎古斯塔夫·鲁西肿瘤研究所新药临床研究部资深顾问、欧洲肿瘤内科医生联合会任命主席委员会主席 Jean-Pierre ARMAND 教授担任总指导，云南省肿瘤医院副院长李文辉教授担任项目中方负责人，朱勉生提供时空针灸方案，巴黎圣路易医院诺贝尔奖实验室资深免疫学研究员、欧洲精准医疗平台首席执行官鞠丽雅博士设计免疫检测指标并担任总协调员。其他参加制定试验研究方案的机构和专家还有法国医学研究中心流行病与公共健康研究院院长 Bruno FALISSARD 教授以及他指派的统计学专员 Caroline BARRY 博士，巴黎居里研究所临床研究统计学主任 Bernard ASSELAIN 教授，云南省肿瘤医院乳腺癌科主任刘德权教授、陈德滇教授、聂建云教授和李云芬博士。专家团队按照随机对照三期临床试验的国际规范，制定出了三国多中心随机对照试验方案。

该试验设立时空针灸组、非经非穴组、空白对照组，通过跟随化疗全程 6 个多月和化疗后 1 个月的随访，评估三组患者以疲劳为主的化疗副反应情况。

本试验的针灸组包括时空针灸组和非经非穴组。

# 一、时空针灸组

为什么选择时空针灸？笔者多年来运用时空针灸参与治疗的癌症患者将近一千例，包括乳腺癌、胃癌、肺癌、子宫癌、脑癌、肝癌、直肠癌、胰腺癌、鼻咽癌等，取得了比较好的疗效，这为时空针灸预防乳腺癌化疗引起的疲劳提供了临床依据。这些临床经验提示了一个重要的原则，就是对于不同国家、地域、人种的乳腺癌化疗副反应，不可能千篇一律地用几个穴位就可以，相反必须坚持中医"因时因地因人因病而宜"的治疗原则，通过时间穴位和空间穴位的组合，使治疗最大化地符合患者证情。

在时空针灸四种方法里，为什么选择时空针灸灵龟八法呢？在中医看来，癌症不是一个单纯的局部病症，有定位名称的癌症与患者整体内在心身环境，即西医所称的"发生癌症的土壤"是密切相关的。这个"微环境"尽管包括了部分基因元素，但主要指免疫系统。免疫系统里清除癌细胞的免疫细胞主要有NK细胞（自然杀伤细胞）、DC细胞（树突状细胞）和T细胞，同时还有与它们对抗的免疫抑制细胞，诸如调节T细胞及其他特定类型的骨髓细胞，而肿瘤细胞本身能吸引那些具有抑制其他免疫细胞功能的免疫细胞，以此来促进肿瘤的生长。因此，肿瘤微环境就像是一场不同类型的免疫细胞的战役，免疫系统一方面清除着肿瘤细胞，一方面却又在"帮助"它生长。这种复杂的免疫反应非常类似于中医的"邪正相争"，"正"指具有正面作用的免疫细胞，"邪"指具有反面作用的免疫细胞。应对这种复杂免疫机制的方法，就是"无问其病，以平为期"，让携带着"正"能量的免疫细胞去处理那些携带着"邪气"的免疫细胞。2018年诺贝尔生理学或医学奖颁发给了Allison教授和本庶佑教授，他们提出了从"肿瘤的免疫增强化疗法（immune enhancement）"过渡到"肿瘤的免疫正常化疗法（immune normalization）"，就是从不断扩大和增强免疫的治疗，过渡到矫正缺陷的免疫机制，使其回归人体自然水平的治疗，这是在肿瘤的免疫疗法中开拓性的进步，彻底改变了人类治疗癌症的格局。这些理念同时空针灸有许多契合之处。

时空灵龟八法的时间穴位和九宫穴位，就是针对患者个体性的正邪相争状态设置的，重点不在攻击和消除癌细胞，而在于调节平衡心身内环境，达到减缓症状、改善生存质量的目的。由于临床试验对试验方法有相关要求，不可能选择所有时空针灸的方法，长期临床实践经验提示，灵龟八法同其他三种时空针灸方法相比较，在化学疗法中的作用从总体上更适合于试验的目标。以多年治疗癌症临床"真实世界"经验为基础，又经过在云南省肿瘤医院91人次的前期临床观察，才最终确定了针灸临床试验方案。

如何设计时空针灸灵龟八法改善早期乳腺癌手术后化疗疲劳的临床试验方案呢？

## （一）时间穴位

灵龟八法的时间穴位是八脉交会穴的公孙、内关、照海、列缺、申脉、后溪、足临泣、外关，它们组合为八个配对：公孙配内关、内关配公孙、照海配列缺、列缺配照海、申脉配后溪、后溪配申脉、足临泣配外关、外关配足临泣。每一组配对穴位里第一个穴位是主穴，第二个穴位是八脉交会穴中与主穴相配的合穴。在本试验里必须同时使用主穴和合穴。

时间穴位除了就诊时穴外，还针对乳腺癌的病因病机设计了7类记忆时穴：①化疗的时间穴位；②不能接受被诊断为患乳腺癌的时间穴位；③疲劳加重的时间穴位；④疲劳至极的时间穴位；⑤引发乳腺癌的原创精神心理事件的时间时穴；⑥乳腺癌手术的时间穴位；⑦有遗传因素的乳腺癌患者的生辰时穴。所有时间穴位都是从当地真太阳时测得，因此这些时间穴位本身就带有空间的信息。

时间穴位的针刺先后，女性患者原则上先针右侧穴位，但也要考虑巨刺法的运用，例如根据乳腺癌手术侧或者患者就诊时症状左右孰轻孰重等因素，决定将对侧穴位作为首刺。

针刺时间穴位之前，要做好调身、调息、调神，和备穴、揣穴等按步骤进行的准备工作，详见本书践行篇第五章第二节"准备与针刺"。

## （二）空间穴位

本研究的观察重点是化疗引起的疲劳，这类疲劳可以分为多种类型，它们之间既有同一性，又有差异性。同一性是基础空间穴位的依据，按照差异性对基础空间穴位进行微调则构成其他类型的空间穴位。

## （三）证候分类及诊断要点

最近30年，中医开始对乳腺癌导致的疲劳的机制和治疗进行专门研究，但是对化疗引起的疲劳目前尚无统一的诊断标准和疗效评定标准。本试验针对早期乳腺癌手术后辅助化疗引起的疲劳而设计，这类疲劳具有以下特点：一是同化疗药物和化疗周期密切相关，二是随疗程延续呈现加重倾向，三是许多患者即便在化疗结束之后依然持续，最长可达数年之久。化疗疲劳的程度比单纯的癌性疲劳更严重，涉及心身两方面，包括躯体疲劳、行为疲劳、情感疲劳、认知疲劳等。患者通常用"精疲力尽""不能承受""没有生活意义"等词汇来形容，严重者拒绝继续治疗，甚至可以引起抑郁症。这种疲劳属于中医"虚劳"的范畴，类似于汉代张仲景《金匮要略·血痹虚劳病脉症并治》的虚劳病，或东晋葛洪《肘后备急方》的虚损。引起乳腺癌化疗疲劳的原因，首先是癌症作为消耗性疾病对人体的损伤造成"正虚"，再加上化疗药物的毒性（药毒）对气、血、津液运行的影响，形成"邪实"，两者交错构成了"以虚为本，虚实夹杂"的病机。由于患者心身条件的不同，这种虚实夹杂在脏腑、经络和气、血、津液中的定位和程度是不一样的，即明代汪绮石《理虚元鉴·原序》所称的"人之禀赋不同，而受病亦异"。这就形成了以"虚劳病"或"虚损"为病名，以疲劳为主症的不同病变反应，即不同的证候类型。"受病各异"是本研究对这种特殊疲劳进行针灸治疗的立足点。参照国家中医药管理局1995年发布的《中医病证诊断疗效标准》"乳岩"和《国家中医药管理局第2批24个专业105个病种中医诊疗方案（2011）》"乳腺癌"证候分类，结合临床经验，将早期乳腺癌根治术后辅助化疗引起的疲劳分为七大证候类型：肝脾气虚、脾虚肝郁、心肾不交、肝肾两亏、气虚湿滞、气滞血瘀、任督失调。其中肝脾气虚是基本证候，其他六类是在基本证候基础上衍变而成的。这七大类证候的诊断要素如下。

1. 肝脾气虚　面色萎黄或苍白、精神倦怠，手足无力，食欲不佳，食后腹胀或腹痛，大便稀溏。舌胖大边有齿痕，色淡，舌苔薄白或薄白腻。脾、肝脉沉细或沉细弱。

2. 脾虚肝郁　面色萎黄或苍白，恶心、呕吐、食欲减退或无食欲，精神抑郁。或伴胃痛、胁痛、腹胀、腹痛、便秘、腹泻，或便秘腹泻交替。舌体胖大，边尖有齿痕，舌色淡或淡黯，舌苔薄白。脾脉沉弱或细弦，肝脉弦。

3. 心肾不交　心烦失眠，多梦或噩梦，焦虑不安，五心烦热，口干舌燥，潮热盗汗，头晕耳鸣，腰膝酸软。舌体瘦色红，少苔少津，心脉细数，肾脉细弦。

4. 肝肾两亏　头发干燥脱落，皮肤干燥，口干舌燥，阴部干燥。舌体瘦小而干、少津。脉沉细无力。

5. 气虚湿滞　面色萎黄，肢体无力或沉重，或伴肢体水肿，嗜睡，语音低微。餐后腹胀，大便稀溏或腹泻。舌体胖大色淡，边尖有齿痕，舌苔白腻。肺脉沉弱，脾脉弦滑。

**6.气滞血瘀**  抑郁叹息，情绪低落，胸胁乳房或者腹部胀痛或刺痛，手足麻木或刺痛，指甲脆变、色黯。舌色紫黯，舌边尖和底部有瘀点、瘀斑，舌苔薄白或腻。脉弦或细涩，以肝部为甚。

**7.任督失和**  喜暖畏寒，耻骨疼痛连腰骶，脊柱寒凉感，四肢不温，疲惫不堪。舌体胖大而嫩，有齿痕，舌苔白滑。脉沉细以肾脉为甚，或见迟脉。

## （四）治疗选穴

时空针灸灵龟八法预防乳腺癌化疗疲劳的空间穴位，按照以上7个类型组成。每一组空间穴位包括三组九宫穴位：颈背九宫穴位、头手九宫穴位和胸腹下肢九宫穴位。九宫穴位表格中的左右，以医者面对患者施针时患者的左右为准。

### 1. 基础空间穴位

（1）基本证型和治则：肝脾气虚，补益肝脾。

（2）基础空间穴位

颈背九宫穴位：一宫长强、二宫右天宗、三宫左肝俞、四宫左天宗、五宫命门、六宫右脾俞、七宫右肝俞、八宫左脾俞、九宫大椎。

头手九宫穴位：一宫印堂、二宫左头维、三宫右太阳、四宫右头维、五宫上星、六宫左合谷、七宫左太阳、八宫右合谷、九宫百会。

胸腹下肢九宫穴位：一宫关元、二宫左期门、三宫右天枢、四宫右期门、五宫阴交、六宫左三里、七宫左天枢、八宫右三里、九宫膻中。

在此对基础方空间穴位的九宫穴位运用了文字叙述的方式，为了使穴位组方一目了然，以下的空间穴位均以表格形式出现。

| 颈背九宫穴位 | | | 头手九宫穴位 | | | 胸腹下肢九宫穴位 | | |
|:---:|:---:|:---:|:---:|:---:|:---:|:---:|:---:|:---:|
| 左 | | 右 | 右 | | 左 | 右 | | 左 |
| ④ 天宗 | ⑨ 大椎 | ② 天宗 | ④ 头维 | ⑨ 百会 | ② 头维 | ④ 期门 | ⑨ 膻中 | ② 期门 |
| ③ 肝俞 | ⑤ 命门 | ⑦ 肝俞 | ③ 太阳 | ⑤ 上星 | ⑦ 太阳 | ③ 天枢 | ⑤ 阴交 | ⑦ 天枢 |
| ⑧ 脾俞 | ① 长强 | ⑥ 脾俞 | ⑧ 合谷 | ① 印堂 | ⑥ 合谷 | ⑧ 足三里 | ① 关元 | ⑥ 足三里 |

（3）空间穴位组合解析

1）九宫中轴，采气归根：督脉是全身阳经总汇，任脉是全身阴经总汇，九宫中轴贯通任督，犹如小周天，可以对气血流注发挥总体疏导调节的作用。任督二脉上的九个穴位里有六个位于中脉的体表水平位置：长强应阴窍、大椎应悬膺、顶窍应百会、印堂应总窍、膻中应绛宫、关元应玄关。这六个穴位组合在一起，主要是通过刺激体表来激发中脉采气的功能（详见第六章第二节内容"站式中脉采气法"），此外命门位于丹田上界、阴交位于脐下，二穴均在丹田区域之内，能够将中脉采聚之气引导归入丹田，发挥补益原气之功。丹田原气充盛，则可补益后天脾胃和本病主要受病脏腑的肝气，因此九宫中轴上的这八个穴位都是针对本病主要病机肝脾气虚而设置。其他一个位于头部的上星穴，出自《针灸甲乙经》，别名神堂穴、明堂穴、鬼堂穴，有安定神志之功。上星与头手九宫中的头维、合谷结合，利用手足阳明降浊的功能，降浊而升清，引导心意清明，安定内守；与太阳穴结合，增强升清宁神的作用。总而言之，任督九穴构成了采气归根的中轴，它们又同九宫左右的穴位一起，组合成一个具有调身、调气、调神综合作用的气场。

2）俞募和合，攻补兼施：俞募穴均位于脏腑在体表的对应区域，对脏腑功能有直接调节作用。天枢是手阳明大肠经募穴，又是手足阳明在脐旁的交会穴，功在疏导升降；脾俞是脾经的背俞穴，脾俞、天枢配对，脏腑俞募相合，通过调理脾胃升降之功补益脾胃之气；二者同胃经的合土穴足三里相合，针对肝脾气虚病机之本，共同发挥斡旋中土的功能。乳腺癌化疗引起的疲劳，属于虚实夹杂，"实"主要指气血痰浊，因此在补益肝脾的同时，还必须配合化浊化瘀。肝俞是肝经的背俞穴，期门是肝经的募穴，二者结合能够疏通肝胆二经的瘀滞，有利于清除化疗药物的毒性对肝胆的损害。以上俞募组合从不同角度发挥出补益肝脾、排浊升清、攻补兼施的作用。

3）特殊穴位，直驱病所：天宗、膻中、期门、合谷是自古以来治疗乳岩的大穴、要穴。手足厥阴是本病主要受病脏腑，足厥阴肝藏血，手厥阴为阴血之主，期门是足厥阴募穴，膻中是手厥阴心包经募穴，二穴均在乳房附近，可以化解乳腺癌以及化疗引起的肝气不调和阴血瘀滞。肝主情志，心主神明，心包代心受邪，乳腺癌患者精神情志的失调也可以通过肝经和心包经的募穴进行调解。天宗穴出自《针灸甲乙经》，能宽胸理气，散结消肿，与期门、膻中、足三里相配，是治疗各种乳腺病症攻补兼施的重要组合。合谷是大肠经的原穴，大肠主通降，合谷具有开通结滞的功力，同上述三穴结合，能够直驱病所，化解癌毒、药毒、肿块。

通观全方，九宫中轴上贯通任督的穴位针对"肝脾气虚"病证所设置，是调构气场的主干，在横向上运用了肝俞、脾俞、期门、天枢和足三里化瘀解结，再加上专攻病所的天宗、膻中、期门、合谷，使得整个处方重点突出、井然有序。在针刺空间穴位时，要按照时间穴位所在宫号进入后，按照宫序飞走九宫。如第四章论述，时空针灸灵龟八法所运用的是原气的自愈机制，本方通过严格的针刺顺序将时间穴位和空间穴位紧密结合在一个场序之中，起到调动和激发原气自愈功能的作用。

基础穴位是其他 6 类证候穴位的基础，6 类证候的空间穴位都是以此为依据适当调整而成。以下是经过微调的 6 类证候的空间穴位。

2. 证型治则　脾虚肝郁，健脾疏肝。

颈背九宫穴位

| 左 | | 右 |
|---|---|---|
| ④ 天宗 | ⑨ 大椎 | ② 天宗 |
| ③ 肝俞 | ⑤ 命门 | ⑦ 肝俞 |
| ⑧ 脾俞 | ① 长强 | ⑥ 脾俞 |

头手九宫穴位

| 右 | | 左 |
|---|---|---|
| ④ 攒竹 | ⑨ 百会 | ② 攒竹 |
| ③ 曲池 | ⑤ 上星 | ⑦ 曲池 |
| ⑧ 合谷 | ① 印堂 | ⑥ 合谷 |

胸腹下肢九宫穴位

| 右 | | 左 |
|---|---|---|
| ④ 期门 | ⑨ 膻中 | ② 期门 |
| ③ 天枢 | ⑤ 阴交 | ⑦ 天枢 |
| ⑧ 太冲 | ① 关元 | ⑥ 太冲 |

九宫中轴上的穴位，颈背九宫同基础穴位一致，其他两个九宫穴位的微调是在头手九宫里，用攒竹代替头维，曲池代替太阳，在腹下肢九宫里，太冲代替足三里。攒竹别名小竹，竹在五行配肝胆，从命名即可知本穴有疏肝利胆之功；攒竹紧靠睛明穴，睛明穴在《黄帝内经》里称"命门"，具有振奋命门原气和安神明目之功，但是由于穴位不易针刺，通常用攒竹代行其效。曲池在肘关节弯曲处，与期门同位于胸胁水平，二穴相配有疏解胸胁气机和散结化瘀之功。太冲与肝俞是肝经原俞相配，太冲与合谷相配为"开四关"。攒竹、曲池、太冲这三个微调穴位都针对"脾虚肝郁"证型的特殊之处——"肝郁"，起到增强疏导肝气郁结的作用。

3. 证型治则　心肾不交，交通心肾。

| 颈背九宫穴位 | | | 头手九宫穴位 | | | 胸腹下肢九宫穴位 | | |
|---|---|---|---|---|---|---|---|---|
| 左 — 右 | | | 右 — 左 | | | 右 — 左 | | |
| ④ 天宗 | ⑨ 大椎 | ② 天宗 | ④ 头维 | ⑨ 百会 | ② 头维 | ④ 中注 | ⑨ 膻中 | ② 中注 |
| ③ 心俞 | ⑤ 神道 | ⑦ 心俞 | ③ 丝竹空 | ⑤ 上星 | ⑦ 丝竹空 | ③ 三阴交 | ⑤ 阴交 | ⑦ 三阴交 |
| ⑧ 肾俞 | ① 命门 | ⑥ 肾俞 | ⑧ 神门 | ① 印堂 | ⑥ 神门 | ⑧ 太溪 | ① 关元 | ⑥ 太溪 |

　　在颈背九宫里，用心俞代替肝俞，肾俞代替脾俞，神道代替命门，命门下移代替长强。这个微调通过三宫、七宫、五宫上的心俞与神道，和八宫、六宫、一宫上的肾俞与命门，构成了两条水平线，这两条水平线正是以交通心肾为目的。这个目的还通过头手九宫的心经原穴神门和胸腹下肢九宫肾经的太溪相结合，得到进一步加强。此外，在头手九宫里用丝竹空代替了太阳。丝竹空出自《灵枢·经脉》，是手少阳三焦经的终止穴，气行至此转入足少阳。少阳为枢，有旋运之功，三焦为原气之别使，主通行诸气，得三焦"通行""枢轴"之助，使交通心肾得以获取全功。

4. 证型治则　肝肾两亏，补益肝肾。

| 颈背九宫穴位 | | | 头手九宫穴位 | | | 胸腹下肢九宫穴位 | | |
|---|---|---|---|---|---|---|---|---|
| 左 — 右 | | | 右 — 左 | | | 右 — 左 | | |
| ④ 天宗 | ⑨ 大椎 | ② 天宗 | ④ 头维 | ⑨ 百会 | ② 头维 | ④ 期门 | ⑨ 膻中 | ② 期门 |
| ③ 肝俞 | ⑤ 命门 | ⑦ 肝俞 | ③ 曲池 | ⑤ 上星 | ⑦ 曲池 | ③ 气穴 | ⑤ 阴交 | ⑦ 气穴 |
| ⑧ 肾俞 | ① 长强 | ⑥ 肾俞 | ⑧ 合谷 | ① 印堂 | ⑥ 合谷 | ⑧ 太溪 | ① 关元 | ⑥ 太溪 |

　　这个处方里，三个九宫中轴上的穴位均未改动。由于病症特点是肝肾两亏，因此在颈背九宫里用肾俞代替了脾俞，在胸腹下肢九宫里用气穴代替了天枢，用太溪代替了足三里，达到以补益肝肾为主的目的。

5. 证型治则　气虚湿滞，益气祛湿。

| 颈背九宫穴位 | | |
|---|---|---|
| 左 —— 右 | | |
| ④ 天宗 | ⑨ 大椎 | ② 天宗 |
| ③ 脾俞 | ⑤ 中枢 | ⑦ 脾俞 |
| ⑧ 肾俞 | ① 命门 | ⑥ 肾俞 |

| 头手九宫穴位 | | |
|---|---|---|
| 右 —— 左 | | |
| ④ 头维 | ⑨ 百会 | ② 头维 |
| ③ 曲池 | ⑤ 上星 | ⑦ 曲池 |
| ⑧ 合谷 | ① 印堂 | ⑥ 合谷 |

| 胸腹下肢九宫穴位 | | |
|---|---|---|
| 右 —— 左 | | |
| ④ 肓俞 | ⑨ 膻中 | ② 肓俞 |
| ③ 中注 | ⑤ 水分 | ⑦ 中注 |
| ⑧ 足三里 | ① 关元 | ⑥ 足三里 |

　　在颈背九宫穴位里，将脾俞上移代替肝俞、用中枢代替命门，使脾俞、中枢构成了补益脾气的一条横线。将命门下移代替长强、用肾俞代替脾俞，使肾俞、命门构成了补益肾气的横线。脾主运化水湿，肾为蒸水化气的本脏，这两条横线成为益气祛湿的主干。这两条横线同头手九宫里代替太阳的曲池、胸腹下肢九宫里代替期门的肓俞、代替阴交的水分、代替天枢的中注，以及基本方原有的足三里，主从有序，腹背合力，增强了全方益气祛湿的力量。肓俞出自《针灸甲乙经》，是足少阴肾经的穴位，与足三里相合能够激发肾经和胃经通利水湿的功用；肓俞又是冲脉在肾经上的穴位，冲脉通于脾土，有振奋脾土，化解湿邪之功。水分又名"分水"，功在分利水湿，同肓俞、足三里合用，加强健脾利湿的作用。

6. 证型治则　气滞血瘀，行气化瘀。

| 颈背九宫穴位 | | |
|---|---|---|
| 左 —— 右 | | |
| ④ 天宗 | ⑨ 大椎 | ② 天宗 |
| ③ 膈俞 | ⑤ 筋缩 | ⑦ 膈俞 |
| ⑧ 肝俞 | ① 悬枢 | ⑥ 肝俞 |

| 头手九宫穴位 | | |
|---|---|---|
| 右 —— 左 | | |
| ④ 头维 | ⑨ 百会 | ② 头维 |
| ③ 肩井 | ⑤ 上星 | ⑦ 肩井 |
| ⑧ 合谷 | ① 印堂 | ⑥ 合谷 |

| 胸腹下肢九宫穴位 | | |
|---|---|---|
| 右 —— 左 | | |
| ④ 期门 | ⑨ 膻中 | ② 期门 |
| ③ 中注 | ⑤ 阴交 | ⑦ 中注 |
| ⑧ 太冲 | ① 关元 | ⑥ 太冲 |

颈背九宫里在两个水平上进行微调。在五宫、三宫、七宫这个水平上，用筋缩代替命门，用膈俞代替肝俞。肝藏血，濡养经筋，筋缩可以活血化瘀，缓解经筋拘挛、气血瘀滞引起的疼痛；膈俞是活血化瘀止痛的要穴。筋缩与膈俞又都接近肝水平，所以增强了疏肝活血止痛的功效。在八宫、六宫、一宫这个水平上，将肝俞下移代替脾俞，用悬枢代替长强。肝俞是肝经背俞穴，悬枢能灵便腰脊，止腰骶痛，将此二穴置于八宫、六宫和一宫同一水平上，可以舒经活血止痛。总而言之，三宫、七宫、五宫水平上的膈俞、筋缩，与八宫、六宫、一宫上的膈俞、悬枢是活血化瘀止痛的主要组合，它们同代替基础方头手九宫太阳的肩井，再加上合谷与胸腹下肢九宫里代替足三里的太冲一起，增强了对全身气血流通不畅的调节。可以清楚地看出，这些微调都是针对"气滞血瘀"证型安排的。此外，在胸腹下肢九宫里，用中注代替天枢，中注是肾经与冲脉的交会穴，在脐下1寸旁开0.5寸，位于原气旺盛的区域，能够疏通肾经和冲脉气血。冲为血海，旁行乳腺内侧，因此中注对于乳腺疾病的胸胁乳房疼痛具有良好的止痛效果。

**7. 证型治则　任督失和，调和任督。**

| 颈背九宫穴位 | | |
|---|---|---|
| 左 ——— 右 | | |
| ④ 天宗 | ⑨ 大椎 | ② 天宗 |
| ③ 肾俞 | ⑤ 命门 | ⑦ 肾俞 |
| ⑧ 会阳 | ① 长强 | ⑥ 会阳 |

| 头手九宫穴位 | | |
|---|---|---|
| 右 ——— 左 | | |
| ④ 头维 | ⑨ 百会 | ② 头维 |
| ③ 太阳 | ⑤ 上星 | ⑦ 太阳 |
| ⑧ 合谷 | ① 印堂 | ⑥ 合谷 |

| 胸腹下肢九宫穴位 | | |
|---|---|---|
| 右 ——— 左 | | |
| ④ 俞府 | ⑨ 天突 | ② 俞府 |
| ③ 肓俞 | ⑤ 膻中 | ⑦ 肓俞 |
| ⑧ 气穴 | ① 关元 | ⑥ 气穴 |

在颈背九宫里，肾俞代替肝俞，与命门共同构成温肾阳、补命火的主穴；会阳代替脾俞，与长强共同构成疏导督脉阳气的底板。这几个穴位共同激励着下丹田的命火原气，是治疗任督失和的关键所在。在胸腹下肢九宫里，将膻中下移用天突来代替。天突是全身阴经总汇，与全身阳经总汇大椎一前一后，对任督二脉具有最重要的调节功能。俞府是肾经最高穴位，同代替天枢的肓俞，代替足三里的气穴相合，鼓舞元气运行周身。通观全方，针对"任督失和"，从温补肾命入手，疏导调节任督关系，鼓舞元气运行，因此可以发挥调和任督的治疗作用。

设置空间穴位基础方和微调方的意义。回溯中医临床，早在汉代，作为经方之祖的张仲景就树立了在"主方"基础上灵活变通出一系列"变方"的临证模式。张仲景的桂枝汤被誉为"经方第一方"，《伤寒杂病论》第十六条注明"桂枝本为解肌"，是治疗外感风寒、营卫不和的主方，然而在《伤寒杂病论》和《金匮要略方论》两书中，在桂枝汤基础上却加减变化出了 26 首变方。以解肌发表而言，有桂枝麻黄各半汤、桂枝二麻黄一汤、桂枝二越婢一汤、柴胡桂枝汤、桂枝加葛根汤、葛根汤、瓜蒌桂枝汤、桂枝加黄芪汤等 8 个变方。用于补阳助阳，有桂枝去芍药汤、桂枝去芍药加附子汤、桂枝去芍药加蜀漆牡蛎龙骨救逆汤、桂枝加附子汤等 6 个变方。用于调血理血，有桂枝加芍药汤、桂枝加大黄汤、当归四逆汤、温经汤等 4 个变方。桂枝汤经过化裁还用于补虚降逆气、治疗水气病等。张仲景通过加减变化，使桂枝汤可表可里、可气可血、可阴可阳，适用于非常广泛的病证。章楠在《伤寒论本旨》中对此加以概括，称"此方立法，从脾胃以达营卫，周行一身。融表里，调阴阳，和气血，通经脉"。所有变方都不离桂枝汤辛温调和营卫的本意，此为变中有守；桂枝汤经过加减之后使其得到最大化地运用，此为守中有变。张仲景创立的这个临证模式虽然主要被运用于中药治疗，但是其基本原理同样可以指导针灸临床。在针灸临床，综合运用符合共同病因病机的"基础穴位组方"和灵活应变的"证型穴位组方"，是实现针对患者病情准确施治的基本保证。上述对时空针灸灵龟八法改善乳腺癌化疗副反应疲劳的处方分析，提示了时间穴位和空间穴位的选择都应当符合患者的证情，灵活处理。尤其在空间穴位的配伍中，不仅有符合基本病机的"定方"（基础方），而且有适应不同证型的"变方"（微调方），充分体现了针灸因时因地因人因病而宜的根本治疗原则，更能够适应各国患者的病情。

## 二、非经非穴组

参照国内外针灸临床随机对照研究，采用非经非穴 16 个刺激点。腰背部位：双侧肩井旁开 1.0 寸、双侧大肠俞旁开 3.0 寸。头手部位：双侧太阳上 1.0 寸、双云门旁开 1.5 寸、双侧臑会旁开 1 寸。胸腹下肢部位：双侧滑肉门旁开 1 寸、双侧风市后 1.5 寸、丰隆后 1.5 寸。这 16 个刺激点按照腰背、头手、胸腹的顺序先左后右针刺。

非经非穴的穴位针刺要求是不同于时空针灸组的。

针灸治疗方案的实施（包括时空针灸和非经非穴），是从手术后第一次化疗开始之前开始，每周针刺一次，伴随 6 个月的化疗全程。

本试验的疗效评估除了运用国际通用的五个量表[1]和针灸满意度量表之外，还预计将鞠丽雅教授设计的 380 种免疫相关信号生物标记，用于评估时空针灸在乳腺癌化疗全过程中的免疫检测，尝试对针灸的作用机制进行生物定性和量化描述。本试验还运用云端病例输入系统和智能手机录入系统供研究人员和患者自评使用，实现了临床资料的统计处理智能化。同时，通过科技手段将时空针灸诊断和操作的立体流程，变成一个平面的、二维的、数字化的描述。这样就在针灸诊断中，把中医望闻问切的流程都组织进去了。针灸临床操作人员，在中国由云南中医药大学朱勉生专家工作站的朱勉生弟子和硕博研究生担任，按照国际合作研究的要求，对他们经过培训授予证书之后进入临床操作。在法国和西班牙，由陈春信主任医师和 Mathieu Noel 博士担任。临床资料的采集由云南省肿瘤医院乳腺外科专门的临床研究护士负责。在整个试验过程中，进行定期和不定期的飞行检查，保证试验的透明度和随时解决实操中遇到的问题以期符合计划要求。

希望这个三国多中心临床试验方案和严格遵守试验流程的试验结果，为针灸干预乳腺癌化疗副反应的治疗提供证据，为中西医学在癌症治疗难点的合作和中国针灸的国际化提供参考，为更多的乳腺癌患者造福。

● 1 多维疲劳量表（MFI）、视觉模拟量表测量疲劳（VAS-F）、医院焦虑和抑郁量表（HADS）、神经性疼痛量表（NPS）、失眠严重程度指数（ISI）

医－案－篇

医案篇

Clinical
Cases

以笔者的经验，近四十年来走出国门的中国针灸医生在欧洲诊治的常见病、疑难病主要包括以下几大类：

1. 随着三十多年来疾病谱的变化，用细菌、病毒的单一病因解释不了，以及用单一抗生素、抗病毒药物治疗不了的疾病，如变态反应性疾病：过敏性鼻炎、风湿性关节炎、哮喘等。

2. 涵纳范围日趋扩大的自身免疫性疾病。主要包括：一些比患病器官更为复杂的多系统紊乱交织的疾病；难于分科处置的混合性沉疴痼疾，例如癌症、莱姆病；与糖尿病、甲状腺疾病等内分泌疾病伴随的慢性复杂病症等，这些疾病目前趋向于归入免疫系统疾病进行综合分析和治疗。

3. 社会、人文因素引起的心身疾病，例如忧郁症、焦虑症、肠易激综合征、代谢综合征、慢性疲劳综合征、身体感觉障碍（疼痛、瘙痒、麻木、肿胀、电击、烧灼等）、癔症性失语、癔症性瘫痪、肌骨骼紊乱症（TMS）等。

4. 西医没有确切诊断称谓的病症，或者西医有诊断，但没有治疗手段（包括抗药、耐药）的病症。

5. 经多种西医治疗无效或者收效甚微的病症，例如肌萎缩性脊髓侧索硬化症（SLA）、纤维肌痛综合征（FS）等。

6. 会引起严重副反应，但是目前为了挽救或者延长生存期限还需要运用的治疗方法，例如抗癌的化学疗法、放射疗法，以及运用于丙型肝炎的干扰素加利巴韦林疗法之类。

7. 药物副作用大于治疗作用的病症。

8. 极罕见病症，西医的治疗有待于补充增效，例如原发性肺动脉高压。

9. 单一或复合型的过敏性疾病。

10. 日趋高发的不孕不育症。

11. 手术前的准备和手术后的康复等特别需求者。

这些目前在西医临床的空白、缺如、薄弱者，都可以归入欧洲常见病、疑难病这个"大盘子"中，其范围涉及五官科、皮肤科、内科、骨科、妇科、神经科、精神科、肿瘤科、内分泌科、肠胃科、心脏病科等。这些在欧洲被称为"世纪病"，即特定社会、人文、医疗环境的产物，许多是目前西医疗法束手无策的，同时也是传统针灸没有处置过的，因此它们在传统针灸领域也属于空白、缺如、薄弱者。值得注意的是，身患这类久治不愈、多治无效、无法命名、不知何治的病症的欧洲患者，常常对针灸的期望值很高，并且希望疗效要快速而持续。走出国门的中国针灸医生，在不可动用西医治疗方法的特殊条件下，能够做出不负众望的回应吗？

此外，针灸临床出现的适针性或者拮抗反应，一直有待针灸医师们探讨解决的方法。时空针灸在同一时辰可以在四种方法里进行选择，即便运用同一种方法，时间穴位因时而异、空间穴位可以灵活变通，再加上同样的空间穴位的针刺顺序因时间而改变，这些方便条件都使得时空针灸成为一种值得推荐的克服适针性或者拮抗反应的好方法。

值得注意的是，针灸临床有三个互相连接、不可或缺的阶段，第一阶段是针灸的真实世界，是针灸医生每天在诊所或者医院的个人实践，应当说这是三个阶段的根基；第二阶段是临床观察，在积累真实世界宝贵经验的基础上，归纳上升为对某一类疾病的普遍规律的认识和治疗方案；第三阶段是严格的临床试验，按照某一种疾病进行分证分型的治疗，以期获得特殊性和普遍性的统一，使其具有更加普适的推广意义。医案篇属于第一阶段"真实世界"的内容，第三阶段请参阅本书"克难篇"。

# 癌症

最近二十年来西方医学对癌症的认识发生了重大转变，即癌症的发生同患者自身的"滋生土壤"相关联，与局部癌肿相伴随的，还有免疫功能紊乱、神经和内分泌失调、代谢紊乱、内源性中毒、精神心理障碍、营养失调等，因此癌症不是单一性的、器官性的疾病，而是全身性的、心身相关的疾病。西医针对癌症的三大治疗手段既有优势也有缺陷。针灸能够有效地提高患者对放化疗的敏感性，减轻放化疗毒副反应，可以运用于手术前期准备和术后恢复，并且能够降低术后复发率或转移率。尤其针灸可以调整免疫失调（过亢或低下）、调节内分泌紊乱、缓解紧张焦虑、改善疲劳和病人生存质量、提高长期存活率和带癌生存率，因此针灸已经成为各类癌症多种治疗方法中方便有效的、患者乐于接受的方法。

## 脑肿瘤案

女性患者，1948 年出生。初诊：2016 年 6 月 10 日 20∶45（-2）[1]，癸亥日（60）辛酉时辰（58）。自述 2015 年 3 月 5 日发现脑肿瘤。2015 年 4 月手术切除 90% 肿瘤后接受放疗、化疗至 8 月，因脑水肿引起右侧偏瘫和癫痫住院治疗，改用化疗药物至今。此药物副反应严重：口腔烧灼感，指、趾甲霉菌感染，疼痛不可触碰，必须携带手套和袜子，且散发恶臭味，足底感觉缺失，全身无名疼痛，有"双目失明"的感觉，必须有人搀扶才能行走。脉细涩，舌瘦而干色红。此为气血津液受损，经脉阻滞，选用时空针灸纳子法小通经。就诊时间穴位太溪，空间穴位通经穴位用大杼、至阴，营气底盘穴位用照海、大椎、天突、中脘、气海。靶向穴位用通天、百会、神庭、合谷、八邪、足三里、申脉、八风。留针 40 分钟。取针时患者自述全身轻松，感觉到一种一年多未有的舒适。

二诊：2016 年 6 月 20 日 18∶38（-2），癸酉日（10）庚申时辰（57）。自述一诊后身体异样感觉"完全改变"，口腔不再出现烧灼感，身体几乎无疼痛，手足指、趾甲状况明显改善，体力恢复，自述"效果不可思议"。患者告知几年前因坐骨神经痛来治疗，一次针灸即获得非常满意的疗效，因此这次才想到来试一试针灸是否对化疗副反应有效。希望针灸帮助改善视力。脉细涩，舌瘦而干，色红。灵龟八法用就诊时间穴位申脉，申脉应于坎卦在九宫第一宫，配后溪，因偏瘫在右，时间穴位用巨刺法，先左后右。空间穴位从一宫开始顺序针刺九宫穴位

（1宫→2宫→3宫→4宫→5宫→6宫→7宫→8宫→9宫）。三组九宫穴位如下。

| 颈背骶九宫穴位 | 头面九宫穴位 | 腹手下肢九宫穴位 |
|---|---|---|
| 左 ── 右 | 右 ── 左 | 右 ── 左 |
| ④风池　⑨大椎　②风池 | ④攒竹　⑨百会　②攒竹 | ④曲池　⑨中脘　②曲池 |
| ③肝俞　⑤命门　⑦肝俞 | ③鱼腰　⑤上星　⑦鱼腰 | ③合谷　⑤气海　⑦合谷 |
| ⑧会阳　①长强　⑥会阳 | ⑧太阳　①神庭　⑥太阳 | ⑧太冲　①关元　⑥太冲 |

靶向穴位冲阳、丘墟。留针40分钟。

三诊：2016年6月27日13：10（−2），庚辰日（17）壬午时辰（19）。全身症状包括视力都大大改善，不再用纱布包扎手指，也不再穿袜子，手足恶臭基本消失，可以操持家务。前两次就诊均有人搀扶陪伴，这次可以自己来就诊。脉沉细涩，舌红少苔少津。选用灵龟八法就诊时间穴位后溪，后溪应于兑卦在九宫第七宫位，配申脉，针刺后溪、申脉，均先左后右。空间穴位从第七宫开始顺序针刺三组九宫穴位。

| 颈背九宫穴位 | 头面九宫穴位 | 胸腹下肢九宫穴位 |
|---|---|---|
| 左 ── 右 | 右 ── 左 | 右 ── 左 |
| ④风池　⑨大椎　②风池 | ④鱼腰　⑨百会　②鱼腰 | ④天枢　⑨中脘　②天枢 |
| ③肝俞　⑤命门　⑦肝俞 | ③瞳子髎　⑤上星　⑦瞳子髎 | ③气穴　⑤气海　⑦气穴 |
| ⑧肾俞　①长强　⑥肾俞 | ⑧太阳　①神庭　⑥太阳 | ⑧太冲　①关元　⑥太冲 |

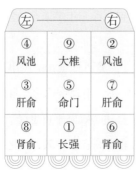
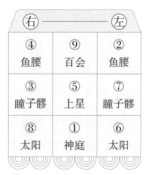

留针40分钟，取针时自述心身舒适，满意而归。此后每月针灸一次，巩固疗效。

**腹膜假黏液瘤（PMP）手术后化疗案**

男性，48 岁，病休人员。初诊：2012 年 11 月 15 日 16：17（−1），庚辰日（17）甲申时辰（21）。自述 2009 年年底做腹膜假黏液瘤切除手术后安装人工肛门。2010 年切除脾脏，手术时发现小肠有多个肿物，活检为良性。手术后连续化疗 20 次，引起腹胀腹泻、头发脱落、消瘦、足底感觉缺失、皮肤干燥破裂、疲惫不堪、焦虑。两脉沉细弦，舌体胖大，边有齿痕，少苔。此为脾肾两虚，肝气不调，选择飞腾八法就诊时穴公孙，公孙应于乾卦在先天八卦第一卦位，通冲脉补益脾肾，配合内关疏导厥阴气机。脾脏在左，时间穴位用巨刺法先右后左。空间穴位从公孙所在第一卦位开始，顺序针刺两组八卦穴位（1 卦→2 卦→3 卦→4 卦→5 卦→6 卦→7 卦→8 卦）。

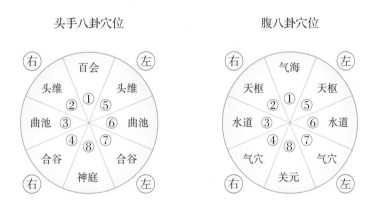

头手八卦穴位　　　　　腹八卦穴位

靶向穴位用肝肾原穴太冲、太溪，和胃经土穴足三里。留针 30 分钟。留针期间体内出现舒适的热流感，心身放松自在。

此后一年多坚持每三周时空针灸治疗一次，多数安排在化疗期间，足底异样感觉和皮肤干燥基本消失，体力增强，焦虑明显缓减，生活质量大为提高。患者反复表述针灸对心身平衡起到了意想不到的作用。

**胰腺癌案**

女性，1942 年出生。2010 年 8 月中旬因全身黄疸检查发现胰腺癌，月底手术切除胰腺，主治医生认为仅有 3 个月左右存活期。9 月底开始用时空针灸治疗，化疗期间坚持每周一次，患者认为针灸的作用大大缓和了焦虑，并有效增强了对化疗的耐受力，疲劳症状明显改善。该患者维持正常生活到 2011 年 10 月，之后病情急转恶化，于 2011 年 12 月底去世。家属在追悼会上一再强调，针灸延长了患者 14 个月的存活时间。

## 偏头痛

西医对偏头痛的病因和发病机制还没有一致的意见，目前主要解释为一种发作性神经血管功能障碍伴有体内某些生物活性物质（例如雌激素）改变引起，然而在临床还有许多不能以此解释的偏头痛，用西医治疗方法引起不少的副作用。这些患者寻找出路的期望给针灸医生提出的任务是不简单的。在欧洲治疗的数百例各种类型的偏头痛中，病机首先同肝胆失调有密切关系。其次是饮食因素，忌白葡萄酒和含奶食品、巧克力等都是治疗的关键。

### 典型偏头痛案

女性，1981 年出生，出生地点：波尔多，银行职员。经一位鼻窦炎引发剧烈头痛治疗有效的银行同事介绍前来就诊。初诊：2006 年 2 月 10 日。主述从 17 岁进大学开始，出现偏头痛，每 3 ~ 5 天发作一次，以右侧为甚。发作时不可睡眠及进食，通常持续 1 ~ 3 天，需要绝对卧床休息。发作与月经无关，不饮酒、不吸烟。反复运用各种止痛药无效，且引起严重胃痛。患者 8 年来一直在偏头痛和胃痛之间备受折磨。长期失眠，每晚仅能入睡 4 ~ 5 小时。营养状况正常，疲惫面容，脸色淡白，眉梢紧缩，双脉沉细，右关细弦，舌体略为胖大，色淡红，边有齿痕，舌底有散在瘀点，颜色深黯，苔薄白有津。此为气虚肝郁夹瘀之头风症。治宜补气调肝，活血化瘀。治疗均用时空针灸，时间穴位用就诊时穴，空间穴位在风池、翳风、大椎、百会、太阳、关元、气穴、合谷、太冲、足三里、三阴交等穴位之间组合，经验穴用脐四针（脐周上下左右旁开 1 寸）或者中脘五针（中脘、中脘上下左右旁开 1 寸）。第一次治疗留针 35 分钟左右。其后每周一次，三次后偏头痛仅时有小发作，持续时间短且不需用药和病休，唯睡眠无改善。改为每三周一次，治疗两个月后改为每个月一次，继续治疗两次后偏头痛已不发作，完全停用止痛药，睡眠大大改善，可以入睡 6 ~ 7 小时。面色红润，表情愉悦，精力充沛。患者说："不头痛不服药，这对我是一个根本性的解放。"

## 非典型偏头痛案

男性，出生日期：1966 年 9 月 12 日。电脑程序工程师。初诊 2011 年 10 月 17 日 11：20（-2），乙巳日（42）辛巳时辰（18）。自述 22 岁拔去智齿 15 天后开始头痛伴紧缩感，从左鼻侧迎香穴区域开始，沿左太阳、左前额、左耳至左风池穴游走，左面颊感觉迟钝，时时欲呕。西医诊断为偏头痛，经神经科、耳鼻喉科治疗无效，只能将治疗偏头痛的"基础药"同"症状药"叠加在一起止痛。头部多汗油腻，以右侧为甚。右脉细滑，左脉细弱，舌胖大齿痕，苔白腻浮黄。此为肝胆不和兼有阳气虚弱，治宜调和肝胆，止痛为先。选择灵龟八法，就诊时间穴位用外关，外关应于震卦在九宫第三宫，配临泣，巨刺法。空间穴位从第三宫位的穴位开始，顺序针刺颈背九宫、周身九宫。

|  颈背九宫穴位 | | | 周身九宫穴位 | | |
| --- | --- | --- | --- | --- | --- |
| ④风池 | ⑨大椎 | ②风池 | ④天枢 | ⑨膻中 | ②天枢 |
| ③大杼 | ⑤身柱 | ⑦大杼 | ③合谷 | ⑤中脘 | ⑦合谷 |
| ⑧胆俞 | ①筋缩 | ⑥胆俞 | ⑧三里 | ①关元 | ⑥三里 |

靶向穴位：头五针（百会、头维、太阳）。留针 30 分钟。

二诊：2011 年 11 月 5 日 14：30（-1），甲子日（1）辛未时辰（8）。自述上次针后下午疲劳，但疲劳过后头痛即开始减轻，已经将"症状药"减至最低量，这是二十几年来从未有过的，惊奇疗效之快。但是担心头痛反弹，仍然坚持用"基础药"。头顶右侧至后脑勺出汗如前。由于长期使用止痛药，7 年来射精困难，用亢奋药则立刻引起头痛而不能再用。脉舌同前。选择灵龟八法，就诊时间穴位照海，位于九宫第五宫，配列缺，巨刺法。空间穴位用颈背九宫、头面九宫和身九宫。从第四诊开始加用金匮肾气丸，每次 8 粒，每日 3 次，餐后温开水送服。

六诊：2012 年 2 月 20 日 18：20（-1），辛亥日（48）丁酉时辰（34）。自述停用治疗头痛的"基础药"，略有头痛时用一般的止痛药即有效。性功能改善且不再出汗。4月份参加晚会饮酒引起头痛之后完全戒酒。至今每月针灸一次巩固疗效，感叹："针灸使我远离了24年偏头痛的噩梦。"

## 混合型偏头痛案

女性，出生日期：1960年5月16日，出生地点：法国92省。初诊：2012年3月6日12:30（-1），丙寅日（3）甲午时辰（31）。自述：①大脑后侧脂肪瘤引起三叉神经痛，由于肿瘤位置危险，不宜手术。自2011年10月出现左面部剧烈疼痛和烧灼感，从颌向牙龈唇下放射，疼痛持续5秒至1分钟，每15分钟疼痛发作一次，夜间无法入睡。②20岁起偏头痛，每于经前15天发作，持续24小时左右，经期发作1～2次。母亲有偏头痛病史。③20岁开始不自主头颤动，过度应激和焦虑时症状加重。父亲有此症状。以①为主症就诊。右脉沉细，左脉沉细涩，舌尖瘦、淡红，苔薄白黄干。此为肝胆火热，灼津炼液，阻滞络脉，治疗以通络止痛为急。选择飞腾八法，就诊时间穴位用公孙，公孙应于乾卦，在先天八卦第一卦位，配内关。时间穴位用巨刺法，先右后左。空间穴位从第一卦位开始，顺序针刺两组八卦穴位。

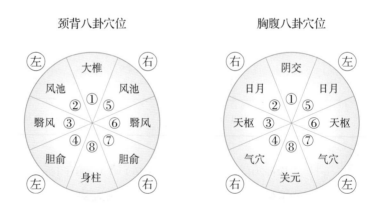

颈背八卦穴位　　　　胸腹八卦穴位

靶向穴位用百通神（百会、通天、神庭）、眉八针（攒竹、鱼腰、丝竹空、太阳）、合谷、太冲。

二诊：2012年3月13日18:15（-1），癸酉日（10）辛酉时辰（58）。自述针后当晚平静入睡。左面颊疼痛和烧灼症状由就诊前的十减至一，偏头痛未出现，本人对"魔术般"的疗效深感吃惊。脉舌同前。选择灵龟八法就诊时间穴位照海，照海位于九宫第五宫，配列缺，两穴均用巨刺法。两组九宫穴位都从第五宫穴位开始，顺序针刺两组九宫穴位。

颈背九宫穴位

| 左 | ——— | 右 |
|---|---|---|
| ④ 风池 | ⑨ 大椎 | ② 风池 |
| ③ 肝俞 | ⑤ 陶道 | ⑦ 肝俞 |
| ⑧ 胆俞 | ① 筋缩 | ⑥ 胆俞 |

胸腹九宫穴位

| 右 | ——— | 左 |
|---|---|---|
| ④ 中脘旁一寸 | ⑨ 中脘 | ② 中脘旁一寸 |
| ③ 水道 | ⑤ 阴交 | ⑦ 水道 |
| ⑧ 气穴 | ① 气海 | ⑥ 气穴 |

三诊：2012年3月27日17：40（-2），丁亥日（24）戊申时辰（45）。自述二诊后15天内仅出现一次凌晨6时发作的头痛，持续15秒左右，已无偏头痛。睡眠深沉，质量好。脉沉细，舌胖大、少苔。选择飞腾八法就诊时间穴位临泣，临泣应于坎卦，位于先天八卦第六卦位，配外关，两穴均用巨刺法。空间穴位从六卦位开始，顺序针刺两组八卦穴位。

颈背八卦穴位

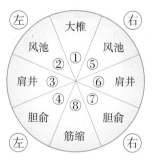

头面八卦穴位

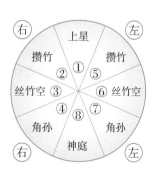

靶向穴位用关元、气穴、合谷、太冲。留针30分钟期间深沉入睡，心身彻底放松。

四诊：2012年4月20日18：00（-2），辛亥日（48）丙申时辰（33）。自述：①针后3天之内有两次小发作，每次1分钟左右，之后未再出现症状而忘记服用止痛药。为了避免复发将先前用量减半。睡眠质量显著改善。②经前偏头痛显著减轻，改用常规止痛药就可达到止痛效果。③头颤动无变化。脉细涩沉，舌胖大少苔。选择灵龟八法，用就诊时间穴位临泣，临泣应于巽卦，在九宫第四宫，配外关，两穴均用巨刺法。空间穴位从第四宫穴位开始，顺序针刺两个九宫穴位。

颈背九宫穴位　　　　　　　头面九宫穴位

| 左 ——— 右 | | | 右 ——— 左 | | |
|---|---|---|---|---|---|
| ④ 风池 | ⑨ 大椎 | ② 风池 | ④ 曲差 | ⑨ 上星 | ② 曲差 |
| ③ 肝俞 | ⑤ 身柱 | ⑦ 肝俞 | ③ 鱼腰 | ⑤ 神庭 | ⑦ 鱼腰 |
| ⑧ 胆俞 | ① 筋缩 | ⑥ 胆俞 | ⑧ 太阳 | ① 印堂 | ⑥ 太阳 |

靶向穴位用合谷、太冲。留针 30 分钟。

六诊：2012 年 6 月 12 日 18：45（-2），甲辰日（41）壬申时辰（9）。自述尽管工作异常紧张，一个半月无面痛和偏头痛，疲劳和过度应激均未引发症状。继续用半量药物维持。本人对疗效非常满意。继续用灵龟八法巩固疗效，用就诊时间穴位公孙，公孙应于乾卦，在九宫第六宫，配内关，两穴均用巨刺法。空间穴位从第六宫穴位开始，顺序针刺三组九宫穴位。

颈背九宫穴位　　　头面九宫穴位　　　胸腹下肢九宫穴位

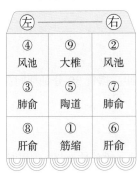

| 左 ——— 右 | | | 右 ——— 左 | | | 右 ——— 左 | | |
|---|---|---|---|---|---|---|---|---|
| ④ 风池 | ⑨ 大椎 | ② 风池 | ④ 头维 | ⑨ 百会 | ② 头维 | ④ 日月 | ⑨ 中脘 | ② 日月 |
| ③ 肺俞 | ⑤ 陶道 | ⑦ 肺俞 | ③ 攒竹 | ⑤ 上星 | ⑦ 攒竹 | ③ 中脘旁一寸 | ⑤ 气海 | ⑦ 中脘旁一寸 |
| ⑧ 肝俞 | ① 筋缩 | ⑥ 肝俞 | ⑧ 太阳 | ① 神庭 | ⑥ 太阳 | ⑧ 阳陵泉 | ① 阴交 | ⑥ 阳陵泉 |

靶向穴位用合谷、太冲。留针 30 分钟。

**青春期偏头痛案**

女性，出生日期：1996 年 2 月 3 日，出生地点：美国波士顿。初诊：2012 年 6 月
19 日 18：00（−2），辛亥日（48）丙申时辰（33）。主诉：偏头痛伴呃逆 4 年。
处于青春期。头痛发作起于颈部上升至颞部，放射至眼后，视力模糊导致失去平
衡，必须避光避音、卧床休息，一般持续两小时后逐渐缓解。发作与月经无关，
但与季节突然变化和过度应激有关。近来因中学毕业会考，头痛发作每日数次，
且时间延长至 4、5 个小时，几乎无间断而不能参加考试。西医诊断为"以偏头
痛为主的混合型头痛"，长期用抗炎药加强力止痛药，引起呕吐、口干而使头痛
加重，本人不愿意再继续服用西药而来就诊。脾脉弦滑，余脉皆沉弱，舌边尖
红、苔薄白。此为胆胃不和，治宜清胆和胃。选择时空针灸灵龟八法，用就诊时
穴临泣，临泣应于巽卦在九宫第四宫，能疏胆清热，符合病机，配外关疏通手足
少阳，治疗偏头痛，肝升于左，两穴均用巨刺法，先右后左，逆经泻法。空间穴
位从第四宫穴位开始，顺序针刺三组九宫穴位。

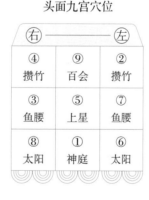

颈背九宫穴位　　　　　头面九宫穴位　　　　　胸腹下肢九宫穴位

靶向穴位用合谷。留针 35 分钟。

二诊：2012 年 6 月 27 日 13：26（−2），巳未日（56）庚午时辰（7）。自述上次
针后 1 周未出现偏头痛及伴随症状，是日正值经期，眼睛疼痛，颈项紧张。肝脾
两部弦滑，余脉沉弱，舌尖红，苔薄白。选择时空针灸灵龟八法，用就诊时穴申
脉，申脉为阳跷脉交会穴，可通经行气止痛，配后溪疏解颈项，先右后左（经期
眼痛属肝，"肝生于左"，用病位巨刺法，对刺右侧为先）。空间穴位从第一宫穴
位开始，顺序针刺两组空间穴位。双面刺法：先平刺颈背九宫，患者平卧，再直
刺头面腹九宫。留针 35 分钟。

### 颈背九宫穴位

| ④ 风池 | ⑨ 大椎 | ② 风池 |
|---|---|---|
| ③ 大杼 | ⑤ 至阳 | ⑦ 大杼 |
| ⑧ 肝俞 | ① 筋缩 | ⑥ 肝俞 |

左 —— 右

### 头面腹九宫穴位

| ④ 通天 | ⑨ 百会 | ② 通天 |
|---|---|---|
| ③ 阳白 | ⑤ 神庭 | ⑦ 阳白 |
| ⑧ 天枢 | ① 中脘 | ⑥ 天枢 |

右 —— 左

三诊：2012年7月4日14:08（-2），丙寅日（3）甲午时辰（31）。自述偏头痛发作频率减少为每日一次且痛势缓减，疼痛时间仅持续20分钟左右，眼睛疼痛也有所好转，颈部依然紧张。脉滑，舌尖红，苔薄白。诸症同准备考试过度应激相关。选择时空飞腾八法就诊时穴公孙，公孙应于乾卦，在先天八卦第一卦位，配内关疏导心胸，针对过度应激病机。女先刺右。空间穴位从第一卦穴位开始，顺序针刺两组八卦穴位。先平刺颈背八卦穴位，患者卧位，再直刺头面八卦穴位。

### 颈背八卦穴位

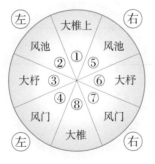

### 头面八卦穴位

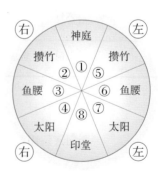

颈背八卦穴位中，运用了治疗头痛的经验穴——大椎穴围刺3针：大椎上0.5寸、左大杼、右大杼。

靶向穴位用后溪解除颈部紧张，三阴交治疗遗留的经期眼睛疼痛。留针35分钟。

从第三诊以后，头痛每两周小发作一次，8、9月份在美国度假基本没有发作。9月中旬补考前夕做预防性针灸一次，补考获得优异成绩。11月13日来诊，已经不再服用任何止痛药，全家庆贺针灸改变了她的生活。2013年5月起，每月针灸一次，2015年起，2～3个月针灸一次，巩固疗效。

## 眩晕

眩晕的病因主要是内耳性或者高低血压引起，到本人门诊就诊的大多是二者之外诊断不明的眩晕。

### 非耳源性眩晕案

女性，58岁。初诊：2016年4月15日9:11（-2），丁卯日（4）甲辰时辰（41）。自述眩晕数月，2016年内科医生用治疗眩晕药物无效转耳科，经检查无异常，建议用针灸治疗。自我感觉眩晕时身体失去平衡，每日发作十多次，担心摔倒不敢出门。6个月无月经，烘热夜间为重，由于母亲患乳腺癌不可以用激素治疗更年期反应。一年来父母相继去世，再加上工作单位人际关系紧张，易于发怒，难于自控。睡眠极差，凌晨4至6时醒后即不能入睡。脉细涩，舌瘦色红。此为肾水不济，肝胆不和。选择灵龟八法，就诊时间穴位用公孙，公孙应于乾卦，在九宫第六宫，配内关，男左女右，先针刺右侧穴位。从第六宫穴位开始，顺序针刺三组九宫穴位。留针30分钟。

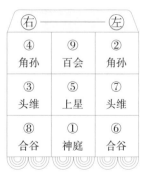

二诊：2016年5月2日9:00（-2），甲申日（21）戊辰时辰（5）。眩晕大为缓解，很少发作，且发作时症状轻，睡眠改善，烘热基本消失。长期下肢易于浮肿。脉沉细涩，舌瘦色红。选择飞腾八法，用就诊时间穴位临泣，临泣应于坎卦，在先天八卦第六卦位，配外关，先针右侧穴位。空间穴位从第六卦开始，顺序针刺三组八卦穴位。留针 35 分钟。

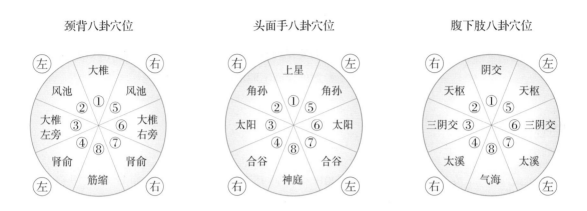

颈背八卦穴位　　　　头面手八卦穴位　　　　腹下肢八卦穴位

三诊：6 月 20 日 14：00（－2），癸酉日（10）戊午时辰（55）。自述效果不可想象，眩晕几乎消失，烘热也不再出现，睡眠改善。发现眩晕与为了"提神"进食巧克力有关。经过追寻，患者说出在得知父亲患结肠癌去世的消息时，极度悲伤，持续了好几天。得知消息的时间是 2015 年 5 月 21 日 9 时（－2），丁酉日（34）甲辰时辰（41）。选择记忆时间穴位，用飞腾八法公孙穴，公孙应于乾卦，在先天八卦第一卦位，配内关，男左女右，先针右侧穴位。空间穴位从一卦穴位开始，顺序针刺三组八卦穴位。

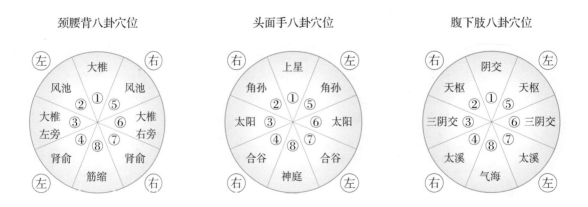

颈腰背八卦穴位　　　　头面手八卦穴位　　　　腹下肢八卦穴位

留针 30 分钟，取针时患者自述心身非同一般的舒畅。

### 儿子意外伤害死亡引起眩晕案

女性，57 岁。2015 年 4 月某日，由于诊断不明多处投医无效的眩晕，由丈夫陪同就诊。自述发作时天旋地转，必须卧床数日方能缓解。经仔细询问告知，眩晕起于 18 岁的儿子在运动场被尖刀刺死，当即头旋不止，逐渐加重，胸闷咽喉堵塞，噩梦纷纭，疲惫不堪，肝脉弦急，舌红少津。用儿子被刺时间穴位，运用时空针灸方法，一次治疗返回家中，眩晕解除大半。第二次治疗后心胸郁闷解除，咽喉结滞解除，开始唱歌，再经过数次治疗再无眩晕发作。

### 无确切诊断的眩晕症案

女性，出生日期：1964 年 7 月 31 日，出生地点：巴黎大区。初诊 2013 年 2 月 8 日 10：00（−1），乙巳日（42）辛巳时辰（18）。自述眩晕伴呕吐 2 年，每次发作至少持续 2 小时，每周发作 2 ~ 3 次，因眩晕摔倒而不敢出门，每逢出门就产生恐惧感，必须有人陪伴，双耳堵塞不通，视物模糊，夜间磨牙，影响丈夫睡眠。疲惫不堪。2 周前出现一次大发作，至今行步不正，由丈夫陪同就诊。头颅 MRI 等检查正常，耳科医生拟诊断为"梅尼埃病"，内科医生拟诊断为"心源性眩晕""过度应激性眩晕"，用顺势疗法治疗效果不佳。有忧郁症倾向，用抗忧郁药物治疗。舌体胖大，舌苔淡白，脾部见肝脉，两肾脉沉细。此为肝郁气滞，肾水不济肝木，治宜调肝为急。选择灵龟八法，用就诊时穴外关，外关应于震卦，在九宫第三宫。眩晕为"风动"之象，肝风动于左，时间穴位和配穴均用巨刺法，先右后左。从第三宫穴位开始，顺序针刺三组空间穴位，留针 30 分钟。

| 颈背九宫穴位 | | |
|:---:|:---:|:---:|
| 左 ——————— 右 | | |
| ④ 风池 | ⑨ 大椎 | ② 风池 |
| ③ 肝俞 | ⑤ 身柱 | ⑦ 肝俞 |
| ⑧ 胆俞 | ① 命门 | ⑥ 胆俞 |

| 头面九宫穴位 | | |
|:---:|:---:|:---:|
| 右 ——————— 左 | | |
| ④ 攒竹 | ⑨ 百会 | ② 攒竹 |
| ③ 角孙 | ⑤ 上星 | ⑦ 角孙 |
| ⑧ 太阳 | ① 神庭 | ⑥ 太阳 |

| 腹下肢九宫穴位 | | |
|:---:|:---:|:---:|
| 右 ——————— 左 | | |
| ④ 天枢 | ⑨ 中脘 | ② 天枢 |
| ③ 足临泣 | ⑤ 阴交 | ⑦ 足临泣 |
| ⑧ 太冲 | ① 气海 | ⑥ 太冲 |

二诊：2013 年 2 月 15 日 10：01（–1），壬子日（49）乙巳时辰（42）。自述 2 月
8 日治疗返回后，疲惫不堪，卧床不起至次日。9 日中午眩晕发作约 45 分钟，继
续卧床，无呕吐。10 日也有眩晕，出门焦虑症状加重，但耳堵塞感明显减轻，
视物较清晰，睡眠改善，夜间磨牙症状缓解。舌胖大，齿痕中裂少苔。双脉沉细
弱，肾细滑。选择飞腾八法，就诊时间穴位申脉，申脉应于坤卦，在先天八卦第
八卦位。空间穴位从第八卦穴位开始，顺序针刺三组八卦穴位，留针 30 分钟。

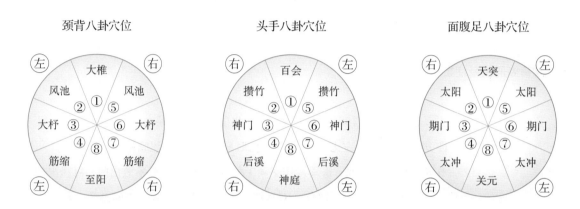

三诊：2013 年 3 月 1 日 15：23（–1），丙寅日（3）乙未时辰（32）。自述眩晕焦
虑有非常明显的改善，出门恐惧感明显好转。疲劳减轻。仍由儿子陪伴就诊。
舌中裂少苔，脉细滑。选择灵龟八法，就诊时间穴位临泣，临泣应于巽卦，在
九宫第四宫，空间穴位从第四宫穴位开始，顺序针刺三组九宫穴位，留针 30
分钟。

四诊：2013 年 3 月 15 日 17：00（-1），庚辰日（17）甲申时辰（21）。自述经三次针灸治疗后，眩晕不再发作，出门亦无恐惧感，睡眠好，面色红润。疲劳继续减轻，体力基本恢复如前。下周将重新开始工作。舌淡嫩少苔，边有齿痕，脉仍细滑。选择飞腾八法，用就诊时间穴位公孙，公孙应于乾卦，在先天八卦第一卦位，配内关，男左女右，先针右侧穴位。从第一卦开始，顺序针刺三组八卦穴位，留针 30 分钟。

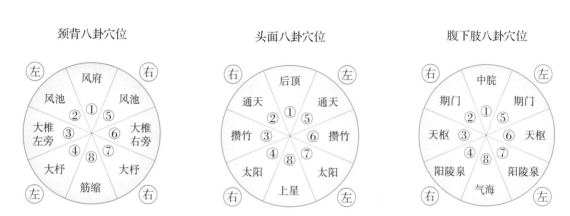

颈背八卦穴位　　　　　头面八卦穴位　　　　　腹下肢八卦穴位

五诊：2013 年 4 月 12 日 14：18（-2），戊申日（45）戊午时辰（55）。自述重新工作后一切顺利。主要症状眩晕、出门恐惧几乎全部消失，不需要家人陪伴就诊。让本人特别意外的是疲惫感消失，心身愉快，且长期的肩胛部紧张完全消除。双耳已无堵塞感，仅在过度应激时偶尔感觉左耳内出现压力，希望继续治疗，巩固疗效。脉细滑，舌胖大有齿痕，少苔多津。自选灵龟八法就诊时间穴位外关，外关应于震卦，在九宫第三宫，配足临泣。针对左耳压力，用巨刺法，时间穴位主穴和配穴均先针右侧穴位。从第三宫穴位开始，顺序针刺三组九宫穴位，留针 30 分钟。

背腰九宫穴位　　　　　头面上肢九宫穴位　　　　　腹下肢九宫穴位

# 不孕症

生育和生育质量关系到人类繁衍，对每一个国家来说，都属于国计民生的大事。令人担忧的是，近 30 年来已知和未知原因的不孕不育症在大幅度增长，今天面临的不孕症同十多年之前有很多不同，除了遗传、感染、生殖器官损伤（例如过度人工流产）、免疫缺陷、环境食品污染等因素之外，更多的还与无度性生活、长期使用避孕药，特别是过度应激反应引起的内分泌和免疫系统功能紊乱相关。目前普遍使用的体外受精等方法，可以挽救不少家庭，但是一些高龄育龄体外受精移植多次失败的妇女，她们对中医的关注和期望成为在这一领域对中医具有挑战意义的课题。笔者十多年来经手诊治有效的不孕、难孕有几百例，时空针灸与中药配合治疗不孕症的疗效值得引起注意。

## 月经不调体外受精移植失败案

女性，33 岁。2005 年 10 月因月经不调多次体外受精移植失败就诊，心身疲惫不堪，西医妇产科医生认为短期内不可以再继续体外受精移植，建议休息调理 1 年后再议。面色苍白无华，头晕目眩，严重失眠，眠则多梦纷纭。月经不定期，量少色淡，经后疲劳加重。脉细涩，舌淡。心脾两虚，治疗当以调补心脾为主。运用时空针灸方法配合归脾汤加减，3 个月后怀孕。孕期每三周针灸一次，顺产一健康女婴。产后继续每月针灸一次，2 年后自然怀孕顺产一男婴。

## 高龄体外受精移植多次失败案

女性，41 岁。2013 年 9 月因多次体外受精失败，西医妇科医生认为失去受孕能力而来就诊。情绪紧张焦虑，睡眠质量极差，凌晨 4 时左右必醒，醒后难于入睡，心身疲惫。月经周期正常，但经量较前减少，经后小腹隐痛，需保暖后方可缓解。脉沉细涩，舌胖大，边有齿痕，苔薄白。此为脾肾两虚，以调补脾肾为治。每两周时空针灸治疗一次，并服用定坤丹，2014 年 3 月怀孕，顺产一健康女婴。

## 术前焦虑和术后康复

针灸在癌症和其他多种疾病手术前缓解紧张焦虑，以及手术后增强免疫功能、快速解除手术牵拉反应、排出麻醉残留和恢复体力的突出效验，已经受到越来越多患者的欢迎，并引起了手术大夫们的重视。这是针灸在以手术为重要治疗手段的西方医学环境里别开生面的特殊运用，值得进一步总结推广。

### 开胸手术案

女性，38 岁。患者在深入体检时，发现肺部接近心脏区域的一个结节性灶影，需要开胸取出检验结节性质。由于结节处于危险位置，患者对这个大手术非常担心，况且在 9 个月之前刚刚经历了一次非常痛苦的难产手术，至今记忆犹新。手术前做了两次时空针灸，第一次针灸后紧张情绪大为缓解；第二次缓解疲劳提高了体力。手术开胸 10cm，部分肺切除。为了避免手术后的疼痛，为其安装了可以调控的吗啡泵，每 7 分钟释放一次吗啡，可是患者在术后 7 小时里仅仅使用了 9 次，第二天的 24 小时里也仅使用了 9 次，使护士们惊叹不已。术后第十天，做了第三次针灸，以清肝和胃，患者很快恢复了上肢运动和呼吸功能。患者发来邮件，肯定了针灸在准备开胸手术、承受手术痛苦和术后恢复中起到的意想不到的作用。

### 左肾和胆全切案

女性，出生日期：1940 年 12 月 7 日，法国医学科学院脑神经专家。初诊：2012 年 3 月 8 日 11：28（–1），戊辰日（5）丁巳时辰（54）。自述磁共振发现腹腔多脏器可疑肿物，预定 3 月 12 日上午 9 时全切左肾、脾、胰、胆。现左胁下连左肾区剧烈疼痛，夜间更甚。口干燥，舌烫灼。眠不佳，凌晨 4 时醒后不能入睡。中医四诊见肺脉滑，脾沉细，肝细弦。舌胖大，边有齿痕、底红，苔薄白腻。此为脾肾两亏，心火上炎，治宜补益脾肾，潜降心火。选择飞腾八法，时间穴位用照海，照海应于兑卦，位于先天八卦第二卦位，配列缺，先左后右。空间穴位从第二卦穴位开始，顺序针刺两组八卦穴位。

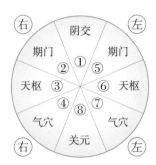

腰骶八卦穴位　　　　　胸腹八卦穴位

经验穴位用百会、四神聪、眉四针（攒竹、瞳子髎）、神门、三阴交。留针 40 分钟。

二诊：2012 年 4 月 5 日 19∶00（−2），丙申日（33）丁酉时辰（34）。自述术前针灸改善了睡眠，提高了体力。全切左肾和胆，未切除脾和胰腺。术后疲惫不堪，呕吐，现仍呃逆，无胃口，腹胀满。手足冰冷。四诊见脉沉细涩，舌淡苔薄白，中有裂痕。选择灵龟八法，用就诊时间穴位申脉，申脉应于坎卦，位于九宫第一宫，配后溪。由于手术切除左肾，时间穴位用巨刺法先右后左。空间穴位从第一宫穴位开始，顺序针刺头面九宫穴位：神庭（一宫）、左通天（二宫）、右头维（三宫）、右通天（四宫）、上星（五宫）、左太阳（六宫）、左头维（七宫）、右太阳（八宫）、百会（九宫）。靶向穴位用丹田五穴（阴交、气海、关元、气穴）、内关、足三里。留针 30 分钟。再经过两次治疗，腹腔牵拉反应完全消失，饮食、睡眠转佳，手足转温，恢复之快速出乎手术医生和本人意料之外。

**过敏性疾病**　　　　　过敏性疾病近年来的上升趋势已经不再为季节所限制。巴黎地区 2016 年 4 月的空气检测报告提出，有四十多种可以导致敏感的悬浮污染物质，再加上多种日用清洁剂所含有的致敏物质，都使得致敏物质的成分更为复杂，而且具有多种类交叉的特点，因此过敏性疾病的治疗方法也不宜于再加入化学药物。针灸能够调节免疫，增强自身抗过敏能力，因此成为患者比较喜爱的治疗方法。

## 综合性过敏案

男性，出生日期：1961 年 5 月 12 日，出生地点：法国马赛。初诊：2012 年 9 月 24 日 17：27（−2），戊子日（25）庚申时辰（57）。自述由于工作原因长期在法国境内频繁搬迁，两年来出现哮喘、掌心皮疹、鼻窦炎，交替发作不愈，疲劳或者换季则症状加剧。就诊时鼻塞不通，引起前额和眉梢内侧紧缩重着疼痛，鼻涕色黄、黏稠，难于排出。皮疹瘙痒，满布掌心。腹胀多气，纳差。双膝骨质增生，时或疼痛。两脉细涩，舌红苔薄有津。此为肺气不宣，导致大肠鼻窍皮肤失和。治当宣通肺气，调解表里不和，兼顾膝痛。选择时空灵龟八法，就诊时间穴位用阴跷脉交会穴照海，引肾水上升，清养肺津，照海应于坤卦，在九宫第二宫，配列缺，疏调肺气，先左后右（此案病在肺，肺降于右用巨刺法），平补平泻。空间穴位从第二宫穴位开始，顺序针刺两组九宫穴位。先针刺胸腹九宫，留针。患者取右侧卧位，再针刺项背九宫，在定喘、大椎、肺俞加火罐。经验穴位用委中、三里。留罐 15 分钟，留针 35 分钟。

胸腹九宫穴位　　　　　　　项背九宫穴位

| 右 —— 左 | | |
|---|---|---|
| ④ 云门 | ⑨ 天突 | ② 云门 |
| ③ 期门 | ⑤ 膻中 | ⑦ 期门 |
| ⑧ 天枢 | ① 气海 | ⑥ 天枢 |

| 左 —— 右 | | |
|---|---|---|
| ④ 风池 | ⑨ 大椎上 | ② 风池 |
| ③ 定喘 | ⑤ 大椎 | ⑦ 定喘 |
| ⑧ 肺俞 | ① 大椎下 | ⑥ 肺俞 |

项背九宫穴位里运用了大椎围刺法，其中大椎上下是经验穴，定位分别在大椎上下 0.5 寸。

二诊：2012 年 10 月 15 日 17：45（−2），己酉日（46）壬申时辰（9）。自述第一次针后肠胃功能明显改善，腹胀减轻，身体轻松，对疗效非常满意。左脉细弦，右脉细涩，舌淡红少苔。诊断治则同上。选择时空灵龟八法，用就诊时间穴位照海，照海应于坤卦，在九宫第二宫，配列缺，先左后右，平补平泻。空间穴位从第二宫穴位开始，顺序针刺两组九宫穴位。先平刺项背九宫，让患者平卧，再直刺头面腹九宫。

项背九宫穴位        头面腹九宫穴位

| ④ 风池 | ⑨ 大椎上 | ② 风池 |
|---|---|---|
| ③ 定喘 | ⑤ 大椎 | ⑦ 定喘 |
| ⑧ 肺俞 | ① 大椎下 | ⑥ 肺俞 |

(左———右)

| ④ 攒竹 | ⑨ 天突 | ② 攒竹 |
|---|---|---|
| ③ 迎香 | ⑤ 中脘 | ⑦ 迎香 |
| ⑧ 天枢 | ① 关元 | ⑥ 天枢 |

(右———左)

靶向穴位用伏兔、血海、梁丘、三里、申脉。留针35分钟。

三诊：2012年11月16日15：49（-1），辛巳日（18）乙未时辰（32）。自述上次针后一周内持续排出大量黄色黏涕，之后鼻窦炎症状和掌心皮疹好转十之八九，腹胀消失，体重减轻4kg。膝痛偶尔出现，但非常轻微，全身轻松，心情愉快。左脉细弦，两脉沉细，舌淡红少苔有津。治则同上，选择时空飞腾八法，时间穴位用就诊时穴申脉，申脉应于坤卦，在先天八卦第八卦位，振奋阳气，疏通鼻窍，先左后右。空间穴位从第八卦位开始，顺序针刺三组八卦穴位。先平刺项背八卦穴位，患者平卧，再针刺头面手八卦穴位和腹下肢八卦穴位。

项背八卦穴位       头面手八卦穴位       腹下肢八卦穴位

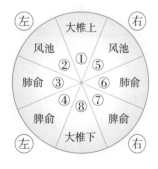 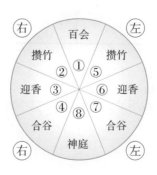 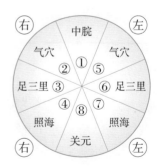

靶向穴位用双侧伏兔、血海、梁丘、膝眼。留针35分钟。

取针时患者自述全身温和，放松舒适，认为同以往所接受的针灸方法相比较，时空针灸补气效果特别突出，不仅对身体症状而且对精神心理都进行了很好的调整，疗效快而持续。2013年3月如约来诊，预防春季过敏，诸症未再复发。

## 骨关节病症

针灸临床处理的骨科疾病主要有关节退行性骨病、骨质增生、颈椎病、腰椎间盘突出、腰扭伤等，基本病机有肾阳虚或者肾精不足、肝血虚亏，通常兼有瘀血或痰湿阻滞经络的特点。时空针灸灵龟八法和飞腾八法的双面合刺法（胸背、腰腹、骶小腹）从本入手，再加上局部活血通络治标，有非常快捷的效应。时空针灸纳子法的大通经法结合焠刺，可获得即时和长期止痛的显著疗效。

### 腰椎间盘突出症案

女性，出生日期：1967 年 2 月 10 日，出生地点：非洲阿比让。初诊：2012 年 4 月 12 日 10：56（−2），癸卯日（40）丙辰时辰（53）。自述 5 年前从非洲来到巴黎，过度劳累引起肥胖，体重超重 25kg，脂肪集中在臀部。2009 年开始腰痛逐渐加重，X 线发现第 4 和第 5 腰椎间盘突出，经多次封闭注射"可的松"无效。严重失眠。两脉沉细滑，尺部细涩。舌体胖大淡红，苔薄白少津。证属脾肾两亏，瘀滞肾府。治宜调补脾肾，活血通经止痛。选择灵龟八法，就诊时间穴位外关，外关应于震卦，在九宫第三宫位，配临泣，男左女右，外关、临泣均先针右侧，后针左侧。空间穴位从第三宫穴位开始，顺序针刺两组九宫穴位。

骶九宫穴位

| 左 | | 右 |
|---|---|---|
| ④ 肾俞 | ⑨ 命门 | ② 肾俞 |
| ③ 大肠俞 | ⑤ 腰阳关 | ⑦ 大肠俞 |
| ⑧ 小肠俞 | ① 长强 | ⑥ 小肠俞 |

腹九宫穴位

| 右 | | 左 |
|---|---|---|
| ④ 天枢 | ⑨ 水分 | ② 天枢 |
| ③ 水道 | ⑤ 气海 | ⑦ 水道 |
| ⑧ 气穴 | ① 关元 | ⑥ 气穴 |

靶向穴位用申脉、太溪，经验穴位用眉 8 针（攒竹、鱼腰、丝竹空、太阳）。留针 40 分钟。

二诊：2012 年 4 月 24 日 11：00（−2），乙卯日（52）辛巳时辰（18）。自述数日下雨，全身关节游走性疼痛以腰部为甚，身重转侧不利，睡眠不佳。脉舌同前，治宜活血通经止痛。选择时空针灸纳子法大通经。时穴用商丘泻法。空间穴位先刺营气底盘穴位，女用照海（先右后左）、大椎、天突、中脘、气海。然后顺序针刺大通经十二穴，同组穴位先针右侧，后针左侧。从冲阳穴开始，顺序针刺冲阳、大包、少府、大杼、至阴、俞府、天池、瞳子髎、章门、期门、合谷、迎香，得气即取针。其他穴位留针30分钟。取针时患者除感觉腰部略有疼痛外，全身关节疼痛明显缓减，感觉全身舒适。再经过数次治疗，腰骶疼痛基本缓解。

## 腰椎间盘突出致腰腿痛案

男性，出生日期：1967年12月18日。初诊：2009年9月24日11：15（-2），壬申日（9）乙巳时辰（42）。自述第4、第5腰椎椎间盘突出多年，腰骶疼痛牵及右下肢，严重时不能行走，需卧床数月方能缓解，后经整骨疗法有所好转，可以正常工作。近年来感觉右下肢温度低于左下肢，腘窝经常有牵制感，伸屈行步受限。夜尿多2年，尤以凌晨4~5时起夜为甚。前列腺检查正常。舌胖大，边有齿痕，苔白腻，右脉弦，左脉沉细弱。此为肾阳不足，温煦气化功能失常。治宜温补肾阳。选择灵龟八法，就诊时间穴位照海，照海应于坤卦，在九宫第二宫位，配列缺，两穴均用巨刺法，先针左侧。空间穴位从第二宫穴位开始针刺三组九宫穴位。

| 腰骶九宫穴位 | | | 头面上肢九宫穴位 | | | 腹九宫穴位 | | |
|---|---|---|---|---|---|---|---|---|
| 左 | | 右 | 右 | | 左 | 右 | | 左 |
| ④三焦俞 | ⑨命门 | ②三焦俞 | ④攒竹 | ⑨百会 | ②攒竹 | ④天枢 | ⑨中脘 | ②天枢 |
| ③肾俞 | ⑤腰俞 | ⑦肾俞 | ③太阳 | ⑤上星 | ⑦太阳 | ③水道 | ⑤水分 | ⑦水道 |
| ⑧会阳 | ①长强 | ⑥会阳 | ⑧后溪 | ①神庭 | ⑥后溪 | ⑧气穴 | ①关元 | ⑥气穴 |

靶向穴位足三里、昆仑。留针40分钟。

二诊：2009年10月9日18：49（-2），丁亥日（24）戊申时辰（45）。自述腰骶疼痛明显减轻，对疗效很满意。选用时空针灸纳子法大通经，就诊时穴后溪，空间穴位先刺大通经十二穴大杼、至阴、俞府、天池、瞳子髎、章门、期门、合谷、迎香、冲阳、大包、少府，再刺营气底盘五穴，男用申脉、大椎、天突、中脘、气海。留针 30 分钟。

三诊：2009 年 10 月 30 日 17：28（−1），戊申日（45）庚申时辰（57）。右膝窝紧滞减轻百分之八十左右，行步受限明显好转，不起夜、睡眠好，精神体力恢复。选择灵龟八法就诊时穴临泣，临泣应于巽卦，位于九宫第四宫，空间穴位从第四宫开始，顺序针刺三组九宫穴位同第一诊，留针 30 分钟。

总共五次治疗，患者原有症状几乎消失，坚持每月治疗一次巩固疗效。

**骨质增生全身关节疼痛案**

女性，出生日期：1934 年 2 月 28 日，出生地点：巴黎。初诊：2012 年 3 月 27 日 16：00（−2），丁亥日（24）丁未时辰（44）。自述 30 岁开始骨质增生，全身关节不适，游走性疼痛。从足部开始做过多次关节手术，3 个月前行右髋关节置换术。左肩疼痛抬举受限 1 年。睡眠不佳。既往高血压病史 8 年，用西药控制血压。曾行左白内障手术。肝脉细弦，肾脉细弱，舌胖大、润，少苔。此为肝肾精血不足之骨痹症。宜补益肝肾，通痹止痛。选择时空灵龟八法，时间穴位用照海，在九宫第五宫，配列缺。空间穴位从第五宫穴位开始，顺序针刺两组九宫穴位。

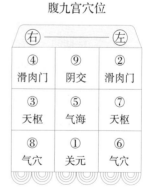

靶向穴位用眉 6 针（攒竹、鱼腰、丝竹空）、阳陵泉、太溪。留针 30 分钟，取针时肩痛消失。

二诊：2012 年 4 月 17 日 15：49（−2），戊申日（45）己未时辰（56）。通观时空针灸四法，纳甲法无开穴，纳子法补法后溪或少冲，泻法小海。灵龟八法公孙，乾卦九宫第六宫位。飞腾八法列缺，离卦先天八卦第三卦位。自述一诊针后数日关节疼痛略为加重，过后明显减轻，全身出现一种轻松舒适感。近日因气候转湿，疼痛反复，但位置相对固定。入眠困难，夜尿多。脉舌同前。选择时空飞腾八法，就诊时间穴位列缺配照海，先右后左。空间穴位从先天八卦离卦第三卦位开始，顺序针刺三组八卦穴位。

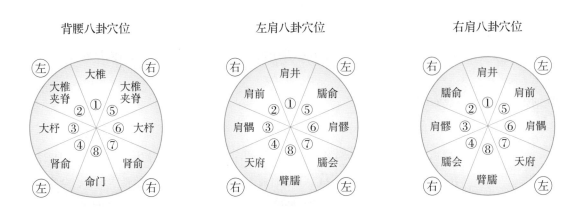

背腰八卦穴位　　　　　　　　　左肩八卦穴位　　　　　　　　　右肩八卦穴位

靶向穴位用眉6针（攒竹、鱼腰、丝竹空）、左曲池、神门、太溪。留针30分钟。

三诊：2012年4月26日11:30（−2），丁巳日（54）乙巳时辰（42）。自述左肩疼痛持续缓解。由于气候湿润，全身关节沉重不适。双脉沉细涩，舌体胖大，边有齿痕，舌中有裂纹，深且宽。选择时空纳子法大通经。时间穴位用解溪补法，空间穴位先针营气底盘，女用照海（先右后左）、大椎、天突、中脘、气海，留针期间，顺序针刺大通经十二穴，同组穴位先针右穴、后针左穴，从就诊时辰敏感经向下一敏感过渡的冲阳穴开始，顺序针刺冲阳、大包、少府、大杼、至阴、俞府、天池、瞳子髎、章门、期门、合谷、迎香。除大杼、至阴外，其他穴位得气即取针。留针35分钟。取针后左肩局部行火针。

四诊：2012年5月4日11:26（−2），乙丑日（2）辛巳时辰（18）。通观时空针灸四法，纳甲法无开穴。纳子法补法大都或解溪，泻法商丘。灵龟八法公孙，乾卦九宫第六宫位。飞腾八法后溪，巽卦先天八卦第五卦位。

自述左肩疼痛继续减轻，全身关节不适明显改善。继续用时空纳子法大通经，时穴用解溪补法，空间穴位先针营气底盘，女用照海（先右后左）、大椎、天突、中脘、气海，然后顺序针刺大通经十二穴，从就诊时辰敏感经向下一敏感经过渡的冲阳穴开始，顺序针刺冲阳、大包、少府、大杼、至阴、俞府、天池、瞳子髎、章门、期门、合谷、迎香，同组穴位先针右穴，后针左穴，得气即取针。最后用火针刺大椎、大杼、左肩局部阿是穴数穴。治疗结束后，左肩疼痛完全消失，全身关节舒展自如。至 2015 年患者坚持每三周治疗一次，巩固疗效。

## 忧郁症

忧郁症在欧洲是一种常见的情感障碍型的心身疾病，表现为过度的缺乏自信，缺少生活和工作的动力与乐趣，无可名状的心身疲劳，通常伴有睡眠障碍或者消化功能紊乱。严重者有自残或自杀倾向。其病因尚不明确，目前普遍认为同社会人际关系失调或者长期过度应激等有关，不排除有一定的遗传因素。

忧郁症是一种顽固的慢性病，即便能很快取得一定疗效，但却很容易反复，因此治疗周期比较长。对于如何减少抗忧郁症药物或者降低剂量，应当同主治西医生讨论，持谨慎态度。

### 忧郁症伴肠易激综合征案

女性，出生日期：1943 年 12 月 19 日。出生地点：法国第八十省。初诊：2010 年 7 月 12 日 8：33（–2），癸亥日（60）乙卯时辰（52）。自述长期忧郁症并伴有肠易激综合征。年初因担忧二女儿离婚，忧郁症加重，不仅时时无名担忧，而且特别焦虑，腹泻症状也加重，目前正在用抗忧郁药治疗。左腕屈肌腱损伤疼痛，以做旋转动作时加重。右脉弦细，左脉弦。舌胖红，边有齿痕，苔薄黄。此为肝脾不和，宜解郁调肝。选择灵龟八法，用就诊时间穴位足临泣，巽卦位于九宫第四宫，配外关。男左女右，先针患者右侧穴位，再针左侧。空间穴位从第四宫穴位开始，顺序针刺两组九宫穴位。

|  头手九宫穴位  |  |  |
| :---: | :---: | :---: |
| ④ 头维 | ⑨ 百会 | ② 头维 |
| ③ 曲池 | ⑤ 上星 | ⑦ 曲池 |
| ⑧ 阳溪 | ① 神庭 | ⑥ 阳溪 |

|  胸腹下肢九宫穴位  |  |  |
| :---: | :---: | :---: |
| ④ 期门 | ⑨ 阴交 | ② 期门 |
| ③ 阳陵泉 | ⑤ 气海 | ⑦ 阳陵泉 |
| ⑧ 太冲 | ① 关元 | ⑥ 太冲 |

靶向穴位用神门，留针时间 30 分钟。

8 月至 11 月初的 4 次，均以时空针灸方法治疗。

五诊：2010 年 11 月 30 日 18∶20（-1），甲申日（21）癸酉时辰（10），自述忧郁症药物的使用减少三分之二，腹泻大为减轻。左腕屈肌腱疼痛明显好转。对疗效非常满意。治法同上。

六诊：2011 年 1 月 18 日 10∶50（-1），癸酉日（10）丁巳时辰（54），仅用轻微维持量预防忧郁症反复，肠胃功能大大好转。左腕时或有轻微疼痛。治疗方法同上。

七诊：2011 年 9 月 6 日 9∶00（-2），甲子日（1）戊辰时辰（5）。自述左腕功能恢复正常，暑假后开始工作，疲劳焦虑感复发，增加抗忧郁药物剂量引起便秘、口苦咽干。头痛。左右关部脉弦。舌体胖大，苔薄白而干，根黄。此为脾虚肝郁，秋燥伤津。选择灵龟八法，用时间穴位列缺，列缺应于离卦，在九宫第九宫，配照海。空间穴位从第九宫穴位开始，顺序针刺三组九宫穴位。留针 30 分钟。

| 背腰九宫穴位 | | | 头颈手九宫穴位 | | | 胸腹下肢九宫穴位 | | |
|---|---|---|---|---|---|---|---|---|
| 左 | | 右 | 右 | | 左 | 右 | | 左 |
| ④肺俞 | ⑨大椎 | ②肺俞 | ④曲池 | ⑨上星 | ②曲池 | ④天枢 | ⑨膻中 | ②天枢 |
| ③肝俞 | ⑤身柱 | ⑦肝俞 | ③内关 | ⑤神庭 | ⑦内关 | ③阴陵泉 | ⑤阴交 | ⑦阴陵泉 |
| ⑧大肠俞 | ①筋缩 | ⑥大肠俞 | ⑧合谷 | ①天突 | ⑥合谷 | ⑧足三里 | ①气海 | ⑥足三里 |

八诊：2011 年 9 月 23 日 10∶50（-2），辛巳日（18）壬辰时辰（29）。自述已不口苦咽干，其他症状无改善，依然焦虑疲劳，胸骨不适感，时或头痛。用安眠药入睡。右细弦，左关弦。舌体胖大，苔色咖啡染色。此为肝郁脾虚，宜予调肝健脾。选择飞腾八法，用就诊时间穴位公孙，公孙应于乾卦在先天八卦一卦位，配内关。空间穴位从一卦开始，顺序针刺三组八卦穴位，选穴参照上一诊九宫穴位，不取身柱、神庭、阴交。留针 30 分钟。

九诊：2011 年 10 月 11 日 10：30（–2），己亥日（36）戊辰时辰（5）。自述近一周症状明显好转，焦虑疲劳大为缓解，胸骨不适感消失，仍然时有头痛，两脉细弦，舌体胖大，苔色咖啡染色。证属肝郁脾虚，选择飞腾八法，用就诊时间穴位足临泣，临泣应于坎卦，在先天八卦第六卦位，配外关。空间穴位依然用三组八卦穴位。靶向穴位太冲，足三里。留针时间 30 分钟。

十诊：2011 年 11 月 14 日 10：30（–1），癸酉日（10）丁巳时辰（54）。自述上次针灸之后已经 4 周不再头痛，而且几乎没有焦虑症状，过度应激反应明显缓减，认为非常有效。仍有时凌晨五时醒。两脉沉细。舌体胖大，苔白润。继续按照肝郁脾虚治疗。灵龟八法和飞腾八法时间穴位均为照海，灵龟八法在第二宫位，飞腾八法在第二卦位，选择时空灵龟八法，照海坤卦二宫调治，配列缺，肝升于左，用巨刺法，先针右侧穴位。空间穴位用两组九宫穴位，从九宫第二宫开始针刺。经验穴位用神门、合谷。留针 30 分钟。经过一年半的治疗，长期忧郁症得到很好控制。

## 忧郁症伴偏头痛案

男性，出生日期：1963 年 1 月 15 日，出生地点：法国 48 省。初诊：2013 年 1 月 22 日 15 时（–1），戊子日（25）己未时辰（56）。自述忧郁症 3 年，由于恐惧引起偏头痛，而且成为多年来偏头痛发作的主要诱因。2006 年开始耳鸣，听力下降，现配戴助听器。使用助听器的原因主要是为了在舞台灯光师的职业工作中自我保护，避免其他人员打扰。曾经停止工作两年，做论文，于 2010 年 1 月 21 日论文答辩前恐惧，精神紧张，头痛、耳鸣加重至今。夜间磨齿、下颌紧张。曾经接受过针灸治疗忧郁，但是由于"针灸师每次都用相同的穴位"，并且无明显疗效。本人希望主要治疗偏头痛和耳鸣。近日感冒，身体强痛，流泪流涕，非常疲劳。脉弦，肺沉，舌中裂痕、少苔。选择飞腾八法，用就诊时间穴位列缺，列缺应于离卦，位于先天八卦第三卦位，配照海。空间穴位从第三卦位开始，顺序针刺三组八卦穴位。留针 40 分钟。

颈背八卦穴位　　　　头面手八卦穴位　　　　腹下肢八卦穴位

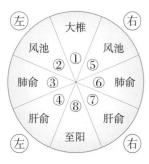 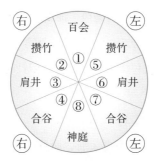 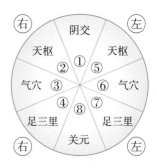

本案病情日久，起于恐惧且伴有耳鸣，均为肾虚之象。在四种时空针灸方法里，飞腾八法就诊时穴列缺，不仅针对当日感冒身体强痛之新症，配照海还能顾本。

二诊：2013 年 2 月 7 日 15：36（-1），甲辰日（41）辛未时辰（8）。自述上次治疗后，当天下午感冒症状即迅速改善，第二天精力恢复，1 月 25 日精力充沛地度过夫人组织的"意外生日晚会"。偏头痛症状改善，止痛药由每日三片减少至晨起一片。夜间仍有磨齿和下颌紧张。耳鸣无改善。消化缓慢，腹胀。肝脉弦滑，肾脉沉弱，舌中裂痕，少苔多津。选择飞腾八法，用就诊时间穴位后溪，位于巽卦，在先天八卦第五卦位，空间穴位从第五卦位开始，顺序针刺三组空间穴位，靶向穴位用内庭。留针 30 分钟。取针时患者精神焕发。

颈背八卦穴位　　　　头面手八卦穴位　　　　腹下肢八卦穴位

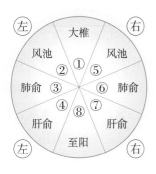 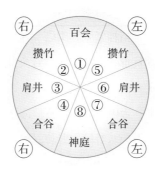 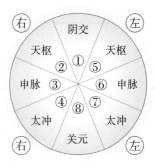

本案一诊即获得快速疗效，是因为选择了标本兼顾的时间穴位作为组构气场的"钥匙"。患者肾虚为本，先天八卦功在肾命，两次使用的先天八卦穴位中线上的百会、神庭、阴交、关元、大椎、至阳都是疏导元气、补肾固本的要穴。再加上针对偏头痛的风池、肩井、攒竹、太冲，和治疗忧郁倾向的肺俞、肝俞，所以收到了满意疗效。第一诊，时间穴位的配穴照海，与列缺同用固本治标，第二诊时间穴位后溪的配穴申脉，放到空间穴位里，增强了时空穴位的内在联系。

## 忧郁症伴眩晕案

女性，出生日期：1947 年 7 月 6 日，出生地点：法国布尔日市。初诊：2011 年 5 月 31 日 9：00（–2），丙戌日（23）壬辰时辰（29）。自述长期忧郁症一直在用西药治疗。左耳前庭神经炎致神经受损，持续性耳内鸣响，并引起眩晕，每当驾驶汽车时就异常疲劳，记忆力大大下降。精神紧张时容易出现腹痛、腹泻。左肝脉弦急，右脾脉沉细弦。舌胖大，边有齿痕，苔薄白少津。此为肝胆不和，肝脾不和。选择灵龟八法，用就诊时间穴位申脉，先右后左。申脉应坎卦，位于九宫第一宫，空间穴位从第一宫穴位开始，顺序针刺两组九宫穴位。留针 30 分钟。

头面九宫穴位

| 右 | | 左 |
|---|---|---|
| ④ 攒竹 | ⑨ 百会 | ② 攒竹 |
| ③ 太阳 | ⑤ 神庭 | ⑦ 太阳 |
| ⑧ 风池 | ① 印堂 | ⑥ 风池 |

胸腹九宫穴位

| 右 | | 左 |
|---|---|---|
| ④ 中脘上 1 寸旁 1 寸 | ⑨ 廉泉 | ② 中脘上 1 寸旁 1 寸 |
| ③ 中脘旁 1 寸 | ⑤ 中脘 | ⑦ 中脘旁 1 寸 |
| ⑧ 气穴 | ① 关元 | ⑥ 气穴 |

数日后患者发来邮件称疗效奇特：当晚睡眠深沉，次日精神状态大大改善，眩晕减轻而且疗效持续数日之久，出乎意料。

二诊：2011 年 6 月 14 日 11：00（–2），庚子日（37）辛巳时辰（18）。自述眩晕继续缓解，精神紧张也得到改善，腹痛、腹泻偶尔出现，疲劳较前减轻。左肝脉弦，右脾脉沉细。舌胖大，边有齿痕，苔薄白少津。此为肝胆不和，肝脾不和。选择灵龟八法，用就诊时间穴位列缺，先右后左。列缺应离卦，位于九宫第九宫，空间穴位从第九宫穴位开始，顺序针刺两组九宫穴位。留针 30 分钟。

**头面九宫穴位**

| 右 | | 左 |
|---|---|---|
| ④头维 | ⑨百会 | ②头维 |
| ③太阳 | ⑤神庭 | ⑦太阳 |
| ⑧风池 | ①印堂 | ⑥风池 |

**胸腹九宫穴位**

| 右 | | 左 |
|---|---|---|
| ④期门 | ⑨中脘 | ②期门 |
| ③天枢 | ⑤气海 | ⑦天枢 |
| ⑧气穴 | ①关元 | ⑥气穴 |

三诊：2011 年 7 月 4 日 9：00（-2），庚申日（57）庚辰时辰（17）。自述眩晕等症状继续缓解，在暑假之前再针灸一次巩固疗效。左肝脉细，右脾脉沉细。舌胖大，边有齿痕，苔薄白少津。证属肝脾不和。仍然选择灵龟八法，用就诊时间穴位足临泣，先右后左。足临泣应离巽卦，位于九宫第四宫，空间穴位从第四宫穴位开始，顺序针刺两组九宫穴位。留针 30 分钟。

**头面九宫穴位**

| 右 | | 左 |
|---|---|---|
| ④角孙 | ⑨百会 | ②角孙 |
| ③听宫 | ⑤神庭 | ⑦听宫 |
| ⑧风池 | ①印堂 | ⑥风池 |

**胸腹九宫穴位**

| 右 | | 左 |
|---|---|---|
| ④日月 | ⑨中脘 | ②日月 |
| ③天枢 | ⑤气海 | ⑦天枢 |
| ⑧气穴 | ①关元 | ⑥气穴 |

患者在三诊之后，减少治疗忧郁症药物三分之二的剂量，仅用轻微维持量预防忧郁症反复，眩晕和腹泻大大减轻，疲劳减轻。坚持每月治疗 1 次，经过 6 个月治疗后，初诊时的症状基本消失。

## 肌骨骼紊乱综合征

肌骨骼紊乱综合征包括肌肉、肌腱、腱鞘、韧带、筋膜、骨骼、关节和神经系统的紊乱。首先出现的症状是疼痛和局部紧张，从轻微偶尔的不适，发展到丧失工作能力，甚至致残。其发展和康复都需要较长时间，目前西医除了用止痛药之外，尚无有效治疗措施。这一病症高居法国职业病症首位，占总数的70%，涉及办公室阶层、重体力劳动领域、长期强迫体位工作者（如电脑使用者、牙医等）。十年来占法国病假总数的1/5以上，本症所蕴含的职业风险和造成的经济损失，对卫生部门、劳动管理部门、工会以及雇主协会形成越来越大的压力。就中医而言，此病主要同经筋系统相关，也涉及肌肉和关节骨骼，肝主情志，脾主思，肾主恐惧，社会因素造成的精神情志失调，或者长期体位不当影响到三脏所主的经筋、肌肉、关节是本综合征的关键病因病机。笔者运用时空针灸治疗数千例患者，疗效满意者占65%左右。

### 陈旧性左肩胛背紧张疼痛案

男性，出生日期：1956年5月23日，出生地点：美国斯坦福市，音乐家。初诊：2009年11月12日11：40（-1），辛酉日（58）癸巳时辰（30）。自述左肩胛背紧张疼痛已经10多年，无扭伤史，自认为与从事音乐工作弹奏乐器有关，每当有演出任务，过度应激则症状加剧。性格内向，且长期精神紧张。8年来凌晨4～5点醒后不易再入睡。西医检查无异常，诊断为"肌骨骼紊乱综合征"，长期服用止痛药，效果不佳。两脉细弦，舌淡红。肝主经筋，此为肝气郁滞，经筋不舒，挛则生痛。选择灵龟八法，时间穴位用就诊时穴申脉，申脉应于坎卦，在九宫第一宫，配后溪，巨刺法，先右后左。空间穴位从一宫开始，顺序针刺胸腹九宫穴位：一宫关元、二宫左肩井、三宫右期门、四宫右肩井、五宫阴交、六宫左滑肉门、七宫左期门、八宫右滑肉门、九宫中脘。靶向穴位顺序针刺双曲差、神庭、双曲池。留针35分钟。留针期间，患者首先感到右颈开始放松，随之左肩部放松，精神紧张解除，呼吸顺畅。取针后自述疼痛减少五分之三，再针右合谷区疼痛点、右丘墟、右耳肩痛穴，疼痛完全消失。惊叹："太神奇了，简直不可思议。多年来第一次感到肩部轻松，无疼痛也不紧张。"数月后因其他疾病就诊，自述时或出现轻微的肩胛疼痛，但是原先的拘挛性剧痛已不再出现。

## 颈肩疼痛伴焦虑案

女性，出生日期：1970 年 11 月 14 日。初诊：2011 年 10 月 11 日 18：20（－2），
己亥日（36）壬申时辰（9）。自述由于长期从事电脑工作，颈部紧张不适，严
重影响睡眠。一年多来出现剧烈针刺样疼痛，从右面颊起，向右耳后、颈部，沿
肩部放射至手臂，面颊、颈项肌肉僵硬疼痛。疼痛引起极度精神焦虑，失眠，疲
惫不堪。经牙科、耳科和整骨疗法治疗无效。脾脉沉细而弦，肝脉沉细弱。舌淡
黯，少苔有津。肝主经筋，脾主肌肉，长期强迫体位劳伤肌肉、肌腱，形成经筋
病症，西医属于肌骨骼紊乱综合征。患者久病，肝脾两虚为本，经筋拘挛为标。
治宜疏解拘挛，益气调肝。选择飞腾八法，用就诊时穴公孙，公孙应于乾卦，先
天八卦在第一卦位，配内关。疼痛症状在右，用巨刺法先左后右，针刺公孙、内
关，逆经泻法。空间穴位从第一卦位穴位开始，针刺两组八卦穴位，双面刺法。

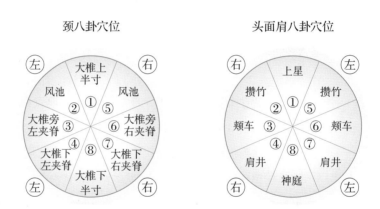

颈八卦穴位　　　　　　头面肩八卦穴位

靶向穴位用关元、气穴、阳陵泉、太冲。留针 35 分钟。

二诊：2011 年 11 月 4 日 17：00 时（－1），癸亥日（60）庚申时辰（57）。自述
症状改善几天后又反复，以颈部为甚。眠差。脉沉细弦，舌淡胖大，少苔。诊断
治则同上。选择时空灵龟八法，就诊时穴用用照海，第五宫位，配列缺，主穴治
本滋水润木，配穴治标直走颈项。先左后右。空间穴位从第五宫穴位开始，顺序
针刺两组九宫穴位。先平刺颈九宫穴位，患者平卧，再直刺头腹下肢九宫穴位。

颈九宫穴位

| 左 | | 右 |
|---|---|---|
| ④ 风池 | ⑨ 大椎上半寸 | ② 风池 |
| ③ 大椎旁左夹脊 | ⑤ 大椎 | ⑦ 大椎旁右夹脊 |
| ⑧ 大椎下左夹脊 | ① 大椎下半寸 | ⑥ 大椎下右夹脊 |

头腹下肢九宫穴位

| 右 | | 左 |
|---|---|---|
| ④ 气穴 | ⑨ 神庭 | ② 气穴 |
| ③ 阳陵泉 | ⑤ 中脘 | ⑦ 阳陵泉 |
| ⑧ 申脉 | ① 关元 | ⑥ 申脉 |

靶向穴位用百会、通天、上星，留针 35 分钟。

三诊：2011 年 11 月 28 日 17：00（−1），丁亥日（24）戊申时辰（45）。自述颈部较前松活，其他症状无明显改善，右面颊疼痛，右头侧沿胆经有明显阻滞感。脉舌同前。宜从胆经疏导气机止痛。在时空针灸四法的就诊时间穴位里，飞腾八法的足临泣最为对症，足临泣应于坎卦，在先天八卦第六卦位，用足临泣作为进入先天八卦空间穴位的"钥匙"，将疏导胆经的穴位组合到八卦穴位里：八卦中轴用上星、印堂、中脘、关元，其他卦位用太阳、风池、颊车、合谷、阳陵泉、太冲；靶向穴位用迎香、天枢、足三里、内庭。留针 35 分钟。

头面八卦穴位

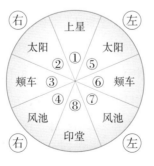

腹手下肢八卦穴位

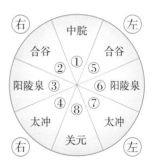

四诊：2012 年 10 月 15 日 18：50（−2），己酉日（46）壬申时辰（9）。自述去年经过三次针灸治疗，一年多的右侧面颈肩臂剧烈针刺样疼痛完全消除。患者感觉第三次针灸获得的"除根效果"，与前两次的效应积累密切相关。此次因左膝疼痛就诊。用时空针灸灵龟八法就诊时穴照海，照海应于九宫第二宫，配备三组九宫穴位进行治疗。

## 自身免疫性疾病

日前已知的自身免疫性疾病超过 40 种，包括胰岛素依赖型糖尿病、类风湿关节炎等。自身免疫疾病分为两大类：器官特异性自身免疫疾病和系统性自身免疫疾病。但是还有一部分尚难以确定病名。各类自身免疫疾病都有不同程度的波及多系统、多器官的特点，同中医的肝脾肾三脏功能失调有密切关系。时空针灸在诊治一些经过西医治疗遗留较多症状，或者尚无治疗方法的自身免疫性疾病里发挥出了特别的优势。

## 吉兰 - 巴雷综合征后遗症案

吉兰 - 巴雷综合征，病因目前尚不清楚，由于出现神经受损症状而被称为特殊性多发性神经根炎，部分专家将其归入迟发性过敏性自身免疫疾病。急性期的治疗主要避免出现呼吸肌瘫痪，增强免疫机制，注射免疫球蛋白和进行血清透析，治疗费用昂贵。慢性期尚无有效方法。针灸对此病的疗效引起了西医专家的重视。

男性，出生日期：1954 年 1 月 14 日 8 ~ 10 时，出生地点：玻利维亚。巴黎第七大学精神分析教授。初诊：2012 年 4 月 24 日 11：20（-2），乙卯日（52）辛巳时辰（18）。自述 2009 年诊断为"吉兰 - 巴雷综合征"，西医学认为由于病毒侵犯免疫系统，自我抗体损伤外周神经，引起右侧面瘫和面部严重扭曲变形，舌体偏斜，发音讲话张口均严重受限。全身皮下剧烈疼痛，尤以手臂、前胸、颈部为甚。全身无力、疲惫不堪。在巴黎某公立医院住院治疗 3 年，现遗留右面瘫，右眼周尤以眼眶下、口周、右颌下至右颈前紧滞僵硬，发音讲话不利索，张口进食受限，严重影响本职工作和日常生活。最近 3 个月，血压上升至 160/90mmHg 左右，用西药控制。右脉寸口细滑，关部细涩，左脉细涩。舌体胖大，向左偏斜 35° 左右，少苔。此为营卫不和，邪滞经脉。宜以通经泻邪，调和营卫治疗。选择时空子午流注纳子法大通经。时间穴位用就诊时穴解溪补法，空间穴位营气底盘男用申脉（先左后右）、大椎、天突、中脘、气海，留针 40 分钟。留针期间，从对应就诊时辰的冲阳穴开始，顺序针刺大通经十二穴，同组穴位先针左侧、后针右侧：冲阳、大包、少府、大杼、至阴、俞府、天池、瞳子髎、章门、期门、合谷、迎香。冲阳、合谷、迎香三穴对面瘫有直接治疗作用，留针，与申脉、大椎、天突、中脘、气海、解溪同时取针，其他穴位得气即出针。针完十二穴后，患者即时感觉面部和手足出现温热气行，非常舒适，全身放松。取针时，患者描述留针期间双目流泪甚多。再行右面麻痹部位火针快刺。治疗完毕，患者右面紧滞部位放松舒适，讲话明显自如，但右承泣区仍有紧滞感。对快速疗效非常满意。

二诊：2012 年 5 月 7 日 13：40（–2），戊辰日（5）戊午时辰（55）。自述第一次针后 2 ~ 3 小时内感觉"昏昏沉沉，糊里糊涂"，右面颊火针部位微肿，用纯天然面霜制品涂抹后很快就消退了。从第二天开始，体力和精力显著恢复，尤其是睡眠改善，使几年来的疲惫不堪迅速消退。从第五天开始，讲话发音改善，左侧面部症状同第一次就诊相比，减轻百分之三十以上。但右侧面颊、颧骨、额头部还有紧滞感，希望彻底治愈。中医四诊见脾脉沉细，肝脉沉细涩。舌淡胖大，苔薄白腻。继续用时空纳子法大通经。时间穴位隐白补法，空间穴位先针营气底盘，男用申脉、大椎、天突、中脘、气海，留针期间从大包开始，快刺大包、少府、大杼、至阴、俞府、天池、瞳子髎、章门、期门、合谷、迎香、冲阳。其中合谷、迎香留针，同营气底盘穴位和时间穴位一起取针。最后在右侧面颊的承泣、迎香、鱼腰火针快刺。

三诊：2012 年 5 月 21 日 17：10（–2），壬午日（19）戊申时辰（45）。自述右鼻唇沟、口角、下颌处仍遗留紧滞感，右额头部和右颊已经完全恢复正常，可以正常张口吃饭，讲话授课基本自如，对疗效非常满意。希望继续用上次的方法治疗。自 2010 年 1 月起血压仍在 160/90mmHg 左右，曾经用过两种降压药引起阳痿，现医生已经改用另外一种降压药。右脉细滑，左脉细弦，舌体正常不偏斜，色淡，苔薄白。继续用纳子法大通经，时间穴位用少泽补法，营气底盘男用申脉、大椎、天突、中脘、气海，从大杼开始，快速针刺大通经十二穴，其中至阴、瞳子髎、合谷、迎香、冲阳留针，余穴得气即出针，经验穴位用太冲，留针 30 分钟。取针后焠刺右地仓、颊车。5 月 26 日电话告知，症状已经解除百分之八十以上，取消了第四次的预约。该患者三年多的遗留症状经三次治疗几乎全部恢复，引起了西医主治专家的极大兴趣。如果将这种治疗方法推广运用，不但是患者的福音，也能大大减轻医疗保险的负担，将昂贵的开销用于其他急重病症。

## 不知名自身免疫性疾病案

女性，出生日期：1970 年 5 月 21 日。初诊：2009 年 5 月 29 日 12：20（–2），甲戌日（11）己巳时辰（6）。自述由于严重的"血液循环障碍"四处寻医，西医骨髓血液各项检查均为正常，最后诊断为"不知名自身免疫性疾病"。主要症状是四肢麻木，如侧卧位立刻感觉血液循环中断，大量皮下出血，牛仔裤的内压缝都可以造成血斑。血压 90/60mmHg。极度疲劳以晨起为甚，日渐消瘦。大便稀溏或腹泻，小溲正常。长期用避孕环，无月经。目前用顺势疗法治疗，服用人参可以减轻疲劳症状。脉沉细无力，舌体胖大，少苔。此为脾肾两虚，宜益肾健脾为治。选择飞腾八法，用就诊时间穴位列缺，列缺应于离卦，在先天八卦第三卦位，配照海，先右后左。空间穴位从第三卦位开始，顺序针刺腰背八卦穴位：三卦左肝俞、四卦左脾俞、五卦右膈俞、六卦右肝俞、七卦右脾俞、八卦命门、一卦大椎、二卦左膈俞。平刺后患者仰卧，针刺靶向穴位关元、气穴、足三里、三阴交。留针 30 分钟。中药用归脾丸，每日 3 次，每次 8 粒，1 个月用量，餐后温水送服。

二诊：2009 年 6 月 23 日 9：28（-2），己亥日（36）戊辰时辰（5）。上次针后第二天感觉疲劳，从第三天开始精神焕发，体力明显恢复，以往晨起的极度疲劳感消失，疗效持续 15 天，非常满意。选择灵龟八法，用就诊时间穴位外关，外关应于震卦，在九宫第三宫位，配临泣，先右后左。空间穴位从第三宫开始，顺序针刺腹九宫穴位：三宫右天枢、四宫右期门、五宫气海、六宫左气穴、七宫左天枢、八宫右气穴、九宫中脘、一宫关元、二宫左期门。靶向穴位用百会、通天、上星、神庭、太溪。中药继续用归脾丸。

三诊：2009 年 9 月 24 日 15：30（-2），壬申日（9）丁未时辰（44）。自述腹泻完全停止，体重增加 4kg，精神体力都较前大为好转。皮下出血明显减轻。暑假过后 9 月中旬又出现轻微疲劳感。选择灵龟八法，用就诊时间穴位足临泣，足临泣应于巽卦，在九宫第四宫，配外关，先右后左。空间穴位从第四宫开始，顺序针刺腹九宫：四宫右期门、五宫气海、六宫左气穴、七宫左天枢、八宫右气穴、九宫中脘、一宫关元、二宫左期门、三宫右天枢。靶向穴位用足三里、三阴交。留针 30 分钟。继续内服归脾丸。

本例西医虽然未诊断为自身免疫性疾病中的自发性血小板减少性紫癜，但是与该病类似。对二者均采取时空针灸结合归脾丸治疗获得满意疗效，故列出供参考。

# 其他疑难病症

## 带状疱疹继发面瘫案

男性，出生日期：1963 年 5 月 6 日，话剧演员。初诊：2010 年 1 月 14 日 10：00（-1），甲子日（1）己巳时辰（6）。自述 2009 年 11 月上旬患带状疱疹，起于左臀部外侧，向上蔓延，沿带脉循行分布，因剧烈疼痛用吗啡 1 周止痛，引起便秘。现带状疱疹部位已不疼痛，但转移到脊柱正中，向两肩部、耳后、后脑勺、巅顶放射，呈游走性。2010 年 1 月 8 日出现右侧面瘫，鼓腮漏气，鼻唇沟消失，右眼闭合不全。极度疲劳，心情紧张焦虑。脉细涩，舌胖淡红，苔薄白。此为肝热胆郁，气机阻滞。治宜清肝利胆，行气止痛。选择灵龟八法，用就诊时穴外关，外关应于震卦，在九宫第三宫位，配临泣，先左后右。空间穴位从第三宫开始，顺序针刺胸腹九宫：三宫右日月、四宫右期门、五宫阴交、六宫左天枢、七宫左日月、八宫右天枢、九宫中脘、一宫关元、二宫左期门。靶向穴位：右侧攒竹、鱼腰、丝竹空、太阳、四白、迎香、地仓，双侧合谷，留针 40 分钟。取针时患者描述留针 10 分钟后感觉有热气在面部旋转。

二诊：2010 年 1 月 18 日 16：20（-1），戊辰日（5）庚申时辰（57）。自述右耳后仍然疼痛，并且继续向后脑勺、巅顶、右面颊放射，疲劳无改善，面瘫同前。非常担心能否胜任 3 天后的演出任务。脉舌辨证治则同前。继续用灵龟八法，就诊时穴照海，照海在九宫第五宫，配列缺，先左后右。空间穴位从第五宫阴交穴位开始，针刺胸腹九宫同上诊。经验穴位用双侧风池、翳风、合谷、足三里、太溪，右侧角孙、头维，左侧攒竹、太阳、颊车。留针 40 分钟。取针时患者描述面部放松，耳后疼痛缓解。

三诊：2010 年 1 月 25 日 9：10（-1），乙亥日（12）庚辰时辰（17）。耳后、面颊、肩部、头部和脊柱的疼痛全部解除，鼓腮无漏气、鼻唇沟恢复、右眼完全闭合。1 月 21 日和 22 日的演出非常成功，心情愉快。继续用时空灵龟八法巩固已经取得的快速疗效。

## 阴部无名疼痛案

女，出生日期：1963 年 6 月 18 日，出生地点：德国。急诊科医生。初诊：2013

年 3 月 12 日 17：36（－1），丁丑日（14）戊申时辰（45）。自述左侧肛门 8 点位置和外阴灼热疼痛，如一巨物切割，向大腿内侧放射，不可就坐，站立时下肢疼痛。2013 年 1 月初发病后 20 日症状加重，延续至今，疼痛程度随情绪波动而变化。西医所有检查正常，认为是"神经受压迫引起阴部疼痛"。西药止痛消炎治疗无效。整骨师认为阴部疼痛与 1992 年因跌倒致尾骨骨折有关，本人则认为与长期自行车运动有关。脉细涩，舌体胖大有瘀点。此为经脉阻滞，用纳子法大通经，时间穴位至阴，空间穴位营气底盘女用照海、大椎、天突、中脘、气海。营气交接十二穴，用巨刺法先右后左，从大杼开始，顺序针刺大杼、至阴、俞府、天池、瞳子髎、章门、期门、合谷、迎香、冲阳、大包、少府。靶向穴位用关元、三阴交。留针 30 分钟，留针期间红外灯照射小腹。

二诊：2013 年 3 月 26 日 17：30（－1），辛卯日（28）丙申时辰（33）。自述肛门疼痛无改变，但站立时下肢已无疼痛，情绪也较前改善。选择灵龟八法，用就诊时穴照海，位于九宫第五宫，配列缺。空间穴位从第五宫穴位开始，顺序针刺三组九宫穴位。留针 30 分钟。

| 腰骶九宫穴位 | 头面上肢九宫穴位 | 腹下肢九宫穴位 |
|---|---|---|

| 左 | | 右 | 右 | | 左 | 右 | | 左 |
|---|---|---|---|---|---|---|---|---|
| ④ 肾俞 | ⑨ 命门 | ② 肾俞 | ④ 攒竹 | ⑨ 百会 | ② 攒竹 | ④ 水道 | ⑨ 中脘 | ② 水道 |
| ③ 大肠俞 | ⑤ 腰阳关 | ⑦ 大肠俞 | ③ 肩井 | ⑤ 上星 | ⑦ 肩井 | ③ 气穴 | ⑤ 气海 | ⑦ 气穴 |
| ⑧ 白环俞 | ① 长强 | ⑥ 白环俞 | ⑧ 后溪 | ① 神庭 | ⑥ 后溪 | ⑧ 申脉 | ① 曲骨 | ⑥ 申脉 |

三诊：2013 年 4 月 9 日 15：50（－2），乙巳日（42）癸未时辰（20）。自述针后当天乘地铁时已经可以坐下。此后一周内症状有反复。用纳子法大通经，就诊时穴小海，空间穴位营气底盘女用照海、大椎、天突、中脘、气海。营气交经穴位先左后右，从少府开始，顺序针刺少府、大杼、至阴、俞府、天池、瞳子髎、章门、期门、合谷、迎香、冲阳、大包。靶向穴位用曲骨、三阴交。留针 30 分钟。

四诊：2013 年 4 月 23 日 18：50（－2），己未日（56）壬申时辰（9）。自述坐位无症状的时间延长，即便出现疼痛亦可以忍受，与之前不可就座已大不相同。心身状态也完全不同于初诊时。脉细弦，舌淡红少苔。仍然用时空纳子法大通经，就诊时穴至阴焠刺，空间穴位营气底盘女用照海、大椎、天突、中脘、气海。营气交接穴位从大杼开始，顺序针刺大杼、至阴、俞府、天池、瞳子髎、章门、期门、合谷、迎香、冲阳、大包、少府。留针 30 分钟，红外线灯照射腹部。总共经过 5 次治疗，症状消除，自称被针灸的神奇疗效所震撼，报名参加巴黎第六大学居里医学院颁发西医博士的中医文凭学习，后又经过医学院两年的针灸专科学习，现从事针灸工作。

## 声带小结伴下肢异样感案

女性，出生日期：1976 年 1 月 29 日，出生地点：法国南部，职业歌唱家。初诊：2014 年 3 月 13 日 11：00（–1），癸未日（20）丁巳时辰（54）。自述 3 年前到巴黎工作后，每年冬季耳鼻喉反复感染，严重影响工作。检查声带有 3 个大小不等的结节。去年冬天以来，咽部刺痛，口腔大量分泌物，咳嗽咳痰，痰黄黏稠，不易咳出，胸闷。鼻或堵塞或流黄稠涕，用抗生素和激素治疗数月无效，自行改用法国草药治疗，效果亦不佳。2007 年出现的耳鸣因此逐渐加重。因近期有重要演出，经朋友介绍前来就诊。幼年曾患哮喘，经中药治愈。长期下肢血液循环不良引起下肢无力，足底经常麻胀，产生失去平衡的感觉，严重影响演出和日常生活。脉细弦，舌体胖大，边有齿痕，苔薄白。治疗先在大椎、定喘火针焠刺，然后拔罐。再用时空针灸飞腾八法，用就诊时间穴位照海，照海应于兑卦，在先天八卦第二卦位，配列缺。空间穴位从第二卦穴位开始，针刺三组八卦穴位。

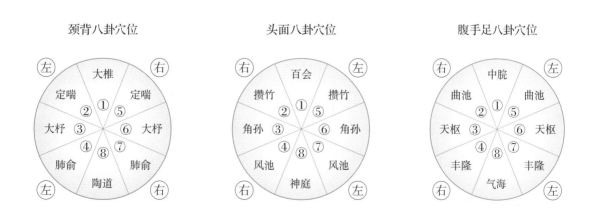

颈背八卦穴位　　　　　头面八卦穴位　　　　　腹手足八卦穴位

靶向穴位用廉泉、天突、膻中。留针 30 分钟。腹部红外线灯照射。进针之后，患者随即感觉胸部紧缩感消失。接着下颌放松，面部自然出现微笑，在头部清窍和胸部出现凉爽的气流感。取针时描述有一种数年未体验到的心身松弛感，头脑清醒，清窍爽利，耳鸣近乎消失。

二诊：2014年3月21日9:20（-1），辛卯日（28）壬辰时辰（29）。自述针后的舒适放松感持续，晚上的演出大获成功。第二天精力和体力大大改善，咽痛刺激和鼻腔堵塞症状，以及分泌物和黏痰液等都减少了六成以上，对针灸疗效感到非常意外。最使患者惊奇的是，小腹部出现气动旋转的感觉，并且向双下肢放射至足，下肢疲劳感随之减轻，足底感觉恢复正常。脉细弦，舌体胖大，边有齿痕，苔薄白。继续上法，先在大椎、定喘火针焠刺后拔罐。继续选择时空针灸灵龟八法，就诊时间穴位用照海，照海应于坤卦，在九宫第二宫，配列缺。空间穴位从第二宫穴位开始，顺序针刺三组九宫穴位。

| 颈背九宫穴位 | | | 头面九宫穴位 | | | 腹手足九宫穴位 | | |
|---|---|---|---|---|---|---|---|---|
| 左 ——— 右 | | | 右 ——— 左 | | | 右 ——— 左 | | |
| ④ 定喘 | ⑨ 大椎 | ② 定喘 | ④ 攒竹 | ⑨ 百会 | ② 攒竹 | ④ 天枢 | ⑨ 中脘 | ② 天枢 |
| ③ 大杼 | ⑤ 陶道 | ⑦ 大杼 | ③ 角孙 | ⑤ 上星 | ⑦ 角孙 | ③ 足三里 | ⑤ 气海 | ⑦ 足三里 |
| ⑧ 肺俞 | ① 命门 | ⑥ 肺俞 | ⑧ 风池 | ① 神庭 | ⑥ 风池 | ⑧ 申脉 | ① 关元 | ⑥ 申脉 |

靶向穴位用廉泉、天突、膻中。腹部红外线灯照射。留针30分钟。留针期间患者深沉入睡，取针后精神焕发，愉快而归。

歌唱家，舞蹈家，练习气功、武术、导引，有静坐习惯，对中国书法、绘画、哲学、文化素有研究或者感兴趣的患者，对时空针灸的反应都比较敏感。这位歌唱家就是一个明显的案例。美声唱法用气在小腹，本案歌唱家素有修养，因此她的得气反应集中在小腹。

## 慢性鼻窦炎伴药源性闭经案

女性，出生日期：1958年6月27日，职员。初诊：2009年9月15日9:10（-2），癸亥日（60）丙辰时辰（53）。自述：①慢性鼻窦炎，鼻腔阻塞，前额沉重感，鼻涕反流，咽喉不适。长期使用多种抗生素和激素治疗无效。②7月上旬行经后未再行经，身体发胀，情绪急躁。患者认为月经失调主要同长期使用抗生素和激素等有关。脉弦，舌胖大，薄白苔。诊断为"慢性鼻窦炎伴药源性闭经"，证属肝脾不和，宜调和肝脾为治。选择灵龟八法，用就诊时间穴位照海，坤卦第二宫位，配列缺，先右后左。空间穴位从第二宫位开始，顺序针刺胸腹九宫穴位：二宫左期门、三宫右天枢、四宫右期门、五宫阴交、六宫左气穴、七宫左天枢、八宫右气穴、九宫中脘、一宫关元。经验穴位用神庭、头维、攒竹、阴陵泉、足三里、三阴交。留针40分钟。

二诊：2009年9月24日12:25（-2），壬申日（9）乙巳时辰（42）。自述乳房发胀，感觉即将行经，鼻窦炎症状减轻百分之八十左右，舌脉同上。选择灵龟八法，用就诊时间穴位照海，坤卦第二宫位，配列缺，先右后左。空间穴位和经验穴位均同上一诊。留针30分钟。

三诊：2009年9月30日11:23（-2），戊寅日（15）丁巳时辰（54）。自述针后次日即行经，量多，心身愉快，对针灸疗效非常满意。鼻窦炎症状略有反复。灵龟八法用就诊时间穴位后溪，后溪应于兑卦九宫第七宫，配申脉，先右后左。空间穴位从第七宫位开始，针刺头面九宫穴位：七宫左攒竹、八宫右迎香、九宫百会、一宫神庭、二宫左曲差、三宫右攒竹、四宫右曲差、五宫上星、六宫左迎香。经验穴位用中脘、天枢、关元、足三里、三阴交。留针30分钟。

四诊：2009年10月22日13:10（-2），庚子日（37）壬午时辰（19）。自述乳房发胀即将行经，鼻窦炎症状基本消除。仍然选择灵龟八法，用就诊时间穴位足临泣，临泣应于巽卦，在九宫第四宫位，配外关，先右后左。空间穴位从第四宫穴位开始，针刺腹部九宫穴位同第一诊。靶向穴位用神庭、头维、攒竹、太阳、迎香。留针30分钟。

## 无名腹痛案

女性，出生日期：1955年2月7日，出生地点：土耳其。初诊：2013年2月4日11:23（-1），辛丑日（38）癸巳时辰（30）。自述腹肌痉挛性剧烈疼痛伴胃脘不适6年多，无呕吐，疲惫不堪。大便正常。2012年6月肠胃内镜检查发现大肠息肉。切除息肉后腹痛缓解，但1个月后反复如前。西医对腹痛无病名诊断。长期鼻窦炎，用西药治疗，加剧腹痛而停用。两脉沉细涩，舌体胖大，少苔根腻。此为脾胃不和，气郁作痛。选择时空针灸纳子法小通经，就诊时穴用大都，补法。空间穴位先用小通经二穴迎香、冲阳，然后针刺营气底盘穴位，女性用照海、大椎、天突、中脘、气海。靶向穴位用百会、神门、足三里。留针 30 分钟。叮嘱戒除所有奶制品，三餐前饮半杯温开水。

二诊：2013 年 2 月 25 日 10:00（–1），壬戌日（59）乙巳时辰（42）。自述上次离开诊所即感觉昏昏欲睡，晚 9 时入睡至次日 6 时，时或有梦，但睡眠质量非常好。次日起床后无腹痛，鼻窦炎症状也大为改善，疲劳明显减轻，对针灸和"温开水"的疗效非常满意。亲朋好友认为其心身状态彻底改善。脉细缓，舌体胖大，少苔少津。治疗同上，巩固疗效。2015 年因其他疾病就诊，称再未出现腹痛。此案持续 6 年无明确诊断的"腹痛"，仅一次治疗而解除，功在纳子法小通经，用大都以及同它紧密配合的空间穴位，调动营气、调理脾胃。本案再一次证明运用时空针灸方法，关键在于按照病症选择方法和配穴组场，只要对症就可以获得特别的功效。

## 小腹疼痛伴异样震动感案

女性，出生日期：1947 年 2 月 24 日，出生地点：法国埃比纳勒省。职业为内科医生。初诊：2013 年 2 月 18 日 12:20（–1），乙卯日（52）壬午时辰（19）。自述长期小腹有气滞感觉，15 天以来耻骨剧烈疼痛伴烧灼感，不能入眠，疼痛向双侧腹股沟、腹腔和骶盆骨放射。脐周尤其脐下任脉段疼痛不可触摸，小腹内感觉有一个"结团"不断发出震动，振幅向全腹腔和脊骨放射。腹腔疼痛，导致排尿障碍，用大量强力抗生素无效。为排除腹腔异物做妇科检查，发现有中等度大小的子宫肌瘤。尚未做肾脏和膀胱检查。视物昏花，眼前如有乱星遮挡。既往便秘，近期转为腹泻。本人认为病症同四个孩子长大成人离家独立，引起内心深度悲戚有关。肺脉滑动，肾脉细涩有滑象，肝脉细滑。舌淡红水滑，底有淡白色结节。悲戚伤肺，肝气不调，久而及肾，在小腹丹田区域出现气结化火之证。治宜宣导气滞，选择灵龟八法，用就诊时穴照海，照海应于坤卦，在九宫第二宫位，配列缺，先右后左。空间穴位从第二宫穴位开始，顺序针刺三组空间穴位。

| 腰骶九宫穴位 | 头面手九宫穴位 | 腹九宫穴位 |

腰骶九宫穴位

| 左 ——— 右 | | |
|---|---|---|
| ④ 肾俞 | ⑨ 命门 | ② 肾俞 |
| ③ 三焦俞 | ⑤ 腰俞 | ⑦ 三焦俞 |
| ⑧ 会阳 | ① 长强 | ⑥ 会阳 |

头面手九宫穴位

| 右 ——— 左 | | |
|---|---|---|
| ④ 攒竹 | ⑨ 百会 | ② 攒竹 |
| ③ 神门 | ⑤ 上星 | ⑦ 神门 |
| ⑧ 合谷 | ① 神庭 | ⑥ 合谷 |

腹九宫穴位

| 右 ——— 左 | | |
|---|---|---|
| ④ 天枢 | ⑨ 阴交 | ② 天枢 |
| ③ 水道 | ⑤ 气海 | ⑦ 水道 |
| ⑧ 气穴 | ① 关元 | ⑥ 气穴 |

在照海下针后，患者告知腰骶疼痛即刻消失，而且腹痛也缓解。靶向穴位用申脉、太冲。留针 30 分钟，取针时腹痛又出现在脐下。用火针焠刺隐白放血，脐下疼痛随隐白出血即消失，但是 10 多分钟后又反复，并伴有欲呕症状。

二诊：2013 年 3 月 5 日 10：10（-1），庚午日（7）辛巳时辰（18）。自述针后欲呕症状持续到第二天上午逐渐消失，腹部气结和腰骶疼痛感随之减轻。脉舌同前，依然选择灵龟八法，用就诊时穴列缺，列缺应于离卦，在九宫第九宫位，配照海，先右后左。空间穴位同上一诊，从第九宫位的穴位开始针刺。靶向穴位用内关、申脉、太冲。留针 30 分钟。经过五次治疗后，初诊时的症状全部消除。

### 干扰素加利巴韦林治疗丙型肝炎副作用案

利巴韦林治疗丙型肝炎引起的副作用包括心理和机体两方面，主要有烦躁、焦虑、忧郁（甚至自残、自杀）、疲惫不堪、"感冒不愈"、关节疼痛、白细胞减少、贫血、血清转氨酶和胆红素升高等，不少患者因为耐受不了副作用而中途停止治疗。但是许多患病者由于对随着年龄增长的转癌恐惧而不得不接受治疗。时空针灸对准备和正在进行干扰素加利巴韦林治疗的丙肝患者均获得满意疗效，疗效依次为：①缓解焦虑，安定心绪；②增强体力，耐受副反应；③降低副反应程度；④缩短病毒转阴期限。经诊治的数位患者都顺利接受了整个疗程，且转阴大大提前，引起主治医师和其他病友关注。

男性，1968 年出生，出生地点：法国勒布省。电影制片人。初诊：2008 年 8 月 6 日 9：18（-2），戊寅日（15）丙辰时辰（53）。患者 7 月中旬在葡萄牙拍片时打电话告急：近期出现腹胀如鼓、欲呕、无食欲等症状。由于赶拍电影不能返回巴黎治疗，嘱其停止饮酒和油腻食物，每日进食野蒲公英和百合根。做自我腹部按摩，并嘱其坚持练习多年的意拳、八卦掌。8 月初症状加重，返回巴黎就诊。症见：欲呕，腹胀如鼓，小溲深黄，大便秘结。口苦无食欲，咽干，口唇疱疹。噩梦纷纭，夜间不能安卧，极度疲劳。情绪低落，毫无工作欲望。神情郁闷，巩膜深黄，面不洁爽，口气晦浊。肝脉沉弦细滑，脾脉细弦。舌胖大红，舌底静脉深红、迂曲。舌苔白黄、厚腻，苔根为甚。此为湿热型黄疸，治宜清热利湿祛黄。建议其全面检查肝功能。选择灵龟八法，用就诊时间穴位列缺，列缺应于离卦在九宫第九宫，配照海，先左后右。空间穴位用腹九宫穴位。

### 腹九宫穴位

| 右 | | 左 |
|---|---|---|
| ④ 期门 | ⑨ 中脘 | ② 期门 |
| ③ 天枢 | ⑤ 气海 | ⑦ 天枢 |
| ⑧ 气穴 | ① 关元 | ⑥ 气穴 |

靶向穴位用华佗夹脊穴：第 3 胸椎、第 7 胸椎、第 11 胸椎，内关、神门、太冲。加用中药，处方为：茵陈 15g、板蓝根 15g、栀子 12g、大黄 12g、柴胡 12g、茯苓 12g、猪苓 15g、生草 6g、竹叶 10g、枳实 10 g、通草 6g、金银花 12g、滑石 15g，每日一剂。每天针灸一次。

四诊：2008 年 8 月 9 日 9：16（-2），辛巳日（18）壬辰时辰（29）。自述西医诊断为急性丙型肝炎，建议用干扰素加利巴韦林治疗，患者考虑到副作用，拒绝。继续用时空针灸每天一次，连续两周，同时服用中药汤剂。

二十二诊：2008 年 8 月 27 日 9：00（-2），己亥日（36）戊辰时辰（5）。患者黄疸明显消退，仅在眼角有少许残留，腹胀消除，食欲明显改善。再坚持每天治疗一次，持续两周。9 月 14 日患者来电话告知，除了下午偶尔出现疲劳需要短暂休息之外，7 月发病时的症状基本消除。经过一年治疗后，患者于 2009 年年底开始干扰素加利巴韦林治疗，治疗期间每月针灸两次，丙肝病毒在 3 个月后即转阴。由于副作用得到有效预防，顺利完成了为期 1 年的干扰素加利巴韦林治疗。

结语

Wisdom of
Time and Space
is the key to connect
Chinese medicine with
modern science

时空智慧是连接中医原创
与现代科学的钥匙

2017 年诺贝尔生理学或医学奖颁发给发现了"调控昼夜节律的分子机制"的三位美国遗传学家。他们的贡献是以果蝇作为模式生物，证明了生物体内调控昼夜节律的振荡器机制，即果蝇的周期基因 period 编码出来的一种蛋白质 PER，它们夜间在细胞内积聚，白天则降解，正是由于 PER 的浓度循环发生出了果蝇的昼夜节律，这一自反馈调控机制也是人类以及其他多细胞生物体生物昼夜节律的"秘密"。三位美国遗传学家的成果，显示了目前从微观领域研究生命节律所达到的"极致水平"。

一石激起千层浪，生命节律问题再次成为生理学界和医学界的热议话题，并且人们更多关心到宏观方面的知识和特殊的运用方法，这反映出科学界对这一命题的研究不再被原有的思维方法所局限。众所周知，昼夜节律建立在生物随地球自转的基础上，然而地球在自转的同时还带着它的卫星月球围绕太阳进行公转，历经亿万年，地球上的生物还形成了除昼夜节律之外的诸多节律。中国古代科学对于日、月、地三大天体以及黄道圈上二十八宿的运动对生物周期影响的认识，尤其是中医学对这些周期的运用都是生命节律课题中至为宝贵而且甚为超前的内容。

首先，中国古代科学对时间周期的认知始终是同天体运动联系在一起的，这就是《易经》所强调的"观乎天文，以察时变"。战国时期的杂家尸佼提出"四方上下日宇，往古来今日宙"，明代方有智在《物理小识》里进一步将"宇"和

"宙"之间的关系概括为："灼然宙轮于宇，则宇中有宙，宙中有宇。"也就是说宙（时）附和于宇（空），时间的轮子在宇（空）的带动下旋转。这种时空相系的科学文化渊源，构成了中医学生命观的核心，凝结为"天人相应"这个中医学的关键语汇。在古代，描述生命节律的文献《淮南子·天文训》《礼记·月令》和《黄帝内经》里，记录了以下几大类节律："五运六气"的六十年周期；男女有别，男子以八年为数、女子以七年为数的周期；脏腑对应二十八宿的五季周期；以气为主的气、血、津液三流体的朔望月周期；十二正经对应十二时辰的一日周期；五输穴的五季敏感特性，等等。这些节律都建立在古代主要通过"观象授时"所提炼出来的时空模式的基础上，包括阴阳五行、六十甲子、洛书河图、先天八卦、后天八卦，等等。由于有这些时空模式作为共同基础，对时空节律的认识就不是零散的片段，恰恰相反，它们构成了一个存在着严密内部连接的知识体系。这个知识体系是中医学的生命观、疾病观、治疗观、养生观的原创根基。中医学所承载着的实用功能，使得这一知识体系在临床运用中发生出了丰富多彩、独特有效的治疗方法，其中最值得一提的就是针灸学里的"按时取穴"方法。系统性的"按时取穴"方法包括纳甲法、纳子法、灵龟八法和飞腾八法，它们都是按照古代的时空模式六十甲子、阴阳原理、五行生克、先后天八卦、洛书九宫等，或经过计算，或经过推理得到的。在欧洲30多年运用这四种方法的经验，提示了这些周期所依托的时空模式，携带着相应的能量和信息，通过它们可以将外时空与内时空连接在一起，发挥出一种沟通天人的采气、行气、聚气、归气、养气的功能，是中医学在治疗学方面重视人体自愈功能的最佳示范。尤其是在吸纳欧洲精神心理分析方法、免疫学细胞记忆功能、能量治疗学等知识的基础上，将按时敏感穴位的运用从就诊时穴延伸到记忆时穴，并且总结提出了与四种按时取穴方法的时空模式紧密结合的空间穴位，这样就将古代的按时取穴方法发展为"时空针灸"。时空针灸的疗效，首先是扎根于欧洲 30 多年针灸临床的"真实世界"，又经过"云南省专家（院士）工作站——朱勉生专家工作站昆明工作室"和昆明市中医医院、玉溪市中医医院"朱勉生全国名老中医药专家传承工作室"的多项临床观察研究的证明，并且在云南省肿瘤医院开展了"三国多中心时空针灸改善乳腺癌化疗疲劳随机对照临床试验"。时空针灸经历了针灸临床必经的三大步骤："真实世界"、临床观察、严密设计的临床试验。尽管三大步骤的目的和方法有所不同，但是在设计和实施针灸方案时，归真守根的原则始终没有变。中国古代科学对于生命周期的认识建立在宏观象方法的基础上，对于时间的描述采用了时空结合的度量模式，这些知识在中医学里的运用贯穿着"知行合一"的原则，充分体现了中医学里所包含的中国智慧。这些都会为延伸、拓展生物时间节律领域的研究提供有益的借鉴。同时，中国针灸的按时取穴方法也将从诺奖成就中汲取可贵的经验，加速实现自身的守正创新。

## 附录 1 中国当地时的换算

太阳在两次经过地球上同一点的时间长度为一天，在天文学上称为"真太阳日"。以真太阳日为标准计算的时间为"真太阳时"。我国古代运用日圭和日晷测定的时间就是现代所称的太阳时，又称地方时，中医的"天人相应"正是建立在这个基础上。这说明作为世界上最早认识和研究宇宙天体运动与人体生命同步节律的古代医学所使用的方法是值得深入研究的。时空针灸所用的时间以地方时为标准。

真太阳日不等于地球自转一周的时间，因为当地球自转一周时，其本身也在轨道上公转了一度，在地球自转和公转之间有一个时间差，地球自转一周的时间比真太阳日少 4 分钟。地球的自转是由西向东，故在地球东西方向上两个不同地方看见太阳升起的时间就出现了先后，如果将太阳正对准某地时刻 12 点整定为该地标准时间，这就是某地的"地方时间"。中国国土东西距离约 5200km，跨越 62 个经度，东西时间差长达 4 个小时以上，为了协调全国范围的交通运输、行政管理等，需要在全国统一采用北京标准时间，这个标准时间并不等于北京地方时间。各地方的地方时，都要以北京标准时间为基础进行校正。在东经 120° 以东每增加 1 经度，就增加 4 分钟；若在东经 120° 以西每减少 1 经度，就要减去 4 分钟。地方时计算公式如下：

东经区：当地标准时间 = 北京时间 +4 ×（当地经度 −120°）
西经区：当地标准时间 = 北京时间 −4 ×（当地经度 −120°）

例如：

北京标准时间 9 点，北京经度是东经 116.40°，北京地方时是几点？
9 点 +4×(116.4-120)=9 点 -14 分 =8 点 46 分，这就是北京地方时。

北京标准时间 9 点，西安地区为东经 108.90°，西安地方时是几点？
9 点 +4×(108.9-120)= 9 点 -44 分 = 8 点 16 分，这就是西安地方时。

北京标准时间 8 点半，乌鲁木齐位于东经 88°，乌鲁木齐地方时是几点？
8 点 30 分 +4×(88-120)= 8 点 30 分 -128 分 = 6 点 22 分，这就是乌鲁木齐的地方时。

## 附录2　中国部分城市经纬度和与北京标准时间的时差表

| | 1 | | | | 2 | | |
|---|---|---|---|---|---|---|---|
| 地名 | 北纬 | 东经 | 时差 | 地名 | 北纬 | 东经 | 时差 |
| 鞍山 | 41.1° | 123.0° | + 0：12 | 牡丹江 | 44.5° | 129.6° | + 0：38 |
| 澳门 | 22.2° | 113.5° | − 0：26 | 南昌 | 28.6° | 115.9° | − 0：16 |
| 蚌埠 | 32.9° | 117.3° | − 0：11 | 南充 | 30.45° | 106.02° | − 0：56 |
| 包头 | 40.6° | 111.4° | − 0：34 | 南京 | 32.0° | 118.7° | − 0：05 |
| 保定 | 38.0° | 115.4° | − 0：18 | 南宁 | 22.8° | 108.3° | − 0：47 |
| 北海市 | 21.48° | 109.12° | − 0：44 | 宁波 | 29.8° | 121.5° | + 0：06 |
| 北京 | 39.3° | 116.4° | − 0：14 | 怒江 | 25.33° | 98.07° | − 1：28 |
| 本溪 | 41.3° | 123.7° | + 0：15 | 攀枝花 | 26.56° | 101.67° | − 1：13 |
| 昌都 | 31.1° | 97.1° | − 1：32 | 平顶山 | 33.08° | 120.14° | + 0：01 |
| 成都 | 30.6° | 104.1° | − 1：04 | 齐齐哈尔 | 47.3° | 123.9° | + 0：16 |
| 赤峰市 | 41.17° | 116.21° | − 0：15 | 秦皇岛 | 39.55° | 119.38° | − 0：02 |
| 楚雄 | 25.1° | 101.16° | − 1：15 | 青岛 | 36.0° | 120.3° | + 0：01 |
| 大理 | 24.41° | 100.13° | − 1：20 | 泉州 | 24.54° | 118.37° | − 0：07 |
| 大连 | 38.9° | 121.6° | + 0：06 | 日喀则 | 29.2° | 88.8° | − 2：05 |
| 大庆 | 46.33° | 124.19° | + 0：17 | 瑞丽 | 24° | 97.83° | − 1：29 |
| 大同 | 40.1° | 113.2° | − 0：27 | 三亚 | 18.14° | 109.31° | − 0：43 |
| 德宏 | 24.5° | 98.5° | − 1：26 | 厦门 | 24.4° | 118.1° | − 0：08 |
| 迪庆 | 27° | 99° | − 1：24 | 汕头 | 23.3° | 116.6° | − 0：14 |
| 东莞 | 22.39° | 113.31° | − 0：27 | 上海 | 31.2° | 121.4° | + 0：06 |
| 福州 | 26.0° | 119.3° | − 0：03 | 韶关 | 24.48° | 113.37° | − 0：27 |
| 抚顺 | 41.8° | 123.9° | + 0：16 | 绍兴 | 29.42° | 120.16° | + 0：01 |
| 阜新 | 42.0° | 121.6° | + 0：06 | 深圳 | 22.5° | 114° | − 0：24 |
| 赣州 | 28.52° | 115.22° | − 0：19 | 沈阳 | 41.8° | 123.4° | + 0：14 |
| 高雄 | 24.09° | 120.4° | +0：01 | 石家庄 | 38.0° | 114.4° | − 0：22 |
| 格尔木 | 36.4° | 94.9° | − 1：40 | 石嘴山 | 39.0° | 106.3° | − 0：55 |
| 个旧 | 23.3° | 103.1° | − 1：08 | 苏州 | 31.3° | 120.6° | + 0：02 |
| 广州 | 23.8° | 113.17° | − 0：27 | 台北 | 25.0° | 121.5° | + 0：06 |
| 贵阳 | 26.6° | 106.7° | − 0：53 | 太原 | 37.8° | 112.5° | − 0：30 |
| 桂林 | 25.17° | 110.17° | − 0：39 | 唐山 | 39.6° | 118.1° | − 0：08 |
| 哈尔滨 | 45.7° | 126.6° | + 0：26 | 天津 | 39.1° | 117.2° | − 0：11 |
| 哈密 | 42.8° | 93.4° | − 1：46 | 吐鲁番 | 42.56° | 89.19° | − 2：03 |
| 海口 | 20.0° | 110.3° | − 0：39 | 潍坊 | 36.3° | 119° | − 0：04 |

| 1 | | | | 2 | | | |
|---|---|---|---|---|---|---|---|
| 地名 | 北纬 | 东经 | 时差 | 地名 | 北纬 | 东经 | 时差 |
| 邯郸 | 36.0° | 114.4° | − 0：22 | 温州 | 27.3° | 119.37° | − 0：03 |
| 杭州 | 30.2° | 120.1° | ＋ 0：00 | 文山 | 23.37° | 104.24° | − 1：03 |
| 合肥 | 31.8° | 117.3° | − 0：11 | 乌鲁木齐 | 43.8° | 87.6° | − 2：10 |
| 衡阳 | 26.8° | 112.6° | − 0：30 | 无锡 | 31.5° | 120.3° | ＋ 0：01 |
| 红河 | 23.4° | 102.5° | − 1：10 | 芜湖 | 31.3° | 118.3° | − 0：07 |
| 呼和浩特 | 40.8° | 111.7° | − 0：33 | 武汉 | 30.5° | 114.2° | − 0：23 |
| 呼伦贝尔 | 49.22° | 119.77° | − 0：01 | 西安 | 34.2° | 108.9° | − 0：44 |
| 淮南 | 32.6° | 116.9° | − 0：12 | 西宁 | 36.6° | 101.8° | − 1：13 |
| 惠州 | 22.26° | 114.30° | − 0：23 | 西双版纳 | 21.08° | 99.56° | − 1：22 |
| 鸡西 | 45.3° | 132.98° | ＋ 0：52 | 咸阳 | 34.11° | 108.29° | − 0：47 |
| 吉林 | 43.8° | 126.5° | ＋ 0：26 | 香港 | 22.15° | 114.1° | − 0：24 |
| 济南 | 36.6° | 117.0° | − 0：12 | 湘潭 | 27.8° | 112.9° | − 0：28 |
| 济宁 | 34.25° | 116.35° | − 0：15 | 襄樊 | 32.08° | 112.2° | − 0：31 |
| 嘉兴 | 30.15° | 120.2° | ＋ 0：01 | 襄阳 | 31.54° | 112.0° | − 0：32 |
| 嘉峪关 | 39.47° | 98.17° | − 1：27 | 徐州 | 34.2° | 117.1° | − 0：12 |
| 金华 | 29.0° | 119.29° | − 0：03 | 烟台 | 37.5° | 121.4° | ＋ 0：06 |
| 锦州 | 41.1° | 121.13° | ＋ 0：4 | 延安 | 36.5° | 109.4° | − 0：42 |
| 九江 | 29.7° | 115.9° | − 0：16 | 扬州 | 32.15° | 119.01° | − 0：04 |
| 九龙 | 22.2° | 114.1° | − 0：24 | 伊宁 | 43.9° | 81.3° | − 2：35 |
| 酒泉 | 39.44° | 98.31° | − 1：27 | 宜昌 | 30.6° | 112.2° | − 0：31 |
| 喀什 | 39.4° | 75.9° | − 2：56 | 银川 | 38.4° | 106.2° | − 0：55 |
| 开封 | 34.7° | 114.3° | − 0：23 | 玉门 | 39.8° | 97.5° | − 1：30 |
| 克拉玛依 | 45.6° | 84.8° | − 2：21 | 玉树 | 33.1° | 96.7° | − 1：33 |
| 昆明 | 25.0° | 102.7° | − 1：09 | 湛江 | 21.2° | 110.3° | − 0：39 |
| 拉萨 | 29.6° | 91.1° | − 1：56 | 张家界 | 29.13° | 110.47° | − 0：38 |
| 兰州 | 36.0° | 103.7° | − 1：05 | 张家口 | 41.42° | 115.47° | − 0：18 |
| 连云港 | 34.7° | 119.5° | − 0：02 | 长春 | 43.9° | 125.3° | ＋ 0：21 |
| 林芝 | 29.68° | 94.37° | − 1：43 | 长沙 | 28.2° | 112.9° | − 0：28 |
| 临沧 | 23.88° | 100.08° | − 1：20 | 昭通 | 29.2° | 103.7° | − 1：05 |
| 柳州 | 24.3° | 109.4° | − 0：42 | 郑州 | 34.7° | 113.6° | − 0：26 |
| 六盘水 | 26.33° | 104.57° | − 1：02 | 重庆 | 29.5° | 106.5° | − 0：54 |
| 泸州 | 28.87° | 105.43° | − 0：58 | 珠海 | 21.48° | 113.03° | − 0：28 |
| 洛阳 | 34.6° | 112.4° | − 0：30 | 自贡 | 29.3° | 104.7° | − 1：01 |
| | | | | 遵义 | 27.7° | 106.9° | − 0：52 |

## 附录3 时空针灸学子午流注纳甲法罗盘使用方法

本罗盘是一个双面罗盘，一面是时空针灸纳甲法的时间穴位，另一面是该法的空间穴位。

### 一、时空纳甲法时间穴位面

#### 1. 罗盘结构

该面由一个圆图底盘、中间可以旋转的中心透明的圆盘，和最上面可以旋转的带有红色梯形线框的透明圆盘，通过一个铆钉联结构成。

圆形底盘中心是太极图，从太极图向外延伸，分布着十二个圆圈，顺序是从2012年至2031年每2年一组的年数、十天干及其十二时辰二十四小时、十个经络敏感日、每一个经络敏感日时辰的开穴。年数蓝色者为闰年。

中间可以旋转的中心透明的圆盘上是十二个月的月数和每个月的日数。月数蓝色为闰月，需要同闰年对应。

最上面的可以旋转的带有红色梯形线框的透明圆盘，是为了将年数同月数框定。

#### 2. 使用方法

纳甲法的开穴时间指当地的太阳时，与当地的日用时不同。在法国，夏令时应当在标准时减去两个小时，冬令时减去一个小时。然后按照以下步骤找到穴位。

⑴ 找日干：首先把红色梯形线框同年数对准。然后把中心透明的圆盘上的月数推移到红色梯形线框之内，使年数和月数都限定在这个红色梯形线框之内。请注意

说明：由于罗盘的空间有限，合日互用的四个穴位
未置入罗盘：脾经癸酉时辰的中冲、大肠经甲申时
辰的液门、肺经乙未时辰的劳宫、膀胱经丙午时辰
的中渚。这四个穴位在"时空针灸六十甲子日历"
中均予保留。

如果年数是蓝色，月数的 1 或者 2 必须选择蓝色与其对应。然后在月数外圈的日
数圈找到日数，同日数对应的第四圈上就是该日的天干。

⑵ 找时辰：按照时间就可以直接找到时辰的干支全名和甲子序数。

⑶ 找穴位：时辰干支序数和干支全名格延伸到第十一圈和第十二圈所标记的穴
位，就是该时辰的开穴。

## 二、时空纳甲法空间穴位面

### 1. 罗盘结构

该面与时间穴位面同构但进行了简化。底盘的中心书写时空针灸纳甲法的两组空
间穴位："接气定界穴位"和"元气底盘穴位"。在第九圈至第十一圈的穴位圈里，
只留下输穴、原穴和三焦经、心包经的穴位。

与底盘同心固定的，是一个可以移动的透明圆形胶片，上面有一个红色线框，线
框中间分布着①②③④四个数码。

### 2. 使用方法

推动透明胶片，使它的红色边缘框定经络敏感日，右边突出的红色边缘框定在经
络敏感日前边的三焦经或者心包经开穴格上。按照①②③④四个数码，找到该值
日的第一组空间穴位"接气定界穴位"及其针刺顺序，第一组空间穴位的几项特
殊处理在罗盘中央注明。第二组空间穴位"原气底盘穴位"在罗盘中央注明。

## 附录 4    时空针灸学子午流注纳子法罗盘使用方法

本罗盘是一个双面罗盘，一面是时空针灸纳子法的时间穴位，另一面是该法的空间穴位。

### 一、时空纳子法时间穴位面的使用方法

该面由一个圆形底盘和一个可以旋转的中心透明带有梯形红色线框的圆盘，以同一个圆心联结构成。

以太极图和二十八宿星图为核心，向外延伸出纳子法的时间部分、经络连属和开穴部分，它们都被纵向划分成十二等分。时间部分由十二时辰的地支代数、地支名称、对应小时数和应时敏感经络名称四圈组成。阳干支阳时辰用红体字，阴干支阴时辰用黑体字。经络连属的绿、红、黄、灰、蓝五种颜色各分配于木、火、土、金、水，浅色者属阳，深色者属阴。开穴部分被划分成六个圆圈，每一个圆圈表示一种方法的开穴。开穴的底色表示穴位所在经络的五行属性。

纳子法是十二时辰的五输穴一日敏感周期，所以只要查到了小时和时辰，将带有梯形红色线框的透明圆盘推移到相应的时辰加以固定，就能查到应时开穴。红色线框两侧注明了纳子法的六种开穴方法。

选穴时间一律用当地太阳时。在法国，夏令时应当在日用时减去两个小时，冬令时减去一个小时。

### 二、时空纳子法空间穴位面的结构和使用方法

时空纳子法空间穴位面由一个底盘和一个带有两个红色线框标注"小通经法（二穴）"和"大通经法（十二穴）"的透明转盘，以同一圆心连接构成。

底盘中央书写着纳子法营气底盘的穴位。注意第一穴位是男女有别的，男用申脉、女用照海；其余穴位男女都用大椎、天突、中脘、气海。

从文字部分向外延伸出六个分成十二等分的圆圈。内四圈与时间穴位面相同。第五圈和第六圈是纳子法的通经十二穴，它们都在有底色的方框内，底色与穴位的搭配原则同前。

将带有红色线框的透明转盘推移到选定的时辰，即可得知此时辰大通经和小通经的穴位，它们是时空针灸纳子法的第一组空间穴位。先刺第一组穴位，然后针刺男女有别的营气底盘穴位，它们是时空针灸纳子法的第二组空间穴位。

# 附录5　时空针灸学灵龟八法罗盘使用方法

本罗盘是一个双面罗盘。一面是时空针灸灵龟八法罗盘，另一面是 1930 年至 2030 年百年日干支罗盘（实含 1930 年至 2037 年）。

## 一、时空针灸灵龟八法罗盘

### 1. 罗盘结构

该面由一个圆图底盘和一个带有红色梯形线框的透明转盘，以同一个圆心联结构成。

圆图底盘的中心有三部分：后天八卦图、九宫数和九宫数外圈八脉交会穴在灵龟八法的开穴，它们共同构成灵龟八法的核心。九宫数和开穴用底色框定，底色标明八脉交会穴所在经脉的五行属性：深黄色为脾经、浅蓝色为膀胱经、浅绿色为胆经和三焦经、深蓝色为肾经、浅灰色为肺经、浅红色为小肠经。这一穴位与经脉的颜色组合同罗盘穴位圈是一致的，但是穴位圈里的穴位名称直接用九宫数代替了。罗盘中心底部以浅黄色吉祥云圈覆盖，表示八卦图的后天性质。

中心圈外是穴位圈，纵向分为六十等分，同罗盘最外圈的六十日干支相对应。其中黑色粗线条之间四天的开穴与对面四天的完全相同，两天的开穴不同，由于有两天的开穴不同交错其间，构成灵龟八法的六十日开穴循环周期。六十日横向等分为十二圈，上面分布着带有底色和九宫数的方格，为了视觉的方便准确，在第六圈和第七圈之间加有一个黑色的细线圆圈。

带有红色梯形线框的透明转盘，在红色梯形线框两侧分布着十二时辰对应的小时数。

2. 使用方法

该罗盘首先用于寻找灵龟八法的开穴，方法如下。

灵龟八法的开穴是日时同用的，所以首先要在百年日干支图盘上找到日干支，然后在穴位罗盘外圈找到日干支。将带有红色梯形线框的透明转盘推移到这个日干支，按照红色线框两侧的小时数就可以找到开穴的九宫代数，对应到罗盘中心就可以找到穴位名称。请注意，时空针灸查开穴的小时指当地的太阳时，与当地的日用时不同。在法国，夏令时应当在日用时减去两个小时，冬令时减去一个小时。

该罗盘同时也是灵龟八法空间穴位的构架图。按照患者病因、病机、病症组织九宫穴位，然后以开穴所在的九宫数上的空间穴位作为第一针刺穴位，顺九宫数针刺病症九宫穴。

## 二、一百年日干支罗盘面

### 1. 罗盘结构

使用该罗盘面的目的是找到日甲子。

该罗盘由一个圆形底盘和两个可以旋转的圆盘以同一个圆心连接构成。

圆形底盘的中心是太极图、二十八宿星图和 1930 年至 2037 年的十二个组合。中心圈以外纵向分成六十等分，由内向外一至四圈上分布着一百年的年数，其中蓝色者为闰年年数。罗盘最外两圈上分布着六十甲子的代数和干支名称，这两圈上的六十甲子是日甲子。

空出了十三个贯通四个年数圈的透明条形，其中有一个条形是红线框。还有一个向内延伸到 1930 年至 2037 年十二个组合，又连接了两个年数的透明梯形。

上层的中间透明的圆形转盘，在边缘两圈上有六十个纵向等分，内圈是一年十二个月的月数，其中蓝色者为闰月数。外圈是一个月 31 日的日数。

2. 使用方法

按照年、月、日的顺序找到日甲子。

将 1930 年至 2037 年十二个组合的转盘同寻找的年限框定，在这个转盘上的十二透明梯形里找到年数，然后将红色线框框定该年数。

推动边缘有月数和日数的转盘，将月数对准框定年数，注意年数为蓝色字体时，一月和二月的月数也要用蓝色字体。在最外圈找到日数，日数相对的就是日甲子的代数和干支名称。

# 附录6 时空针灸学飞腾八法罗盘使用方法

本罗盘是一个双面罗盘,一面是时空针灸飞腾八法时间穴位,另一面是该法的空间穴位结构图。

## 一、时空针灸飞腾八法时间穴位面

### 1. 罗盘结构

该面由一个圆图底盘、一个可以旋转的中心透明的圆盘,和一个可以旋转的带有红色梯形线框的透明的圆盘,以同一个圆心联结构成。

印刷在罗盘底盘上固定不动的内容可以分为三部分。

核心部分:罗盘中心由内到外的太极图、先天八卦和与先天八卦对应的八脉交会穴在飞腾八法的开穴,它们共同构成飞腾八法的核心。在八脉交会穴上的十天干,是时辰的天干,阳干用红体字,阴干用黑体字。底色标明八脉交会穴所在经脉的五行属性:深黄色为脾经、浅蓝色为膀胱经、浅绿色为胆经和三焦经、深蓝色为肾经、浅灰色为肺经、浅红色为小肠经,这一穴位与经脉的颜色组合同罗盘最外圈一致。

从核心部分向外延伸到罗盘最外圈的十个纵向等分,一共有六个同心圆圈。这六个同心圆圈被可以旋转的中心透明的圆盘分割成两部分。透明圆圈内的这一圈是2002年至2021年20年的年数字,蓝色者为闰年。透明圆圈外的五圈,第一圈是从甲至癸十个自然日的十天干名,第二圈是从1至60的六十时辰的代数,循环两次总计一百二十个时辰;第三圈是从甲子至癸亥六十时辰的干支名,循环两次;第四圈是同十二时辰对应的从23:00—1:00至21:00—23:00的小时数,循环十次。在这四圈上,红色字体为阳干支,黑色字体为阴干支。第五圈上是同时辰对应的飞腾八法八脉交会穴开穴名称，从甲日甲子时辰的公孙穴至癸酉时辰的申脉穴是一个跨越十个时辰的穴位小循环，临界用粗体黑线标明。五日六十个时辰，完成一个甲子至癸亥跨越六十时辰的穴位大循环。图盘总计一百二十个时辰，穴位大循环两次，构成飞腾八法的八脉交会穴时间敏感的五日开穴周期。

中心透明的圆形活动转盘纵向分为十等分，第一圈是一年十二个月的月数，蓝色者为闰年的闰月数。第二圈是一月三十一天的天数。

最上层是印有红色梯形线框的圆形活动转盘。

2. 使用方法

将中心透明的圆形盘上的月数对准底盘上的年数，然后推移带有红框的透明长方形，用红框将年数和月数框定，当年数为蓝色闰年时，1 或 2 月用蓝色闰月数。在月数外圈找到日干，在时间圈找到时辰和时数，时数向外延伸到穴位圈上，就是飞腾八法该时辰、时间的开穴。

## 二、时空针灸飞腾八法空间穴位结构图和使用方法

空间穴位的结构图面全部以蓝色吉祥云圈覆盖，以示先天八卦是飞腾八法的核心。这一图面采用了时间穴位面的内核部分：太极图、先天八卦图和与先天八卦对应的八脉交会穴在飞腾八法的开穴。八脉交会穴开穴外的代数有两层意义，首先它们是先天八卦的序数，其次它们即是飞腾八法的空间穴位在先天八卦的代数。从开穴所在代数进入同病因、病机、病症相配的空间八卦穴位，以此代数为第一针刺穴位，顺序针刺空间八卦穴位。

# 主要参考文献

1. 黄帝内经素问.
   北京：人民卫生出版社，1963

2. 张志聪.黄帝内经灵枢集注.
   上海：上海科学技术出版社，1958

3. 任应秋.运气学说.
   上海：上海科学技术出版社，1983

4. 任应秋.任应秋运气学说六讲.
   任廷革，整理.
   北京：中国中医药出版社，2010

5. 王洪图.黄帝内经研究大成.
   北京：北京出版社，1997

6. 皇甫谧.针灸甲乙经.
   北京：人民卫生出版社，1956

7. 杨继洲.针灸大成.黄龙祥，整理.
   北京：人民卫生出版社，2014

8. 徐凤.针灸大全.
   北京：人民卫生出版社，1958

9. 张景岳.类经图翼.
   北京：人民卫生出版社，1957

10. 李梴.医学入门.
    北京：中国中医药出版社，1995

11. 李鼎，王罗珍，李磊.子午流注针经
    针经指南合注.
    上海：上海科学技术出版社，1998

12. 吴棹仙.巴蜀名医遗珍系列丛书：
    子午流注说难.
    北京：中国中医药出版社，2017

13. 王罗珍.奇经八脉考校注.
    上海：上海科学技术出版社，1990

14. 梅健寒，杨玉华.奇经八脉与针灸临床.
    北京：人民卫生出版社，2007

15. 高武.针灸聚英.
    北京：人民卫生出版社，2006

16. 吴崐.国医大师贺普仁临床点评丛书：
    针方六集.陈艳明，郝海燕，杨光，校.
    北京：北京科学技术出版社，2013

17. 周易.郭彧，译注.
    北京：中华书局，2006

18. 陈凯东，唐明邦.象说周易.
    北京：中央编译出版社，2010

19. 郭彧.河洛精蕴注引.
    北京：华夏出版社，2006

20. 陈抟.河洛理数.邵雍，述.李峰，整理.
    海南：海南出版社，2007

21. 田合禄，田峰.增修周易真原.
    太原：山西科学技术出版社，2011

22. 田合禄，田蔚.中医运气学解秘.
    太原：山西科学技术出版社，2007

23. 冯时.中国天文考古学.
    北京：中国社会科学出版社，2007

24. 冯时.中国古代物质文化史：天文历法.
    北京：开明出版社，2013

25. 邓良月.中国针灸经络通鉴.
    青岛：青岛出版社，1996

26. 王德深.中国针灸穴位通鉴.
    青岛：青岛出版社，1994

27. 殷克敬.针灸时间医学概论.
    北京：人民卫生出版社，2007

28. 段玉裁.说文解字注.
    上海：上海古籍出版社，1981

29. 史蒂芬·霍金. 时间简史.
    许明贤，吴忠超译.
    长沙：湖南科学技术出版社，2010

30. 潘鼐. 中国古天文图录.
    上海：上海科技教育出版社，2009

31. 孙国中. 河图洛书解析.
    北京：学苑出版社，1990

32. 田合禄，田峰. 周易与日月崇拜：
    周易·神话·科学.
    北京：光明日报出版社，2004

33. 马莳. 黄帝内经素问注证发微.
    北京：学苑出版社，2003

34. 李鼎，王罗珍. 针灸玉龙经神应经合注.
    上海：上海科学技术出版社，1995

35. 李鼎. 子午流注纳甲法的研究和应用.
    上海：上海科学技术出版社，2000

36. 弗洛伊德. 弗洛伊德文集 7：
    精神分析导论. 车文博，主编.
    北京：九州出版社，2014

37. Charlotte Valandrey.De cœur inconnu.
    Ed Le Cherche Midi, 2011

38. Claude Bénazéraf.Les chagrins de la peau.
    Ed Grasset &Fasquelle, Paris1994

39. François Dagognet.La peau découverte.
    Ed Les empêcheurs de penser en rond,
    Paris 1998

40. Zhu Miansheng.Daoyin Zang qi fa shi gong：
    l'Homme authentique cultive l'Harmonie.
    Ed You Feng, Paris 2016

41. Jean-Marc Bonnet-Bidaud.
    4000 ans d'astronomie chinoise.Ed Belin, 2017

42. L'immunologie fondamentale et
    l'immunopathologie, par le collège des Enseignants
    en Immunologie, Ed Elsevier Masson, 2013

43. Les bases de l'immunologie fondamentale et
    clinique, Abul K. Abbas, Andrew H. Lichtman,
    Shiv Pillai, Ed Elsevier Masson, 2016

# 跋

本书从策划到付梓，跨越了十年不平凡的经历。书稿几经修葺，人民卫生出版社最后指定李剑光先生担任责任编辑。十年磨剑，终获知音：剑光是打磨出来的。

感谢陈春信医生，八年多来在巴黎、马德里、北京、昆明之间奔走，为本书的出版付出良多。春信是飞遍全球的摄影高手，本书的几帧彩色照片都出自他手。

经陈春信医生联络，邀请张志伟先生为本书做装帧设计。张先生是故宫出版社长期合作的设计师，他的案头堆满了重量级的工作。张先生直言，几十年来还没有做过同医学有关的题材，中医针灸是中国古代科学的重要分支，是一种生命的艺术，愿意在这个领域做一番尝试。他为本书的装帧设计将会给读者一种视觉艺术的享受，进而细细体验、感悟中医文化的精致。

本书引用古代经典涉及范围较广，核对原文的工作量很大。我期望借此机会将敬畏经典、感恩中医和大医精诚这些中医人必备的精神元素和学术风范传递给学生。我的部分硕博士研究生左政教授、包雄英、王英浩、王玲玲，以及云南省专家（院士）工作站——朱勉生专家工作站昆明工作室袁凯副教授，弟子刘亮先、宋冉、姚岚，不辞辛苦积极参与、精心校对，他们的工作值得称赞。且生姐姐亲力"保驾"，让大家在愉悦的工作氛围里感受到家庭一般的温馨。

**图书在版编目（CIP）数据**

时空针灸学 / 朱勉生著 . -- 北京：人民卫生出版社，2021.2（2023.4 重印）

ISBN 978-7-117-29576-5

Ⅰ．①时… Ⅱ．①朱… Ⅲ．①针灸疗法 Ⅳ．① R245

中国版本图书馆 CIP 数据核字（2020）第 181646 号

策划编辑　李剑光　张　科　李　丽
责任编辑　李剑光　张　科　李　丽
书籍设计　张志伟　赵　祯　尹　岩

## 时空针灸学

Shikong Zhenjiuxue

著　　者：朱勉生
出版发行：人民卫生出版社（中继线　010-59780011）
地　　址：北京市朝阳区潘家园南里 19 号
邮　　编：100021
E - mail：pmph@pmph.com
购书热线：010-59787592　010-59787584　010-65264830
印　　刷：北京雅昌艺术印刷有限公司
经　　销：新华书店
开　　本：787×1092　1/16　印张：28　插页：11
字　　数：621 千字
版　　次：2021 年 2 月第 1 版
印　　次：2023 年 4 月第 3 次印刷
标准书号：ISBN 978-7-117-29576-5
定　　价：398.00 元